HENRI **ROUVIÈRE** • ANDRÉ **DELMAS**

ANATOMÍA HUMANA

DESCRIPTIVA, TOPOGRÁFICA Y FUNCIONAL

11.ª EDICIÓN

Revisada por **Vincent Delmas**

4

SISTEMA NERVIOSO CENTRAL, VÍAS Y CENTROS NERVIOSOS

HENRI **ROUVIÈRE** • ANDRÉ **DELMAS**

ANATOMÍA HUMANA

DESCRIPTIVA, TOPOGRÁFICA Y FUNCIONAL

11.ª EDICIÓN

Revisada por **Vincent Delmas**
Profesor de anatomía
Faculté de médecine Necker-Enfants Malades
Université René Descartes

4

SISTEMA NERVIOSO CENTRAL, VÍAS Y CENTROS NERVIOSOS

MASSON

MASSON, S.A.
Travessera de Gràcia, 17-21 - 08021 Barcelona (España)
Teléfono: (34) 93 241 88 00
www.masson.es

MASSON, S.A.
21, rue Camille Desmoulins - 92789 Issy-les-Moulineaux Cedex 9 - Paris (Francia)
www.masson.fr

MASSON S.P.A.
Via Muzio Attendolo detto Sforza, 7/9 - 20141 Milano (Italia)
www.masson.it

MASSON DOYMA MÉXICO, S.A.
Santander, 93 - Colonia Insurgentes Mixcoac - 03920 México DF (México)

Coordinación de la traducción
Dr. **Víctor Götzens García**
Profesor titular de Anatomía Humana,
Facultad de Medicina, Universitat de Barcelona

Diseño de maqueta: Gérard Finel
Las ilustraciones que encabezan las diferentes partes y capítulos
son obra de Catherine Darphin

Novena edición	1987
Reimpresiones	1988, 1991, 1994, 1996
Décima edición	1999
Reimpresiones	2001, 2002
Undécima edición	2005

ISBN 84-458-1316-1 Undécima edición española
Versión española de la decimoquinta edición de la obra original en lengua francesa *Anatomie humaine: Descriptive, topographique et fonctionnelle. Tome 4. Système nerveux central, voies et centres nerveux,* de Henri Rouvière y André Delmas, publicada por MASSON, S.A., Paris

ISBN 2-294-011022-1 Decimoquinta edición original

Depósito Legal: B. 2.568 - 2005
Composición y compaginación: A. Parras - Avda. Meridiana, 93-95 - Barcelona (2005)
Impresión: Aleu, S.A. - Zamora, 45 - Barcelona (2005)
Printed in Spain

Índice de contenidos

SISTEMA NERVIOSO CENTRAL

ANATOMÍA DESCRIPTIVA DEL SISTEMA NERVIOSO CENTRAL

SISTEMA NERVIOSO AUTÓNOMO

MENINGES Y VASOS DEL SISTEMA NERVIOSO CENTRAL

ANATOMÍA FUNCIONAL DEL SISTEMA NERVIOSO CENTRAL

PREFACIO A LA 15.ª EDICIÓN FRANCESA

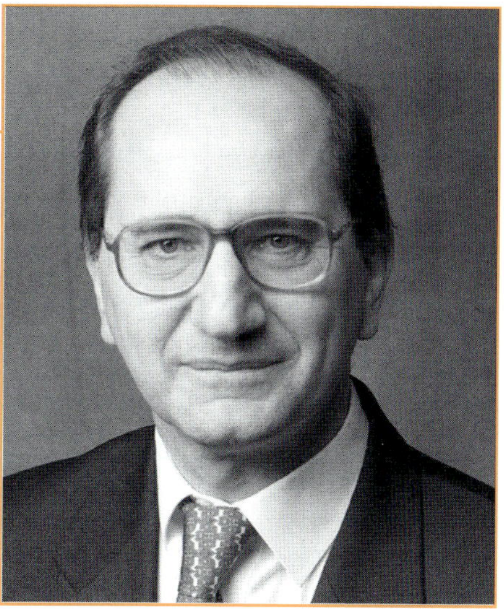

Esta nueva edición del tratado de *Anatomía humana, descriptiva, topográfica y funcional* de Henri Rouvière y André Delmas adopta la nomenclatura anatómica internacional. Se trata de una elección de futuro para un libro que, por la originalidad de su texto y su iconografía, enriquecida en cada nueva edición, constituye la obra de referencia en el campo de la anatomía en lengua francesa.

La terminología anatómica cuya primera edición fue adoptada en París en 1955 bajo el nombre de *Nomina Anatomica* se ha impuesto progresivamente en las publicaciones internacionales, tanto científicas como clínicas. A los términos latinos escogidos como lengua común se han ido añadiendo, a lo largo de los años, las correspondencias o traducciones de los términos anatómicos tal como son utilizados actualmente por los anatomistas de lengua francesa. Los términos latinos han sido traducidos cuando eran semejantes al francés y adaptados cuando eran muy diferentes.

El índice de la *Nomina Anatomica* situado al inicio de cada tomo proporciona la correspondencia entre la terminología anatómica francesa y la terminología latina que sirve como referencia internacional.

Finalmente, el tratado de *Anatomía humana, descriptiva, topográfica y funcional* individualiza el sistema nervioso central introduciendo una nueva sección sobre su anatomía funcional, obra de André Delmas. Ello justifica que se haya dedicado un tomo aparte al sistema nervioso central. De este modo el «Rouvière-Delmas» responde a las necesidades de su tiempo.

Mis agradecimientos a la editorial Masson por la ayuda y el apoyo que han prestado a la realización de estas actualizaciones. Mis agradecimientos también van dirigidos al Doctor Gervais Hounnou (Benin), al Doctor Djibril Ouattara (Costa de Marfil) así como a la Sra. Claire Guilabert por su ayuda en la adecuación del texto a los cambios de nomenclatura.

Hoy en día las imágenes anatómicas de resonancia magnética ofrecen una visión incomparable de la anatomía *in vivo.* La iconografía se ha enriquecido de forma espectacular gracias al Profesor Emmanuel A. Cabanis, a la Doctora Marie-Thérèse Iba Zizen (Centre Hospitalier National d'Ophtalmologie des Quinze-vingts) y al Doctor Adrian Istoc (Cluj, Rumanía), a los que deseo expresar mi más caluroso agradecimiento.

VINCENT DELMAS

PREFACIO A LA 12.ª EDICIÓN FRANCESA

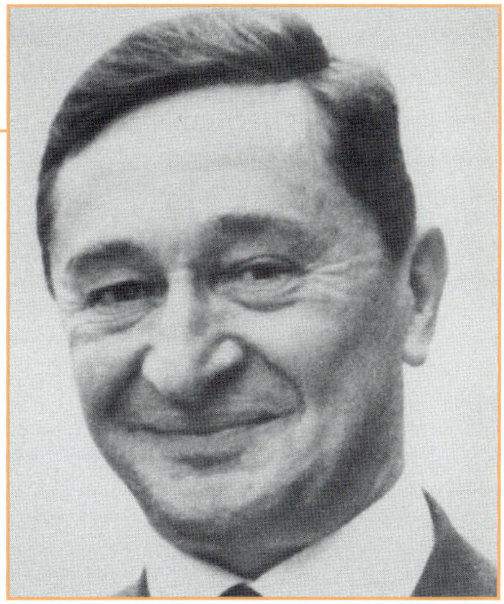

Cualquier nueva edición de una obra clásica sólo debería necesitar revisiones mínimas tanto en su texto como en las ilustraciones. Cuando se trata de la anatomía humana esto es igualmente cierto, pues los trabajos y los escritos de nuestros antecesores se hicieron para darnos una descripción precisa del cuerpo humano, con una probidad y en una forma difíciles de superar. Basta con volver a leer las antiguas obras de anatomía humana de Cruveilhier y de Sappey del siglo pasado o, en el principio de este siglo, tratados franceses como los de Poirier, Paturet o Testut y Latarjet, para constatar que, si bien la anatomía fundamental es siempre la misma y no podemos aumentar o modificar mucho lo que está escrito, las exigencias modernas son imperiosas en lo que se refiere a ciertos puntos que requieren precisiones de interés práctico.

Como toda descripción, el estudio del cuerpo humano puede realizarse desde puntos de vista distintos, que tienden a la evolución de nuestros conocimientos y de sus aplicaciones. Actualmente un tratado de anatomía humana debe ofrecer al lector, sobre todo si es un principiante en esta ciencia, no solamente enseñanzas respecto a la organización del cuerpo humano, sino también, evidentemente, respecto a las funciones realizadas por los diferentes órganos que lo componen.

Ya en las ediciones anteriores de este tratado nos ha parecido necesario introducir capítulos de anatomía funcional, que aclaran y dan mayor valor a las escuetas descripciones anatómicas.

También la iconografía debe reflejar el nuevo espíritu que hemos deseado aportar a esta obra. Las imágenes fotográficas, radiográficas, tomográficas y las que actualmente es posible obtener con resonancia magnética demostrarán al lector la veracidad, exactitud y facilidad didáctica que siguen teniendo las ilustraciones de las anteriores ediciones, y darán prueba de que el conocimiento del cuerpo humano en el individuo vivo es todavía más importante y necesario que el que se obtiene con el estudio aislado de las preparaciones anatómicas.

Estas ilustraciones han sido posibles gracias a la inestimable colaboración de mis amigos Emmanuel Cabanis y Marie Thérèse Cabanis-Iba-Zizen. Por haber trabajado con ellos en estrecho contacto he podido apreciar su trabajo preciso y riguroso, su ciencia y su entusiasmo, de tal manera que debo subrayar que sin su colaboración la iconografía de esta obra no sería lo que ha llegado a ser, lo cual me complace agradecer con toda mi amistad.

ANDRÉ DELMAS

PREFACIO A LA 1.ª EDICIÓN FRANCESA

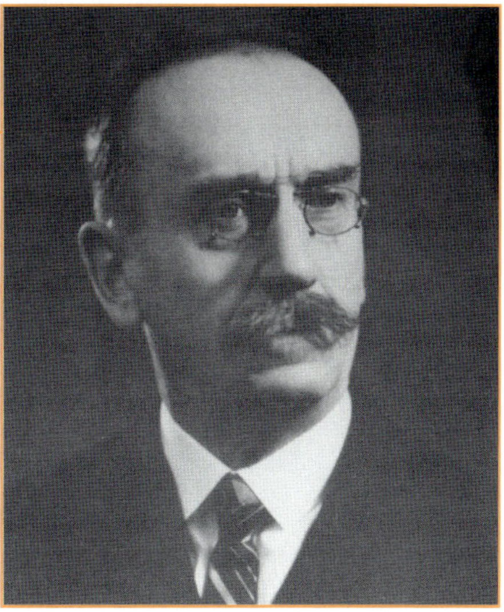

La exposición de la anatomía por sistemas (esquelético, muscular, nervioso, etc.), tal como se realiza en los tratados clásicos, conduce a descripciones incompletas y a numerosas repeticiones que aumentan sin ningún provecho el volumen de una obra.

Si el estudiante y el clínico quieren obtener una visión de conjunto de la anatomía de un órgano o grupo de órganos situados en una misma región, se ven obligados a reunir informaciones dispersas procedentes de la exposición de los diversos sistemas en los diferentes volúmenes del tratado.

Además, la documentación bibliográfica ha alcanzado en nuestros días un desarrollo muy importante. Los grandes tratados de anatomía se esfuerzan por analizar todos los trabajos, memorias y notas publicados en numerosas revistas. De todo ello resulta una enorme acumulación de datos, generalmente sin importancia, frente a los cuales el estudiante se siente descorazonado.

Personalmente, he querido remediar estos inconvenientes presentando la anatomía de una forma nueva, más práctica y mejor adaptada a las necesidades de estudiantes y clínicos.

He dividido la anatomía en tres partes principales: la cabeza y el cuello, el tronco y los miembros. Al sistema nervioso central le he consagrado un capítulo aparte.

Cada parte es objeto de un doble estudio: por un lado, descriptivo y analítico; por otro, topográfico y sintético.

Primero describo, de forma sucesiva, los huesos, articulaciones, músculos, vasos, nervios, etc.; esto es, todos los elementos que componen el segmento corporal considerado. Analizo las características morfológicas de todos los órganos y los sitúo en su región correspondiente. De esta manera, el lector ve edificarse, pieza a pieza, todo un segmento del organismo, penetrando en los detalles de su arquitectura.

A la documentación proporcionada por el análisis le sigue un estudio topográfico, en el cual muestro, región por región, en una visión de conjunto, las relaciones que presentan entre sí todos los órganos de una misma área anatómica.

De este modo, la anatomía descriptiva y la anatomía topográfica se vinculan estrechamente, se esclarecen y se complementan.

En definitiva, este método de exposición permite al alumno y al clínico encontrar, en las pocas páginas de un mismo volumen, toda la información concerniente a un órgano o una región.

He aligerado el texto tanto como he podido, dejando de lado todos los detalles inútiles y las innumerables variantes sin interés. Sin embargo, he empleado provechosamente las investigaciones y publicaciones recientes de importancia.

Una descripción anatómica debe ser completa, precisa y simple, pero al mismo tiempo sugerente; por ello me he esforzado, cuando era posible, por explicar los datos anatómicos mediante la embriología, la anatomía comparada o la fisiología.

Gracias al esfuerzo realizado por la editorial Masson, he podido otorgar a la ilustración de este tratado un gran cuidado y todo lujo de detalles.

Con excepción de 38 figuras tomadas de diversas obras, el resto son originales. La mayoría han sido pintadas a la acuarela a partir de preparaciones realizadas personalmente. De este modo he podido verificar las descripciones clásicas y modificar algunas que me parecían inexactas o incompletas.

Junto a las figuras a la aguada o a la acuarela, numerosos esquemas ilustran el texto. A menudo se publican esquemas sumamente inexactos, que son una caricatura del modelo original. He evitado cuidadosamente este defecto; casi todas las figuras esquemáticas que presento son reproducciones simplificadas pero exactas de cortes y preparaciones.

Todas las figuras han sido dibujadas por M. Moreaux con un esmero y un espíritu concienzudo que son sólo comparables con su gran talento. Aprovecho para expresarle aquí mi más sincero agradecimiento.

Finalmente, pido a la editorial Masson que acepte mi reconocimiento por la atención, diligencia y perfeccionismo aportados a la ejecución material de esta obra.

Henri Rouvière

NOMINA ANATOMICA

*Los términos marcados con un asterisco (*) no coinciden exactamente con la traducción de la *Nomina Anatomica.*

Términos que definen la situación y la dirección de las diferentes partes del cuerpo

Vertical = *Verticalis*
Horizontal = *Horizontalis*
Mediano = *Medianus*
Coronal = *Coronalis*
Sagital = *Sagittalis*
Frontal = *Frontalis*
Transversal = *Transversalis*
Medial (interno) = *Medialis*
Intermedio = *Intermedius*
Lateral (externo) = *Lateralis*
Anterior = *Anterior*
Occipital = *Occipitalis*
Medio (centro) = *Medius*
Posterior = *Posterior*
Ventral = *Ventralis*
Dorsal = *Dorsalis*
Interno = *Internus*
Externo = *Externus*
Derecho = *Dexter*
Izquierdo = *Sinister*
Longitudinal = *Longitudinalis*
Transversal = *Transversus*
Craneal = *Cranialis*
Caudal = *Caudalis*
Superior = *Superior*
Inferior = *Inferior*
Superficial = *Superficialis*
Profundo = *Profundus*
Rostral = *Rostralis*
Apical = *Apicalis*
Basal = *Basalis*
Basilar = *Basilaris*
Axial = *Axialis*
Luminal = *Luminalis*

Términos relativos a los miembros

Proximal = *Proximalis*
Distal = *Distalis*
Central = *Centralis*
Periférico = *Periphericus/Peripheralis*
Radial = *Radialis*
Ulnar/Cubital = *Ulnaris*
Tibial = *Tibialis*
Fibular/Peroneo = *Fibularis/Peronealis*
Palmar = *Palmaris/Volaris*
Plantar = *Plantaris*
Flexor = *Flexor*
Extensor = *Extensor*

Términos específicos

Abdomen = *Abdomen*
Abertura inferior de la pelvis = *Apertura pelvis inferior*
Abertura lateral del cuarto ventrículo = *Apertura lateralis ventriculi quarti*
Abertura media del cuarto ventrículo = *Apertura mediana ventriculi quarti*
Abertura superior de la pelvis = *Apertura pelvis superior*
Acetábulo = *Acetabulum*
Acromion = *Acromion*
Acueducto cerebral = *Aqueductus cerebri*
Acueducto del vestíbulo = *Aqueductus vestibuli*
Adenohipófisis = *Adenohypophysis*
Adminículo de la línea alba = *Adminiculum lineae albae*
Agujero ciego = *Foramen caecum*
Agujero epiplóico = *Foramen epiploicum*
Agujero espinoso = *Foramen spinosum*
Agujero estilomastoideo = *Foramen stylomastoideum*
Agujero etmoidal = *Foramen ethmoidale*
Agujero incisivo = *Foramen incisivum*
Agujero interventricular = *Foramen interventriculare*
Agujero intervertebral = *Foramen intervertebrale*
Agujero magno = *Foramen magnum*
Agujero mastoideo = *Foramen mastoideum*
Agujero mentoniano = *Foramen mentale*
Agujero obturado = *Foramen obturatum*
Agujero oval = *Foramen ovale*
Agujero parietal = *Foramen parietale*
Agujero rasgado = *Foramen lacerum*
Agujero redondo mayor = *Foramen rotundum*
Agujero singular = *Foramen singulare*

Agujero supraorbitario = *Foramen supraorbitale*
Agujero vascular de los huesos = *Foramen osseum*
Agujero vertebral = *Foramen vertebrale*
Agujero y conductos nutricios del hueso = *Foramen nutricium et canalis nutricius ossis*
Agujero yugular = *Foramen jugulare*
Agujeros sacros anteriores* = *Foramina sacralia pelviana*
Agujeros sacros dorsales = *Foramina sacralia dorsalia*
Agujeros sacros pélvicos = *Foramina sacralia pelviana*
Agujeros sacros posteriores* = *Foramina sacralia dorsalia*
Ala de la *crista galli* = *Ala cristae galli*
Ala de la faringe = *Ala pharyngis*
Ala de la nariz = *Ala nasi*
Ala del ilion = *Ala ossis ilii*
Ala del sacro* = *Pars lateralis basis ossis sacri*
Ala del vómer = *Ala vomeris*
Ala lateral de la faringe = *Ala pharyngis lateralis*
Ala mayor del esfenoides = *Ala major ossis sphenoidalis*
Ala medial de la faringe = *Ala pharyngis medialis*
Ala menor del hueso esfenoides = *Ala minor ossis sphenoidalis*
Alantoides = *Allantoidea*
Alvéolos dentarios = *Alveoli dentales*
Alvéolos pulmonares = *Alveoli pulmonis*
Amígdala cerebelosa = *Tonsilla cerebelli*
Amígdalas* = *Tonsillae*
Ampolla de la trompa uterina = *Ampulla tubae uterinae*
Ampolla del conducto deferente = *Ampulla ductus deferentis*
Ampolla hepatopancreática = *Ampulla hepato-pancreatica*
Ampolla rectal = *Ampulla recti*
Ángulo (flexura) cólica izquierda = *Flexura coli sinistra*
Ángulo (flexura) derecho del colon = *Flexura coli dextra*
Ángulo (flexura) duodenoyeyunal = *Flexura duodenojejunalis*
Ángulo de la costilla = *Angulus costae*
Ángulo de la mandíbula = *Angulus mandibulae*
Ángulo del esternón = *Angulus sterni*
Ángulo del ojo = *Angulus oculi*
Ángulo esplénico del colon = *Flexura coli sinistra*
Ángulo hepático del colon* = *Flexura coli dextra*
Ángulo infraesternal = *Angulus infrasternalis*
Ángulo iridocorneal = *Angulus iridocornealis*
Ángulo posterior de la costilla* = *Angulus costae*
Ángulo subpubiano = *Angulus subpubicus*
Anillo conjuntival = *Anulus conjunctivae*
Anillo femoral = *Anulus femoralis*
Anillo fibroso arterial del corazón* = *Anulus fibrosus cordis*
Anillo fibroso atrioventricular* = *Anulus fibrosus cordis*
Anillo fibroso del corazón = *Anulus fibrosus cordis*
Anillo fibrosocartilaginoso de la membrana del tímpano = *Anulus fibrocartilagineus membranae tympani*
Anillo inguinal = *Anulus inguinalis*
Anillo inguinal superficial = *Anulus inguinalis superficialis*
Anillo linfático de la faringe = *Anulus lymphoidus pharyngis*
Anillo tendinoso común = *Anulus tendineus communis*
Anillo timpánico = *Anulus tympanicus*
Anillo umbilical = *Anulus umbilicalis*
Ano = *Anus*
Antehélix = *Antihelix*
Antilíngula = *Antilingula*
Antitrago = *Antitragus*
Antro mastoideo = *Antrum mastoideum*
Aorta = *Aorta*
Aorta abdominal = *Aorta abdominalis*
Aorta descendente = *Aorta descendens*
Aorta torácica = *Aorta thoracica*
Aorta torácica descendente* = *Aorta descendens*
Apéndice del epidídimo = *Appendix epididymis*
Apéndice del testículo = *Appendix testis*
Apéndice vermiforme = *Appendix vermiformis*
Apéndices epiploicos = *Appendices epiploicae*
Apófisis = *Processus*
Apófisis accesoria de las vértebras lumbares = *Processus accesorius (Vertebrae lumbales)*
Apófisis articular = *Processus articularis*
Apófisis basilar* = *Pars basilaris ossis occipitalis*
Apófisis cigomática del frontal = *Processus zygomaticus ossis frontalis*
Apófisis cigomática del hueso temporal = *Processus zygomaticus ossis temporalis*
Apófisis cigomática del maxilar = *Processus zygomaticus maxillae*
Apófisis clinoides anterior = *Processus clinoideus anterior*
Apófisis clinoides media = *Processus clinoideus medius*
Apófisis clinoides posterior = *Processus clinoideus posterior*
Apófisis cocleariforme = *Processus cochleariformis*
Apófisis condilar de la mandíbula = *Processus condilaris mandibulae*
Apófisis coracoides = *Processus coracoideus*
Apófisis coronoides = *Processus coronoideus*
Apófisis esfenoidal del hueso palatino = *Processus sphenoidalis ossis palatini*
Apófisis espinosa = *Processus spinosus*
Apófisis estiloides del hueso temporal = *Processus styloideus ossis temporalis*
Apófisis estiloides del radio = *Processus styloideus radii*
Apófisis frontal del cigomático = *Processus frontalis ossis zygomatici*
Apófisis frontal del maxilar = *Processus frontalis maxillae*

Apófisis intrayugular del hueso temporal = *Procesus intrajugularis ossis temporalis*
Apófisis lagrimal de la concha nasal inferior = *Processus lacrymalis conchae nasalis inferioris*
Apófisis lateral del astrágalo = *Processus lateralis tali*
Apófisis mastoides = *Processus mastoideus*
Apófisis maxilar de la concha nasal inferior = *Processus maxilaris conchae nasalis inferioris*
Apófisis muscular = *Processus muscularis*
Apófisis orbitaria del palatino = *Processus orbitalis ossis palatini*
Apófisis palatina del maxilar = *Processus palatinus maxillae*
Apófisis piramidal del hueso palatino = *Processus pyramidalis ossis palatini*
Apófisis pterigoespinosa = *Processus pterygospinosus*
Apófisis pterigoides = *Processus pterygoideus*
Apófisis transversa = *Processus transversus*
Apófisis unciforme del etmoides = *Processus uncinatus ossis ethmoidalis*
Apófisis unciforme del hueso ganchoso* = *Hamulus ossis hamati*
Apófisis vaginal = *Processus vaginalis*
Apófisis vocal del cartílago aritenoides = *Processus vocalis cart. arytaenoideae*
Apófisis xifoides = *Processus xyphoideus*
Apófisis yugular = *Procesus jugularis*
Aponeurosis del músculo bíceps = *Aponeurosis m. bicipitis*
Aponeurosis del músculo bíceps braquial = *Aponeurosis m. bicipitis brachii*
Aponeurosis del músculo oblicuo externo del abdomen = *Aponeurosis m. obliqui externi abdominis*
Aponeurosis epicraneal* = *Galea aponeurotica*
Aponeurosis palmar = *Aponeurosis palmaris*
Aracnoides = *Arachnoidea*
Arcada dental mandibular = *Arcus dentalis mandibularis*
Arcada dental maxilar = *Arcus dentalis maxillaris*
Arco alveolar = *Arcus alveolaris*
Arco anterior del atlas = *Arcus anterior (atlas)*
Arco de la aorta = *Arcus aortae*
Arco de la vena ácigos = *Arcus venae azygos*
Arco del cartílago cricoides = *Arcus (cart. cricoidea)*
Arco del conducto torácico = *Arcus ductus thoracici*
Arco ileopectíneo = *Arcus iliopectineus*
Arco longitudinal del pie = *Arcus pedis longitudinalis*
Arco lumbocostal lateral = *Arcus lumbocostalis lateralis*
Arco lumbocostal medial = *Arcus lumbocostalis medialis*
Arco palatofaríngeo = *Arcus palatopharyngeus*
Arco palatogloso = *Arcus palatoglossus*
Arco palmar profundo = *Arcus palmaris profundus*
Arco palmar superficial = *Arcus palmaris superficialis*
Arco plantar = *Arcus plantaris*
Arco plantar profundo = *Arcus plantaris profundus*
Arco plantar superficial = *Arcus plantaris superficialis*
Arco posterior del atlas = *Arcus posterior (atlas)*
Arco superciliar = *Arcus superciliaris*
Arco supraciliar* = *Arcus superciliaris*
Arco tendinoso de la fascia pélvica = *Arcus tendineus fasciae pelvis*
Arco tendinoso del músculo elevador del ano = *Arcus tendineus m. levatoris ani*
Arco tendinoso del músculo sóleo = *Arcus tendineus m. solei*
Arco transverso del pie = *Arcus pedis transversus*
Arco venoso dorsal del pie = *Arcus venosus dorsalis pedis*
Arco venoso palmar superficial = *Arcus venosus palmaris superficialis*
Arco venoso plantar = *Arcus venosus plantaris*
Arco vertebral = *Arcus vertebrae*
Área coclear = *Area cochleae*
Área cribosa = *Area cribosa*
Área intercondílea anterior = *Area intercondylaris anterior*
Área intercondílea posterior = *Area intercondylaris posterior*
Área vestibular = *Area vestibularis*
Área vestibular inferior = *Area vestibularis inferior*
Área vestibular superior = *Area vestibularis superior*
Aréola mamaria = *Areola mammae*
Arteria alveolar inferior = *A. alveolaris inferior*
Arteria alveolar superior = *A. alveolaris superior*
Arteria angular = *A. angularis*
Arteria apendicular = *A. appendicularis*
Arteria arqueada del pie = *A. arcuata pedis*
Arteria articular inferior de la rodilla* = *A. genus inferior*
Arteria articular media de la rodilla* = *A. genus media*
Arteria articular superior de la rodilla* = *A. genus superior*
Arteria auricular posterior = *A. auricularis posterior*
Arteria axilar = *A. axillaris*
Arteria basilar = *A. basilaris*
Arteria braquial = *A. brachialis*
Arteria braquial profunda = *A. profunda brachii*
Arteria bucal = *A. buccalis*
Arteria cardioesofágica* = *Rami oesophagei (A. gastrica sinistra)*
Arteria carótida común derecha = *A. carotis communis dextra*
Arteria carótida común izquierda = *A. carotis communis sinistra*
Arteria carótida externa = *A. carotis externa*
Arteria carótida interna = *A. carotis interna*
Arteria cecal anterior = *A. caecalis anterior*
Arteria cecal posterior = *A. caecalis posterior*
Arteria central de la retina = *A. centralis retinae*

Arteria cerebelosa inferior y posterior = *A. cerebelli inferior et posterior*
Arteria cerebelosa posterior = *A. cerebelli posterior*
Arteria cerebral anterior = *A. cerebri anterior*
Arteria cerebral media = *A. cerebri media*
Arteria cerebral posterior = *A. cerebri posterior*
Arteria cervical ascendente = *A. cervicalis ascendens*
Arteria cervical profunda = *A. cervicalis profunda*
Arteria cervical transversa* = *A. transversa colli*
Arteria cervical transversa superficial* = *A. transversa colli*
Arteria cigomaticoorbitaria = *A. zygomaticoorbitalis*
Arteria circunfleja femoral lateral = *A. circumflexa femoris lateralis*
Arteria circunfleja femoral medial = *A. circumflexa femoris medialis*
Arteria circunfleja humeral anterior = *A. circumflexa humeri anterior*
Arteria circunfleja humeral posterior = *A. circumflexa humeri posterior*
Arteria circunfleja ilíaca profunda = *A. circumflexa iliaca profunda*
Arteria circunfleja ilíaca superficial = *A. circumflexa iliaca superficialis*
Arteria circunfleja peronea* = *Ramus circumflexus fibularis*
Arteria cística = *A. cystica*
Arteria coclear común = *A. cochlearis communis*
Arteria colateral cubital inferior = *A. collateralis ulnaris inferior*
Arteria colateral cubital superior = *A. collateralis ulnaris superior*
Arteria colateral interna superior (de la a. braquial)* = *A. collateralis ulnaris superior*
Arteria cólica derecha = *A. colica dextra*
Arteria cólica derecha (rama de la flexura cólica derecha) = *A. colica dextra (ramus flexurae coli dextrae)*
Arteria cólica derecha, rama inferior = *A. colica dextra, ramus inferior*
Arteria cólica derecha, rama media = *A. colica dextra, ramus medius*
Arteria cólica derecha, rama superior = *A. colica dextra, ramus superior*
Arteria cólica izquierda = *A. colica sinistra*
Arteria cólica izquierda (rama de la flexura cólica izquierda) = *A. colica sinistra (ramus flexurae coli sinistrae)*
Arteria cólica izquierda, rama inferior = *A. colica sinistra, ramus inferior*
Arteria cólica izquierda, rama superior = *A. colica sinistra, ramus superior*
Arteria cólica media = *A. colica media*
Arteria comunicante anterior = *A. communicans anterior*
Arteria comunicante posterior = *A. communicans posterior*
Arteria coroidea anterior = *A. choroidea anterior*
Arteria coronaria derecha = *A. coronaria dextra*
Arteria coronaria izquierda = *A. coronaria sinistra*
Arteria cremastérica = *A. cremasterica*
Arteria cubital = *A. ulnaris*
Arteria de la pared inferior del tercer ventrículo* = *Rami centrales (A. cerebri media)*
Arteria deferencial* = *A. ductus deferentis*
Arteria del ángulo cólico derecho* = *A. colica dextra (ramus flexurae coli dextrae)*
Arteria del ángulo cólico izquierdo* = *A. colica sinistra (ramus flexurae coli sinistrae)*
Arteria del bulbo del pene = *A. bulbi penis*
Arteria del colon ascendente* = *A. colica dextra*
Arteria del colon descendente* = *A. colica sinistra*
Arteria del colon transverso* = *A. colica media*
Arteria del conducto deferente = *A. ductus deferentis*
Arteria del conducto pterigoideo = *A. canalis pterygoidei*
Arteria del cuádriceps* = *Ramus descendens (A. circumflexa lateralis)*
Arteria descendente de la rodilla = *A. descendens genus*
Arteria dorsal de la lengua* = *Rami dorsales linguae*
Arteria dorsal de la nariz = *A. dorsalis nasi*
Arteria dorsal del carpo = *A. carpalis dorsalis*
Arteria dorsal del pene = *A. dorsalis penis*
Arteria dorsal del pie = *A. dorsalis pedis*
Arteria epigástrica inferior = *A. epigastrica inferior*
Arteria epigástrica superficial = *A. epigastrica superficialis*
Arteria escapular inferior* = *A. subescapularis*
Arteria escapular superior* = *A. supraescapularis*
Arteria esfenopalatina = *A. sphenopalatina*
Arteria espinal anterior = *A. spinalis anterior*
Arteria espinal posterior = *A. spinalis posterior*
Arteria esplénica = *A. lienalis/ A. splenica*
Arteria esternocleidomastoidea* = *Ramus sternocleidomastoideus*
Arteria etmoidal anterior = *A. ethmoidalis anterior*
Arteria etmoidal posterior = *A. ethmoidalis posterior*
Arteria facial = *A. facialis*
Arteria faríngea ascendente = *A. pharyngea ascendens*
Arteria femoral = *A. femoralis*
Arteria femoral profunda = *A. profunda femoris*
Arteria frénica inferior = *A. phrenica inferior*
Arteria gástrica derecha = *A. gastrica dextra*
Arteria gástrica izquierda = *A. gastrica sinistra*
Arteria gastroduodenal = *A. gastroduodenalis*
Arteria gastroepiploica derecha* = *A. gastroomentalis dextra*

Arteria gastroepiploica izquierda* = *A. gastroomentalis sinistra*
Arteria gastroomental derecha = *A. gastroomentalis dextra*
Arteria gastroomental izquierda = *A. gastroomentalis sinistra*
Arteria glútea inferior = *A. glutea inferior*
Arteria glútea superior = *A. glutea superior*
Arteria hepática común = *A. hepatica communis*
Arteria ileocólica = *A. ileocolica*
Arteria ilíaca común = *A. iliaca communis*
Arteria ilíaca externa = *A. iliaca externa*
Arteria ilíaca interna = *A. iliaca interna*
Arteria iliolumbar = *A. iliolumbalis*
Arteria inferior de la rodilla = *A. genus inferior*
Arteria infraorbitaria = *A. infraorbitalis*
Arteria intercostal = *A. intercostalis*
Arteria intercostal superior = *A. intercostalis superior*
Arteria interósea anterior = *A. interossea anterior*
Arteria interósea común = *A. interossea communis*
Arteria interósea del primer espacio (mano)* = *A. radialis indicis*
Arteria interósea posterior = *A. interossea posterior*
Arteria interósea recurrente = *A. interossea recurrens*
Arteria laberíntica = *A. labyrinthi*
Arteria labial inferior = *A. labialis inferior*
Arteria labial superior = *A. labialis superior*
Arteria lagrimal = *A. lacrymalis*
Arteria laríngea inferior = *A. laryngea inferior*
Arteria laríngea superior = *A. laryngea superior*
Arteria lingual = *A. lingualis*
Arteria maleolar anterolateral = *A. malleolaris anterior lateralis*
Arteria maleolar anteromedial = *A. malleolaris anterior medialis*
Arteria maleolar lateral* = *A. malleolaris anterior lateralis*
Arteria maleolar medial* = *A. malleolaris anterior medialis*
Arteria masetérica = *A. masseterica*
Arteria maxilar = *A. maxillaris*
Arteria media de la rodilla = *A. genus media*
Arteria meníngea = *A. meningea*
Arteria meníngea media = *A. meningea media*
Arteria meníngea menor* = *Ramus meningeus accessorius*
Arteria meníngea posterior = *A. meningea posterior*
Arteria mesentérica inferior = *A. mesenterica inferior*
Arteria mesentérica superior = *A. mesenterica superior*
Arteria musculofrénica = *A. musculophrenica*
Arteria nutricia del húmero = *A. nutricia humeri*
Arteria obturatriz = *A. obturatoria*
Arteria occipital = *A. occipitalis*
Arteria oftálmica = *A. ophthalmica*
Arteria ovárica = *A. ovarica*
Arteria palatina ascendente = *A. palatina ascendens*
Arteria palatina descendente = *A. palatina descendens*
Arteria palatina inferior = *A. palatina inferior*
Arteria palatina superior = *A. palatina superior*
Arteria palmar del carpo = *A. carpalis palmaris*
Arteria palmar profunda = *A. palmaris profunda*
Arteria palmar superficial = *A. palmaris superficialis*
Arteria pancreaticoduodenal derecha inferior* = *A. pancreatico-duodenalis inferior*
Arteria pancreaticoduodenal inferior = *A. pancreatico-duodenalis inferior*
Arteria pancreaticoduodenal izquierda = *A. pancreatico-duodenalis sinistra*
Arteria pancreaticoduodenal superior = *A. pancreatico-duodenalis superior*
Arteria perineal = *A. perinealis*
Arteria peronea = *A. peronea/ A. fibularis*
Arteria peronea anterior* = *Ramus perforans (A. peronea)*
Arteria peronea posterior* = *A. peronea*
Arteria plantar lateral = *A. plantaris lateralis*
Arteria plantar medial = *A. plantaris medialis*
Arteria poplítea = *A. poplitea*
Arteria principal del pulgar = *A. princeps pollicis*
Arteria profunda del pene (o del clítoris) = *A. profunda penis (clitoridis)*
Arteria prostática (arteria vesical inferior) = *Rami prostatici (A. vesicalis inferior)*
Arteria pudenda externa inferior = *A. pudenda externa inferior*
Arteria pudenda externa superior = *A. pudenda externa superior*
Arteria pudenda interna = *A. pudenda interna*
Arteria pulmonar derecha = *A. pulmonalis dextra*
Arteria pulmonar izquierda = *A. pulmonalis sinistra*
Arteria radial = *A. radialis*
Arteria radial del índice = *A. radialis indicis*
Arteria rectal inferior = *A. rectalis inferior*
Arteria rectal media = *A. rectalis media*
Arteria rectal superior = *A. rectalis superior*
Arteria recurrente cubital = *A. recurrens ulnaris*
Arteria recurrente cubital (rama anterior) = *A. recurrens ulnaris (ramus anterior)*
Arteria recurrente cubital (rama posterior) = *A. recurrens ulnaris (ramus posterior)*
Arteria recurrente cubital anterior* = *A. recurrens ulnaris (ramus anterior)*
Arteria recurrente cubital posterior* = *A. recurrens ulnaris (ramus posterior)*
Arteria recurrente radial = *A. recurrens radialis*
Arteria recurrente radial anterior* = *A. recurrens radialis*

Arteria recurrente radial posterior* = *A. interossea recurrens*
Arteria recurrente tibial anterior = *A. recurrens tibialis anterior*
Arteria recurrente tibial posterior = *A. recurrens tibialis posterior*
Arteria renal = *A. renalis*
Arteria renal (rama anterior) = *A. renalis (ramus anterior)*
Arteria renal (rama posterior) = *A. renalis (ramus posterior)*
Arteria sacra lateral = *A. sacralis lateralis*
Arteria sacra media = *A. sacralis mediana*
Arteria subclavia derecha = *A. subclavia dextra*
Arteria subclavia izquierda = *A. subclavia sinistra*
Arteria subescapular = *A. subescapularis*
Arteria sublingual = *A. sublingualis*
Arteria submentoniana = *A. submentalis*
Arteria superior de la rodilla = *A. genus superior*
Arteria supraescapular = *A. supraescapularis*
Arteria supraorbitaria = *A. supraorbitalis*
Arteria suprarrenal = *A. suprarenalis*
Arteria suprarrenal inferior = *A. suprarenalis inferior*
Arteria suprarrenal media = *A. suprarenalis media*
Arteria suprarrenal superior = *A. suprarenalis superior*
Arteria supratroclear = *A. supratrochlearis*
Arteria tarsiana lateral = *A. tarsalis lateralis*
Arteria tarsiana medial = *A. tarsea medialis*
Arteria temporal media = *A. temporalis media*
Arteria temporal posterior = *A. temporalis posterior*
Arteria temporal profunda = *A. temporalis profunda*
Arteria temporal superficial = *A. temporalis superficialis*
Arteria testicular = *A. testicularis*
Arteria tibial anterior = *A. tibialis anterior*
Arteria tibial posterior = *A. tibialis posterior*
Arteria timpánica* = *A. tympanica anterior*
Arteria timpánica anterior = *A. tympanica anterior*
Arteria tiroidea ima = *A. thyroidea ima*
Arteria tiroidea inferior = *A. thyroidea inferior*
Arteria tiroidea superior = *A. thyroidea superior*
Arteria tonsilar (A. facial)* = *Ramus tonsillaris (A. facialis)*
Arteria torácica inferior = *A. thoracica inferior*
Arteria torácica interna = *A. thoracica interna*
Arteria torácica lateral = *A. thoracica lateralis*
Arteria torácica superior = *A. thoracica superior*
Arteria toracoacromial (acromiotorácica) = *A. thoracoacromialis*
Arteria transversa de la cara = *A. transversa faciei*
Arteria transversa del cuello = *A. transversa colli*
Arteria tubárica interna* = *Ramus tubarius (A. uterina)*
Arteria umbilical = *A. umbilicalis*
Arteria uretral = *A. urethralis*
Arteria uterina = *A. uterina*
Arteria vaginal = *A. vaginalis*
Arteria vertebral = *A. vertebralis*
Arteria vesical inferior = *A. vesicalis inferior*
Arteria vesical superior = *A. vesicalis superior*
Arterias bronquiales* = *Rami bronchiales*
Arterias caroticotimpánicas = *A. caroticotympanicae*
Arterias centrales anteromediales de la arteria cerebral anterior = *Aa. centralo-antero-mediales (A. cerebri anterior)*
Arterias cerebelosas superiores = *Aa. cerebelli superiores*
Arterias ciliares = *Aa. ciliares*
Arterias ciliares anteriores = *Aa. ciliares anteriores*
Arterias ciliares posteriores cortas = *Aa. ciliares posteriores breves*
Arterias ciliares posteriores largas = *Aa. ciliares posteriores longae*
Arterias colaterales palmares de los dedos* = *Aa. digitales palmares propriae*
Arterias corticales* = *Rami corticales*
Arterias de la mama* = *Rami mammarii*
Arterias de la trompa uterina* = *Rami tubarii*
Arterias de la vejiga* = *Rami vesicales*
Arterias de la vulva* = *Rami labiales*
Arterias de los bronquios* = *Rami bronchiales*
Arterias del esófago* = *Rami oesophagei*
Arterias del páncreas* = *Rami pancreatici*
Arterias del pene* = *Rami penis*
Arterias del uréter* = *Rami ureterici*
Arterias del yeyuno e íleon = *Aa. jejunales et ileales*
Arterias digitales dorsales = *Aa. digitales dorsales*
Arterias digitales palmares = *Aa. digitales palmares*
Arterias digitales palmares propias = *Aa. digitales palmares propriae*
Arterias duodenales = *Aa. duodeni*
Arterias escrotales* = *Rami scrotales*
Arterias esofágicas inferiores* = *Rami oesophagei (A. gastricae sinistrae)*
Arterias esofágicas medias* = *Rami oesophagei (Aorta thoracica)*
Arterias esofágicas superiores* = *Rami oesophagei (A. thyroidea inferior)*
Arterias esplénicas = *Aa. lienales*
Arterias estriadas anteromediales* = *Aa. centralo-antero-mediales (A. cerebri anterior)*
Arterias estriadas laterales de la a. cerebral media = *Aa. striati laterales (A. cerebri media)*
Arterias estriadas mediales de la a. cerebral media = *Aa. striati mediales (A. cerebri media)*

Arterias frénicas superiores = *Aa. phrenicae superiores*
Arterias gástricas = *Aa. gastricae*
Arterias gástricas cortas = *Aa. gastricae breves*
Arterias intercostales posteriores (III-XI) = *Aa. intercostales posteriores (III-XI)*
Arterias interlobulares del riñón = *Aa. interlobares renis*
Arterias interventriculares anteriores* = *Rami interventriculares anteriores*
Arterias lobulares del riñón* = *Aa. interlobares renis*
Arterias lumbares = *Aa. lumbales*
Arterias mediastínicas* = *Rami mediastinales*
Arterias metacarpianas palmares = *Aa. metacarpales palmares*
Arterias metatarsianas plantares = *Aa. metatarsales plantares*
Arterias palpebrales = *Aa. palpebrales*
Arterias pancreaticoduodenales = *Aa. pancreaticoduodenales*
Arterias parotídeas* = *Rami parotidei (A. temporalis superficialis)*
Arterias perforantes (del arco palmar profundo)* = *Rami perforantes (Arcus palmaris profundus)*
Arterias perforantes de la arteria plantar lateral = *Aa. perforantes (A. plantaris lateralis)*
Arterias pleurales* = *Rami pleurae*
Arterias pontinas = *Aa. pontis*
Arterias pterigoideas* = *Rami pterygoidei*
Arterias rectales = *Aa. rectales*
Arterias sigmoideas = *Aa. sigmoideae*
Arterias surales = *Aa. surales*
Arterias testiculares = *Aa. testiculares*
Arterias ureterales* = *Rami ureterici*
Arterias vaginales = *Aa. vaginales*
Articulación = *Articulatio/Junctura*
Articulación acromioclavicular = *Art. acromioclavicularis*
Articulación astragalocalcaneonavicular = *Art. talocalcaneonavicularis*
Articulación atlantoaxoidea lateral = *Art. atlantoaxialis lateralis*
Articulación atlantoaxoidea media = *Art. atlanto-axialis mediana*
Articulación atlantooccipital = *Art. atlantooccipitalis*
Articulación atlantoodontoidea* = *Art. atlantoaxialis mediana*
Articulación calcaneocuboidea = *Art. calcaneocuboidea*
Articulación carpometacarpiana del pulgar = *Art. carpometacarpalis (pollicis)*
Articulación cartilaginosa = *Junctura cartilaginea*
Articulación condílea = *Art. bicondylaris*
Articulación costotransversa = *Art. costotransversaria*
Articulación coxofemoral* = *Art. coxae*
Articulación cricotiroidea = *Art. cricothyroidea*
Articulación cuneocuboidea = *Art. cuneocuboidea*
Articulación cuneonavicular = *Art. cuneonavicularis*
Articulación de la cadera = *Art. coxae*
Articulación de la muñeca = *Art. radiocarpalis*
Articulación de la rodilla = *Art. genus*
Articulación de los huesecillos del oído = *Art. ossiculorum auditus*
Articulación del codo = *Art. cubiti*
Articulación del hueso pisiforme = *Art. ossis pisiformis*
Articulación del tobillo/talocrural = *Art. talocruralis*
Articulación esferoidea (esférica) = *Art. spheroidea*
Articulación esternoclavicular = *Art. sternoclavicularis*
Articulación esternocostal = *Art. sternocostalis*
Articulación fibrosa = *Junctura fibrosa*
Articulación glenohumeral = *Art. glenohumeralis*
Articulación humerocubital = *Art. humeroulnaris*
Articulación humerorradial = *Art. humeroradialis*
Articulación lumbosacra = *Art. lumbosacralis*
Articulación mediocarpiana = *Art. mediocarpalis*
Articulación mediotarsiana* = *Art. tarsi transversa*
Articulación metacarpofalángica del pulgar = *Art. metacarpophalangea pollicis*
Articulación ósea/sinóstosis = *Junctura ossea/synostosis*
Articulación pisipiramidal* = *Art. ossis pisiformis*
Articulación plana = *Art. plana*
Articulación radiocarpiana = *Art. radiocarpalis*
Articulación radiocubital distal = *Art. radioulnaris distalis*
Articulación radiocubital proximal = *Art. radioulnaris proximalis*
Articulación sacrococcígea = *Art. sacrococcygea*
Articulación sacroilíaca = *Art. sacroiliaca*
Articulación sinovial = *Junctura synovialis/articulatio/diarthrosis*
Articulación subastragalina = *Art. subtalaris*
Articulación temporomandibular = *Art. temporomandibularis*
Articulación tibioperonea = *Art. tibiofibularis*
Articulación tibioperonea superior* = *Art. tibiofibularis*
Articulación transversa del tarso = *Art. tarsi transversa*
Articulación trocoide = *Art. trochoidea*
Articulaciones atlantoaxoideas* = *Art. atlantoaxialis lateralis*
Articulaciones carpianas* = *Art. intercarpales*
Articulaciones carpometacarpianas = *Art. carpometacarpales*
Articulaciones condroesternales* = *Art. sternocostales*
Articulaciones costovertebrales = *Art. costovertebrales*
Articulaciones de la columna vertebral = *Art. columnae vertebralis*
Articulaciones de la pelvis = *Juncturae pelvis*
Articulaciones de los cuerpos vertebrales* = *Symphysis intervertebralis*

Articulaciones del pie = *Art. pedis*
Articulaciones del tórax = *Juncturae thoracis*
Articulaciones esternocostales = *Art. sternocostales*
Articulaciones intercarpianas = *Art. intercarpales*
Articulaciones intercondrales = *Art. interchondrales*
Articulaciones intercuneales = *Art. intercuneiformes*
Articulaciones interfalángicas = *Art. interphalangeae*
Articulaciones intermetacarpianas = *Art. intermetacarpales*
Articulaciones intermetatarsianas = *Art. intermetatarsales*
Articulaciones intervertebrales* = *Juncturae columnae vertebralis*
Articulaciones metacarpofalángicas = *Art. metacarpophalangeae*
Articulaciones metacarpofalángicas de los cuatro últimos dedos* = *Art. metacarpophalangeae*
Articulaciones metatarsofalángicas = *Art. metatarsophalangeae*
Articulaciones tarsometatarsianas = *Art. tarsometatarsales*
Asa cervical = *Ansa cervicalis*
Asa lenticular = *Ansa lenticularis*
Asa subclavia = *Ansa subclavia*
Asta anterior de la médula espinal = *Cornu anterius medullae spinalis*
Asta del cóccix = *Cornu coccygeum*
Asta del sacro = *Cornu sacrale*
Asta inferior del cartílago tiroides = *Cornu inferius (Cartilago thyroidea)*
Asta lateral de la médula espinal = *Cornu laterale medullae spinalis*
Asta lateral del cóccix* = *Cornu coccygeum*
Asta mayor del hueso hioides = *Cornu majus ossis hyoidei*
Asta menor del hueso hioides = *Cornu minus ossis hyoidei*
Asta posterior de la médula espinal = *Cornu posterius medullae spinalis*
Asta superior del cartílago tiroides = *Cornu superius (Cartilago thyroidea)*
Asterion = *Asterion*
Astrágalo = *Talus*
Atlas = *Atlas*
Atrio = *Atrium*
Atrio derecho = *Atrium dextrum*
Atrio izquierdo = *Atrium sinistrum*
Aurícula* = *Atrium*
Aurícula derecha* = *Atrium dextrum*
Aurícula izquierda* = *Atrium sinistrum*
Axis = *Axis*
Base del corazón = *Basis cordis*
Base del cráneo = *Basis cranii*
Base del metacarpiano = *Basis ossis metacarpi*
Base del metatarsiano = *Basis ossis metatarsi*
Bazo = *Lien*
Bazo accesorio = *Lien accessorius*
Bifurcación de la tráquea = *Bifurcatio tracheae*
Boca = *Os*
Bolsa anserina = *Bursa anserina*
Bolsa bicipitorradial = *Bursa bicipitoradialis*
Bolsa del músculo semimembranoso = *Bursa m. semimembranosi*
Bolsa del músculo subescapular = *Bursa m. subscapularis*
Bolsa del tendón del bíceps braquial* = *Bursa bicipitoradialis*
Bolsa del tendón reflejo del semimembranoso* = *Bursa m. semimembranosi*
Bolsa faríngea = *Bursa pharyngea*
Bolsa infrarrotuliana profunda = *Bursa infrapatellaris profunda*
Bolsa omental = *Bursa omentalis*
Bolsa prerrotuliana subfascial = *Bursa prepatellaris subfascialis*
Bolsa retrohioidea = *Bursa retrohyoidea*
Bolsa serosa* = *Bursa synovialis*
Bolsa serosa anserina* = *Bursa anserina*
Bolsa serosa bicipital* = *Bursa synovialis intertubercularis*
Bolsa serosa del músculo gastrocnemio lateral* = *Bursa subtendinea m. gastrocnemii lateralis*
Bolsa serosa del músculo gastrocnemio medial* = *Bursa subtendinea m. gastrocnemii medialis*
Bolsa serosa del músculo infraespinoso* = *Bursa subtendinea m. infraspinati*
Bolsa serosa prerrotuliana media* = *Bursa prepatellaris subfascialis*
Bolsa serosa prerrotuliana superficial* = *Bursa subcutanea prepatellaris*
Bolsa serosa pretibial profunda* = *Bursa infrapatellaris profunda*
Bolsa serosa profunda intracuadricipital* = *Bursa suprapatellaris*
Bolsa serosa retrohioidea* = *Bursa retrohyoidea*
Bolsa serosa retroolecraneana* = *Bursa subcutanea olecrani*
Bolsa serosa subacromiocoracoidea* = *Bursa subacromialis*
Bolsa serosa subcuadricipital* = *Bursa suprapatellaris*
Bolsa serosa subdeltoidea* = *Bursa subdeltoidea*
Bolsa serosa subescapular* = *Bursa m. subscapularis*
Bolsa sinovial = *Bursa synovialis*
Bolsa sinovial intertubercular = *Bursa synovialis intertubercularis*
Bolsa subacromial = *Bursa subacromialis*
Bolsa subcutánea del olécranon = *Bursa subcutanea olecrani*
Bolsa subcutánea prerrotuliana = *Bursa subcutanea prepatellaris*
Bolsa subdeltoidea = *Bursa subdeltoidea*
Bolsa subtendinosa del músculo gastrocnemio lateral = *Bursa subtendinea m. gastrocnemii lateralis*
Bolsa subtendinosa del músculo gastrocnemio medial = *Bursa subtendinea m. gastrocnemii medialis*
Bolsa subtendinosa del músculo infraespinoso = *Bursa subtendinea m. infraspinati*

Bolsa suprarrotuliana = *Bursa suprapatellaris*
Borde anterior de la tibia = *Margo anterior (tibia)*
Borde cigomático del esfenoides = *Margo zygomaticus (sphenoidalis)*
Borde falciforme del hiato safeno = *Margo falciformis (hiatus saphenus)*
Borde interóseo del cúbito = *Margo interossea (Ulna)*
Borde interóseo del peroné = *Margo interossea (Fibula)*
Borde lateral de la escápula = *Margo lateralis scapulae*
Borde mesoovárico = *Margo mesovaricus*
Borde orbitario = *Margo orbitalis*
Borde supraorbitario = *Margo supraorbitalis*
Brazo = *Brachium*
Brazo anterior de la cápsula interna = *Crus anterius capsulae internae*
Brazo del colículo inferior = *Brachium colliculi inferioris*
Brazo del colículo superior = *Brachium colliculi superioris*
Brazo posterior de la cápsula interna = *Crus posterius capsulae internae*
Bregma = *Bregma*
Bronquio = *Bronchus*
Bronquio apical* = *Bronchus segmentalis apicalis*
Bronquio principal = *Bronchus principalis*
Bronquio segmentario apical = *Bronchus segmentalis apicalis*
Bronquiolos = *Bronchioli*
Bronquiolos respiratorios = *Bronchioli respiratorii*
Bronquiolos terminales* = *Bronchioli respiratorii*
Bronquios = *Bronchi*
Bronquios intralobulillares* = *Bronchioli*
Bulbo del pene = *Bulbus penis*
Bulbo olfatorio = *Bulbus olfactorius*
Bulbo superior de la vena yugular = *Bulbus jugularis superior*
Bulbo vestibular = *Bulbus vestibuli*
Bulla etmoidal = *Bulla ethmoidalis*

Cabeza corta del músculo bíceps braquial = *Caput breve (M. biceps brachii)*
Cabeza de las costillas = *Caput costae*
Cabeza de las falanges = *Caput phalangium*
Cabeza de los metacarpianos = *Caput metacarpalium*
Cabeza de los metatarsianos = *Caput metatarsalium*
Cabeza del astrágalo = *Caput tali*
Cabeza del cúbito = *Caput ulnae*
Cabeza del epidídimo = *Caput epididymidis*
Cabeza del fémur = *Caput femoris*
Cabeza del húmero = *Caput humeri*
Cabeza del martillo = *Caput mallei*
Cabeza del núcleo caudado = *Caput nuclei caudati*
Cabeza del páncreas = *Caput pancreatis*
Cabeza del peroné = *Caput fibulae*
Cabeza del radio = *Caput radii*
Cabeza humerocubital del músculo flexor común superficial = *Caput humeroulnare (M. flexor digitorum superficialis)*
Cabeza larga del músculo bíceps braquial = *Caput longum (M. biceps brachii)*
Cabeza lateral del músculo gastrocnemio = *Caput lateralis (M. gastrocnemius)*
Cabeza lateral del músculo tríceps braquial = *Caput laterale (M. triceps brachii)*
Cabeza medial del músculo gastrocnemio = *Caput medialis (M. gastrocnemius)*
Cabeza medial del músculo tríceps braquial = *Caput mediale (M. triceps brachii)*
Cabeza oblicua del músculo aductor del dedo gordo = *Caput obliquum (M. adductor hallucis)*
Cabeza profunda del músculo flexor corto del pulgar = *Caput profundum (M. flexor pollicis brevis)*
Cabeza radial del músculo flexor común superficial* = *Caput radiale (M. flexor digitorum superficialis)*

Cabeza radial del músculo flexor superficial de los dedos = *Caput radiale (M. flexor digitorum superficialis)*
Cabeza superficial del músculo flexor corto del pulgar = *Caput superficiale (M. flexor pollicis brevis)*
Cabeza transversa del músculo aductor del dedo gordo = *Caput transversum (M. adductor hallucis)*
Cadena de huesecillos* = *Ossicula auditus*
Cadena simpática* = *Truncus sympathicus*
Cadena simpática abdominal* = *Ganglia lumbalia (P. abdominalis systematis autonomici)*
Cadena simpática pélvica* = *Ganglia sacralia (P. pelviana systematis autonomici)*
Cadena simpática torácica* = *Ganglia thoracica (P. thoracica systematis autonomici)*
Caja del tímpano* = *Cavum tympani*
Calcar avis = *Calcar avis*
Cálices renales = *Calices renales*
Cálices renales mayores = *Calyces renales majores*
Cálices renales menores = *Calyces renales minores*
Calvaria/bóveda craneal = *Calvaria*
Cámara anterior del globo ocular = *Camera bulbi anterior*
Cámara anterior del ojo* = *Camera bulbi anterior*
Cámara posterior del globo ocular = *Camera bulbi posterior*
Cámara posterior del ojo* = *Camera bulbi posterior*
Cámaras del globo ocular = *Camerae bulbi*
Cámaras del ojo* = *Camerae bulbi*
Canal carpiano = *Canalis carpi*
Capítulo del húmero = *Capitulum humeri*
Cápsula adiposa del riñón = *Capsula adiposa renis*
Cápsula adiposa perirrenal* = *Capsula adiposa renis*
Cápsula articular = *Capsula articularis*

Cápsula de la lente = *Capsula lentis*
Cápsula del cristalino* = *Capsula lentis*
Cápsula del riñón* = *Capsula fibrosa*
Cápsula externa = *Capsula externa*
Cápsula fibrosa = *Capsula fibrosa*
Cápsula fibrosa de la glándula tiroides = *Capsula fibrosa glandulae thyroideae*
Cápsula fibrosa del hígado* = *Tunica fibrosa hepatis*
Cápsula fibrosa del riñón = *Capsula fibrosa renis*
Cápsula interna = *Capsula interna*
Cápsula suprarrenal derecha* = *Glandula suprarenalis dextra*
Cápsula suprarrenal izquierda* = *Glandula suprarenalis sinistra*
Cápsula tiroidea* = *Capsula fibrosa glandulae thyroideae*
Capuchón del clítoris* = *Preputium clitoridis*
Cara = *Facies*
Cara articular del peroné = *Facies articularis fibularis*
Cara articular superior de la tibia = *Facies articularis superior tibiae*
Cara articular superior de la tibia = *Facies articularis superior tibiae*
Cara auricular = *Facies auricularis*
Cara auricular del hueso coxal = *Facies auricularis (Os coxae)*
Cara auricular del hueso íleon = *Facies auricularis (Os ileum)*
Cara auricular del hueso sacro = *Facies auricularis (Os sacrum)*
Cara poplítea del fémur = *Facies poplitea femoris*
Cara rotuliana = *Facies patellaris*
Caracol* = *Cochlea*
Cardias = *Cardia*
Carilla articular costal* = *Fovea costalis*
Carilla auricular del hueso coxal* = *Facies auricularis (Os coxae)*
Carina traqueal = *Carina tracheae*
Carpo = *Carpus*
Cartílago aritenoides = *Cartilago arytenoidea*
Cartílago auricular = *Cartilago auriculae*
Cartílago corniculado = *Cartilago corniculata*
Cartílago costal = *Cartilago costalis*
Cartílago cricoides = *Cartilago cricoidea*
Cartílago cuneiforme = *Cartilago cuneiformis*
Cartílago de conjunción* = *Cartilago epiphysialis*
Cartílago del tabique nasal = *Cartilago septi nasi*
Cartílago epifisario = *Cartilago epiphysialis*
Cartílago epiglótico = *Cartilago epiglottica*
Cartílago sesamoideo anterior = *Cartilago sesamoides anterior*
Cartílago sesamoideo posterior = *Cartilago sesamoides posterior*
Cartílago tiroides = *Cartilago thyroidea*
Cartílago tritíceo = *Cartilago triticea*
Cartílago vomeriano* = *Cartilago vomeronasalis*
Cartílago vomeronasal = *Cartilago vomeronasalis*
Cartílagos accesorios de la nariz = *Cartilagines nasales accessoriae*
Cartílagos alares mayor y menor = *Cartilagines alares major et minor*
Cartílagos de la laringe = *Cartilagines laryngis*
Cartílagos de la tráquea = *Cartilagines tracheales*
Cartílagos del ala de la nariz* = *Cartilagines alares major et minor*
Cartílagos laterales de la nariz = *Cartilagines nasi laterales*
Carúncula himeneal = *Caruncula hymenalis*
Carúncula lagrimal = *Caruncula lacrymalis*
Carúncula sublingual = *Caruncula sublingualis*
Cavidad abdominal = *Cavitas abdominalis*
Cavidad bucal u oral = *Cavum oris*
Cavidad del diente = *Cavitas dentis*
Cavidad del septo pelúcido = *Cavum septi pellucidi*
Cavidad faríngea (parte nasal) = *Pars nasalis cavi pharyngis*
Cavidad glenoidea = *Cavitas glenoidalis*
Cavidad glenoidea de la tibia* = *Facies articularis superior (tibia)*
Cavidad medular = *Cavitas medullaris*
Cavidad medular del hueso = *Cavitas medullaris ossis*
Cavidad nasal ósea = *Cavitas nasalis ossea*
Cavidad oral o bucal = *Cavum oris*
Cavidad pélvica = *Cavitas pelvis*
Cavidad pericárdica = *Cavitas pericardiaca*
Cavidad peritoneal = *Cavitas peritonealis*
Cavidad pleural = *Cavitas pleuralis*
Cavidad pulpar de los dientes* = *Cavitas dentis*
Cavidad septal* = *Cavum septi pellucidi*
Cavidad timpánica = *Cavitas tympani*
Cavidad uterina = *Cavitas uteri*
Cavidades neumáticas anexas a las fosas nasales* = *Sinus paranasales*
Celdas etmoidales = *Cellulae ethmoidales*
Celdas etmoidales anteriores = *Cellulae ethmoidales anteriores*
Celdas etmoidales posteriores = *Cellulae ethmoidales posteriores*
Celdas mastoideas = *Cellulae mastoideae*
Centro frénico* = *Centrum tendineum*
Centro semioval = *Centrum semiovale*
Centro tendinoso = *Centrum tendineum*
Centro tendinoso del periné = *Centrum perinei*
Cerebelo = *Cerebellum*
Cerebro anterior* = *Prosencephalon*
Cerebro hemisférico* = *Telencephalon*
Cerebro intermedio* = *Diencephalon*
Cerebro medio* = *Mesencephalon*
Cerebro posterior* = *Rhombencephalon*
Ciego = *Caecum*

Cilios = *Cilia*
Cíngulo = *Cingulum*
Cinta de Reil lateral* = *Lemniscus lateralis*
Cinta de Reil media* = *Lemniscus medialis*
Cintura del miembro inferior o pélvica = *Cingulum membri inferioris/pelvicum*
Cintura del miembro superior o pectoral = *Cingulum membri superioris/pectorale*
Cintura escapular* = *Cingulum membri superioris/pectorale*
Cintura pectoral o del miembro superior = *Cingulum membri superioris/pectorale*
Cintura pélvica o del miembro inferior = *Cingulum membri inferioris/pelvicum*
Círculo arterial del cerebro = *Circulus arteriosus cerebri*
Circunferencia articular de la cabeza del cúbito = *Circumferentia articularis (ulna)*
Circunferencia articular del radio = *Circumferentia articularis (Radius)*
Circunferencia de la cabeza del radio* = *Circumferentia articularis (Radius)*
Circunvolución del cíngulo = *Gyrus cinguli*
Circunvolución dentada = *Gyrus dentatus*
Circunvolución frontal inferior = *Gyrus frontalis inferior*
Circunvolución frontal media = *Gyrus frontalis medius*
Circunvolución frontal superior = *Gyrus frontalis superior*
Circunvolución intralímbica* = *Stria longitudinalis medialis et lateralis et indusium griseum*
Circunvolución occipitotemporal lateral = *Gyrus occipitotemporalis lateralis*
Circunvolución paracentral = *Gyrus paracentralis*
Circunvolución parahipocampal = *Gyrus parahippocampalis*
Circunvolución paraterminal = *Gyrus paraterminalis*
Circunvolución poscentral = *Gyrus postcentralis*
Circunvolución precentral = *Gyrus precentralis*
Circunvolución supramarginal = *Gyrus supramarginalis*
Circunvolución temporal media = *Gyrus temporalis medius*
Circunvolución temporal superior = *Gyrus temporalis superior*
Circunvoluciones cerebrales = *Gyri cerebri*
Circunvoluciones temporales transversas = *Gyri temporales transversi*
Cisterna *ambiens* = *Cisterna ambiens*
Cisterna cerebelomedular posterior o magna = *Cisterna cerebellomedullaris posterior/cisterna magna*
Cisterna del quilo = *Cisterna chyli*
Cisterna magna o cerebelomedular posterior = *Cisterna cerebellomedullaris posterior/cisterna magna*
Cisterna quiasmática = *Cisterna chiasmatica*
Cisternas subaracnoideas = *Cisternae subarachnoideae*
Cisura calcarina* = *Sulcus calcarinus*
Cisura callosomarginal* = *Sulcus cinguli*
Cisura de Glaser* = *Fissura tympanosquamosa*
Cisura de Rolando* = *Sulcus centralis*
Cisura de Silvio* = *Sulcus lateralis*
Cisura interhemisférica* = *Fissura longitudinalis cerebri*
Cisura interlobar* = *Fissura pulmonis*
Cisura perpendicular externa* = *Sulcus parietooccipitalis*
Cisura perpendicular interna* = *Sulcus parietooccipitalis*
Cisura petroescamosa* = *Fissura petrosquamosa*
Cisura petroescamosa posterior* = *Fissura tympano-mastoidea*
Cisura subfrontal* = *Sulcus cinguli*
Claustro = *Claustrum*
Clavícula = *Clavicula*
Clítoris = *Clitoris*
Clivus = *Clivus*
Coanas = *Choana*
Cóclea = *Cochlea*
Codo = *Regio cubiti*
Cola de caballo = *Cauda equina*
Cola del epidídimo = *Cauda epididymidis*
Cola del hélix = *Cauda helicis*
Cola del páncreas = *Cauda pancreatis*
Colículo del facial = *Colliculus facialis*
Colículo inferior = *Colliculus inferior*
Colículo seminal = *Colliculus seminalis*
Colículo superior = *Colliculus superior*
Colículos = *Colliculi*
Colon = *Colon*
Colon ascendente = *Colon ascendens*
Colon descendente = *Colon descendens*
Colon sigmoide = *Colon sigmoideum*
Colon transverso = *Colon transversum*
Columna anterior = *Columna anterior*
Columna anterior de la médula* = *Columna anterior*
Columna del fórnix = *Columna fornicis*
Columna intermedia = *Columna intermedia*
Columna intermedia de la médula* = *Columna intermedia*
Columna posterior = *Columna posterior*
Columna posterior de la médula* = *Columna posterior*
Columna vertebral = *Columna vertebralis*
Columnas anales = *Columnae anales*
Columnas carnosas* = *Trabeculae carneae*
Columnas de la vagina* = *Columnae rugarum*
Columnas grises de la médula* = *Columnae grisae*
Columnas renales = *Columnae renales*
Columnas rugosas = *Columnae rugarum*
Comisura anterior = *Commissura anterior*
Comisura anterior del tercer ventrículo* = *Commissura anterior*

Comisura epitalámica o posterior = *Commissura posterior/Commissura epithalamica*
Comisura lateral de los párpados = *Commissura palpebrarum lateralis*
Comisura posterior de los labios = *Commissura labiorum posterior*
Comisura posterior del tercer ventrículo* = *Commissura posterior/Commissura epithalamica*
Comisura posterior o epitalámica = *Commissura posterior/Commissura epithalamica*
Comisura retroseminal* = *Lobus medius (Prostata)*
Comisuras supraópticas = *Commisurae supraopticae*
Concha de la oreja = *Concha auriculae*
Conchas nasales = *Conchae nasales*
Cóndilo del húmero* = *Capitulum humeri*
Cóndilo del occipital = *Condylus occipitalis*
Cóndilo femoral = *Condylus femoris*
Cóndilo lateral de la tibia = *Condylus lateralis tibiae*
Cóndilo medial de la tibia = *Condylus medialis tibiae*
Conductillo de la cóclea = *Canaliculus cochleae*
Conductillo lagrimal = *Canaliculus lacrymalis*
Conductillos aberrantes = *Ductuli aberrantes*
Conductillos alveolares = *Ductuli alveolares*
Conductillos biliares interlobulillares = *Ductuli biliferi interlobulares*
Conductillos eferentes del testículo = *Ductuli efferentes testis*
Conductillos excretores de la glándula lagrimal = *Ductuli excretorii glandulae lacrymalis*
Conducto alveolar = *Canalis alveolaris*
Conducto anal = *Canalis analis*
Conducto arterioso = *Ductus arteriosus*
Conducto auditivo interno = *Meatus acusticus internus*
Conducto biliar derecho = *Ductus hepaticus dexter*
Conducto biliar izquierdo = *Ductus hepaticus sinister*
Conducto central de la médula espinal = *Canalis centralis medullae spinalis*
Conducto cístico = *Ductus cysticus*
Conducto coclear = *Ductus cochlearis*
Conducto colédoco = *Ductus choledochus*
Conducto condíleo = *Canalis condylaris*
Conducto condíleo posterior* = *Canalis condylaris*
Conducto de los aductores = *Canalis adductorius*
Conducto deferente = *Ductus deferens*
Conducto del epoóforo = *Ductus epoophori*
Conducto del músculo del martillo* = *Semicanalis m. tensoris tympani*
Conducto dentario inferior* = *Canalis mandibulae*
Conducto dentario superior* = *Canalis alveolaris*
Conducto endolinfático = *Ductus endolymphaticus*
Conducto espiral de la cóclea = *Canalis spiralis cochleae*
Conducto espiral del modiolo = *Canalis spiralis modioli*
Conducto excretor de la vesícula seminal = *Ductus excretorius vesiculae seminalis*
Conducto eyaculador = *Ductus ejaculatorius*
Conducto facial = *Canalis facialis*
Conducto femoral = *Canalis femoralis*
Conducto hepático común = *Ductus hepaticus communis*
Conducto hepatocolédoco = *Ductus hepaticocholedocus*
Conducto hialoideo = *Canalis hyaloideus*
Conducto incisivo = *Canalis incisivus*
Conducto infraorbitario = *Canalis infraorbitalis*
Conducto inguinal = *Canalis inguinalis*
Conducto lactífero o galactóforo = *Ductus lactiferi*
Conducto linfático derecho = *Ductus lymphaticus dexter*
Conducto mandibular = *Canalis mandibulae*
Conducto mesonéfrico = *Ductus mesonephricus*
Conducto nasolagrimal = *Canalis nasolacrymalis*
Conducto obturador = *Canalis obturatorius*
Conducto óptico = *Canalis opticus*
Conducto óseo de la trompa auditiva* = *Isthmus tubae auditivae*
Conducto pancreático accesorio = *Ductus pancreaticus accessorius*
Conducto pancreático mayor = *Ductus pancreaticus major*
Conducto pancreático principal* = *Ductus pancreaticus major*
Conducto paramesonéfrico = *Ductus paramesonephricus*
Conducto parotídeo = *Ductus parotideus*
Conducto pterigoideo = *Canalis pterygoideus*
Conducto *reuniens* = *Ductus reuniens*
Conducto sacro = *Canalis sacralis*
Conducto semicircular anterior = *Ductus semicircularis anterior*
Conducto semicircular lateral = *Ductus semicircularis lateralis*
Conducto semicircular posterior = *Ductus semicircularis posterior*
Conducto sublingual mayor = *Ductus sublingualis major*
Conducto sublingual menor = *Ductus sublingualis minor*
Conducto submandibular = *Ductus submandibularis*
Conducto torácico = *Ductus thoracicus*
Conducto vaginoperitoneal* = *Processus vaginalis peritonei*
Conducto venoso de Aranzio* = *Ductus venosus hepatis*
Conducto venoso hepático = *Ductus venosus hepatis*

Conducto vertebral = *Canalis vertebralis*
Conducto vomerovaginal = *Canalis vomerovaginalis*
Conductos alveolares = *Canales alveolares*
Conductos eferentes* = *Ductuli efferentes testis*
Conductos etmoidales* = *Foramina ethmoidalea*
Conductos palatinos = *Canales palatini*
Conductos semicirculares = *Canales semicirculares*
Conductos sublinguales menores = *Ductus sublinguales minores*
Confluencia de los senos = *Confluens sinuum*
Confluente venoso occipitovertebral* = *Plexus venosus suboccipitalis*
Conjuntiva* = *Tunica conjunctiva*
Conjuntiva ocular* = *Tunica conjunctiva bulbi*
Conjuntiva palpebral* = *Tunica conjunctiva palpebrarum*
Cono arterial = *Conus arteriosus*
Cono arterial del ventrículo derecho* = *Conus arteriosus*
Conos eferentes* = *Ductuli efferentes testis*
Corazón = *Cor*
Cordón anterior de la médula espinal = *Funiculus anterior (Medulla spinalis)*
Cordón de separación = *Funiculus separans*
Cordón espermático = *Funiculus spermaticus*
Cordón intermedio del simpático* = *Rami interganglionares*
Cordón lateral de la médula espinal = *Funiculus lateralis (Medulla spinalis)*
Cordón posterior de la médula espinal = *Funiculus posterior (Medulla spinalis)*
Cordones de la médula espinal = *Funiculi medullae spinalis*
Córnea = *Cornea*
Cornete nasal inferior* = *Concha nasalis inferior*
Cornete nasal medio* = *Concha nasalis media*
Cornete nasal superior* = *Concha nasalis superior*
Cornete nasal supremo* = *Concha nasalis suprema*
Cornetes* = *Conchae nasales*
Cornetes etmoidales = *Conchae nasales*
Coroides = *Choroidea*
Corona ciliar = *Corona ciliaris*
Corona del diente = *Corona dentis*
Corona del glande = *Corona glandis*
Corona radiada = *Corona radiata*
Corpúsculos renales = *Corpuscula renis*
Corteza = *Cortex*
Corteza cerebelosa = *Cortex cerebelli*
Corteza cerebral = *Cortex cerebri*
Corteza gris* = *Cortex*
Costilla = *Costa*
Costillas falsas = *Costae spuriae*
Costillas flotantes* = *Costae spuriae*
Costillas verdaderas = *Costae verae*
Cresta ampollar = *Crista ampullaris*
Cresta de la concha del hueso palatino = *Crista conchalis (Os palatinum)*
Cresta de la concha del maxilar = *Crista conchalis (Maxilla)*
Cresta del tubérculo mayor = *Crista tuberculi majoris*
Cresta del tubérculo menor = *Crista tuberculi minoris*
Cresta del vestíbulo = *Crista vestibuli*
Cresta esfenoidal = *Crista sphenoidalis*
Cresta ilíaca = *Crista iliaca*
Cresta inferior del maxilar*= *Crista conchalis (Maxilla)*
Cresta inferior del palatino* = *Crista conchalis (Os palatinum)*
Cresta infratemporal = *Crista infratemporalis*
Cresta interósea del cúbito* = *Margo interossea (Ulna)*
Cresta interósea del peroné* = *Margo interossea (Fibula)*
Cresta intertrocantérea = *Crista intertrochanterica*
Cresta lacrimal anterior = *Crista lacrymalis anterior*
Cresta lacrimal posterior = *Crista lacrymalis posterior*
Cresta nasal = *Crista nasalis*
Cresta occipital externa = *Crista occipitalis externa*
Cresta occipital interna = *Crista occipitalis interna*
Cresta sacra intermedia = *Crista sacralis intermedia*
Cresta sacra lateral = *Crista sacralis lateralis*
Cresta sacra media = *Crista sacralis mediana*
Cresta sacra medial = *Crista sacralis medialis*
Cresta supraventricular = *Crista supraventricularis*
Cresta terminal = *Crista terminalis*
Cresta transversa del fondo del conducto auditivo interno = *Crista transversa (Fundus meatus acustici interni)*
Cresta turbinal del palatino* = *Crista conchalis (Os palatinum)*
Cresta uretral = *Crista urethralis*
Criptas tonsilares = *Cryptae tonsillares*
Crista galli = *Crista galli*
Cristalino* = *Lens*
Cristaloide* = *Capsula lentis*
Cuarto ventrículo = *Ventriculus quartus*
Cúbito = *Ulna*
Cuello = *Collum*
Cuello anatómico del húmero = *Collum anatomicum humeri*
Cuello de la costilla = *Collum costae*
Cuello de la escápula = *Collum scapulae*
Cuello de la vejiga = *Cervix vesicae*
Cuello de la vesícula biliar = *Collum vesicae biliaris*
Cuello del diente = *Cervix dentis*
Cuello del fémur = *Collum femoris*
Cuello del glande = *Collum glandis*
Cuello del omóplato* = *Collum scapulae*
Cuello del radio = *Collum radii*
Cuello del útero = *Cervix uteri*
Cuello quirúrgico del húmero = *Collum chirurgicum humeri*
Cuerda del tímpano = *Chorda tympani*
Cuerda oblicua de la membrana interósea del antebrazo = *Chorda obliqua membranae interosseae antebrachii*
Cuerdas tendinosas = *Chordae tendineae*

Cuerno anterior del ventrículo lateral = *Cornu anterius ventriculi lateralis*
Cuerno del útero = *Cornu uteri*
Cuerno inferior del ventrículo lateral = *Cornu inferius ventriculi lateralis*
Cuerno posterior del ventrículo lateral = *Cornu posterius ventriculi lateralis*
Cuerpo adiposo de la boca = *Corpus adiposum buccae*
Cuerpo adiposo de la fosa acetabular = *Corpus adiposum fossae acetabuli*
Cuerpo adiposo de la órbita = *Corpus adiposum orbitae*
Cuerpo adiposo infrarrotuliano = *Corpus adiposum infrapatellare*
Cuerpo calloso = *Corpus callosum*
Cuerpo cavernoso del pene = *Corpus cavernosum penis*
Cuerpo ciliar = *Corpus ciliare*
Cuerpo de la vesícula biliar = *Corpus vesicae felleae*
Cuerpo del clítoris = *Corpus clitoridis*
Cuerpo del epidídimo = *Corpus epididymidis*
Cuerpo del esfenoides = *Corpus sphenoidale*
Cuerpo del esternón = *Corpus sterni*
Cuerpo del estómago = *Corpus gastricum*
Cuerpo del hueso hioides = *Corpus ossis hyoidei*
Cuerpo del hueso isquion = *Corpus ossis ischii*
Cuerpo del hueso pubis = *Corpus ossis pubis*
Cuerpo del occipital* = *Pars basilaris (Occipitale)*
Cuerpo del páncreas = *Corpus pancreatis*
Cuerpo del pene = *Corpus penis*
Cuerpo del útero = *Corpus uteri*
Cuerpo esponjoso del pene = *Corpus spongiosum penis*
Cuerpo estriado = *Corpus striatum*
Cuerpo geniculado lateral = *Corpus geniculatum laterale*
Cuerpo geniculado medial = *Corpus geniculatum mediale*
Cuerpo mamilar = *Corpus mammillare*
Cuerpo paraaórtico = *Corpus paraaorticum*
Cuerpo restiforme = *Corpus restiforme*
Cuerpo trapezoide = *Corpus trapezoideum*
Cuerpo vertebral = *Corpus vertebrae*
Cuerpo vítreo = *Corpus vitreum*
Cuña = *Cuneus*
Cúpula pleural = *Cupula pleurae*
Curvatura mayor del estómago = *Curvatura gastri major*
Curvatura menor del estómago = *Curvatura gastri minor*
Cúspide = *Cuspis*
Dartos* = *Tunica dartos scroti*
Decusación de las pirámides o decusación motora = *Decussatio pyramidum (decussatio motoria)*
Decusación de los pedúnculos cerebelosos superiores = *Decussatio pedunculorum cerebellarium superiorum*
Diáfisis = *Diaphysis*
Diafragma pélvico = *Diaphragma pelvis*
Diafragma urogenital = *Diaphragma urogenitale*
Diartrosis = *Junctura synovialis/articulatio/diarthrosis*
Diencéfalo = *Diencephalon*
Dientes = *Dentes*
Dientes caninos = *Dentes canini*
Dientes deciduos = *Dentes decidui*
Dientes incisivos = *Dentes incisivi*
Dientes molares = *Dentes molares*
Dientes permanentes = *Dentes permanentes*
Dientes premolares = *Dentes premolares*
Diploe = *Diploe*
Disco articular = *Discus articularis*
Disco articular de la articulación radiocubital distal = *Discus articularis art. radioulnaris distalis*
Disco articular de la articulación temporomandibular = *Discus articularis (Art. temporomandibularis)*
Disco articular esternoclavicular = *Discus articularis sternoclavicularis*
Disco interpúbico o fibrocartílago interpúbico = *Discus interpubicus/fibrocartilago interpubica*
Discos intervertebrales = *Disci intervertebrales*
Divertículo del íleon = *Diverticulum ilei*
Dorso de la mano = *Dorsum manus*
Dorso de la silla = *Dorsum sellae*
Dorso del pie = *Dorsum pedis*
Duodeno = *Duodenum*
Duramadre craneana* = *Dura mater encephali*
Duramadre encefálica = *Dura mater encephali*
Duramadre espinal = *Dura mater spinalis*
Ecuador de la lente = *Equator lentis*
Ecuador del cristalino* = *Equator lentis*
Ecuador del globo ocular = *Equator bulbi*
Ecuador del ojo* = *Equator bulbi*
Eminencia arqueada = *Eminentia arcuata*
Eminencia colateral = *Eminentia collateralis*
Eminencia cruciforme = *Eminentia cruciformis*
Eminencia hipotenar* = *Hypothenar*
Eminencia iliopúbica = *Eminentia iliopubica*
Eminencia intercondílea de la tibia = *Eminentia intercondylaris (Tibia)*
Eminencia medial = *Eminentia medialis*
Eminencia nasal = *Agger nasi*
Eminencia piramidal = *Eminentia pyramidalis*
Eminencia tenar* = *Thenar*
Encéfalo = *Encephalon*
Encías = *Gingivae*
Endocardio = *Endocardium*
Endolinfa = *Endolympha*
Endometrio = *Endometrium*
Entrada al antro = *Aditus ad antrum*
Epicardio = *Epicardium*
Epicóndilo lateral del fémur = *Epicondylus lateralis femoris*
Epicóndilo lateral del húmero = *Epicondylus lateralis humeri*
Epicóndilo medial del fémur = *Epicondylus medialis femoris*
Epicóndilo medial del húmero = *Epicondylus medialis humeri*
Epidídimo = *Epididymis*
Epífisis = *Epiphisis*
Epigastrio = *Epigastrium*

Epiplón* = *Omentum*
Epiplón mayor* = *Omentum majus*
Epoóforo = *Epoophoron*
Escafa = *Scapha*
Escama = *Squama*
Escama del occipital = *Squama occipitalis*
Escama del temporal* = *Pars squamosa (Os temporal)*
Escápula = *Scapula*
Esclera = *Sclera*
Esclerótica* = *Sclera*
Escotadura acetabular = *Incisura acetabuli*
Escotadura cardíaca del pulmón izquierdo = *Incisura cardiaca pulmonis sinistri*
Escotadura clavicular del esternón = *Incisura clavicularis sterni*
Escotadura cubital del radio = *Incisura ulnaris radii*
Escotadura de la escápula = *Incisura scapulae*
Escotadura de la tienda = *Incisura tentorii*
Escotadura del cartílago del conducto auditivo = *Incisura cartilaginis meatus acustici*
Escotadura esfenopalatina = *Incisura sphenopalatina*
Escotadura etmoidal = *Incisura ethmoidalis*
Escotadura frontal = *Incisura frontalis*
Escotadura frontal (o agujero) interna* = *Incisura frontale*
Escotadura interaritenoidea = *Incisura interarytenoidea*
Escotadura isquiática mayor = *Incisura ischiatica major*
Escotadura isquiática menor = *Incisura ischiatica minor*
Escotadura mastoidea = *Incisura mastoidea*
Escotadura nasal = *Incisura nasalis*
Escotadura parietal = *Incisura parietalis*
Escotadura peroneal de la tibia = *Incisura fibularis (Tibia)*
Escotadura preoccipital = *Incisura preoccipitalis*
Escotadura radial del cúbito = *Incisura radialis (Ulna)*
Escotadura troclear del cúbito = *Incisura trochlearis (Ulna)*
Escotadura yugular = *Incisura jugularis*
Escotaduras costales del esternón = *Incisurae costales sterni*
Escroto = *Scrotum*
Esfínter de la ampolla hepatopancreática = *Sphincter ampullae hepatopancreaticae*
Esfínter de Oddi* = *Sphincter ampullae hepatopancreaticae*
Esfínter pilórico* = *M. sphincter pylori*
Esófago = *Esophagus*
Espacio epidural = *Spatium epidurale*
Espacio epiescleral = *Spatium episclerale*
Espacio intercostal = *Spatium intercostale*
Espacio interóseo del antebrazo = *Spatium interosseum antibrachii*
Espacio perilinfático = *Spatium perilymphaticum*
Espacio retroinguinal = *Spatium retroinguinale*
Espacio retropúbico = *Spatium retropubicum*
Espacio subaracnoideo = *Spatium subarachnoideale*
Espacios zonulares de la zónula ciliar = *Spatia zonularia (Zonula ciliaris)*
Espina de la escápula = *Spina scapulae*
Espina del hélix = *Spina helicis*
Espina del hueso esfenoides = *Spina ossis sphenoidalis*
Espina ilíaca anteroinferior = *Spina iliaca anterior inferior*
Espina ilíaca anterosuperior = *Spina iliaca anterior superior*
Espina ilíaca posteroinferior = *Spina iliaca posterior inferior*
Espina ilíaca posterosuperior = *Spina iliaca posterior superior*
Espina isquiática = *Spina ischiadica*
Espina mentoniana = *Spina mentalis*
Espina nasal anterior = *Spina nasalis anterior*
Espina nasal del frontal = *Spina nasalis ossis frontalis*
Espina suprameática = *Spina suprameatica*
Esplenio del cuerpo calloso = *Splenium corporis callosi*
Esqueleto fibroso del corazón* = *Trigonum fibrosum cordis*
Esternón = *Sternum*
Estómago = *Gaster*
Estrato zonal talámico = *Stratum zonale thalami*
Estrecho inferior* = *Apertura pelvis inferior*
Estrecho superior* = *Apertura pelvis superior*
Estría longitudinal medial = *Stria longitudinalis medialis*
Estría olfatoria lateral = *Stria olfactoria lateralis*
Estría olfatoria medial = *Stria olfactoria medialis*
Estría terminal = *Stria terminalis*
Estrías acústicas* = *Striae medullaris ventriculi quarti*
Estrías longitudinales medial y lateral e *indusium griseum* = *Stria longitudinalis medialis et lateralis et indusium griseum*
Estrías medulares del cuarto ventrículo = *Striae medullares ventriculi quarti*
Estribo = *Stapes*
Excavación rectouterina = *Excavatio rectouterina*
Excavación rectovesical = *Excavatio rectovesicalis*
Excavación vesicouterina = *Excavatio vesicouterina*
Expansión aponeurótica del bíceps* = *Aponeurosis m. bicipitis*
Extremidad (de las estructuras) = *Extremitas*
Extremidad anterior del bazo = *Extremitas anterior lienis*
Extremidad medial del bazo = *Extremitas medialis lienis*
Extremidad posterior del bazo = *Extremitas posterior lienis*
Falange distal = *Phalanx distalis*
Falange proximal = *Phalanx proximalis*
Falange proximal, media, distal = *Phalanx proximalis, media, distalis*
Faringe = *Pharynx*
Fascia = *Fascia*
Fascia anterior del músculo transverso = *Fascia anterior musculi transversalis*
Fascia anterolateral del abdomen = *Fascia abdominalis (Regio anterolateralis)*
Fascia axilar = *Fascia axillaris*
Fascia cervical = *Fascia cervicalis*

Fascia clavipectoral = *Fascia clavipectoralis*
Fascia clitorídea = *Fascia clitoridis*
Fascia cribiforme = *Fascia cribosa*
Fascia de la pierna = *Fascia cruris*
Fascia del abdomen = *Fascia abdominalis*
Fascia del brazo = *Fascia brachii*
Fascia del buccinador = *Fascia buccinatoria*
Fascia del músculo cuadrado lumbar = *Fascia m. quadratus lumborum*
Fascia del músculo serrato menor posteroinferior* = *Fascia thoracolumbalis*
Fascia del muslo = *Fascia femoris*
Fascia del periné = *Fascia perinei*
Fascia dorsal de la mano = *Fascia dorsalis manus*
Fascia dorsal del pie = *Fascia dorsalis pedis*
Fascia endotorácica = *Fascia endothoracica*
Fascia ilíaca = *Fascia iliaca*
Fascia lata = *Fascia lata*
Fascia lumbosacra = *Fascia lumbosacralis*
Fascia masetérica = *Fascia masseterica*
Fascia orbitaria = *Fascia orbitalis*
Fascia parietal = *Fascia parietalis*
Fascia parotídea = *Fascia parotidea*
Fascia pectoral = *Fascia pectoralis*
Fascia pélvica = *Fascia pelvis*
Fascia penis = *Fascia penis*
Fascia posterior del abdomen = *Fascia abdominalis (Regio posterior)*
Fascia rectoprostática = *Fascia rectoprostatica*
Fascia rectovaginal = *Fascia rectovaginalis*
Fascia renal = *Fascia renalis*
Fascia retropancreática = *Fascia retropancreatica*
Fascia superficial = *Fascia superficialis*
Fascia temporal = *Fascia temporalis*
Fascia toracolumbar = *Fascia thoracolumbalis*
Fascia transversal = *Fascia transversalis*
Fascículo atrioventricular = *Fasciculus atrioventricularis*
Fascículo espinotalámico posterior* = *Tractus spinothalamicus posterior*
Fascículo lateral del plexo braquial = *Fasciculus lateralis plexus brachialis*
Fascículo longitudinal inferior = *Fasciculus longitudinalis inferior*
Fascículo longitudinal medial = *Fasciculus longitudinalis medialis*
Fascículo longitudinal posterior* = *Fasciculus longitudinalis medialis*
Fascículo longitudinal superior = *Fasciculus longitudinalis superior*
Fascículo medial del plexo braquial = *Fasciculus medialis plexus brachialis*
Fascículo posterior del plexo braquial = *Fasciculus posterior plexus brachialis*
Fascículo propio (del cordón lateral de la médula) = *Fasciculus proprius*
Fascículo unciforme cerebelar = *Fasciculus uncinatus cerebelli*
Fascículo unciforme cerebral = *Fasciculus uncinatus cerebri*
Fémur = *Femur*
Fibras arciformes externas = *Fibrae arcuatae externae*
Fibras arciformes internas = *Fibrae arcuatae internae*
Fibras intercolumnares = *Fibrae intercrurales*
Fibras intercolumnares del oblicuo externo* = *Fibrae intercrurales*
Fibrocartílago del pabellón de la oreja* = *Cartilago auriculae*
Filtro = *Philtrum*
Filum terminal = *Filum terminale*
Fimbria del hipocampo = *Fimbria hippocampii*
Fimbria del pabellón de la trompa = *Fimbria tubae uterinae*
Fimbria ovárica = *Fimbria ovarica*
Fisura del ligamento redondo = *Fissura lig. teretis*
Fisura del ligamento venoso = *Fissura lig. venosi*
Fisura del pulmón = *Fissura pulmonis*
Fisura horizontal del cerebelo = *Fissura horizontalis cerebelli*
Fisura horizontal del pulmón derecho = *Fissura horizontalis pulmonis dextri*
Fisura longitudinal del cerebro = *Fissura longitudinalis cerebri*
Fisura media anterior de la médula espinal = *Fissura mediana anterior medullae spinalis*
Fisura media posterior de la médula espinal = *Fissura mediana posterior medullae spinalis*
Fisura oblicua del pulmón = *Fissura obliqua pulmonis*
Fisura oblicua del pulmón izquierdo = *Fissura obliqua pulmonis sinistri*
Fisura orbitaria inferior = *Fissura orbitalis inferior*
Fisura orbitaria superior = *Fissura orbitalis superior*
Fisura petroescamosa = *Fissura petrosquamosa*
Fisura pterigopalatina = *Fissura pterygopalatina*
Fisura timpanoescamosa = *Fissura tympanosquamosa*
Fisura timpanomastoidea = *Fissura tympano-mastoidea*
Fisura transversa del cerebro = *Fissura transversa cerebri*
Fisuras del cerebelo = *Fissurae cerebelli*
Flexura (ángulo) cólica derecha = *Flexura coli dextra*
Flexura (ángulo) cólica izquierda = *Flexura coli sinistra*
Flexura (ángulo) duodenoyeyunal = *Flexura duodenojejunalis*
Flocculus = *Flocculus*
Fondo de la vesícula biliar = *Fundus vesicae felleae*
Fondo de saco rectouterino = *Excavatio rectouterina*
Fondo de saco vesicouterino = *Excavatio vesicouterina*
Fondo del útero = *Fundus uteri*
Fontanela anterior = *Fonticulus anterior*
Fontanela anterolateral = *Fonticulus anterolateralis*
Fontanela bregmática* = *Fonticulus anterior*
Fontanela lambdática* = *Fonticulus posterior*

Fontanela posterior = *Fonticulus posterior*
Fontanela ptérica* = *Fonticulus anterolateralis*
Fontanelas del cráneo = *Fonticuli cranii*
Fórceps mayor = *Forceps major*
Fórceps menor = *Forceps minor*
Formación reticular = *Formatio reticularis*
Fórnix = *Fornix*
Fórnix inferior de la conjuntiva = *Fornix conjunctivae inferior*
Fórnix superior de la conjuntiva = *Fornix conjunctivae superior*
Fosa anterior del cráneo = *Fossa cranii anterior*
Fosa axilar = *Fossa axillaris*
Fosa canina = *Fossa canina*
Fosa condílea = *Fossa condylaris*
Fosa coronoidea = *Fossa coronoidea*
Fosa de la glándula lacrimal = *Fossa glandulae lacrymalis*
Fosa de la vesícula biliar = *Fossa vesicae felleae*
Fosa del acetábulo = *Fossa acetabuli*
Fosa del codo = *Fossa cubitalis*
Fosa del olécranon = *Fossa olecrani*
Fosa del saco lagrimal = *Fossa sacci lacrymalis*
Fosa del vestíbulo de la vagina = *Fossa vestibulis vaginae*
Fosa digástrica = *Fossa digastrica*
Fosa escafoidea = *Fossa scaphoidea*
Fosa hialoidea = *Fossa hyaloidea*
Fosa hipofisaria = *Fossa hypophysea*
Fosa ilíaca = *Fossa iliaca*
Fosa infraespinosa = *Fossa infraspinata*
Fosa infratemporal = *Fossa infratemporalis*
Fosa inguinal lateral = *Fossa inguinalis lateralis*
Fosa inguinal medial = *Fossa inguinalis medialis*
Fosa intercondílea = *Fossa intercondylaris*
Fosa interpeduncular = *Fossa interpeduncularis*
Fosa isquioanal = *Fossa ischioanalis*
Fosa mandibular del temporal = *Fossa mandibularis (Os temporale)*

Fosa media del cráneo = *Fossa cranii media*
Fosa nasal* = *Cavitas nasalis ossea*
Fosa navicular de la uretra = *Fossa navicularis urethrae*
Fosa oval del corazón = *Fossa ovalis cordis*
Fosa pituitaria* = *Fossa hypophysea*
Fosa poplítea = *Fossa poplitea*
Fosa posterior del cráneo = *Fossa cranii posterior*
Fosa pterigoidea = *Fossa pterygoidea*
Fosa pterigopalatina = *Fossa pterygopalatina*
Fosa radial = *Fossa radialis*
Fosa romboidea = *Fossa rhomboidea*
Fosa subarcuata = *Fossa subarcuata*
Fosa subescapular = *Fossa subscapularis*
Fosa supraclavicular = *Fossa supraclavicularis*
Fosa supraclavicular mayor o triángulo omoclavicular = *Trigonum omoclaviculare (Fossa supraclavicularis major)*
Fosa supraespinosa = *Fossa supraspinata*
Fosa supratonsilar = *Fossa supratonsillaris*
Fosa supravesical = *Fossa supravesicalis*
Fosa temporal = *Fossa temporalis*
Fosa triangular auricular = *Fossa triangularis auriculae*
Fosa trocantérea = *Fossa trochanterica*
Fosa yugular = *Fossa jugularis*
Fosita cística* = *Fossa vesicae fellae*
Fosita costal = *Fovea costalis*
Fosita de la cabeza del fémur = *Fovea capitis femoris*
Fosita de la ventana coclear = *Fossula fenestrae cochleae*
Fosita de la ventana oval* = *Fossula fenestrae vestibuli*
Fosita de la ventana redonda* = *Fossula fenestrae cochleae*
Fosita de la ventana vestibular = *Fossula fenestrae vestibuli*
Fosita inferior del cuarto ventrículo = *Fovea inferior ventriculi quarti*
Fosita lacrimal* = *Fossa glandulae lacrymalis*

Fosita navicular* = *Fossa vestibulis vaginae*
Fosita navicular del pabellón* = *Fossa triangularis auriculae*
Fosita oblonga del cartílago aritenoides = *Fovea oblonga cartilaginis arytenoideae*
Fosita petrosa = *Fossula petrosa*
Fosita sublingual = *Fovea sublingualis*
Fosita submandibular = *Fovea submandibularis*
Fosita superior del cuarto ventrículo = *Fovea superior ventriculi quarti*
Fosita supratonsilar = *Fossa supratonsillaris*
Fovéola = *Foveola*
Frenillo de la lengua = *Frenulum linguae*
Frenillo del clítoris = *Frenulum clitoridis*
Frenillo del labio = *Frenulum labii*
Frenillo del prepucio = *Frenulum preputii*
Frenillo del velo medular superior = *Frenulum veli medullaris superius*
Fundus gástrico = *Fundus gastricus*
Galea aponeurótica = *Galea aponeurotica*
Gancho del hueso ganchoso = *Hamulus ossis hamati*
Gancho lagrimal = *Hamulus lacrimalis*
Ganglio cardíaco = *Ganglion cardiacum*
Ganglio celiaco = *Ganglion coeliacum*
Ganglio cervical medio = *Ganglion cervicale medium*
Ganglio cervical superior = *Ganglion cervicale superius*
Ganglio cervicotorácico/estrellado = *Ganglion cervicothoracicum/ganglion stellatum*
Ganglio ciliar = *Ganglion ciliare*
Ganglio de la habénula* = *Nucleus habenulae*
Ganglio espinal = *Ganglion spinale*
Ganglio espiral = *Ganglion spirale cochleae*
Ganglio esplácnico torácico = *Ganglio thoracicum splanchnicum*

Ganglio estrellado = *Ganglion stellatum*
Ganglio geniculado = *Ganglion geniculi*
Ganglio inferior del nervio glosofaríngeo = *Ganglion inferius n. glossopharyngei*
Ganglio inferior del nervio vago = *Ganglion inferius n. vagi*
Ganglio ótico = *Ganglion oticum*
Ganglio pterigopalatino = *Ganglion pterygopalatinum*
Ganglio renal = *Ganglion renale*
Ganglio sublingual = *Ganglion sublinguale*
Ganglio superior del nervio glosofaríngeo = *Ganglion superius n. glossopharyngei*
Ganglio superior del nervio vago = *Ganglion superius n. vagi*
Ganglio trigeminal = *Ganglion trigeminale*
Ganglio vestibular = *Ganglion vestibulare*
Ganglios abdominales = *Ganglia abdominalia*
Ganglios aorticorrenales = *Ganglia aorticorenalia*
Ganglios cervicales = *Ganglia cervicalia*
Ganglios frénicos = *Ganglia phrenica*
Ganglios intermedios = *Ganglia intermedia*
Ganglios lumbares de la porción abdominal del sistema autónomo = *Ganglia lumbalia (P. abdominalis systematis autonomici)*
Ganglios pélvicos = *Ganglia pelvica*
Ganglios sacros = *Ganglia sacralia*
Ganglios sacros de la porción pélvica del sistema autónomo = *Ganglia sacralia (P. pelviana systematis autonomici)*
Ganglios torácicos = *Ganglia thoracica*
Ganglios torácicos de la porción torácica del sistema autónomo = *Ganglia thoracica (P. thoracica systematis autonomici)*
Genitales externos femeninos o vulva = *Pudendum femininum/vulva*
Gínglimo = *Ginglymus*
Glabela = *Glabella*
Glande = *Glans*
Glande del clítoris = *Glans clitoridis*
Glande del pene = *Glans penis*
Glándula = *Glandula*
Glándula bulbouretral = *Glandula bulbourethralis*
Glándula mamaria = *Glandula mammaria*
Glándula paratiroides = *Glandula parathyroidea*
Glándula paratiroides inferior = *Glandula parathyroidea inferior*
Glándula paratiroides superior = *Glandula parathyroidea superior*
Glándula parótida = *Glandula parotis*
Glándula parótida accesoria = *Glandula parotis accessoria*
Glándula pineal = *Glandula pinealis*
Glándula sublingual = *Glandula subligualis*
Glándula submandibular = *Glandula submandibularis*
Glándula suprarrenal derecha = *Glandula suprarenalis dextra*
Glándula suprarrenal izquierda = *Glandula suprarenalis sinistra*
Glándula tiroides = *Glandula thyroidea*
Glándula vestibular mayor = *Glandula vestibularis major*
Glándulas bucales = *Glandulae buccales*
Glándulas bucales = *Glandulae oris*
Glándulas labiales = *Glandulae labiales*
Glándulas lagrimales = *Glandulae lacrymales*
Glándulas linguales = *Glandulae linguales*
Glándulas molares = *Glandulae molares*
Glándulas palatinas = *Glandulae palatinae*
Glándulas salivales* = *Glandulae oris*
Glándulas suprarrenales = *Glandulae suprarenales*
Glándulas tiroides accesorias = *Glandulae thyroideae accessoriae*
Glándulas uretrales = *Glandulae urethrales*
Glándulas vestibulares menores = *Glandulae vestibulares minores*
Globo ocular/Bulbo ocular = *Bulbus oculi*
Globo pálido = *Globus pallidus*
Globo pálido lateral = *Globus pallidus lateralis*
Globo pálido medial = *Globus pallidus medialis*
Glomo carotídeo = *Glomus caroticum*
Glomo coccígeo = *Glomus coccygeum*
Glomo coroideo = *Glomus choroideum*
Glomus = *Glomus*
Glotis = *Glottis*
Gonion = *Gonion*
Granulaciones aracnoideas = *Granulationes arachnoideae*
Gubernáculo testicular = *Gubernaculum testis*
Habénula = *Habenula*
Hélix = *Helix*
Hemicanal del músculo tensor del tímpano = *Semicanalis m. tensoris tympani*
Hendidura palpebral = *Rima palpebrarum*
Hiato aórtico del diafragma = *Hiatus aorticus diaphragmatis*
Hiato del sacro = *Hiatus sacralis*
Hiato esofágico = *Hiatus oesophageus*
Hiato tendinoso del aductor = *Hiatus tendineus adductorius*
Hiato urogenital = *Hiatus urogenitalis*
Hiatos de los conductos de los nervios petrosos mayor y menor = *Hiatus canalis n. petrosi majoris et minoris*
Hígado = *Hepar*
Hilio de la glándula suprarrenal = *Hilus glandulae suprarenalis*
Hilio del bazo = *Hilus lienis*
Hilio del hígado* = *Porta hepatis*
Hilio del ovario = *Hilus ovarii*
Hilio del pulmón = *Hilum pulmonis*
Hilio del riñón = *Hilum renale*
Himen = *Hymen*
Hipocampo = *Hippocampus*
Hipocondrio = *Hypocondrium*
Hipófisis = *Hypophysis*
Hipogastrio = *Hypogastrium*

Hipotenar = *Hypothenar*
Hoz del cerebelo = *Falx cerebelli*
Hoz del cerebro = *Falx cerebri*
Hoz inguinal/tendón conjunto = *Falx inguinalis/tendo conjunctivus*
Huesecillos del oído = *Ossicula auditus*
Hueso = *Os*
Hueso capitado = *Os capitatum*
Hueso cigomático = *Os zygomaticum*
Hueso cóccix = *Os coccygis*
Hueso corto = *Os breve*
Hueso coxal = *Os coxae*
Hueso cuboides = *Os cuboideum*
Hueso cuneiforme intermedio = *Os cuneiforme intermedium*
Hueso cuneiforme lateral = *Os cuneiforme laterale*
Hueso cuneiforme medial = *Os cuneiforme mediale*
Hueso escafoides = *Os scaphoideum*
Hueso escafoides del tarso* = *Os naviculare*
Hueso esfenoides = *Os sphenoidale*
Hueso etmoides = *Os ethmoidale*
Hueso frontal = *Os frontale*
Hueso ganchoso = *Os hamatum*
Hueso grande* = *Os capitatum*
Hueso hioides = *Os hyoideum*
Hueso incisivo = *Os incisivum*
Hueso intermaxilar* = *Os incisivum*
Hueso interparietal = *Os interparietale*
Hueso lagrimal = *Os lacrimale*
Hueso largo = *Os longum*
Hueso nasal = *Os nasale*
Hueso navicular = *Os naviculare*
Hueso occipital = *Os occipitale*
Hueso palatino = *Os palatinum*
Hueso parietal = *Os parietale*
Hueso piramidal = *Os triquetrum*
Hueso pisiforme = *Os pisiforme*
Hueso plano = *Os planum*
Hueso pubis = *Os pubis*
Hueso semilunar = *Os lunatum*
Hueso sutural = *Os sutural*
Hueso temporal = *Os temporale*
Hueso trapecio = *Os trapezium*
Hueso trígono = *Os trigonum*
Huesos de la cara = *Ossa faciei*
Huesos del cráneo = *Ossa cranii*
Huesos metacarpianos = *Ossa metacarpalia*
Huesos metatarsianos = *Ossa metatarsalia*
Huesos sesamoideos = *Ossa sesamoidea*
Húmero = *Humerus*
Humor acuoso = *Humor aquosus*
Ileon = *Ileum*
Impresión cardíaca = *Impressio cardiaca*
Impresión cólica del hígado = *Impressio colica hepatis*
Impresión del ligamento costoclavicular = *Impressio lig. costoclavicularis*
Impresión duodenal del hígado = *Impressio duodenalis hepatis*
Impresión gástrica del hígado = *Impressio gastrica hepatis*
Impresión renal del hígado = *Impressio renalis hepatis*
Impresión trigeminal = *Impressio trigeminalis*
Impresiones digitales/Impresiones de las circunvoluciones = *Impressiones digitatae/impressiones gyrorum*
Indusio gris = *Indusium griseum*
Infundíbulo = *Infundibulum*
Infundíbulo de la trompa uterina = *Infundibulum tubae uterinae*
Infundíbulo del tercer ventrículo* = *Infundibulum*
Ingle = *Inguen*
Ínsula = *Insula*
Intestino delgado = *Intestinum tenue*
Intestino grueso = *Intestinum crassum*
Iris = *Iris*
Isquion = *Os ischii*
Istmo de la glándula tiroides = *Isthmus glandulae thyroideae*
Istmo de la próstata = *Isthmus prostatae*
Istmo de la trompa auditiva = *Isthmus tubae auditivae*
Istmo de la trompa uterina = *Isthmus tubae uterinae*
Istmo de las fauces = *Isthmus faucium*
Istmo del útero = *Isthmus uteri*
Laberinto de la corteza renal = *Labyrinthus corticis renalis*
Laberinto etmoidal = *Labyrinthus ethmoidalis*
Laberinto membranoso = *Labyrinthus membranaceus*
Laberinto óseo = *Labyrinthus osseus*
Labio mayor de la vulva = *Labium majus pudendi*
Labio menor de la vulva = *Labium minus pudendi*
Lago lagrimal = *Lacus lacrimalis*
Lagunas de la uretra = *Lacunae urethrales*
Lagunas laterales = *Lacunae laterales*
Lagunas laterales del seno sagital superior* = *Lacunae laterales*
Lamda = *Lambda*
Lámina *affixa* = *Lamina affixa*
Lámina basilar del conducto coclear = *Lamina basilaris ductus cochlearis*
Lámina cerebelosa = *Folia cerebelli*
Lámina cribosa de la esclera = *Lamina cribosa sclerae*
Lámina cribosa del etmoides = *Lamina cribosa ethmoidalis*
Lámina del arco vertebral = *Lamina arcus vertebrae*
Lámina del cartílago cricoides = *Lamina cartilaginis cricoideae*
Lámina externa de los huesos del cráneo = *Lamina externa ossium cranii*
Lámina interna de los huesos del cráneo = *Lamina interna ossium cranii*
Lámina lateral de la apófisis pterigoides = *Lamina processus pterygoidei lateralis*
Lámina medial de la apófisis pterigoides = *Lamina processus pterygoidei medialis*
Lámina orbitaria del etmoides = *Lamina orbitalis ethmoidalis*
Lámina perpendicular del etmoides = *Lamina perpendicularis ethmoidalis*
Lámina pretraqueal de la fascia cervical = *Lamina pretrachealis (Fascia cervicalis)*
Lámina prevertebral de la fascia cervical = *Lamina prevertebralis (Fascia cervicalis)*
Lámina superficial = *Lamina superficialis*
Lámina terminal del tercer ventrículo = *Lamina terminalis (Ventriculus tertius)*
Laringe = *Larynx*

Lemnisco lateral = *Lemniscus lateralis*
Lemnisco medial = *Lemniscus medialis*
Lemnisco medio = *Lemniscus medialis*
Lengua = *Lingua*
Lente = *Lens*
Ligamento acromioclavicular = *Lig. acromioclaviculare*
Ligamento amarillo = *Lig. flavum*
Ligamento ancho del útero = *Lig. latum uteri*
Ligamento anococcígeo = *Lig. anococcygeum*
Ligamento anular del estribo = *Lig. anulare stapedis*
Ligamento anular del radio = *Lig. anulare radii*
Ligamento arqueado del pubis = *Lig. arcuatum pubis*
Ligamento arqueado lateral = *Lig. arcuatum laterale*
Ligamento arterioso del conducto arterioso = *Lig. arteriosum (Ductus arteriosus)*
Ligamento astragalocalcáneo interóseo = *Lig. talocalcaneum interosseum*
Ligamento astragalocalcáneo lateral = *Lig. talocalcaneum laterale*
Ligamento astragalocalcáneo posterior = *Lig. talocalcaneum posterius*
Ligamento astragalonavicular = *Lig. talonaviculare*
Ligamento astragaloperoneo o peroneoastragalino = *Lig. talofibulare*
Ligamento calcaneocuboideo = *Lig. calcaneocuboideum*
Ligamento calcaneocuboideo dorsal = *Lig. calcaneocuboideum dorsale*
Ligamento calcaneocuboideo plantar = *Lig. calcaneocuboideum plantare*
Ligamento calcaneonavicular = *Lig. calcaneonaviculare*
Ligamento calcaneonavicular plantar = *Lig. calcaneonaviculare plantare*
Ligamento calcaneoperoneo = *Lig. calcaneofibulare*
Ligamento colateral = *Lig. collaterale*
Ligamento condroxifoideo = *Lig. costoxiphoideum*
Ligamento coracoacromial o acromiocoracoideo = *Lig. coracoacromiale*
Ligamento coracohumeral = *Lig. coracohumerale*
Ligamento coronario del hígado = *Lig. coronarium hepatis*
Ligamento costoclavicular = *Lig. costoclaviculare*
Ligamento costotransverso = *Lig. costotransversarium*
Ligamento cricofaríngeo = *Lig. cricopharyngeum*
Ligamento cricotiroideo = *Lig. cricothyroideum*
Ligamento cricotraqueal = *Lig. cricotracheale*
Ligamento cruciforme del atlas = *Lig. cruciforme atlantis*
Ligamento cruzado = *Lig. cruciatum*
Ligamento cuadrado = *Lig. quadratum*
Ligamento cubitocarpiano palmar = *Lig. ulnocarpale palmare*
Ligamento cuboideonavicular plantar = *Lig. cuboideonaviculare plantare*
Ligamento de la cabeza del fémur = *Lig. capitis femoris*
Ligamento del pulmón = *Lig. pulmonale*
Ligamento deltoideo = *Lig. deltoideum*
Ligamento dentado = *Lig. denticulatum*
Ligamento duodenocólico* = *Plica duodenomesocolica*
Ligamento esfenomandibular = *Lig. sphenomandibulare*
Ligamento espiral de la cóclea = *Lig. spirale cochleae*
Ligamento esternoclavicular anterior = *Lig. sternoclaviculare anterius*
Ligamento esternoclavicular posterior = *Lig. sternoclaviculare posterius*
Ligamento esternoclavicular superior = *Lig. sternoclaviculare superius*
Ligamento esternocostal intraarticular = *Lig. sternocostale intraarticulare*
Ligamento esternopericárdico inferior = *Lig. sternopericardiacum inferius*
Ligamento esternopericárdico superior = *Lig. sternopericardiacum superius*
Ligamento estilohioideo = *Lig. stylohioideum*
Ligamento estilomandibular = *Lig. stylomandibulare*
Ligamento falciforme del hígado = *Lig. falciforme hepatis*
Ligamento frenicocólico = *Lig. phrenicocolicum*
Ligamento frenicocólico derecho = *Lig. phrenicocolicum dextrum*
Ligamento frenicocólico izquierdo = *Lig. phrenicocolicum sinistrum*
Ligamento frenicoesplénico = *Lig. phrenicolienale*
Ligamento gastrocólico = *Lig. gastrocolicum*
Ligamento gastroesplénico = *Lig. gastrolienale*
Ligamento gastrofrénico = *Lig. gastrophrenicum*
Ligamento hepatocólico = *Lig. hepatocolicum*
Ligamento hepatoduodenal = *Lig. hepatoduodenale*
Ligamento hepatogástrico = *Lig. hepatogastricum*
Ligamento hepatorrenal = *Lig. hepatorenale*
Ligamento hioepiglótico = *Ligamentum hyoepiglotticum*
Ligamento iliofemoral = *Lig. iliofemorale*
Ligamento iliofemoral parte descendente = *Lig. iliofemorale (pars descendens)*
Ligamento iliofemoral parte transversa = *Lig. iliofemorale (pars transversa)*
Ligamento iliolumbar = *Lig. iliolumbale*
Ligamento inguinal = *Lig. inguinale*
Ligamento interclavicular = *Lig. interclaviculare*
Ligamento interespinoso = *Lig. interspinalium*

Ligamento interfoveolar = *Lig. interfoveolare*
Ligamento intertransverso = *Lig. intertransversarium*
Ligamento intraarticular de la cabeza de la costilla = *Lig. capitis costae intraarticulare*
Ligamento isquiofemoral = *Lig. ischiofemorale*
Ligamento lacunar = *Lig. lacunare*
Ligamento lateral de la articulación temporomandibular = *Lig. laterale art. temporomandibularis*
Ligamento longitudinal anterior = *Lig. longitudinale anterius*
Ligamento longitudinal posterior = *Lig. longitudinale posterius*
Ligamento lumbocostal = *Lig. lumbocostale*
Ligamento lumbosacrovertebral* = *Lig. sacroiliaca interossea*
Ligamento medial de la articulación temporomandibular = *Lig. mediale art. temporomandibularis*
Ligamento meniscofemoral = *Lig. meniscofemorale*
Ligamento metacarpiano transverso profundo = *Lig. metacarpale transversum profundum*
Ligamento metacarpiano transverso superficial = *Lig. metacarpale transversum superficialis*
Ligamento nucal = *Lig. nuchae*
Ligamento palpebral lateral = *Lig. palpebrale laterale*
Ligamento palpebral medial = *Lig. palpebrale mediale*
Ligamento pancreaticoesplénico* = *Lig. phrenicolienale*
Ligamento pectíneo = *Lig. pectineale*
Ligamento pisiganchoso = *Lig. pisohamatum*
Ligamento pisimetacarpiano = *Lig. pisometacarpale*
Ligamento poplíteo arqueado = *Lig. popliteum arcuatum*
Ligamento poplíteo oblicuo = *Lig. popliteum obliquum*
Ligamento propio del ovario o ligamento uteroovárico = *Lig. ovarii proprium/lig. uteroovaricum*
Ligamento pterigoespinoso = *Lig. pterygospinale*
Ligamento púbico inferior = *Ligamentum pubicum inferius*
Ligamento pubofemoral = *Lig. pubofemorale*
Ligamento puboprostático = *Lig. puboprostaticum*
Ligamento pubovesical = *Lig. pubovesicale*
Ligamento pulmonar = *Lig. pulmonale*
Ligamento radiado de la cabeza de la costilla = *Lig. capitis costae radiatum*
Ligamento radiocarpiano dorsal = *Lig. radiocarpale dorsale*
Ligamento radiocarpiano palmar = *Lig. radiocarpale palmare*
Ligamento rectouterino = *Lig. rectouterinum*
Ligamento redondo del hígado = *Lig. teres hepatis*
Ligamento redondo del útero = *Lig. teres uteri*
Ligamento reflejo = *Lig. reflexum*
Ligamento reflejo del conducto inguinal* = *Lig. reflexum*
Ligamento rotuliano = *Lig. patellae*
Ligamento sacrococcígeo dorsal = *Lig. sacrococcygeum dorsale*
Ligamento sacrococcígeo lateral = *Lig. sacrococcygeum laterale*
Ligamento sacrococcígeo ventral = *Lig. sacrococcygeum ventrale*
Ligamento sacroespinoso = *Lig. sacrospinale*
Ligamento sacroilíaco interóseo = *Lig. sacroiliacum interosseum*
Ligamento sacroilíaco posterior = *Lig. sacroiliacum posterius*
Ligamento sacroilíaco ventral = *Lig. sacroiliacum ventralium*
Ligamento sacrotuberoso = *Lig. sacrotuberale*
Ligamento supraespinoso = *Lig. supraspinale*
Ligamento suspensorio de la axila = *Lig. suspensorium axillae*
Ligamento suspensorio del clítoris = *Lig. suspensorium clitoridis*
Ligamento suspensorio del ovario = *Lig. suspensorium ovarii*
Ligamento suspensorio del pene = *Lig. suspensorium penis*
Ligamento tiroepiglótico = *Lig. thyreoepiglotticum*
Ligamento tirohioideo medio = *Lig. thyrohioideum medianum*
Ligamento transverso de la rodilla = *Lig. transversum genus*
Ligamento transverso del atlas = *Lig. transversum atlantis*
Ligamento transverso del húmero = *Lig. transversum humeri*
Ligamento transverso del periné = *Lig. transversum perinei*
Ligamento trapezoide = *Lig. trapezoideum*
Ligamento triangular del hígado = *Lig. triangulare heparis*
Ligamento uterosacro* = *Lig. rectouterinum*
Ligamento vestibular = *Lig. vestibulare*
Ligamento vocal = *Lig. vocale*
Ligamentos alares = *Ligamenta alaria*
Ligamentos anterior y posterior de la cabeza del peroné = *Lig. capitis fibulae anterius et posterius*
Ligamentos cuneometatarsianos interóseos = *Lig. cuneometatarsalia interossea*
Ligamentos del pericardio = *Lig. pericardiaca*
Ligamentos del vértice del diente = *Lig. apicis dentis*
Ligamentos esternocostales radiados anteriores = *Lig. sternocostalia radiata anteriora*
Ligamentos glenohumerales = *Lig. glenohumeralia*
Ligamentos intercarpianos dorsales = *Lig. intercarpalia dorsalia*
Ligamentos radiados condroesternales* = *Lig. sternocostalia radiata anteriora*
Ligamentos radiados esternocostales = *Lig. sternocostalia radiata*
Ligamentos sacroilíacos dorsales = *Lig. sacroiliaca dorsalia*
Ligamentos sacroilíacos interóseos = *Lig. sacroiliaca interossea*

Ligamentos sacroilíacos ventrales = *Lig. sacroiliaca ventralia*
Ligamentos tibioperoneos anterior y posterior = *Lig. tibiofibulare anterius et posterius*
Ligamentos tirohioideos laterales = *Lig. thyrohyoidea lateralia*
Limbo de la córnea = *Limbus corneae*
Limbo de la fosa oval = *Limbus fossae ovalis*
Limbo esfenoidal = *Limbus sphenoidalis*
Limen de la ínsula = *Limen insulae*
Línea arqueada = *Linea arcuata*
Línea áspera = *Linea aspera*
Línea blanca = *Linea alba*
Línea del músculo sóleo = *Linea m. solei (Tibia)*
Línea glútea anterior = *Linea glutea anterior*
Línea glútea posterior = *Linea glutea posterior*
Línea intertrocantérea = *Linea intertrochanterica*
Línea milohioidea = *Linea mylohyoidea*
Línea nucal inferior = *Linea nuchalis inferior*
Línea nucal superior = *Linea nuchalis superior*
Línea oblicua de la mandíbula = *Linea obliqua mandibulae*
Línea oblicua del cartílago tiroideo = *Linea obliqua (Cartilago thyroidea)*
Línea pectínea = *Linea pectinea*
Línea temporal = *Linea temporalis*
Línea temporal del hueso frontal = *Linea temporalis (Os frontalis)*
Língula de la mandíbula = *Lingula mandibulae*
Língula del esfenoides = *Lingula sphenoidalis*
Lobulillo de la oreja = *Lobulus auriculae*
Lobulillo parietal inferior = *Lobulus parietalis inferior*
Lobulillo parietal superior = *Lobulus parietalis superior*
Lobulillos del testículo = *Lobuli testis*
Lóbulo cuadrado = *Lobus quadratus*
Lóbulo de la glándula tiroides = *Lobus glandulae thyroideae*
Lóbulo de la ínsula* = *Insula*
Lóbulo frontal = *Lobus frontalis*
Lóbulo medio de la próstata = *Lobus medius (Prostata)*
Lóbulo occipital = *Lobus occipitalis*
Lóbulo piramidal de la glándula tiroides = *Lobus pyramidalis glandulae thyroideae*
Lóbulo temporal = *Lobus temporalis*
Lóbulos cerebrales = *Lobi cerebri*
Lóbulos de los hemisferios cerebrales* = *Lobi cerebri*
Lóbulos del hígado = *Lobi hepatis*
Lóbulos del pulmón = *Lobi pulmonis*
Lóbulos del riñón = *Lobi renales*
Locus coeruleus = *Locus coeruleus*
Mácula de la retina* = *Macula lutea*
Mácula del sáculo = *Macula sacculi*
Mácula del utrículo = *Macula utriculi*
Maléolo lateral = *Malleolus lateralis*
Maléolo medial = *Malleolus medialis*
Mamas = *Mammae*
Mancha amarilla = *Macula lutea*
Mancha amarilla de la pituitaria* = *Regio olfactoria mucosae nasi*
Mandíbula = *Mandibula*
Mango del martillo = *Manubrium mallei*
Mano = *Manus*
Manubrio esternal = *Manubrium sterni*
Masa lateral del atlas = *Massa lateralis atlantis*
Maxilar = *Maxilla*
Meato = *Meatus*
Meato nasal inferior = *Meatus nasi inferior*
Meato nasal medio = *Meatus nasi medius*
Meato nasal superior = *Meatus nasi superior*
Meato nasal supremo = *Meatus nasi supremus*
Mediastino = *Mediastinum*
Mediastino anterior = *Mediastinum anterius*
Mediastino posterior = *Mediastinum posterius*
Mediastino testicular = *Mediastinum testis*
Médula espinal = *Medulla spinalis*
Médula oblonga o bulbo = *Medulla oblongata/bulbus*
Membrana atlantooccipital = *Membrana atlantooccipitalis*
Membrana del tímpano = *Membrana tympani*
Membrana hioepiglótica* = *Ligamentum hyoepiglotticum*
Membrana intercostal = *Membrana intercostalis*
Membrana interósea de la pierna = *Membrana interossea cruris*
Membrana interósea del antebrazo = *Membrana interossea antebrachii*
Membrana mucosa de la región olfatoria de la nariz = *Membrana mucosa regionis olfactoriae nasi*
Membrana obturatriz = *Membrana obturatoria*
Membrana secundaria del tímpano = *Membrana tympani secundaria*
Membrana sinovial = *Membrana synovialis*
Membrana suprapleural = *Membrana suprapleuralis*
Membrana suprapleural de la fascia endotorácica = *Membrana suprapleuralis (Fascia endothoracica)*
Membrana tectoria de la articulación atlantoaxial media = *Membrana tectoria (Art. atlantoaxialis mediana)*
Membrana tectoria del conducto coclear = *Membrana tectoria ducti cochlearis*
Membrana tirohioidea = *Membrana thyreohyoidea*
Membrana vítrea = *Membrana vitrea*
Meninges = *Meninges*
Menisco articular = *Meniscus articularis*
Menisco articular de la articulación temporomandibular* = *Discus articularis (Art. temporomandibularis)*
Menisco articular de la rodilla = *Meniscus articularis genus*

Mesencéfalo = *Mesencephalon*
Mesenterio = *Mesenterium*
Mesenterio común = *Mesenterium commune*
Mesoapéndice = *Mesoappendix*
Mesocolon = *Mesocolon*
Mesocolon ascendente = *Mesocolon ascendens*
Mesocolon pélvico* = *Mesocolon sigmoideum*
Mesocolon sigmoide = *Mesocolon sigmoideum*
Mesocolon transverso = *Mesocolon transversum*
Mesogastrio = *Mesogastrium*
Mesometrio = *Mesometrium*
Mesonefros = *Mesonephros*
Mesoovario = *Mesovarium*
Mesorquio = *Mesorchium*
Mesosálpinx = *Mesosalpinx*
Metacarpo = *Metacarpus*
Metatarso = *Metatarsus*
Metencéfalo = *Metencephalon*
Mielencéfalo = *Myelencephalon*
Miembro = *Membrum*
Miocardio = *Myocardium*
Modiolo = *Modiolus*
Monte del pubis = *Mons pubis*
Mucosa bucal* = *Tunica mucosa oris*
Mucosa de la faringe* = *Tunica mucosa pharyngis*
Mucosa de la tráquea* = *Tunica mucosa tracheae*
Mucosa del velo del paladar* = *Tunica mucosa veli palatini*
Mucosa pituitaria* = *Membrana mucosa regionis olfactoriae nasi*
Mucosa timpánica* = *Tunica mucosa cavi tympani*
Músculo = *Musculus*
Músculo abductor corto del pulgar = *M. abductor pollicis brevis*
Músculo abductor del dedo gordo = *M. abductor hallucis*
Músculo abductor del dedo pequeño = *M. abductor digiti minimi*
Músculo abductor largo del pulgar = *M. abductor pollicis longus*
Músculo aductor corto = *M. adductor brevis*
Músculo aductor del dedo gordo = *M. adductor hallucis*
Músculo aductor del dedo pequeño = *M. adductor digiti minimi*
Músculo aductor del pulgar = *M. adductor pollicis*
Músculo aductor largo = *M. adductor longus*
Músculo aductor mayor = *M. adductor magnus*
Músculo aductor medio* = *M. adductor longus*
Músculo ancóneo = *M. anconeus*
Músculo aritenoideo inferior* = *M. vocalis*
Músculo aritenoideo oblicuo = *M. arytenoideus obliquus*
Músculo aritenoideo transverso = *M. arytenoideus transversus*
Músculo articular de la rodilla = *M. articularis genus*
Músculo auricular = *M. auricularis*
Músculo auricular anterior = *M. auricularis anterior*
Músculo auricular posterior = *M. auricularis posterior*
Músculo auricular superior = *M. auricularis superior*
Músculo bíceps braquial = *M. biceps brachii*
Músculo bíceps femoral = *M. biceps femoris*
Músculo braquial = *M. brachialis*
Músculo braquiorradial = *M. brachioradialis*
Músculo broncoesofágico = *M. broncho-oesophageus*
Músculo buccinador = *M. buccinator*
Músculo bulboesponjoso = *M. bulbospongiosus*
Músculo cigomático mayor = *M. zygomaticus major*
Músculo cigomático menor = *M. zygomaticus minor*
Músculo ciliar = *M. ciliaris*
Músculo coccígeo = *M. coccygeus*
Músculo constrictor inferior de la faringe = *M. constrictor pharyngis inferior*
Músculo constrictor medio de la faringe = *M. constrictor pharyngis medius*
Músculo constrictor superior de la faringe = *M. constrictor pharyngis superior*
Músculo constrictor superior de la faringe (parte glosofaríngea) = *Pars glossopharyngea m. constrictoris pharyngis superioris*
Músculo coracobraquial = *M. coracobrachialis*
Músculo corrugador de la ceja = *M. corrugator supercilii*
Músculo cremáster = *M. cremaster*
Músculo cremáster superficial = *M. cremaster superficialis*
Músculo cricoaritenoideo lateral = *M. crico-arytenoideus lateralis*
Músculo cricoaritenoideo posterior = *M. crico-arytenoideus posterior*
Músculo cricotiroideo = *M. crico-thyroideus*
Músculo cuadrado crural = *M. quadratus femoris*
Músculo cuadrado femoral = *M. quadratus femoris*
Músculo cuadrado lumbar = *M. quadratus lumborum*
Músculo cuadrado plantar o accesorio del flexor de los dedos = *M. quadratus plantae (flexor digitorum accessorius)*
Músculo cuádriceps femoral = *M. quadriceps femoris*
Músculo de la lengua = *M. linguae*
Músculo de la úvula = *M. uvulae*
Músculo del antitrago = *M. antitragus*
Músculo del estribo = *M. stapedius*
Músculo del trago = *M. tragicus*
Músculo deltoides = *M. deltoideus*
Músculo depresor del ángulo de la boca = *M. depressor anguli oris*
Músculo depresor del labio inferior = *M. depressor labii inferioris*
Músculo depresor del tabique = *M. depressor septi*
Músculo diafragma = *M. diaphragma*
Músculo digástrico = *M. digastricus*
Músculo dilatador = *M. dilatator*
Músculo dorsal ancho = *M. latissimus dorsi*
Músculo elevador corto de las costillas = *M. levator costarum brevis*
Músculo elevador de la escápula = *M. levator scapulae*

Músculo elevador del ángulo de la boca = *M. levator anguli oris*
Músculo elevador del ano = *M. levator ani*
Músculo elevador del labio superior y del ala de la nariz = *M. levator labii superioris alaeque nasi*
Músculo elevador del párpado superior = *M. levator palpebrae superioris*
Músculo elevador del velo del paladar = *M. levator veli palatini*
Músculo erector de la columna = *M. erector spinae*
Músculo escaleno anterior = *M. scalenus anterior*
Músculo escaleno medio = *M. scalenus medius*
Músculo escaleno posterior = *M. scalenus posterior*
Músculo esfínter de la uretra = *M. sphincter urethrae*
Músculo esfínter del píloro = *M. sphincter pylori*
Músculo esfínter externo del ano = *M. sphincter ani externus*
Músculo esplenio = *M. splenius*
Músculo esplenio de la cabeza = *M. splenius capitis*
Músculo esplenio del cuello = *M. splenius cervicis/colli*
Músculo esternocleidohioideo = *M. sterno-cleido-hyoideus*
Músculo esternocleidomastoideo = *M. sterno-cleido-mastoideus*
Músculo estilofaríngeo = *M. stylo-pharyngeus*
Músculo estilogloso = *M. stylo-glossus*
Músculo estilohioideo = *M. stylo-hyoideus*
Músculo extensor común de los dedos = *M. extensor digitorum communis*
Músculo extensor corto de los dedos = *M. extensor digitorum brevis*
Músculo extensor cubital del carpo = *M. extensor carpi ulnaris*
Músculo extensor del dedo meñique = *M. extensor digiti minimi*
Músculo extensor del índice = *M. extensor indicis*
Músculo extensor largo de los dedos = *M. extensor digitorum longus*
Músculo extensor largo del dedo gordo = *M. extensor hallucis longus*
Músculo extensor largo del pulgar = *M. extensor pollicis longus*
Músculo extensor radial corto del carpo = *M. extensor carpi radialis brevis*
Músculo extensor radial largo del carpo = *M. extensor carpi radialis longus*
Músculo faringogloso = *Pars glossopharyngea m. constrictoris pharyngis superioris*
Músculo flexor corto de los dedos = *M. flexor digitorum brevis*
Músculo flexor corto del dedo gordo = *M. flexor hallucis brevis*
Músculo flexor corto del dedo meñique = *M. flexor digiti minimi brevis*
Músculo flexor corto del dedo pequeño del pie = *M. flexor digiti pedis minimi brevis*
Músculo flexor corto del pulgar = *M. flexor pollicis brevis*
Músculo flexor cubital del carpo = *M. flexor carpi ulnaris*
Músculo flexor largo de los dedos = *M. flexor digitorum longus*
Músculo flexor largo del dedo gordo = *M. flexor hallucis longus*
Músculo flexor largo del pulgar = *M. flexor pollicis longus*
Músculo flexor profundo de los dedos = *M. flexor digitorum profundus*
Músculo flexor radial del carpo = *M. flexor carpi radialis*
Músculo flexor superficial de los dedos = *M. flexor digitorum superficialis*
Músculo frontal* = *Venter frontalis m. occipito-frontalis*
Músculo gemelo externo* = *Caput lateralis (M. gastrocnemius)*
Músculo gemelo interno* = *Caput medialis (M. gastrocnemius)*
Músculo géminos (glúteos)* = *Mm. gemelli*
Músculo geniogloso = *M. genioglossus*
Músculo geniohioideo = *M. geniohyoideus*
Músculo glúteo mayor = *M. gluteus maximus*
Músculo glúteo medio = *M. gluteus medius*
Músculo glúteo menor = *M. gluteus minimus*
Músculo grácil = *M. gracilis*
Músculo hiogloso = *M. hyoglossus*
Músculo ilíaco = *M. iliacus*
Músculo iliopsoas o psoasilíaco = *M. iliopsoas*
Músculo infraespinoso = *M. infraspinatus*
Músculo isquiocavernoso = *M. ischiocavernosus*
Músculo largo de la cabeza = *M. longus capitis*
Músculo largo del cuello = *M. longus colli*
Músculo longísimo de la cabeza = *M. longissimus capitis*
Músculo longísimo torácico = *M. longissimus thoracis*
Músculo longitudinal inferior de la lengua = *M. longitudinalis inf. linguae*
Músculo longitudinal superior de la lengua = *M. longitudinalis sup. linguae*
Músculo masetero = *M. masseter*
Músculo menor del hélix = *M. helicis minor*
Músculo mentoniano = *M. mentalis*
Músculo milohioideo = *M. mylo-hyoideus*
Músculo motor de los huesecillos del oído* = *M. ossiculorum auditus*
Músculo oblicuo de la oreja = *M. obliquus auriculae*
Músculo oblicuo externo del abdomen = *M. obliquus externus abdominis*
Músculo oblicuo inferior = *M. obliquus inferior*
Músculo oblicuo interno del abdomen = *M. obliquus internus abdominis*

Músculo oblicuo superior = *M. obliquus superior*
Músculo oblicuo superior de la cabeza = *M. obliquus capitis superior*
Músculo obturador externo = *M. obturatorius externus*
Músculo obturador interno = *M. obturatorius internus*
Músculo occipitofrontal = *M. occipito-frontalis*
Músculo omohioideo = *M. omohyoideus*
Músculo oponente del dedo meñique = *M. opponens digiti minimi manus*
Músculo oponente del dedo pequeño del pie = *M. opponens digiti minimi pedis*
Músculo orbicular de la boca = *M. orbicularis oris*
Músculo orbicular de la boca (parte marginal) = *M. orbicularis oris (pars marginalis)*
Músculo orbicular de los labios (parte labial) = *M. orbicularis oris (pars labialis)*
Músculo orbicular del ojo = *M. orbicularis oculi*
Músculo orbicular del ojo (parte orbitaria) = *M. orbicularis oculi (pars orbitalis)*
Músculo orbicular del ojo (parte palpebral) = *M. orbicularis oculi (pars palpebralis)*
Músculo palatofaríngeo = *M. palatopharyngeus*
Músculo palatogloso = *M. palatoglossus*
Músculo palmar corto = *M. palmaris brevis*
Músculo palmar largo = *M. palmaris longus*
Músculo papilar del cono arterial* = *M. papillaris septalis*
Músculo papilar septal = *M. papillaris septalis*
Músculo pectoral mayor = *M. pectoralis major*
Músculo pectoral menor = *M. pectoralis minor*
Músculo peroneo corto = *M. peroneus brevis*
Músculo peroneo largo = *M. peroneus longus*
Músculo piramidal = *M. pyramidalis*
Músculo piriforme = *M. piriformis*
Músculo plantar = *M. plantaris*
Músculo platisma = *M. platysma*
Músculo poplíteo = *M. popliteus*
Músculo pronador cuadrado = *M. pronator quadratus*
Músculo pronador redondo = *M. pronator teres*
Músculo psoas mayor = *M. psoas major*
Músculo psoas menor = *M. psoas minor*
Músculo pterigoideo lateral = *M. pterygoideus lateralis*
Músculo pterigoideo medial = *M. pterygoideus medialis*
Músculo recto anterior de la cabeza = *M. rectus capitis anterior*
Músculo recto del abdomen = *M. rectus abdominis*
Músculo recto femoral = *M. rectus femoris*
Músculo recto inferior = *M. rectus inferior*
Músculo recto lateral = *M. rectus lateralis*
Músculo recto lateral de la cabeza = *M. rectus capitis lateralis*
Músculo recto medial = *M. rectus medialis*
Músculo recto posterior mayor de la cabeza = *M. rectus capitis posterior major*
Músculo recto posterior menor de la cabeza = *M. rectus capitis posterior minor*
Músculo recto superior = *M. rectus superior*
Músculo rectococcígeo = *M. rectococcygeus*
Músculo rectouretral = *M. rectourethralis*
Músculo redondo mayor = *M. teres major*
Músculo redondo menor = *M. teres minor*
Músculo risorio = *M. risorius*
Músculo romboides = *M. rhomboideus*
Músculo romboides mayor = *M. rhomboideus major*
Músculo romboides menor = *M. rhomboideus minor*
Músculo sartorio = *M. sartorius*
Músculo semiespinoso de la cabeza = *M. semispinalis capitis*
Músculo semiespinoso del cuello = *M. semispinalis cervicis*
Músculo semimembranoso = *M. semimembranosus*
Músculo semitendinoso = *M. semitendinosus*
Músculo serrato anterior = *M. serratus anterior*
Músculo serrato posterior inferior = *M. serratus posterior inferior*
Músculo serrato posterior superior = *M. serratus posterior superior*
Músculo sóleo = *M. soleus*
Músculo subclavio = *M. subclavius*
Músculo subcostal = *M. subcostalis*
Músculo subescapular = *M. subscapularis*
Músculo superciliar* = *M. corrugator supercilii*
Músculo supinador = *M. supinator*
Músculo supraespinoso = *M. supraspinatus*
Músculo suspensor del duodeno = *M. suspensorius duodeni*
Músculo tarsal inferior = *M. tarsalis inferior*
Músculo tarsal superior = *M. tarsalis superior*
Músculo temporal = *M. temporalis*
Músculo tensor de la fascia lata = *M. tensor fasciae latae*
Músculo tensor del tímpano = *M. tensor tympani*
Músculo tensor del velo del paladar = *M. tensor veli palatini*
Músculo tercer peroneo = *M. peroneus tertius*
Músculo tibial anterior = *M. tibialis anterior*
Músculo tibial posterior = *M. tibialis posterior*
Músculo tiroaritenoideo = *M. thyreo-arytenoideus*
Músculo tirohioideo = *M. thyreo-hyoideus*
Músculo transverso de la lengua = *M. transversus linguae*

Músculo transverso de la oreja = *M. transversus auriculae*
Músculo transverso del abdomen = *M. transversus abdominis*
Músculo transverso del tórax = *M. transversus thoracis*
Músculo transverso profundo del periné = *M. transversus perinei profundus*
Músculo transverso superficial del periné = *M. transversus perinei superficialis*
Músculo trapecio = *M. trapezius*
Músculo traqueal = *M. trachealis*
Músculo tríceps braquial = *M. triceps brachii*
Músculo tríceps sural = *M. triceps surae*
Músculo vasto intermedio = *M. vastus intermedius*
Músculo vasto lateral = *M. vastus lateralis*
Músculo vasto medial = *M. vastus medialis*
Músculo vocal = *M. vocalis*
Músculos aductores del muslo = *Mm. adductores femoris*
Músculos de la nariz = *Mm. nasi*
Músculos de los huesecillos del oído = *M. ossiculorum auditus*
Músculos del cuello = *Mm. colli*
Músculos escalenos = *Mm. scaleni*
Músculos gemelos = *Mm. gemelli*
Músculos infrahioideos = *Mm. infrahyoidei*
Músculos intercostales externos = *Mm. intercostales externi*
Músculos intercostales internos = *Mm. intercostales interni*
Músculos interespinosos del cuello = *Mm. interspinales cervicis*
Músculos interespinosos lumbares = *Mm. interspinales lumborum*
Músculos interespinosos torácicos = *Mm. interspinales thoracis*
Músculos interóseos dorsales de la mano = *Mm. interossei dorsales manus*
Músculos interóseos dorsales del pie = *Mm. interossei dorsales pedis*
Músculos interóseos palmares = *Mm. interossei palmares*
Músculos interóseos plantares = *Mm. interossei plantares*
Músculos intertransversos posteriores del cuello = *Mm. intertransversarii posteriores cervici*
Músculos lumbricales = *Mm. lumbricales*
Músculos lumbricales de la mano = *Mm. lumbricales manus*
Músculos lumbricales del pie = *Mm. lumbricales pedis*
Músculos lumbricales palmares* = *Mm. lumbricales manus*
Músculos lumbricales plantares* = *Mm. lumbricales pedis*
Músculos papilares = *Mm. papillares*
Músculos pectinados = *Mm. pectinati*
Músculos pectíneos del atrio derecho* = *Mm. pectinati*
Músculos pterigoideos = *Mm. pterygoidei*
Músculos tarsales = *Mm. tarsales*
Músculos transversoespinosos = *Mm. transversoespinales*
Narinas = *Nares*
Nasofaringe* = *Pars nasalis cavi pharyngis*
Nervio = *Nervus*
Nervio *abducens* = *N. abducens*
Nervio accesorio = *N. accessorius*
Nervio alveolar inferior = *N. alveolaris inferior*
Nervio alveolar superior anterior* = *Rami alveolares superiores anteriores*
Nervio alveolar superior medio* = *Ramus alveolaris superior medius*
Nervio alveolar superior posterior* = *Rami alveolares superiores posteriores*
Nervio auricular mayor = *N. auricularis magnus*
Nervio auriculotemporal = *N. auriculo temporalis*
Nervio axilar = *N. axillaris*
Nervio bucal = *N. buccalis*
Nervio calcáneo interno* = *Rami calcanei mediales n. tibialis*
Nervio cardíaco cervical inferior = *N. cardiacus cervicalis inferior*
Nervio cardíaco cervical medio = *N. cardiacus cervicalis medius*
Nervio cardíaco cervical superior = *N. cardiacus cervicalis superior*
Nervio carotídeo interno = *N. caroticus internus*
Nervio cervical = *N. cervicalis*
Nervio cervical (segundo) = *N. cervicalis secundus*
Nervio ciático o isquiático = *N. ischiadicus*
Nervio cigomático = *N. zygomaticus*
Nervio clúneo medio = *N. clunium medius*
Nervio coccígeo = *N. coccygeus*
Nervio coclear = *N. cochlearis*
Nervio cubital = *N. ulnaris*
Nervio cutáneo antebraquial medial = *N. cutaneus antibrachii medialis*
Nervio cutáneo braquial lateral = *N. cutaneus brachii lateralis*
Nervio cutáneo braquial medial = *N. cutaneus brachii medialis*
Nervio cutáneo femoral lateral = *N. cutaneus femoris lateralis*
Nervio cutáneo femoral posterior = *N. cutaneus femoris posterior*
Nervio cutáneo sural lateral = *N. cutaneus surae lateralis*
Nervio de la membrana del tímpano* = *Ramus membranae tympani n. mandibularis*
Nervio del conducto pterigoideo = *N. canalis pterygoidei*
Nervio del cuádriceps* = *Rami musculares n. femoralis*
Nervio del estilofaríngeo* = *Ramus m. stylopharyngei*
Nervio del estribo = *N. stapedius*
Nervio del músculo obturador interno = *N. musculi obturatorii interni*
Nervio del obturador externo* = *Ramus muscularis n. obturatorii*
Nervio del sóleo* = *N. suralis*
Nervio del tensor del tímpano = *N. tensoris tympani*
Nervio del tensor del velo del paladar = *N. tensoris veli palatini*
Nervio del tirohioideo* = *Ramus thyrohyoideus ansae cervicalis*

Nervio del vasto externo* = *Ramus muscularis n. femoralis*
Nervio del vasto interno* = *Ramus muscularis n. femoralis*
Nervio del vasto interno y del ancóneo* = *Ramus muscularis n. radialis*
Nervio dorsal de la escápula = *N. dorsalis scapulae*
Nervio dorsal del clítoris = *N. dorsalis clitoridis*
Nervio dorsal del pene = *N. dorsalis penis*
Nervio esplácnico menor = *N. splanchnicus minor*
Nervio etmoidal anterior = *N. ethmoidalis anterior*
Nervio etmoidal posterior = *N. ethmoidalis posterior*
Nervio facial = *N. facialis*
Nervio femoral = *N. femoralis*
Nervio frénico = *N. phrenicus*
Nervio frénico accesorio = *N. phrenici accesorii*
Nervio frontal = *N. frontalis*
Nervio genitofemoral = *N. genitofemoralis*
Nervio glosofaríngeo = *N. glossopharyngeus*
Nervio glúteo inferior = *N. gluteus inferior*
Nervio glúteo superior = *N. gluteus superior*
Nervio hipogástrico = *N. hypogastricus*
Nervio hipogloso = *N. hypoglossus*
Nervio iliohipogástrico = *N. iliohypogastricus*
Nervio ilioinguinal = *N. ilioinguinalis*
Nervio infratroclear = *N. infratrochlearis*
Nervio intercostohumeral* = *N. cutaneus brachii medialis*
Nervio intermedio = *N. intermedius*
Nervio interóseo anterior del antebrazo = *N. interosseus antibrachii anterior*
Nervio interóseo posterior del antebrazo = *N. interosseus antibrachii posterior*
Nervio lagrimal = *N. lacrimalis*
Nervio laríngeo externo* = *Ramus externus n. laryngei superioris*
Nervio laríngeo recurrente = *N. laryngeus recurrens*
Nervio laríngeo recurrente derecho = *N. laryngeus recurrens dexter*
Nervio laríngeo recurrente izquierdo = *N. laryngeus recurrens sinister*
Nervio laríngeo superior = *N. laryngeus superior*
Nervio lingual = *N. lingualis*
Nervio mandibular = *N. mandibularis*
Nervio masetérico = *N. massetericus*
Nervio maxilar = *N. maxillaris*
Nervio mediano = *N. medianus*
Nervio mentoniano = *N. mentalis*
Nervio milohioideo = *N. mylohyoideus*
Nervio muscular del nervio femoral* = *Ramus muscularis n. femoralis*
Nervio muscular del nervio musculocutáneo* = *Ramus muscularis n. musculocutanei*
Nervio muscular del nervio peroneo superficial* = *Ramus muscularis n. peronei superficialis*
Nervio musculocutáneo = *N. musculocutaneus*
Nervio musculocutáneo externo del n. femoral* = *Rami musculares et cutanei anteriores n. femoralis*
Nervio musculocutáneo interno del n. femoral* = *Rami musculares et cutanei anteriores n. femoralis*
Nervio nasal* = *N. nasociliaris*
Nervio nasal interno* = *N. ethmoidalis anterior*
Nervio nasociliar = *N. nasociliaris*
Nervio nasopalatino = *N. nasopalatinus*
Nervio obturador = *N. obturatorius*
Nervio obturador (ramo anterior) = *N. obturatorius (ramus anterior)*
Nervio obturador (ramo posterior) = *N. obturatorius (ramus posterior)*
Nervio occipital mayor = *N. occipitalis major*
Nervio occipital menor = *N. occipitalis minor*
Nervio oculomotor = *N. oculomotorius*
Nervio oftálmico = *N. ophtalmicus*
Nervio olfatorio = *N. olfactorius*
Nervio óptico = *N. opticus*
Nervio palatino anterior = *N. palatinus anterior*
Nervio palatino medio = *N. palatinus medius*
Nervio palatino posterior = *N. palatinus posterior*
Nervio palmar* = *Ramus palmaris n. mediani*
Nervio pectoral = *N. pectoralis*
Nervio perineal = *N. perinei*
Nervio peroneo común = *N. peroneus communis*
Nervio peroneo profundo = *N. peroneus profundus*
Nervio peroneo superficial = *N. fibularis superficialis*
Nervio petroso menor = *N. petrosus minor*
Nervio plantar lateral = *N. plantaris lateralis*
Nervio plantar medial = *N. plantaris medialis*
Nervio presacro = *N. presacralis*
Nervio pterigoideo medial = *N. pterygoideus medialis*
Nervio pudendo = *N. pudendus*
Nervio radial = *N. radialis*
Nervio rectal inferior = *N. rectalis inferior*
Nervio safeno = *N. saphenus*
Nervio subclavio = *N. subclavius*
Nervio subescapular = *N. subscapularis*
Nervio sublingual = *N. sublingualis*
Nervio submandibular = *N. submandibularis*
Nervio suboccipital = *N. suboccipitalis*
Nervio superior del pronador redondo* = *Ramus muscularis n. mediani*
Nervio supraclavicular = *N. supraclavicularis*
Nervio supraescapular = *N. suprascapularis*
Nervio supraorbitario = *N. supra-orbitalis*
Nervio supraorbitario (ramo lateral) = *N. supra-orbitalis (ramus lateralis)*

Nervio supraorbitario (ramo medial) = *N. supra-orbitalis (ramus medialis)*
Nervio supratroclear = *N. supratrochlearis*
Nervio sural = *N. suralis*
Nervio temporal profundo (ramo anterior) = *N. temporalis profundus (ramus anterior)*
Nervio temporal profundo (ramo medio) = *N. temporalis profundus (ramus medius)*
Nervio temporal profundo (ramo posterior) = *N. temporalis profundus (ramus posterior)*
Nervio temporobucal* = *N. buccalis*
Nervio temporomaseterino* = *N. massetericus*
Nervio tibial = *N. tibialis*
Nervio tibial anterior* = *N. peroneus profundus*
Nervio tibial posterior* = *N. tibialis*
Nervio torácico largo = *N. thoracicus longus*
Nervio toracodorsal = *N. thoracodorsalis*
Nervio transverso del cuello = *N. transversus colli*
Nervio trigémino = *N. trigeminus*
Nervio troclear = *N. trochlearis*
Nervio vago = *N. vagus*
Nervio vertebral = *N. vertebralis*
Nervio vestibular = *N. vestibularis (N. vestibulocochlearis)*
Nervio vestibulococlear = *N. vestibulo-cochlearis*
Nervio vidiano* = *N. canalis pterygoidei*
Nervios cardíacos cervicales inferiores del vago = *N. cardiaci cervicales inferiores vagi*
Nervios cardíacos cervicales superiores del vago = *N. cardiaci cervicales superiores vagi*
Nervios cavernosos del pene = *Nn. cavernosi penis*
Nervios ciliares cortos = *Nn. ciliares breves*
Nervios ciliares largos = *Nn. ciliares longi*
Nervios de la faringe = *Nn. pharyngis*
Nervios de la parótida* = *Rami parotidei n. mandibularis*
Nervios digitales palmares comunes = *Nn. digitales palmares communes*
Nervios digitales palmares comunes del nervio mediano = *Nn. digitales palmares communes n. mediani*
Nervios digitales plantares comunes = *Nn. digitales plantares communes*
Nervios digitales plantares propios = *Nn. digitales plantares propii*
Nervios espinales = *Nn. spinales*
Nervios esplácnicos = *Nn. splanchnici*
Nervios faríngeos = *Nn. pharyngei*
Nervios frénicos accesorios = *Nn. phrenici accessorii*
Nervios intercostales = *Nn. intercostales*
Nervios lumbares = *Nn. lumbales*
Nervios musculares del nervio mediano* = *Rami muscularis n. mediani*
Nervios nasales superiores* = *Rami nasales posteriores superiores*
Nervios perineales del nervio pudendo = *Nn. perineales nervi pudendi*
Nervios sacros = *Nn. sacrales*
Nervios temporales profundos = *Nn. temporales profundi*
Neurohipófisis = *Neurohypophysis*
Nódulo = *Nodulus*
Nódulo atriventricular = *Nodus atrioventricularis*
Nódulo cístico = *Nodus cysticus*
Nódulo de las valvas semilunares = *Nodulus valvularum semilunarium*
Nódulo sinoatrial = *Nodus sinuatrialis*
Nódulo tibial anterior = *Nodus tibialis anterior*
Nódulo yugulodigástrico = *Nodus jugulodigastricus*
Nódulos cervicales laterales profundos = *Nodi cervicales laterales profundi*
Nódulos epigástricos inferiores = *Nodi epigastrici inferiores*
Nódulos frénicos = *Nodi phrenici*
Nódulos intrapulmonares = *Nodi intrapulmonales*
Nódulos linfáticos = *Nodi lymphatici*
Nódulos linfáticos agregados = *Noduli lymphoidei aggregati*
Nódulos linfáticos axilares = *Nodi lymphatici axillares*
Nódulos linfáticos broncopulmonares = *Nodi lymphatici bronchopulmonales*
Nódulos linfáticos cervicales profundos = *Nodi lymphatici cervicales profundi*
Nódulos linfáticos cervicales profundos anteriores = *Nodi lymphatici cervicales anteriores profundi*
Nódulos linfáticos cervicales superficiales = *Nodi lymphatici cervicales superficiales*
Nódulos linfáticos del codo = *Nodi lymphatici cubitales*
Nódulos linfáticos del miembro inferior = *Nodi lymphoidi membri inferioris*
Nódulos linfáticos faciales = *Nodi lymphatici faciales*
Nódulos linfáticos gástricos izquierdos = *Nodi lymphatici gastrici sinistri*
Nódulos linfáticos hepáticos = *Nodi lymphatici hepatici*
Nódulos linfáticos ilíacos comunes = *Nodi lymphatici iliaci communes*
Nódulos linfáticos ilíacos externos = *Nodi lymphatici iliaci externi*
Nódulos linfáticos ilíacos internos = *Nodi lymphatici iliaci interni*
Nódulos linfáticos ilíacos superficiales = *Nodi lymphatici iliaci superficiales*
Nódulos linfáticos inguinales profundos = *Nodi lymphatici inguinales profundi*
Nódulos linfáticos inguinales superficiales = *Nodi lymphatici inguinales superficiales*
Nódulos linfáticos mediastínicos anteriores = *Nodi lymphatici mediastinales anteriores*
Nódulos linfáticos mesentéricos = *Nodi lymphatici mesenterici*

Nódulos linfáticos mesentéricos inferiores = *Nodi lymphatici mesenterici inferiores*
Nódulos linfáticos mesentéricos superiores = *Nodi lymphatici mesenterici superiores*
Nódulos linfáticos pancreatoesplénicos = *Nodi lymphatici pancreaticolienales*
Nódulos linfáticos pectoroaxilares = *Nodi lymphatici pectorales axillares*
Nódulos linfáticos subescapulares = *Nodi lymphatici subscapulares*
Nódulos linfáticos traqueobronquiales inferiores = *Nodi lymphatici tracheobronchiales inferiores*
Nódulos linfáticos traqueobronquiales superiores = *Nodi lymphatici tracheobronchiales superiores*
Nódulos lumbares = *Nodi lumbales*
Nódulos lumbares derechos = *Nodi lumbales dextri*
Nódulos lumbares izquierdos = *Nodi lumbales sinistri*
Nódulos mastoideos = *Nodi mastoidei*
Nódulos occipitales = *Nodi occipitales*
Nódulos pancreaticoduodenales = *Nodi pancreaticoduodenales*
Nódulos paracólicos = *Nodi paracolici*
Nódulos paraesternales = *Nodi parasternales*
Nódulos paramamarios = *Nodi paramammarii*
Nódulos pararrectales = *Nodi pararectales*
Nódulos paratraqueales = *Nodi paratracheales*
Nódulos parotídeos = *Nodi parotidei*
Nódulos pericárdicos laterales = *Nodi pericardiaci laterales*
Nódulos pilóricos = *Nodi pylorici*
Nódulos poplíteos = *Nodi poplitei*
Nódulos prepericárdicos = *Nodi prepericardiaci*
Nódulos submandibulares = *Nodi submandibulares*
Nódulos submentonianos = *Nodi submentales*
Nódulos traqueales = *Nodi tracheales*
Nódulos y vasos linfáticos esternales = *Nodi lymphatici et vasa lymphatica sternalia*
Nódulos yuxtaesofágicos = *Nodi juxtaoesophageales*
Núcleo ambiguo = *Nucleus ambiguus*
Núcleo arqueado = *Nucleus arcuatus*
Núcleo caudado = *Nucleus caudatus*
Núcleo coclear dorsal = *Nucleus cochlearis dorsalis*
Núcleo coclear ventral = *Nucleus cochlearis ventralis*
Núcleo cuneiforme = *Nucleus cuneatus*
Núcleo cuneiforme accesorio = *Nucleus cuneatus accessorius*
Núcleo de la habénula = *Nucleus habenulae*
Núcleo del cuerpo trapezoide = *Nucleus corporis trapezoidei*
Núcleo del lemnisco lateral = *Nucleus lemnisci lateralis*
Núcleo del nervio *abducens* = *Nucleus n. abducentis*
Núcleo del nervio facial = *Nucleus n. facialis*
Núcleo del nervio hipogloso = *Nucleus n. hypoglossi*
Núcleo del nervio oculomotor = *Nucleus n. oculomotorii*
Núcleo del nervio troclear = *Nucleus n. trochlearis*
Núcleo del tracto espinal del nervio trigémino = *Nucleus tractus spinalis n. trigemini*
Núcleo del tracto mesencefálico del nervio trigémino = *N. tractus mesencephali n. trigemini*
Núcleo del tracto solitario = *Nucleus tractus solitarii*
Núcleo dentado = *Nucleus dentatus*
Núcleo dorsal = *Nucleus dorsalis*
Núcleo dorsal del nervio vago = *Nucleus dorsalis n. vagi*
Núcleo emboliforme = *Nucleus emboliformis*
Núcleo gelatinoso = *Nucleus gelatinosus*
Núcleo globoso = *Nucleus globosus*
Núcleo grácil = *Nucleus gracilis*
Núcleo interpeduncular = *Nucleus interpeduncularis*
Núcleo lenticular o lentiforme = *Nucleus lentiformis*
Núcleo motor del nervio trigémino = *Nucleus motorius n. trigemini*
Núcleo olivar accesorio dorsal = *Nucleus olivaris accessorius dorsalis*
Núcleo olivar accesorio medial = *Nucleus olivaris accessorius medialis*
Núcleo paraventricular del hipotálamo = *Nucleus paraventricularis hypothalami*
Núcleo rojo = *Nucleus ruber*
Núcleo salivatorio inferior = *Nucleus salivatorius inferior*
Núcleo salivatorio superior = *Nucleus salivatorius superior*
Núcleo subtalámico = *Nucleus subthalamicus*
Núcleo supraóptico del hipotálamo = *Nucleus supraopticus hypothalami*
Núcleo ventromedial del hipotálamo = *Nucleus ventromedialis hypothalami*
Núcleo vestibular lateral = *Nucleus vestibularis lateralis*
Núcleo vestibular medial = *Nucleus vestibularis medialis*
Núcleo vestibular superior = *Nucleus vestibularis superior*
Núcleos del fastigio = *Nucleus fastigii*
Núcleos del puente = *Nuclei pontis*
Obelion = *Obelion*
Óbex = *Obex*
Oído externo = *Auris externa*
Oído interno = *Auris interna*
Oído medio = *Auris media*
Ojo = *Oculus*
Olécranon = *Olecranon*
Oliva = *Oliva*
Oliva cerebelosa* = *Nucleus dentatus*
Ombligo = *Umbilicus*
Ombligo de la membrana del tímpano = *Umbo membranae tympani*
Omento = *Omentum*
Omento mayor = *Omentum majus*
Omento menor = *Omentum minus*

Orbículo ciliar = *Orbiculus ciliaris*
Órbita = *Orbita*
Oreja = *Auricula*
Orejuela derecha = *Auricula dextra*
Orejuela izquierda = *Auricula sinistra*
Orejuelas cardíacas = *Auriculae cordis*
Órgano de la olfación = *Organum olfactus*
Órgano del gusto = *Organum gustus*
Órgano del oído* = *Organum vestibulocochleare*
Órgano del tacto = *Organum tactum*
Órgano vestibulococlear = *Organum vestibulocochleare*
Órgano vomeronasal = *Organum vomeronasale*
Órganos de los sentidos = *Organa sensuum*
Órganos genitales masculinos o femeninos = *Organa genitalia masculina (femenina)*
Orificio aórtico = *Ostium aortae*
Orificio atrioventricular derecho = *Ostium atrioventriculare dextrum*
Orificio atrioventricular izquierdo = *Ostium atrioventriculare sinistrum*
Orificio auditivo externo = *Porus acusticus externus*
Orificio auriculoventricular derecho* = *Ostium atrioventriculare dextrum*
Orificio auriculoventricular izquierdo* = *Ostium atrioventriculare sinistrum*
Orificio de la vena cava = *Foramen venae cavae*
Orificio de la vena cava inferior* = *Foramen venae cavae diaphragmatis*
Orificio de la vena cava superior = *Ostium venae cavae superioris*
Orificio del seno coronario = *Ostium sinus coronarii*
Orificio del tronco pulmonar = *Ostium trunci pulmonalis*
Orificio del útero = *Ostium uteri*
Orificio diafragmático de la vena cava = *Foramen venae cavae diaphragmatis*
Orificio faríngeo de la trompa auditiva = *Ostium pharyngeum tubae auditivae*
Orificio ileal = *Ostium ileale*
Orificio interno de la uretra = *Ostium urethrae internum*
Orificio pilórico = *Ostium pyloricum*
Orificio umbilical = *Ostium ombilicale*
Orificio ureteral = *Ostium ureteris*
Orificios de las venas mínimas = *Foramina venarum minimarum*
Orificios etmoidales = *Foramina ethmoidalea*
Ovario = *Ovarium*
Pabellón de la oreja = *Auricula*
Paladar blando/velo del paladar = *Palatum molle/velum palatinum*
Paladar duro = *Palatum durum*
Paladar óseo = *Palatum osseum*
Palma de la mano = *Palma manus*
Páncreas = *Pancreas*
Papila = *Papilla*
Papila duodenal mayor = *Papilla duodeni major*
Papila duodenal menor = *Papilla duodeni minor*
Papila incisiva = *Papilla incisiva*
Papila lagrimal = *Papilla lacrymalis*
Papila mamaria = *Papilla mammae*
Papilas circunvaladas = *Papillae vallatae*
Papilas filiformes = *Papillae filiformes*
Papilas foliadas = *Papillae foliatae*
Papilas fungiformes = *Papillae fungiformes*
Papilas linguales = *Papillae linguales*
Paradídimo = *Paradidymis*
Parametrio = *Parametrium*
Pared inferior de la órbita = *Paries inferior orbitae*
Pared superior de la cavidad nasal = *Paries superior cavitatis nasi*
Pared superior de la órbita = *Paries superior orbitae*
Pared vestibular del conducto coclear = *Paries vestibularis ductus cochlearis*
Pared yugular de la cavidad timpánica = *Paries jugularis cavitatis tympani*
Paroóforo = *Paroöphoron*
Párpados = *Palpebra*
Parte abdominal del sistema autónomo = *Pars abdominalis systematis autonomici*
Parte anterior de la parótida = *Pars anterior (Gl. parotis)*
Parte ascendente del duodeno = *Pars ascendens duodeni*
Parte basilar del occipital = *Pars basilaris (Occipitale)*
Parte cefálica del sistema autónomo = *Pars cephalica systematis autonomici*
Parte central del ventrículo lateral = *Pars centralis ventriculi lateralis*
Parte cervical del sistema autónomo = *Pars cervicalis sytematis autonomici*
Parte descendente del duodeno = *Pars descendens duodeni*
Parte escamosa del temporal = *Pars squamosa (Os temporal)*
Parte esponjosa de la uretra = *Pars spongiosa urethrae*
Parte flácida de la membrana del tímpano = *Pars flaccida membranae tympanicae*
Parte horizontal del duodeno = *Pars horizontalis duodeni*
Parte intercartilaginosa de la hendidura glótica = *Pars intercartilaginea rimae glottidis*
Parte intermembranosa de la hendidura glótica = *Pars intermembranacea rimae glottidis*
Parte intersticial de la trompa uterina* = *Pars uterina tubae*
Parte lateral de la base del sacro = *Pars lateralis basis ossis sacri*
Parte lateral del hueso occipital = *Pars lateralis ossis occcipitalis*
Parte lateral del triángulo submandibular = *Trigonum submandibulare (Pars lateralis)*
Parte medial del triángulo submandibular = *Trigonum submandibulare (Regio medialis)*
Parte membranosa de la uretra = *Pars membranacea urethrae*
Parte nasal de la cavidad faríngea = *Pars nasalis cavi pharyngis*
Parte opercular de la circunvolución frontal inferior = *Pars opercularis gyris frontalis inferioris*
Parte óptica de la retina = *Pars optica retinae*

Parte orbitaria de la circunvolución frontal inferior = *Pars orbitalis (Gyrus frontalis inf.)*
Parte orbitaria de la glándula lacrimal = *Pars orbitalis glandulae lacrimalis*
Parte palpebral de la glándula lacrimal = *Pars palpebralis glandulae lacrimalis*
Parte parasimpática del sistema nervioso autónomo = *Pars parasympathica systematis nervosi autonomici*
Parte pélvica del sistema autónomo = *Pars pelvina systematis autonomici*
Parte petrosa del hueso temporal = *Pars petrosa ossis temporalis*
Parte profunda de la parótida = *Pars profunda (Gl. parotis)*
Parte prostática de la uretra = *Pars prostatica urethrae*
Parte prostática y membranosa de la uretra = *Pars prostatica et membranacea urethrae*
Parte retrolenticular de la cápsula interna = *Pars retrolentiformis capsulae internae*
Parte simpática del sistema nervioso autónomo = *Pars sympathica systematis nervosi autonomici*
Parte sublenticular de la cápsula interna = *Pars sublentiformis capsulae internae*
Parte superior del duodeno = *Pars superior duodeni*
Parte timpánica del hueso temporal = *Pars tympanica ossis temporalis*
Parte torácica del sistema autónomo = *Pars thoracica systematis autonomici*
Parte triangular de la circunvolución frontal inferior = *Pars triangularis gyri frontalis inferioris*
Parte uterina de la trompa = *Pars uterina tubae*
Partes ciliar e irídica de la retina = *Pars ciliaris et pars iridica retinae*
Pecten del hueso pubis = *Pecten ossis pubis*
Pedículo del arco vertebral = *Pediculus arcus vertebrae*
Pedúnculo cerebeloso inferior = *Pedunculus cerebellaris inferior*
Pedúnculo cerebeloso medio = *Pedunculus cerebellaris medius*
Pedúnculo cerebeloso superior = *Pedunculus cerebellaris superior*
Pedúnculo cerebral = *Pedunculus cerebri*
Pelvis = *Pelvis*
Pelvis mayor = *Pelvis major*
Pelvis menor = *Pelvis minor*
Pelvis renal = *Pelvis renalis*
Pene = *Penis*
Peñasco* = *Pars petrosa ossis temporalis*
Pericardio = *Pericardium*
Pericardio fibroso = *Pericardium fibrosum*
Pericardio seroso = *Pericardium serosum*
Perilinfa = *Perilympha*
Periné = *Perineum*
Periodonto = *Periodontium*
Periórbita = *Periorbita*
Periostio = *Periosteum*
Peritoneo = *Peritoneum*
Peritoneo parietal = *Peritoneum parietale*
Peritoneo umbilical = *Peritoneum ombilicale*
Peritoneo visceral = *Peritoneum viscerale*
Peroné = *Fibula*
Pestañas* = *Cilia*
Pezón* = *Papilla mammae*
Piamadre encefálica o craneal = *Piamater encephali/piamater cranialis*
Piamadre espinal = *Piamater spinalis*
Pie = *Pes*
Piel = *Cutis*
Pierna = *Crus*
Pilar del clítoris = *Crus clitoridis*
Pilar del diafragma = *Crus diaphragmatis*
Pilar del fórnix = *Crus fornicis*
Pilar medial del conducto inguinal = *Crus mediale anuli inguinalis*
Pilares medial y lateral del conducto inguinal = *Crus mediale et laterale anuli inguinalis*
Píloro = *Pylorus*
Pirámide bulbar = *Pyramis bulbi*
Pirámides renales = *Pyramides renales*
Planta del pie = *Planta pedis*
Pleura = *Pleura*
Pleura costal = *Pleura costalis*
Pleura diafragmática = *Pleura diaphragmatica*
Pleura mediastinal = *Pleura mediastinalis*
Plexo aórtico = *Plexus aorticus*
Plexo autónomo = *Plexus autonomicus*
Plexo basilar = *Plexus basilaris*
Plexo braquial = *Plexus brachialis*
Plexo cardíaco = *Plexus cardiacus*
Plexo carotídeo interno = *Plexus caroticus internus*
Plexo cavernoso = *Plexus cavernosus*
Plexo celíaco = *Plexus coeliacus*
Plexo cervical = *Plexus cervicalis*
Plexo coroideo = *Plexus choroideus*
Plexo coroideo del cuarto ventrículo = *Plexus chroideus ventriculi quarti*
Plexo coroideo del tercer ventrículo = *Plexus choroideus ventriculi tertii*
Plexo deferencial = *Plexus deferentialis*
Plexo esofágico = *Plexus oesophageus*
Plexo gástrico = *Plexus gastricus*
Plexo hepático = *Plexus hepaticus*
Plexo hipogástrico inferior (plexo pélvico) = *Plexus hypogastricus inferior (plexus pelvicus)*
Plexo hipogástrico superior (nervio presacro) = *Plexus hypogastricus superior (n. presacralis)*
Plexo intermesentérico = *Plexus intermesentericus*
Plexo lumbar = *Plexus lumbalis*
Plexo mesentérico superior = *Plexus mesentericus superior*
Plexo nervioso = *Plexus nervosus/nervorum*
Plexo ovárico = *Plexus ovaricus*
Plexo parotídeo = *Plexus parotideus*
Plexo prostático = *Plexus prostaticus*
Plexo pudendo = *Plexus pudendus*
Plexo pulmonar = *Plexus pulmonalis*

Plexo pulmonar del nervio vago = *Plexus pulmonis n. vagi*
Plexo renal = *Plexus renalis*
Plexo sacro = *Plexus sacralis*
Plexo suprarrenal = *Plexus suprarenalis*
Plexo testicular = *Plexus testicularis*
Plexo ureteral = *Plexus uretericus*
Plexo uterovaginal = *Plexus uterovaginalis*
Plexo venoso carotídeo interno = *Plexus venosus caroticus internus*
Plexo venoso faríngeo = *Plexus venosus pharyngeus*
Plexo venoso pampiniforme interno = *Plexus venosus pampiniformis*
Plexo venoso prostático = *Plexus venosus prostaticus*
Plexo venoso pterigoideo = *Plexus venosus pterygoideus*
Plexo venoso rectal = *Plexus venosus rectalis*
Plexo venoso sacro = *Plexus venosus sacralis*
Plexo venoso suboccipital = *Plexus venosus suboccipitalis*
Plexo venoso uterino = *Plexus venosus uterinus*
Plexo venoso vaginal = *Plexus venosus vaginalis*
Plexo venoso vesical = *Plexus venosus vesicalis*
Plexo vesical = *Plexus vesicalis*
Plexos venosos vertebrales = *Plexus venosi vertebralis*
Plexos venosos vertebrales externos = *Plexus venosi vertebrales externi*
Plexos venosos vertebrales internos = *Plexus venosi vertebralis internus*
Pliegue cecal vascular = *Plica caecalis vascularis*
Pliegue del ligamento ancho = *Plica ligamenti lati uteri*
Pliegue duodenomesocólico = *Plica duodenomesocolica*
Pliegue espiral = *Plica spiralis*
Pliegue gastropancreático = *Plica gastropancreatica*
Pliegue glosoepiglótico = *Plica glossoepiglottica*
Pliegue ileoapendicular* = *Plica ileocaecalis*
Pliegue ileocecal = *Plica ileocaecalis*
Pliegue interuretérico = *Plica interureterica*
Pliegue lagrimal = *Plica lacrimalis*
Pliegue malear anterior y posterior = *Plica mallearis anterior et posterior*
Pliegue maleolar = *Plica mallearis*
Pliegue mesentericocecal* = *Plica caecalis vascularis*
Pliegue rectouterino = *Plica recto-uterina*
Pliegue salpingofaríngeo = *Plica salpingopharyngea*
Pliegue salpingopalatino = *Plica salpingopalatina*
Pliegue semilunar de la conjuntiva = *Plica semilunaris conjunctivae*
Pliegue semilunar del colon = *Plica semilunaris coli*
Pliegue sinovial = *Plica synovialis*
Pliegue sinovial infrarrotuliano = *Plica synovialis infrapatellaris*
Pliegue sublingual = *Plica sublingualis*
Pliegue timpanomaleolar* = *Plica mallearis*
Pliegue triangular = *Plica triangularis*
Pliegue uterosacro* = *Plica recto-uterina*
Pliegue vesical transverso = *Plica vesicalis transversa*
Pliegue vestibular = *Plica vestibularis*
Pliegue vocal = *Plica vocalis*
Pliegues alares = *Plicae alares*
Pliegues circulares del intestino delgado = *Plicae circulares intestini tenuis*
Pliegues palatinos transversos = *Plicae palatinae transversae*
Pliegues palmeados del conducto del cuello uterino = *Plicae palmatae canalis cervicis uteri*
Pliegues semilunares del colon = *Plicae semilunares coli*
Pliegues transversos del recto = *Plicae transversae recti*
Polo anterior del globo ocular = *Polus anterior bulbi oculi*
Polo anterior del ojo* = *Polus anterior bulbi oculi*
Polo frontal = *Polus frontalis*
Polo occipital = *Polus occipitalis*
Porción basilar del hueso occipital = *Pars basilaris ossis occipitalis*
Porción vaginal del cuello uterino = *Portio vaginalis cervici uteri*
Porta hepático = *Porta hepatis*
Prepucio = *Preputium*
Prepucio del clítoris = *Preputium clitoridis*
Primera falange* = *Phalanx proximalis*
Primera porción del duodeno* = *Pars superior duodeni*
Proceso = *Processus*
Proceso caudado = *Processus caudatus*
Proceso papilar = *Processus papillaris*
Proceso vaginal del peritoneo = *Processus vaginalis peritonei*
Procesos ciliares = *Processus ciliares*
Prolongación anterior de la glándula submandibular = *Processus anterior glandulae mandibularis*
Prominencia laríngea = *Prominentia laryngea*
Promontorio = *Promontorium*
Promontorio de la cavidad del tímpano = *Promontorium cavitatis timpani*
Prosencéfalo = *Prosencephalon*
Próstata = *Prostata*
Protuberancia mentoniana = *Protuberantia mentalis*
Protuberancia occipital externa = *Protuberantia occipitalis externa*
Protuberancia occipital interna = *Protuberantia occipitalis interna*
Pterion = *Pterion*
Puente = *Pons*
Pulmón = *Pulmo*
Pulvinar = *Pulvinar*
Punto lacrimal = *Punctum lacrimale*
Pupila = *Pupilla*
Putamen = *Putamen*
Quiasma de los nervios ópticos* = *Chiasma opticum*
Quiasma óptico = *Chiasma opticum*
Radiación óptica = *Radiatio optica*
Radio = *Radius*
Radios medulares de la corteza renal = *Radii medullares corticis renalis*

Rafe anococcígeo* = *Lig. anococcygeum*
Rafe faríngeo = *Raphe pharyngis*
Rafe pterigomandibular = *Raphe pterygomandibularis*
Raíz de la lengua = *Radix linguae*
Raíz de los cuerpos cavernosos = *Radix corporum cavernosorum*
Raíz de los nervios espinales = *Radix nervorum spinalium*
Raíz del diente = *Radix dentis*
Raíz del hélix* = *Crus helicis*
Raíz del mesenterio = *Radix mesenterii*
Raíz del pene = *Radix penis*
Raíz dorsal de los nervios espinales = *Radix dorsalis nn. spinalium*
Raíz inferior del asa cervical = *Ansa cervicalis (radix inferior)*
Raíz lateral del nervio mediano = *Radix lateralis n. mediani*
Raíz medial del nervio mediano = *Radix medialis nn. mediani*
Raíz ventral de los nervios espinales = *Radix ventralis (Nn. spinales)*
Rama anterior de la arteria obturatriz = *Ramus anterior (A. obturatoria)*
Rama ascendente del isquion* = *Ramus ossis ischii*
Rama circunfleja de la arteria coronaria izquierda = *Ramus circumflexus (A. coronaria sinistra)*
Rama circunfleja peronea = *Ramus circumflexus fibularis*
Rama del hélix = *Crus helicis*
Rama del isquion = *Ramus ossis ischii*
Rama descendente (de la arteria circunfleja lateral) = *Ramus descendens (A. circumflexa lateralis)*
Rama descendente del asa cervical* = *Ansa cervicalis (radix inferior)*
Rama descendente del pubis* = *Ramus inferior ossis pubis*
Rama dorsal de la arteria intercostal posterior = *Ramus dorsalis (A. intercostalis posterior)*
Rama esternocleidomastoidea = *Ramus sternocleidomastoideus*
Rama horizontal del pubis* = *Ramus superior ossis pubis*
Rama inferior del pubis = *Ramus inferior ossis pubis*
Rama meníngea accesoria = *Ramus meningeus accessorius*
Rama perforante de la arteria peronea = *Ramus perforans (A. peronea)*
Rama posterior de la arteria obturatriz = *Ramus posterior (A. obturatoria)*
Rama prepiélica de la arteria renal* = *A. renalis (ramus anterior)*
Rama profunda de la arteria glútea superior = *Ramus profundus (A. glutea superior)*
Rama púbica de la arteria epigástrica inferior = *Ramus pubicus a. epigastricae inferioris*
Rama púbica de la arteria obturatriz = *Ramus pubicus a. obturatoriae*
Rama retropiélica de la arteria renal* = *A. renalis (ramus posterior)*
Rama superficial de la arteria glútea superior = *Ramus superficialis (A. glutea superior)*
Rama superior del pubis = *Ramus superior ossis pubis*
Rama suprahioidea de la arteria lingual = *Ramus suprahyoideus a. lingualis*
Rama terminal anterior de la arteria obturatriz* = *Ramus anterior (A. obturatoria)*
Rama terminal anterior/superficial del nervio radial* = *Ramus superficialis n. radialis*
Rama terminal posterior o externa de la arteria obturatriz* = *Ramus posterior (A. obturatoria)*
Rama terminal posterior/profunda del nervio radial* = *Ramus profundus (N. radialis)*
Rama tonsilar de la a. facial = *Ramus tonsillaris (A. facialis)*
Rama transversa del plexo cervical superficial = *N. transversus colli*
Rama tubárica de la a. uterina = *Ramus tubarius (A. uterina)*
Ramas bronquiales = *Rami bronchiales*
Ramas centrales de la a. cerebral media = *Rami centrales (A. cerebri media)*
Ramas corticales = *Rami corticales*
Ramas del pene = *Rami penis*
Ramas dorsales de la lengua = *Rami dorsales linguae*
Ramas escrotales = *Rami scrotales*
Ramas esofágicas = *Rami oesophagei*
Ramas esofágicas de la aorta torácica = *Rami oesophagei (Aorta thoracica)*
Ramas esofágicas de la arteria gástrica izquierda = *Rami oesophagei (A. gastricae sinistrae)*
Ramas esofágicas de la arteria tiroidea inferior = *Rami oesophagei (A. thyroidea inferior)*
Ramas faríngeas de la arteria faríngea ascendente = *Rami pharingei (A. pharyngea ascendens)*
Ramas interventriculares anteriores = *Rami interventriculares anteriores*
Ramas labiales = *Rami labiales*
Ramas mamarias = *Rami mammarii*
Ramas mediastínicas = *Rami mediastinales*
Ramas pancreáticas = *Rami pancreatici*
Ramas parotídeas de la arteria temporal superficial = *Rami parotidei (A. temporalis superficialis)*
Ramas perforantes del arco palmar profundo = *Rami perforantes (Arcus palmaris profundus)*
Ramas pleurales = *Rami pleurae*
Ramas prostáticas de la arteria vesical inferior = *Rami prostatici (A. vesicalis inferior)*
Ramas pterigoideas = *Rami pterygoidei*
Ramas tubáricas = *Rami tubarii*
Ramas ureterales = *Rami ureterici*
Ramas vesicales = *Rami vesicales*
Ramo alveolar superior medio = *Ramus alveolaris superior medius*

Ramo comunicante con el nervio glosofaríngeo = *Ramus communicans cum n. glossopharyngeo*
Ramo comunicante con el nervio laríngeo recurrente = *Ramus communicans cum n. laryngeo recurrente*
Ramo comunicante con el ramo auricular del nervio vago = *Ramus communicans cum ramo auriculare n. vagi*
Ramo crural del nervio safeno interno* = *Rami cutanei cruris mediales (N. saphenus)*
Ramo cutáneo anterior de los nervios intercostales = *Ramus cutaneus anterior (Nn. intercostales)*
Ramo cutáneo anterior del nervio iliohipogástrico = *Ramus cutaneus anterior (N. iliohypogastricus)*
Ramo cutáneo lateral de los nervios intercostales = *Ramus cutaneus lateralis (Nn. intercostales)*
Ramo cutáneo lateral del nervio iliohipogástrico = *Ramus cutaneus lateralis (N. iliohypogastricus)*
Ramo cutáneo posterior del brazo = *Ramus cutaneus branchii posterior*
Ramo de la membrana del tímpano del nervio mandibular = *Ramus membranae tympani n. mandibularis*
Ramo del músculo estilofaríngeo = *Ramus m. stylopharyngei*
Ramo del seno carotídeo del nervio glosofaríngeo = *Ramus sinus carotici nervi glossopharyngei*
Ramo dorsal de la mano del nervio cubital = *Ramus dorsalis manus n. ulnaris*
Ramo dorsal de los nervios espinales = *Ramus dorsalis (Nn. spinales)*
Ramo externo del nervio accesorio = *Ramus externus (N. accesorius)*
Ramo externo del nervio laríngeo superior = *Ramus externus n. laryngei superioris*
Ramo infrarrotuliano del nervio femoral = *Ramus infrapatellaris n. femoralis*
Ramo infrarrotuliano del nervio safeno = *Ramus infrapatellaris n. sapheni*
Ramo meníngeo del nervio espinal = *Ramus meningeus n. spinalis*
Ramo meníngeo del nervio vago = *Ramus meningeus n. vagi*
Ramo meníngeo medio = *Ramus meningeus medius*
Ramo muscular del nervio femoral = *Ramus muscularis n. femoralis*
Ramo muscular del nervio mediano = *Ramus muscularis n. mediani*
Ramo muscular del nervio musculocutáneo = *Ramus muscularis n. musculocutanei*
Ramo muscular del nervio obturador = *Ramus muscularis n. obturatorii*
Ramo muscular del nervio peroneo profundo = *Ramus muscularis (N. peroneus profundus)*
Ramo muscular del nervio peroneo superficial = *Ramus muscularis n. peronei superficialis*
Ramo muscular del nervio radial = *Ramus muscularis n. radialis*
Ramo palmar del nervio cubital = *Ramus palmaris n. ulnaris*
Ramo palmar del nervio mediano = *Ramus palmaris n. mediani*
Ramo posterior del nervio radial* = *Ramus profundus n. radialis*
Ramo profundo del nervio cubital = *Ramus profundus n. ulnaris*
Ramo profundo del nervio radial = *Ramus profundus n. radialis*
Ramo superficial del nervio radial = *Ramus superficialis n. radialis*
Ramo tirohioideo del asa cervical = *Ramus thyrohyoideus ansae cervicalis*
Ramo ventral del nervio espinal = *Ramus ventralis n. spinalis*
Ramos alveolares superiores anteriores = *Rami alveolares superiores anteriores*
Ramos alveolares superiores posteriores = *Rami alveolares superiores posteriores*
Ramos bronquiales del nervio vago = *Rami bronchiales n. vagi*
Ramos bucales y temporales del nervio facial = *Rami buccales et temporales n. facialis*
Ramos calcáneos mediales del nervio tibial = *Rami calcanei mediales n. tibialis*
Ramos celíacos del tronco vagal posterior = *Rami coeliaci (Truncus vagalis posterior)*
Ramos comunicantes = *Rami communicantes*
Ramos cutáneos del nervio femoral = *Rami cutanei n. femoralis*
Ramos cutáneos mediales de la pierna = *Rami cutanei cruris mediales (N. saphenus)*
Ramos cutáneos mediales de la pierna del n. safeno interno = *Rami cutanei cruris mediales n. sapheni*
Ramos esofágicos de la a. gástrica izquierda = *Rami oesophagei (A. gastrica sinistra)*
Ramos esofágicos del nervio vago = *Rami oesophagei n. vagi*
Ramos faríngeos del nervio glosofaríngeo = *Rami pharyngei n. glossopharyngei*
Ramos faríngeos del nervio vago = *Rami pharyngei n. vagi*
Ramos interganglionares = *Rami interganglionares*
Ramos musculares del nervio femoral = *Rami musculares n. femoralis*
Ramos musculares del nervio mediano = *Rami muscularis n. mediani*
Ramos musculares y cutáneos anteriores del nervio femoral = *Rami musculares et cutanei anteriores n. femoralis*
Ramos nasales posteriores superiores = *Rami nasales posteriores superiores*
Ramos parotídeos del nervio mandibular = *Rami parotidei n. mandibularis*

Telencéfalo = *Telencephalon*
Tenar = *Thenar*
Tendón = *Tendo*
Tendón calcáneo o de Aquiles = *Tendo calcaneus (Achillis)*
Tendón de Aquiles o calcáneo = *Tendo calcaneus (Achillis)*
Tenia cinérea del cuarto ventrículo = *Taenia cinerea ventriculi quarti*
Tenia del colon = *Taenia coli*
Tercer nervio cervical = *Nervus cervicalis tertius*
Tercer nervio occipital = *Nervus occipitalis tertius*
Tercer ventrículo = *Ventriculus tertius*
Testículo = *Testis*
Tibia = *Tibia*
Tienda del cerebelo = *Tentorium cerebelli*
Timo = *Thymus*
Tonsila cerebelosa = *Tonsilla cerebelli*
Tonsila faríngea = *Tonsilla pharyngea*
Tonsila lingual = *Tonsilla lingualis*
Tonsila palatina = *Tonsilla palatina*
Tonsila tubárica = *Tonsilla tubaria*
Tonsilas = *Tonsillae*
Tórax = *Thorax*
Trabécula septomarginal = *Trabecula septomarginalis*
Trabéculas carnosas = *Trabeculae carneae*
Tracto corticoespinal = *Tractus corticospinalis*
Tracto corticoespinal anterior = *Tractus corticospinalis anterior*
Tracto corticoespinal lateral = *Tractus corticospinalis lateralis*
Tracto corticonuclear = *Tractus corticonuclearis*
Tracto dorsolateral = *Tractus dorsolateralis*
Tracto espinocerebeloso anterior = *Tractus spinocerebellaris anterior*
Tracto espinocerebeloso posterior = *Tractus spinocerebellaris posterior*
Tracto espinotalámico = *Tractus spinothalamicus*
Tracto espinotalámico anterior = *Tractus spinothalamicus anterior*
Tracto espinotalámico posterior = *Tractus spinothalamicus posterior*
Tracto iliotibial (de la fascia lata) = *Tractus iliotibialis*
Tracto olfatorio = *Tractus olfactorius*
Tracto olivoespinal = *Tractus olivospinalis*
Tracto óptico = *Tractus opticus*
Tracto reticuloespinal anterior = *Tractus reticulospinalis anterior*
Tracto reticuloespinal lateral = *Tractus reticulospinalis lateralis*
Tracto rubroespinal = *Tractus rubrospinalis*
Tracto solitario = *Tractus solitarius*
Tracto tectobulbar = *Tractus tectobulbaris*
Tracto tectoespinal = *Tractus tectospinalis*
Tracto tegmental central = *Tractus tegmentalis centralis*
Tracto temporopontino = *Tractus temporopontinus*
Tracto vascular del ojo* = *Tunica vasculosa bulbi*
Tracto vestibuloespinal = *Tractus vestibulospinalis*
Trago = *Tragus*
Tráquea = *Trachea*
Triángulo femoral = *Trigonum femorale*
Triángulo lumbar = *Trigonum lumbale*
Triángulo omoclavicular o fosa supraclavicular mayor = *Trigonum omoclaviculare (Fossa supraclavicularis major)*
Triángulo submandibular = *Trigonum submandibulare*
Trígono de la habénula = *Trigonum habenulae*
Trígono del nervio hipogloso = *Trigonum n. hypoglossi*
Trígono del nervio vago = *Trigonum n. vagi*
Trígono fibroso = *Trigonum fibrosum*
Trígono fibroso del corazón = *Trigonum fibrosum cordis*
Trígono olfatorio = *Trigonum olfactorium*
Trígono vesical = *Trigonum vesicae*
Trocánter mayor = *Trochanter major*
Trocánter menor = *Trochanter minor*
Tróclea del astrágalo = *Trochlea tali*
Tróclea del músculo oblicuo superior del globo ocular = *Trochlea musculi obliqui superioris bulbi*
Tróclea femoral* = *Facies patellaris*
Tróclea humeral = *Trochlea humeri*
Tróclea peronea del hueso calcáneo = *Trochlea fibularis ossis calcanei*
Trompa auditiva = *Tuba auditiva*
Trompa uterina = *Tuba uterina*
Tronco braquiocefálico = *Truncus brachiocephalicus*
Tronco celíaco = *Truncus coeliacus*
Tronco cervicointercostal* = *Truncus costocervicalis*
Tronco costocervical = *Truncus costocervicalis*
Tronco del fascículo atrioventricular = *Truncus fasciculi atrioventricularis*
Tronco inferior del plexo braquial = *Truncus inferior plexus brachialis*
Tronco linfático intestinal = *Truncus intestinalis lymphaticus*
Tronco medio del plexo braquial = *Truncus medius plexus brachialis*
Tronco pulmonar = *Truncus pulmonalis*
Tronco simpático = *Truncus sympathicus*
Tronco superior del plexo braquial = *Truncus superior plexus brachialis*
Tronco tirobicervicoescapular* = *Truncus thyreocervicalis*
Tronco tirocervical = *Truncus thyreocervicalis*
Tronco vagal anterior = *Truncus vagalis anterior*
Tronco vagal posterior = *Truncus vagalis posterior*
Tronco yugular = *Truncus yugularis*
Troncos linfáticos lumbares = *Trunci lumbales lymphatici*
Tuber cinereum = *Tuber cinereum*
Tubérculo anterior del tálamo = *Tuberculum anterius thalami*

Tubérculo articular del temporal = *Tuberculum articulare ossis temporalis*
Tubérculo carotídeo = *Tuberculum caroticum*
Tubérculo caudado = *Tuberculum caudatum*
Tubérculo conoideo = *Tuberculum conoideum*
Tubérculo de la costilla = *Tuberculum costae*
Tubérculo de la silla = *Tuberculum sellae*
Tubérculo del aductor = *Tuberculum adductorium*
Tubérculo del hueso trapecio = *Tuberculum ossis trapezii*
Tubérculo del músculo escaleno anterior = *Tuberculum m. scaleni anterioris*
Tubérculo del núcleo grácil = *Tuberculum nuclei gracilis*
Tubérculo del pubis = *Tuberculum pubicum*
Tubérculo epiglótico = *Tuberculum epiglotticum*
Tubérculo faríngeo = *Tuberculum pharyngeum*
Tubérculo frontal = *Tuber frontale*
Tubérculo frontal lateral* = *Tuber frontale*
Tubérculo frontal medio* = *Glabella*
Tubérculo infraglenoideo = *Tuberculum infraglenoidale*
Tubérculo intervenoso = *Tuberculum intervenosum*
Tubérculo mayor del húmero = *Tuberculum majus humeri*
Tubérculo menor del húmero = *Tuberculum minus humeri*
Tubérculo obturador anterior = *Tuberculum obturatorium anterius*
Tubérculo obturador posterior = *Tuberculum obturatorium posterius*
Tubérculo omental = *Tuber omentale*
Tubérculo omental (del páncreas) = *Tuber omentale*
Tubérculo parietal = *Tuber parietale*
Tubérculo supraglenoideo = *Tuberculum supraglenoidale*
Tubérculo yugular = *Tuberculum jugulare*
Tuberosidad de la tibia = *Tuberositas tibiae*
Tuberosidad del hueso cuboides = *Tuberositas ossis cuboidei*
Tuberosidad del hueso navicular = *Tuberositas ossis navicularis*
Tuberosidad del maxilar = *Tuber maxillare*
Tuberosidad del primer hueso metatarsiano = *Tuberositas ossis metatarsalis I*
Tuberosidad del quinto hueso metatarsiano = *Tuberositas ossis metatarsalis V*
Tuberosidad del radio = *Tuberositas radii*
Tuberosidad deltoidea = *Tuberositas deltoidea*
Tuberosidad glútea = *Tuberositas glutea*
Tuberosidad ilíaca = *Tuberositas iliaca*
Tuberosidad isquiática = *Tuber ischiadicum*
Tubos seminíferos rectos = *Tubuli seminiferi recti*
Túnica albugínea de los cuerpos cavernosos = *Tunica albuginea corporum cavernosum*
Túnica albugínea del testículo = *Tunica albuginea testis*
Túnica conjuntiva = *Tunica conjunctiva*
Túnica conjuntiva bulbar = *Tunica conjunctiva bulbi*
Túnica conjuntiva palpebral = *Tunica conjunctiva palpebrarum*
Túnica dartos del escroto = *Tunica dartos scroti*
Túnica fibrosa del globo ocular = *Tunica fibrosa bulbi*
Túnica fibrosa del hígado = *Tunica fibrosa hepatis*
Túnica mucosa bucal = *Tunica mucosa oris*
Túnica mucosa de la cavidad timpánica = *Tunica mucosa cavi tympani*
Túnica mucosa de la faringe = *Tunica mucosa pharyngis*
Túnica mucosa de la tráquea = *Tunica mucosa tracheae*
Túnica mucosa del velo del paladar = *Tunica mucosa veli palatini*
Túnica vaginal = *Tunica vaginalis*
Túnica vaginal del testículo = *Tunica vaginalis testis*
Túnica vascular del globo ocular = *Tunica vasculosa bulbi*
Túnicas del cordón espermático y testículo = *Tunicae funiculi spermatici et testis*
Uncus (del hipocampo) = *Uncus*
Uraco = *Urachus*
Uréter = *Ureter*
Uretra = *Urethra*
Uretra anterior* = *Pars spongiosa urethrae*
Uretra esponjosa* = *Pars spongiosa urethrae*
Uretra femenina = *Urethra feminina*
Uretra masculina = *Urethra masculina*
Uretra membranosa* = *Pars membranacea urethrae*
Uretra posterior* = *Pars prostatica et membranacea urethrae*
Uretra prostática* = *Pars prostatica urethrae*
Útero = *Uterus*
Utrículo = *Utriculus*
Utrículo prostático = *Utriculus prostaticus*
Úvula = *Uvula*
Vagina = *Vagina*
Vaina carotídea = *Vagina carotica*
Vaina común de los músculos flexores = *Vagina communis m. flexorum*
Vaina común de los tendones de los músculos flexores = *Vagina communis tendinum m. flexorum*
Vaina común de los tendones de los músculos peroneos = *Vagina communis tendinum m. peroneorum*
Vaina de los tendones del músculo extensor largo de los dedos del pie = *Vagina tendinum m. extensoris digitorum pedis longi*
Vaina de los tendones del músculo flexor largo de los dedos del pie = *Vagina tendinum m. flexoris digitorum pedis longi*
Vaina del globo ocular = *Vagina bulbi*
Vaina del músculo recto del abdomen = *Vagina m. recti abdominis*

Vaina del tendón de los músculos extensores radiales del carpo = *Vagina tendinum m. extensorum carpi radialium*
Vaina del tendón del músculo abductor largo y extensor corto del pulgar = *Vagina tendinum m. abductoris longi et extensoris brevis pollicis*
Vaina del tendón del músculo extensor cubital del carpo = *Vagina tendinum m. extensoris carpi ulnaris*
Vaina del tendón del músculo extensor de los dedos y extensor del índice = *Vagina tendinum m. extensoris digitorum et extensoris indicis*
Vaina del tendón del músculo extensor del dedo pequeño = *Vagina tendinis m. extensoris digiti minimi*
Vaina del tendón del músculo extensor largo del dedo gordo = *Vagina tendinum m. extensoris hallucis longi*
Vaina del tendón del músculo extensor largo del pulgar = *Vagina tendinis m. extensoris pollicis longi*
Vaina del tendón del músculo flexor cubital del carpo = *Vagina tendinum m. flexoris carpi ulnaris*
Vaina del tendón del músculo flexor largo del dedo gordo = *Vagina tendinis m. flexoris hallucis longi*
Vaina del tendón del músculo flexor largo del pulgar = *Vagina tendinis m. flexoris pollicis longi*
Vaina del tendón del músculo flexor radial del carpo = *Vagina tendinum m. flexoris carpi radialis*
Vaina del tendón del músculo tibial anterior = *Vagina tendinis m. tibialis anterioris*
Vaina del tendón del músculo tibial posterior = *Vagina tendinis m. tibialis posterioris*
Vaina fibrosa de los dedos de la mano = *Vagina fibrosa digitorum manus*
Vaina fibrosa de los dedos del pie = *Vagina fibrosa digitorum pedis*
Vaina plantar del tendón del músculo peroneo largo = *Vagina plantaris tendinis m. peronei longi*
Vainas de los tendones de los dedos del pie = *Vaginae tendinum digitorum pedis*
Vainas serosas peritendinosas = *Vaginae synoviales*
Vainas sinoviales de los dedos de la mano = *Vaginae synoviales digitorum manus*
Vainas sinoviales de los dedos del pie = *Vaginae synoviales digitorum pedis*
Vainas sinoviales de los tendones de los dedos = *Vaginae synoviales tendinum digitorum*
Valécula epiglótica = *Vallecula epiglotica*
Válvula atrioventricular derecha o tricúspide = *Valva atrioventricularis dextra/valva tricuspidalis*
Válvula atrioventricular izquierda o mitral = *Valva atrioventricularis sinistra/valva mitralis*
Válvula de la fosa navicular = *Valvula fossae navicularis*
Válvula de la vena cava inferior = *Valvula venae cavae inferioris*
Válvula del seno coronario = *Valvula sinus coronarii*
Válvula mitral o atrioventricular izquierda = *Valva mitralis/valva atrioventricularis sinistra*
Válvula semilunar = *Valvula semilunaris*
Válvula tricúspide o atrioventricular derecha = *Valva tricuspidalis/valva atrioventricularis dextra*
Válvulas (mitral, tricúspide, aorta y pulmonar) = *Valvae*
Válvulas anales = *Valvulae anales*
Válvulas del agujero oval = *Valvula foraminis ovalis*
Vaso anastomótico = *Vas anastomoticum*
Vaso capilar = *Vas capillare*
Vejiga urinaria = *Vesica urinaria*
Velo del paladar = *Velum palatinum*
Velo medular inferior = *Velum medullare inferius*
Velo medular superior = *Velum medullare superius*
Vellosidades intestinales = *Villi intestinales*
Vena = *Vena*
Vena ácigos = *V. azygos*
Vena anastomótica inferior = *V. anastomotica inferior*
Vena anastomótica superior = *V. anastomotica superior*
Vena anterior del septo pelúcido = *V. anterior septi pellucidi*
Vena auricular posterior = *V. auricularis posterior*
Vena axilar = *V. axillaris*
Vena basal = *V. basalis*
Vena basílica = *V. basilica*
Vena braquiocefálica = *V. brachiocephalica*
Vena cardíaca anterior = *V. cordis anterior*
Vena cardíaca magna = *V. cordis magna*
Vena cardíaca media/vena interventricular anterior = *V. cordis media/V. interventricularis anterior*
Vena cardíaca media/vena interventricular posterior = *V. cordis media/V. interventricularis posterior*
Vena cardíaca menor = *V. cordis parva*
Vena cava inferior = *V. cava inferior*
Vena cava superior = *V. cava superior*
Vena cefálica = *V. cephalica*
Vena central de la glándula suprarrenal = *V. centralis gl. suprarenalis*
Vena central de la retina = *V. centralis retinae*
Vena cerebral magna = *V. cerebri magna*
Vena cerebral media profunda = *V. cerebri media profunda*
Vena cerebral media superficial = *V. cerebri media superficialis*
Vena cervical profunda = *V. cervicalis profunda*
Vena circunfleja ilíaca profunda = *V. circunflexa ilium profunda*

Vena cística = *V. cystica*
Vena cólica derecha = *V. colica dextra*
Vena de Marschall* = *V. obliqua atrii sinistri*
Vena del borde derecho del corazón* = *V. marginalis dextra*
Vena del borde izquierdo del corazón* = *V. marginalis sinistra*
Vena dorsal profunda del pene = *V. dorsale penis profunda*
Vena emisaria mastoidea = *V. emissaria mastoidea*
Vena epigástrica inferior = *V. epigastrica inferior*
Vena esplénica = *V. lienalis*
Vena facial = *V. facialis*
Vena facial profunda = *V. faciei profunda*
Vena femoral = *V. femoralis*
Vena femoral profunda = *V. profunda femoris*
Vena frontal = *V. frontalis*
Vena gástrica derecha = *V. gastrica dextra*
Vena gástrica izquierda = *V. gastrica sinistra*
Vena gastroepiploica/ gastroomental derecha = *V. gastroepiploica/ gastroomentalis dextra*
Vena gastroomental/ gastroepiploica izquierda = *V. gastroomentalis/ gastroepiploica sinistra*
Vena gastroomental/ gastroepiploica derecha = *V. gastroomentalis/ gastroepiploica dextra*
Vena gastroepiploica/ gastroomental izquierda = *V. gastroepiploica/ gastroomentalis sinistra*
Vena hemiácigos = *V. hemiazygos*
Vena hemiácigos accesoria = *V. hemiazygos accessoria*
Vena hepática = *V. hepatica*
Vena hepática derecha = *V. hepatica dextra*
Vena hepática intermedia = *V. hepatica intermedia*
Vena hepática izquierda = *V. hepatica sinistra*
Vena ilíaca común = *V. iliaca communis*
Vena ilíaca externa = *V. iliaca externa*
Vena ilíaca interna = *V. iliaca interna*
Vena intercostal superior derecha = *V. intercostalis superior dextra*
Vena intercostal superior izquierda = *V. intercostalis superior sinistra*
Vena lingual = *V. lingualis*
Vena lumbar ascendente = *V. lumbalis ascendens*
Vena marginal derecha = *V. marginalis dextra*
Vena marginal izquierda = *V. marginalis sinistra*
Vena mediana antebraquial = *V. mediana antebrachii*
Vena mediana basílica = *V. mediana basilica*
Vena mediana cefálica = *V. mediana cephalica*
Vena mediana del codo = *V. mediana cubiti*
Vena mesentérica inferior = *V. mesenterica inferior*
Vena mesentérica superior = *V. mesenterica superior*
Vena oblicua del atrio izquierdo = *V. obliqua atrii sinistri*
Vena occipital = *V. occipitalis*
Vena occipital superficial = *V. occipitalis superficialis*
Vena oftálmica inferior = *V. ophtalmica inferior*
Vena oftálmica superior = *V. ophtalmica superior*
Vena poplítea = *V. poplitea*
Vena porta = *V. portae*
Vena posterior del septo pelúcido = *V. posterior septi pellucidi*
Vena profunda de la lengua = *V. profunda linguae*
Vena pudenda interna = *V. pudenda interna*
Vena retromandibular = *V. retromandibularis*
Vena sacra media = *V. sacralis media*
Vena safena accesoria = *V. saphena accessoria*
Vena safena mayor = *V. saphena magna*
Vena safena menor = *V. saphena parva*
Vena subclavia = *V. subclavia*
Vena submentoniana = *V. submentalis*
Vena supraescapular = *V. suprascapularis*
Vena suprarrenal = *V. suprarenalis*
Vena suprarrenal derecha = *V. suprarenalis dextra*
Vena suprarrenal izquierda = *V. suprarenalis sinistra*
Vena supratroclear = *V. supratrochlearis*
Vena tiroidea inferior = *V. thyroidea inferior*
Vena umbilical = *V. umbilicalis*
Vena vertebral = *V. vertebralis*
Vena yugular anterior = *V. jugularis anterior*
Vena yugular externa = *V. jugularis externa*
Vena yugular interna = *V. jugularis interna*
Venas = *Venae*
Venas anteriores de la vejiga* = *Vv. vesicae urinae*
Venas arqueadas = *Vv. arcuatae*
Venas atriales derechas = *Vv. atriales dextrae*
Venas bronquiales = *Vv. bronchiales*
Venas cardíacas del ventrículo izquierdo = *Vv. ventriculi sinistri cordis*
Venas cerebelosas = *Vv. cerebelli*
Venas cerebelosas inferiores = *Vv. inferiores cerebelli*
Venas cerebelosas superiores = *Vv. superiores cerebelli*
Venas cerebrales = *Vv. cerebri*
Venas cerebrales inferiores = *Vv. cerebri inferiores*
Venas cerebrales profundas = *Vv. profundae cerebri*
Venas cerebrales superficiales = *Vv. superficiales cerebri*
Venas cerebrales superiores = *Vv. cerebri superiores*
Venas cólicas = *Vv. colicae*
Venas coroideas = *Vv. choroideae*
Venas de la caja del tímpano* = *Vv. cavi tympani*
Venas de la cavidad nasal = *Vv. cavitatis nasi*

Venas de la cavidad timpánica = *Vv. cavi tympani*
Venas de la faringe = *Vv. pharyngis*
Venas de la glándula parótida = *Vv. glandulae parotidis*
Venas de la glándula sublingual = *Vv. glandulae sublingualis*
Venas de la glándula submandibular = *Vv. glandulae submandibularis*
Venas de la glándula tiroides = *Vv. glandulae thyroideae*
Venas de la laringe = *Vv. laryngis*
Venas de la lengua = *Vv. linguae*
Venas de la mama = *Vv. mammae*
Venas de la membrana del tímpano = *Vv. membranae tympani*
Venas de la órbita = *Vv. orbitae*
Venas de la oreja = *Vv. auriculae*
Venas de la pleura = *Vv. pleurae*
Venas de la próstata* = *Plexus venosus prostaticus*
Venas de la tráquea = *Vv. tracheales*
Venas de la trompa auditiva = *Vv. tubae auditiva*
Venas de la trompa uterina = *Vv. tubae uterinae*
Venas de la vagina* = *Plexus venosus vaginalis*
Venas de la vejiga* = *Plexus venosus vesicalis*
Venas de la vejiga urinaria = *Vv. vesicae urinaria*
Venas de la vulva = *Vv. labiales*
Venas de las circunvoluciones* = *Vv. cerebri*
Venas de los bronquios = *Vv. bronchiales*
Venas de los párpados = *Vv. palpebrarum*
Venas de los plexos coroideos* = *Vv. choroideae*
Venas del agujero ciego = *Vv. foraminis caeci*
Venas del bazo = *Vv. lienales*
Venas del conducto auditivo externo = *Vv. meatus acustici externi*
Venas del esófago = *Vv. oesophagi*
Venas del ligamento redondo hepático = *Vv. ligamenti teretis hepatis*
Venas del ovario = *Vv. ovarii*
Venas del pene = *Vv. penis*
Venas del recto = *Vv. recti*
Venas del riñón = *Vv. renales*
Venas del timo = *Vv. thymicae*
Venas del tronco del encéfalo = *Vv. trunci encephali*
Venas del uréter = *Vv. ureteri*
Venas del útero = *Vv. uterinae*
Venas del ventrículo derecho = *Vv. ventriculares dextrae*
Venas del ventrículo izquierdo* = *Vv. ventriculi sinistri cordis*
Venas diafragmáticas inferiores* = *Vv. phrenicas inferiores*
Venas diploicas = *Vv. diploicae*
Venas dorsales profundas del clítoris = *Vv. dorsales profundae clitoridis*
Venas dorsales superficiales del pene = *Vv. dorsales penis superficiales*
Venas emisarias = *Vv. emissariae*
Venas escrotales = *Vv. scrotales*
Venas esofágicas = *Vv. esophageae*
Venas faríngeas = *Vv. pharyngeae*
Venas frénicas inferiores = *Vv. phrenicas inferiores*
Venas gástricas cortas = *Vv. gastricae breves*
Venas hepáticas = *Vv. hepaticae*
Venas ileales = *Vv. ileales*
Venas intercostales anteriores = *Vv. intercostales anteriores*
Venas intercostales posteriores = *Vv. intercostales posteriores*
Venas interlobulares del riñón = *Vv. interlobares renis*
Venas interlobulillares del riñón = *Vv. interlobulares renis*
Venas labiales = *Vv. labiales*
Venas lagrimales = *Vv. lacrimales*
Venas linguales =*Vv. lingualis*
Venas lumbares = *Vv. lumbales*
Venas maseterinas = *Vv. massetericae*
Venas maxilares = *Vv. maxillares*
Venas meníngeas = *Vv. meningeae*
Venas meníngeas medias = *Vv. meningeae mediae*
Venas metacarpianas = *Vv. metacarpales dorsales*
Venas nasales externas = *Vv. nasales externae*
Venas ováricas = *Vv. ovaricae*
Venas pancreáticas = *Vv. pancreaticae*
Venas pancreaticoduodenales = *Vv. pancreaticoduodenales*
Venas pericárdicas = *Vv. pericardiacae*
Venas profundas = *Vv. profundae*
Venas pulmonares = *Vv. pulmonales*
Venas raninas* = *Vv. lingualis*
Venas renales = *Vv. renales*
Venas rectales medias = *Vv. rectales mediae*
Venas submandibulares = *Vv. submandibulares*
Venas superficiales = *Vv. superficiales*
Venas superficiales del miembro superior = *Vv. superficiales membri superioris*
Venas suprarrenales = *Vv. suprarenales*
Venas supratrocleares = *Vv. supratrochleares*
Venas talamoestriadas = *Vv. thalamostriatae*
Venas temporales superficiales = *Vv. temporales superficiales*
Venas testiculares = *Vv. testiculares*
Venas tibiales posteriores = *Vv. tibiales posteriores*
Venas tiroideas medias = *Vv. thyroideae mediae*
Venas tiroideas superiores = *Vv. thyroideae superiores*
Venas torácicas internas = *Vv. thoracicae internae*
Venas uterinas = *Vv. uterinae*
Venas vesicales = *Vv. vesicae*
Venas yeyunales = *Vv. jejunales*
Venas yeyunales e ileales = *Vv. jejunales et ilei*
Ventana coclear = *Fenestra cochleae*
Ventana vestibular = *Fenestra vestibuli*
Ventrículo del corazón = *Ventriculus cordis*
Ventrículo laríngeo = *Ventriculus laryngis*
Ventrículo lateral = *Ventriculus lateralis*
Ventrículo terminal = *Ventriculus terminalis*
Vénulas estrelladas = *Venulae stellatae*
Vermis = *Vermis*

Vértebra prominente (C VII) = *Vertebra prominens (C VII)*
Vértebras cervicales = *Vertebrae cervicales*
Vértebras coccígeas = *Vertebrae coccygeae*
Vértebras lumbares = *Vertebrae lumbales*
Vértebras sacras = *Vertebrae sacrales*
Vértebras torácicas = *Vertebrae thoracicae*
Vértice de la cabeza del peroné = *Apex capitis fibulae*
Vértice del corazón = *Apex cordis*
Vesícula biliar = *Vesica fellea*
Vesícula seminal = *Vesicula seminalis*
Vestíbulo de la boca = *Vestibulum oris*
Vestíbulo de la bolsa omental = *Vestibulum bursae omentalis*
Vestíbulo de la laringe = *Vestibulum laryngis*
Vestíbulo de la vagina = *Vestibulum vaginae*
Vestíbulo del laberinto = *Vestibulum labyrinthi*
Vestíbulo nasal = *Vestibulum nasi*
Vestigio del proceso vaginal = *Vestigium processus vaginalis*
Vibrisas = *Vibrissae*
Vientre anterior del músculo digástrico = *Venter anterior m. digastrici*
Vientre frontal del músculo occipitofrontal = *Venter frontalis m. occipitofrontalis*
Vientre inferior del músculo omohioideo = *Venter inferior m. omohyoidei*
Vientre occipital del músculo occipitofrontal = *Venter occipitalis m. occipitofrontalis*
Vientre posterior del músculo digástrico = *Venter posterior m. digastrici*
Vientre superior del músculo omohioideo = *Venter superior m. omohyoidei*
Vómer = *Vomer*
Vulva = *Pudendum femininum/vulva*
Yeyuno = *Jejunum*
Yugo esfenoidal = *Jugum sphenoidale*
Yunque = *Incus*
Zona orbicular = *Zona orbicularis*
Zónula ciliar = *Zonula ciliaris*

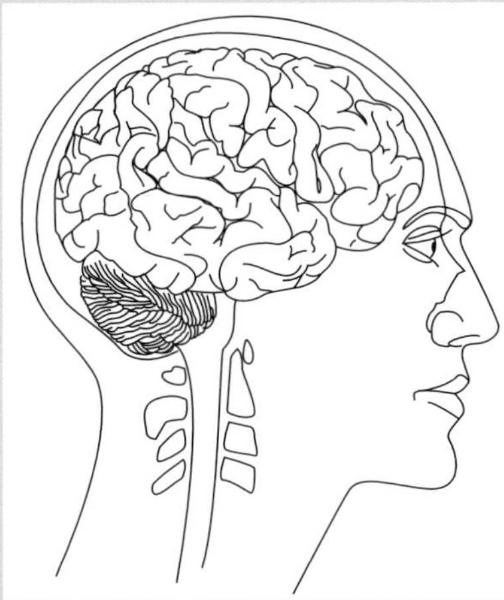

SISTEMA NERVIOSO CENTRAL

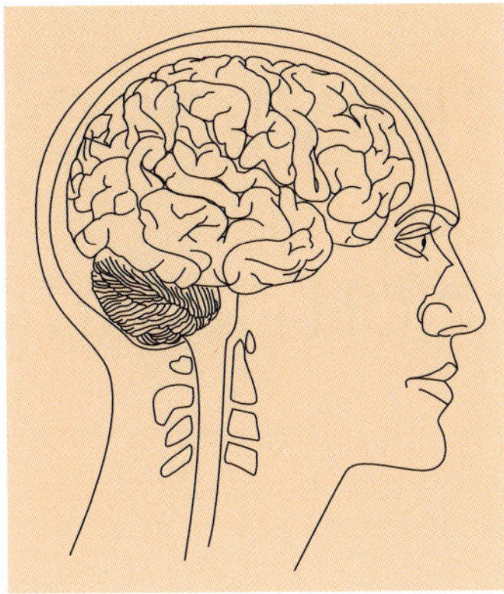

ANATOMÍA DESCRIPTIVA DEL SISTEMA NERVIOSO CENTRAL

DEFINICIÓN. La fisiología permite reconocer en el sistema nervioso del hombre dos sistemas nerviosos distintos.

Uno se denomina *sistema nervioso de la vida de relación* porque pone el organismo en relación con el mundo exterior. Gracias a él se ejecutan los movimientos y se perciben las sensaciones.

El otro es el *sistema nervioso autónomo, de la vida vegetativa u órgano vegetativo,* «que preside todos los fenómenos de la vida vegetativa», por ejemplo las funciones de nutrición, las secreciones, etc.

Durante mucho tiempo se ha creído que ambos sistemas nerviosos, es decir, el de la vida de relación y el autónomo, eran anatómicamente distintos.

Ello es inexacto. Anatómicamente, el sistema nervioso de la vida de relación y el sistema nervioso autónomo se encuentran en una gran parte estrechamente confundidos.

El conjunto formado por ambos sistemas debe dividirse en dos partes: ❑ *a)* una parte central y masiva, contenida en la cavidad craneal y conducto vertebral, que es el *sistema nervioso central* (eje cerebroespinal o neuroeje), y ❑ *b)* el *sistema nervioso periférico,* constituido por los nervios que conectan el sistema nervioso central con todas las partes del organismo; ❑ en determinados puntos, a lo largo del trayecto de los nervios, se encuentran los ganglios nerviosos.

SISTEMA NERVIOSO CENTRAL

CONFIGURACIÓN EXTERNA E INTERNA

El sistema nervioso central se compone de dos segmentos principales: un segmento superior, el *encéfalo,* contenido en la cavidad craneal, y un segmento inferior, la *médula espinal,* situado en el conducto vertebral.

La configuración externa e interna del sistema nervioso central en el adulto es muy simple en lo que concierne a la médula espinal; por el contrario, es de una gran complejidad en las diferentes partes del encéfalo. Sin embargo, la médula espinal y el encéfalo derivan de una misma formación inicial: el *tubo neural.*

Una exposición, por sucinta que sea, de los detalles de orden morfológico que caracterizan tal o cual parte del encéfalo no será de utilidad para el lector si antes no comprende su origen e importancia. Sólo mediante el estudio del desarrollo del sistema nervioso central se puede comprender la manera en que se modelan las diferentes partes que lo constituyen.

Por esta razón nos parece indispensable estudiar paralelamente la anatomía macroscópica del sistema nervioso central y su desarrollo.

Procederemos de la manera siguiente:

Una breve exposición de los primeros estadios del desarrollo nos permitirá dividir el sistema nervioso central en varios segmentos cuya evolución y destino son diferentes. A continuación describiremos cada uno de estos segmentos tal como se presentan en el adulto. A la descripción de cada uno de ellos seguirá un resumen sucinto de las fases de su evolución, gracias a las cuales adquieren su configuración definitiva.

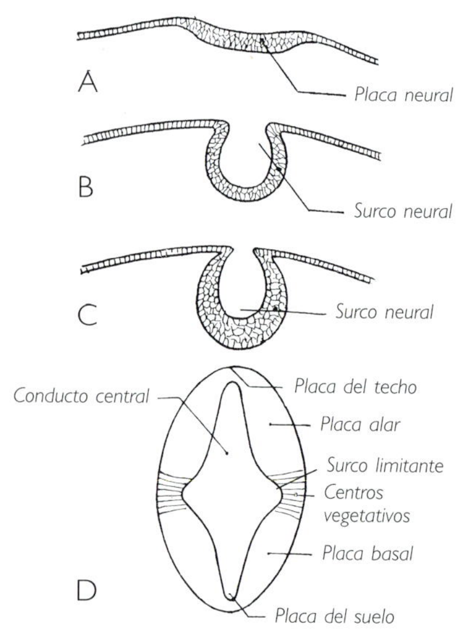

Fig. 1 ▪ A-D) Esquema que muestra la transformación de la placa neural en surco neural y tubo neural.

I. PRIMEROS ESTADIOS DEL DESARROLLO Y DIVISIÓN DEL SISTEMA NERVIOSO CENTRAL

El sistema nervioso central aparece como un engrosamiento del ectodermo, situado sobre la cara dorsal del disco embrionario a lo largo de su eje craneocaudal mayor. Pronto esta cinta engrosada, denominada *placa neural,* se transforma primero en *surco neural* y después en *tubo neural,* mediante la aproximación y soldadura de los dos bordes del surco neural (v. los cortes transversales de la fig. 1).

El tubo neural se aísla completamente del ectodermo que le ha dado origen. Presenta entonces la forma de un cilindro hueco aplanado transversalmente. Su corte es elíptico; en él se reconocen dos paredes laterales gruesas: una pared dorsal adelgazada denominada *placa del techo* y una pared ventral también delgada, denominada *placa del suelo* (fig. 1).

Las paredes del tubo neural circunscriben una luz, denominada *conducto central.*

El tubo neural no presenta el mismo calibre en toda su longitud. En su extremo anterior o cefálico se forman tres dilataciones que se suceden de anterior a posterior: son las *vesículas encefálicas primitivas.* Se dividen en *vesícula encefálica anterior, vesícula encefálica media y vesícula encefálica posterior* (fig. 31).

Las cavidades vesiculares constituyen dilataciones del conducto central y comunican entre sí.

Las diferentes partes del tubo neural, tal como las encontramos en este estadio, experimentan nuevas transformaciones para dar origen a los diversos segmentos del sistema nervioso central. Indicaremos estas transformaciones en su debido momento. De momento, basándonos en estas primeras consideraciones embriológicas, podemos establecer una división general del sistema nervioso central.

Éste se compone de dos partes:

1. El *encéfalo,* que deriva de las vesículas encefálicas primitivas.
2. La *médula espinal,* que procede del resto del tubo neural y está situada caudalmente a las vesículas encefálicas primitivas.

En el encéfalo distinguiremos tres segmentos principales correspondientes a las tres vesículas encefálicas primitivas.

Éstas son, de caudal a craneal:

1. El *cerebro posterior* o *rombencéfalo,* que deriva de la vesícula encefálica posterior; comprende la médula oblongada, el puente y el cerebelo.
2. El *cerebro medio* o *mesencéfalo,* que procede de la vesícula encefálica media y está constituido por los pedúnculos cerebrales y los colículos.
3. El *cerebro anterior* o *prosencéfalo,* que comprende las diferentes partes de los centros nerviosos derivados de la vesícula encefálica anterior, es decir, los hemisferios cerebrales y las formaciones interhemisféricas.

TOPOGRAFÍA FUNCIONAL DEL TUBO NEURAL. El esquema D de la figura 1 muestra que la pared de cualquier parte del tubo neural (tubo neural medular o vesículas encefálicas) presenta, en un momento dado de su desarrollo, varias partes distintas: una dorsal o *placa del techo,* otra ventral o *placa del suelo* y dos partes laterales. Éstas se encuentran divididas por un *surco limitante* en una lámina anterior, denominada *placa ventral* o *placa basal,* y una lámina posterior, denominada *placa dorsal* o *placa alar.* La sustancia gris de la placa basal es motora, la de la placa alar es sensitiva y la zona intermedia que corresponde al surco limitante proporciona los centros vegetativos.

II. MÉDULA ESPINAL

La médula espinal es la parte del sistema nervioso central contenida en el conducto vertebral.

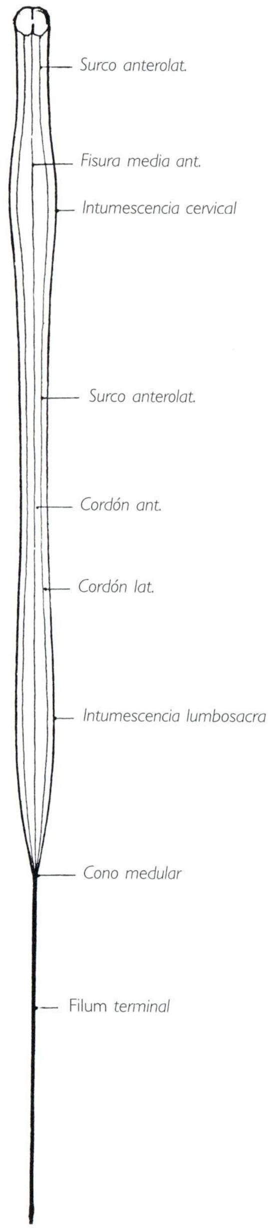

Fig. 2 ▪ Médula espinal (visión anterior) (esquemático).

FORMA. Presenta la forma de un tallo cilíndrico de color blanquecino. Mide en promedio 45 cm de longitud en el hombre, 42 cm en la mujer y 1 cm de anchura.

La médula espinal no es, sin embargo, regularmente cilíndrica. Presenta, de hecho, dos ensanchamientos o intumescencias: una superior o intumescencia cervical y otra inferior o intumescencia lumbosacra (figs. 2 y 3). Estas intumescencias corresponden a los segmentos de la médula espinal que dan origen a los nervios espinales destinados a los miembros superiores e inferiores. La intumescencia cervical se extiende desde la cuarta vértebra cervical hasta la primera vértebra torácica; la intumescencia lumbosacra va desde la décima vértebra torácica hasta la primera vértebra lumbar.

Además, está ligeramente aplanada de anterior a posterior, de tal manera que su diámetro transversal mide de 1 a 2 mm más que su diámetro anteroposterior en la región torácica, y de 3 a 4 mm a nivel de las intumescencias.

Inferiormente a la intumescencia lumbosacra, la médula espinal se estrecha muy rápidamente y termina en un extremo cónico de vértice inferior, denominado *cono medular.*

Al cono medular le sigue un segmento rudimentario de médula espinal, delgado y filiforme, denominado *porción espinal del filum terminal,* que desciende hasta la cara posterior del cóccix, donde se inserta ensanchándose.

La médula espinal no es rectilínea. Contenida en el conducto vertebral, se amolda a las curvaturas de este conducto, que coinciden con las de la columna vertebral.

LÍMITES. La médula espinal se continúa superiormente con el encéfalo. Su límite superior, indicado por el extremo inferior de la decusación de las pirámides, corresponde a un plano horizontal tangencial al borde superior del arco posterior del atlas y que pasa por el centro del arco anterior de este hueso (Barbilian). Su extremo inferior, o cono terminal, está situado a nivel de la segunda vértebra lumbar.

Las relaciones que presenta el extremo inferior de la médula espinal con la columna vertebral se modifican a lo largo del desarrollo. Hasta el cuarto mes de vida intrauterina, la médula espinal desciende hasta la base del cóccix. En el nacimiento se detiene a nivel de la tercera vértebra lumbar. Estas diferencias son resultado de la desigualdad del desarrollo longitudinal de la columna vertebral y de la médula espinal: el crecimiento longitudinal de la columna vertebral es más rápido que el de la médula espinal, de tal manera que ésta, fijada superiormente por su continuidad con el encéfalo, parece ascender por el conducto vertebral a medida que el sujeto se desarrolla.

■ **RELACIONES.** La médula espinal presenta un diámetro menor que el del conducto vertebral.

Hasta hace unos años se afirmaba que la médula espinal ocupaba la parte central del conducto vertebral. Laux ha demostrado que la médula espinal no sigue el eje del conducto vertebral, sino que, a lo largo de las curvaturas descritas por la columna vertebral, el tubo nervioso tiende a tomar la dirección de la cuerda que sostiene o forma dichas curvaturas. Dicho de otro modo, en el conducto vertebral la médula espinal tiende a seguir el camino más corto.

La médula espinal está separada de las paredes óseas: ❑ *a)* por las meninges que envuelven la médula espinal; ❑ *b)* por tejido adiposo y por los plexos venosos vertebrales internos que llenan el espacio comprendido entre la duramadre y las paredes del conducto (v. *Meninges* y fig. 6).

■ **CONFIGURACIÓN EXTERNA.** La *cara anterior* está recorrida de un extremo a otro de la médula espinal por una fisura media y longitudinal, denominada *fisura media anterior* (fig. 2).

La *cara posterior* presenta, sobre la línea media y sobre toda la longitud de la médula espinal, una ranura sin apenas profundidad, denominada *surco medio posterior* (fig. 3). Este surco corresponde al borde posterior de un tabique medio denominado septo medio posterior o tabique medio posterior.

A cada lado de la fisura media anterior y del surco medio posterior, a 2 o 3 mm de la línea media, emergen las raíces posteriores y anteriores de los nervios espinales, formados por varios filetes nerviosos superpuestos.

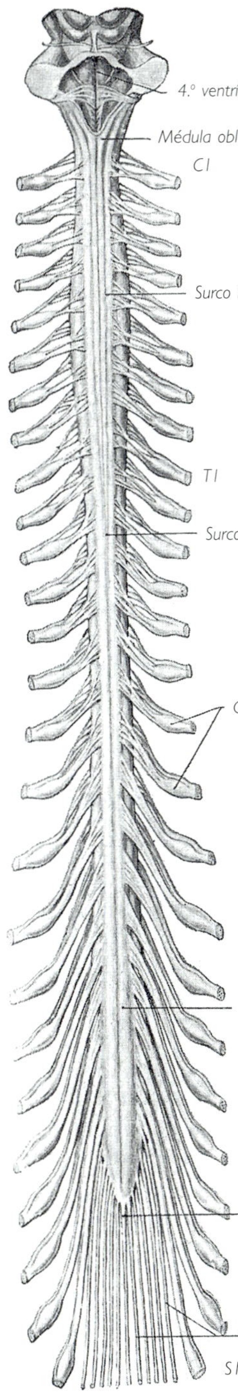

Fig. 3 ■ Médula espinal y raíces de los nervios espinales (visión posterior).

Las raíces posteriores o raíces sensitivas de los nervios espinales forman, a cada lado del surco medio posterior, una serie vertical y regular de haces nerviosos (fig. 3). Éstos son más numerosos y gruesos que los de las raíces anteriores, con excepción de la primera raíz, que es más pequeña. Después de arrancar estas raíces, su línea de implantación ocupa una depresión lineal, paralela al surco medio posterior, denominada *surco posterolateral.*

Las raíces anteriores o raíces motoras de los nervios espinales nacen a cada lado de la fisura media anterior, siguiendo una línea discontinua e irregular, de tal manera que, una vez arrancadas, su línea de implantación configura un surco discontinuo e irregular de anchura variable, constituido por fositas distintas entre sí y denominado *surco anterolateral.*

La fisura media anterior, el surco medio posterior y los surcos anterolateral y posterolateral limitan en cada mitad lateral de la médula espinal tres bandas longitudinales blanquecinas formadas por haces de fibras nerviosas; estas bandas se denominan *cordones de la médula espinal.* Se dividen en anterior, lateral y posterior (figs. 2, 3 y 4).

El *cordón anterior* está comprendido entre la fisura media anterior y el surco anterolateral; el *cordón lateral* se halla entre el surco anterolateral y el surco posterolateral, y el *cordón posterior* entre el surco medio posterior y el surco posterolateral. La parte cervical del cordón posterior está dividida por un surco longitudinal, denominado *surco intermedio posterior,* en dos partes: una medial o fascículo grácil y otra lateral o fascículo cuneiforme (fig. 13).

Finalmente debe destacarse que, de la parte cervical del cordón lateral, emergen, un poco anteriormente a las raíces posteriores, los filetes de origen medular del nervio accesorio (fig. 13).

CONFIGURACIÓN INTERNA

1. Septo o tabique medio posterior y comisura. Un corte transversal de la médula espinal que pase a cualquier nivel (fig. 4) muestra, sobre la línea media, la fisura media anterior y el surco medio posterior. La fisura media anterior se extiende en profundidad sobre el tercio anterior, aproximadamente, del diámetro anteroposterior de la médula espinal. El surco medio posterior, por el contrario, es muy superficial, pero da origen a un delgado tabique medio posterior, de naturaleza neuroglial, denominado *septo medio posterior* o *tabique medio posterior,* que se dirige hacia el centro de la médula espinal. El tabique medio posterior y la fisura media anterior dividen la médula espinal en dos mitades simétricas, que quedan solamente unidas, sobre la línea media entre el fondo de la fisura media anterior y el borde anterior del tabique medio posterior, por una estrecha lámina de sustancia nerviosa denominada *comisura.*

2. Sustancia blanca y sustancia gris. La médula espinal, como todas las partes del sistema nervioso central, está compuesta por sustancia blanca y sustancia gris.

En la médula espinal, ambas sustancias se reparten siguiendo un modelo casi regular que sólo experimenta ligeras modificaciones en los diferentes segmentos de la médula espinal.

a) SUSTANCIA GRIS. La sustancia gris presenta forma de H. Está formada por *dos masas laterales,* prolongadas de anterior a posterior y unidas entre sí por una lámina transversal de sustancia gris denominada *comisura gris* (fig. 4).

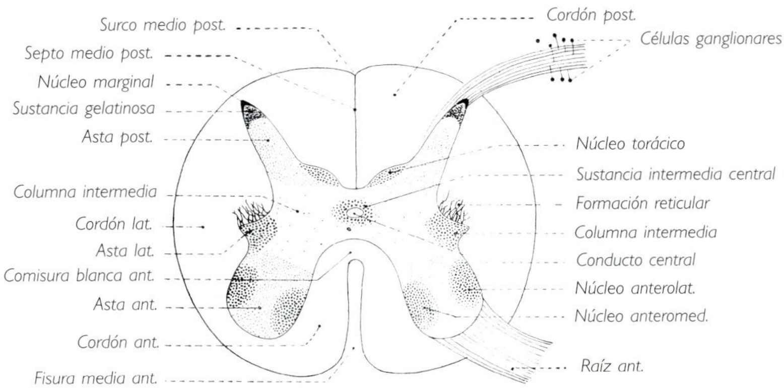

Fig. 4 ▪ Corte transversal de la porción torácica de la médula espinal, destinado a mostrar las diferentes partes de la médula espinal y la situación de los principales núcleos de la sustancia gris (esquemático).

La *comisura gris* ocupa la parte posterior de la comisura medular. Toca posteriormente el borde anterior del septo medio posterior; anteriormente está separada de la fisura media anterior por una banda de sustancia blanca, la *comisura blanca anterior.* La comisura gris está ahuecada en el centro por el *conducto central* o *conducto ependimario* de la médula espinal, que la divide en dos partes, una anterior y otra posterior, denominadas a su vez *comisura gris anterior* y *comisura gris posterior.*

En las inmediaciones del conducto central, la sustancia gris presenta una transparencia característica, la *sustancia intermedia central.*

Las *masas laterales* están incurvadas en forma de media luna de concavidad lateral. Un plano frontal, que pasa por el conducto central, divide cada una de ellas en dos partes: una anterior o *asta anterior* y otra posterior o *asta posterior.*

El *asta anterior* es motora, voluminosa y ancha. Su extremo anterior está siempre separado de la superficie de la médula espinal por un espesor siempre notable de sustancia blanca. En el asta anterior se distinguen dos partes: una anterior o *cabeza,* y otra posterior o *base.*

El *asta posterior* es sensitiva, al contrario que la precedente, es estrecha y alargada. Termina por medio de un extremo afilado que bordea el surco posterolateral de la médula espinal, y sólo está separada de este surco por una delgada lámina de sustancia blanca que corresponde a la zona de entrada de las raíces posteriores de los nervios espinales: se trata del *tracto posterolateral.*

En el asta posterior se distinguen tres partes: una anterior, denominada *base,* unida a la base del asta anterior por la columna intermedia; otra posterior, denominada *cabeza,* y una tercera, intermedia entre las dos precedentes, que constituye el *cuello.*

El extremo posterior de la cabeza está constituido por sustancia gris de aspecto gelatinoso; se denomina *sustancia gelatinosa* (de Rolando). La capa superficial del asta posterior, que limita posteriormente la sustancia gelatinosa, se denomina *núcleo marginal* (capa zonal de Waldeyer).

El contorno del asta posterior es regular.

Entre el asta anterior y el asta posterior, lateralmente a la comisura gris, se encuentra la *columna intermedia.* En la porción torácica de la médula espinal forma un saliente denominado *asta lateral.* A nivel del ángulo formado por el asta lateral y la base del asta posterior, la sustancia gris emite finas prolongaciones que penetran en la sustancia blanca y se comunican entre sí. El resultado es la formación de una red de sustancia gris conocida con el nombre de *formación reticular espinal.* ❑ De la columna intermedia emergen, en la región cervical, las raíces espinales del nervio accesorio, que después discurren en la sustancia blanca antes de salir de la médula espinal (v. fig. 13).

NÚCLEOS DE LA SUSTANCIA GRIS (fig. 4). La sustancia gris del sistema nervioso central debe su coloración característica a que está constituida esencialmente por los cuerpos celulares de las neuronas y por fibras nerviosas amielínicas.

Los cuerpos neuronales existen en toda la sustancia gris, pero están repartidos de manera desigual. Se agrupan en ciertos puntos en masas claramente circunscritas, denominadas *núcleos.* Los núcleos se extienden en columnas más o menos continuas a lo largo de toda la médula espinal.

Se reconocen dos núcleos en el asta anterior: uno anteromedial y otro anterolateral; existe además un núcleo intermediolateral que ocupa el asta lateral (fig. 4). ❑ En el asta posterior existen dos masas celulares principales: una ocupa la sustancia gelatinosa y la otra es el *núcleo torácico posterior.* Se denomina así un núcleo situado en la cara medial de las astas posteriores, en la unión de éstas con la comisura gris posterior. Es claramente distinto de la sustancia gris vecina en toda la extensión de la porción posterior de la médula espinal. El núcleo torácico posterior es, en efecto, característico de la porción torácica de la médula espinal. No obstante, superior e inferiormente a la porción torácica de la médula espinal está constituido por elementos celulares semejantes a los del núcleo torácico posterior.

Otro núcleo se encuentra en la comisura gris, en torno al conducto central, en la sustancia intermedia central.

TERRITORIOS FISIOLÓGICOS DE LA SUSTANCIA GRIS. La sustancia gris de la médula espinal puede dividirse, desde un punto de vista fisiológico, en tres territorios: ❑ el primero es anterior y *motor,* y comprende la mayor parte de las astas anteriores; ❑ el segundo es *sensitivo* y está constituido en su mayor parte por las astas posteriores, y ❑ el tercero es *vegetativo,* ocupa la comisura gris y se extiende a cada lado hasta el cordón lateral (v. más adelante); contiene dos núcleos vegetativos, el de la sustancia gris visceral secundaria y el núcleo intermediolateral, que se sitúa en el asta lateral. En el territorio vegetativo de la comisura se distingue una zona anterior visceromotora y una zona posterior viscerosensitiva.

b) SUSTANCIA BLANCA. Los tres cordones de sustancia blanca que aparecen en la superficie externa de cada mitad de la médula espinal se extienden en profundidad hasta la sustancia gris (fig. 4). El cordón anterior está separado del cordón lateral por el asta anterior de la sustancia gris y por las raíces anteriores de los nervios espinales, que emergen del extremo anterolateral del asta anterior y se dirigen al surco anterolateral. El cordón lateral está separado del cordón posterior por el asta posterior, que se extiende hasta las inmediaciones del surco posterolateral.

Los dos cordones anteriores están unidos entre sí, sobre la línea media, por una lámina transversal de sustancia blanca, denominada *comisura blanca anterior,* comprendida entre el fondo de la fisura media anterior y la comisura gris anterior.

Los dos cordones posteriores están separados uno de otro por el tabique medio posterior.

TERRITORIOS FISIOLÓGICOS DE LA SUSTANCIA BLANCA. Los cordones están ocupados por tractos o fascículos motores, sensitivos, vegetativos y de asociación (v. fig. 13).

En el *cordón anterior* se encuentran el *tracto corticoespinal anterior* de la vía motora principal, aplicado contra la fisura media anterior, y el *tracto vestibuloespinal* y *fibras olivoespinales,* situados en la parte superficial del cordón. Las fibras de estos tractos terminan en el asta anterior del lado opuesto para el tracto corticoespinal anterior, y del mismo lado para los otros dos. En profundidad, el cordón está formado por el tracto espinotalámico anterior de la sensibilidad táctil y por fibras de asociación.

En el *cordón lateral,* el tracto espinocerebeloso posterior, nacido en el núcleo torácico posterior del mismo lado, y el tracto espinocerebeloso anterior, procedente de células del asta posterior del lado opuesto, transmiten las impresiones de sensibilidad profunda inconsciente aportadas por las fibras procedentes de los ganglios sensitivos de los nervios espinales. Medialmente a estos tractos superficiales se observan: anteriormente, el tracto espinotalámico lateral de la vía termoalgésica, y posteriormente, el tracto corticoespinal lateral y el tracto rubroespinal, que terminan en el asta anterior del mismo lado. Por último, la parte profunda del cordón lateral está ocupada por fibras vegetativas y de asociación.

El *cordón posterior* comprende el fascículo grácil y el fascículo cuneiforme, formados por fibras de las raíces posteriores de los nervios espinales que conducen a la médula oblongada impresiones de la sensibilidad profunda consciente. Este cordón contiene también fascículos de asociación.

c) CARACTERÍSTICAS PARTICULARES DE LA SUSTANCIA GRIS Y LA SUSTANCIA BLANCA EN LAS DIFERENTES PORCIONES DE LA MÉDULA ESPINAL. La disposición que acabamos de describir es la que se encuentra en la porción torácica de la médula espinal.

En las intumescencias cervical y lumbosacra, el asta anterior aumenta considerablemente de volumen y absorbe en su desarrollo el asta lateral correspondiente.

La *sustancia blanca* presenta algunas particularidades en la porción cervical y en la intumescencia lumbosacra. En toda la extensión de la porción cervical de la médula espinal, el cordón posterior está tabicado por una lámina de neuroglia: se trata del *septo cervical intermedio* o *tabique cervical intermedio* (v. fig. 13). Este tabique se extiende desde el surco intermedio posterior hasta la comisura gris; medialmente al tabique se encuentra el fascículo grácil y lateralmente el fascículo cuneiforme.

La intumescencia lumbosacra está formada sobre todo por sustancia gris; su sustancia blanca disminuye muy rápidamente de volumen de superior a inferior hasta el extremo del cono terminal.

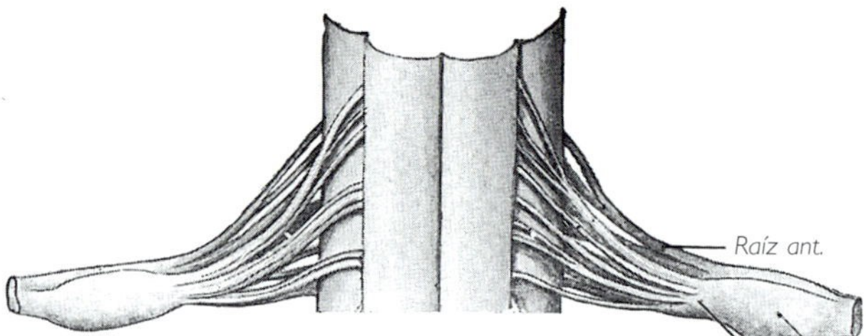

Fig. 5 ▪ Segmento de médula espinal con las raíces de los nervios espinales (visión posterior).

3. Conducto central. El conducto central está situado en el centro de la comisura gris. No es permeable en toda su extensión. Cuando presenta una luz, generalmente ésta no excede 0,2 mm. No obstante, en el extremo inferior del cono terminal, el conducto central se dilata formando un ensanchamiento denominado por Krause *ventrículo terminal de la médula espinal.*

4. Raíces de los nervios espinales. Los nervios espinales se desprenden de la médula espinal por medio de dos raíces: una *raíz anterior* o *raíz motora* y una *raíz posterior* o *raíz sensitiva*.

a) ORIGEN DE LAS RAÍCES. GANGLIOS SENSITIVOS DE LOS NERVIOS ESPINALES. Las *raíces anteriores* nacen de neuronas situadas en el asta anterior de la médula espinal. Representan las prolongaciones axonales de estas células, denominadas por esta razón *neuronas radiculares.*

Las *raíces posteriores* presentan en su trayecto un engrosamiento elipsoide de eje mayor transversal; estos engrosamientos son los *ganglios sensitivos de los nervios espinales* o *ganglios raquídeos.* Los ganglios sensitivos de los nervios espinales están constituidos por neuronas originariamente bipolares, pero que evolucionan de tal manera que las dos prolongaciones de la célula se fusionan en su origen en una breve parte de su extensión. Así pues, estas células sólo son unipolares en apariencia y las dos prolongaciones se separan a escasa distancia del cuerpo neuronal.

De las dos prolongaciones, una es protoplásmica y celulípeta o periférica, se dirige hacia la periferia y constituye una fibra del nervio espinal; la otra es axonal y celulífuga, central o centrípeta, y alcanza la médula espinal a través de los filetes de origen de la raíz posterior correspondiente.

FIBRAS DE LA RAÍZ ESPINAL DEL NERVIO ACCESORIO (XI). Las *fibras motoras* proceden de neuronas del asta anterior. Las *fibras sensitivas* tienen su origen en pequeños ganglios análogos a los ganglios sensitivos de los nervios espinales situados en la unión de los filetes radiculares con el tronco de la raíz espinal del nervio. La prolongación periférica procedente de las células ganglionares participa en la constitución del nervio accesorio, mientras que la prolongación axonal o central alcanza el asta posterior de la sustancia gris medular.

Las fibras sensitivas emergen de la médula espinal con las demás fibras del nervio accesorio, motoras y vegetativas, un poco anteriormente o a lo largo del surco posterolateral, pero siempre anteriormente a las raíces posteriores.

b) TRAYECTO, DIRECCIÓN Y RELACIONES. Las dos raíces de un nervio espinal convergen hacia el agujero intervertebral correspondiente, lo atraviesan y se unen lateralmente al ganglio sensitivo del nervio espinal cuando alcanzan el extremo lateral del agujero intervertebral. El ganglio sensitivo del nervio espinal ocupa, en efecto, esta parte de la raíz posterior situada en el agujero intervertebral, a excepción de los ganglios sensitivos de los nervios sacros, que están situados dentro del conducto vertebral.

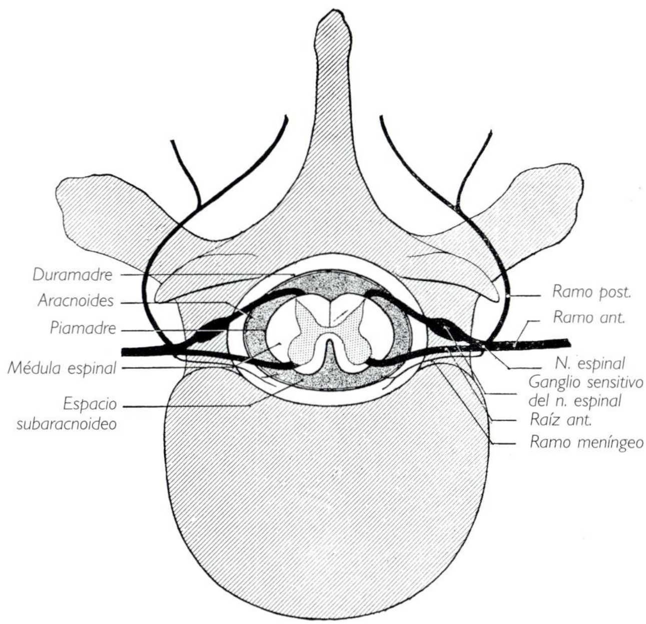

Fig. 6 ▪ Esquema de un nervio espinal. El nervio espinal, sus raíces y la división en sus dos ramos están representados en negro.

La dirección de las raíces de los nervios espinales varía de superior a inferior. Las raíces del primer nervio cervical son horizontales. Inferiormente, las raíces se dirigen oblicuamente en sentido inferior y lateral. Esta oblicuidad aumenta de manera progresiva de superior a inferior, si bien las raíces de los tres últimos nervios lumbares y las de los nervios sacros y coccígeo son casi verticales y forman alrededor del extremo inferior de la médula espinal y del *filum terminal* un voluminoso haz de cordones nerviosos denominado *cola de caballo* (fig. 3).

Esta diferencia en la dirección de las raíces de los nervios espinales se debe al aparente ascenso de la médula espinal. En efecto, a medida que el extremo inferior de la médula espinal parece ascender en el conducto vertebral, el punto de emergencia de las raíces se aleja de forma gradual de los agujeros intervertebrales por los cuales salen del conducto vertebral, y éstas a su vez se alejan tanto más cuanto más cercanas están las raíces del extremo inferior de la médula espinal.

Es esencial, durante ciertas intervenciones quirúrgicas que se realizan en la región vertebral (p. ej., durante una cordotomía), poder reconocer de manera precisa las diferentes raíces de los nervios espinales puestas al descubierto.

Las relaciones entre las raíces y las apófisis espinosas son muy variables para servir como punto de referencia.

Banzet propone acertadamente basar el reconocimiento de las raíces de los nervios espinales en las relaciones que éstas presentan: con las apófisis transversas en las regiones torácica y lumbar, y con las interlíneas de las apófisis articulares en la región cervical.

Las raíces se identifican gracias a su orificio en la duramadre.

En la región torácica, una pareja de nervios espinales perfora la duramadre a nivel de cada apófisis transversa. La raíz tiene el mismo número de orden que la apófisis correspondiente.

Sin embargo, a nivel de las tres o cuatro primeras vértebras torácicas, el orificio de salida se encuentra frente a la parte inferior o muy ligeramente inferior a la apófisis correspondiente.

Las raíces de los dos primeros pares de nervios lumbares presentan, con las apófisis costales, las mismas relaciones que las de los nervios torácicos.

En la región cervical, las raíces de los nervios espinales perforan el estuche dural a nivel de las interlíneas de articulación de las apófisis articulares. El número de la raíz viene dado por el de la vértebra situada inferiormente a la interlínea.

Precisaremos, a propósito de las meninges, las relaciones que las raíces de los nervios espinales presentan con estas membranas.

c) DISPOSICIÓN GENERAL DE UN NERVIO ESPINAL. Un nervio espinal es el resultado de la unión de dos raíces: una raíz anterior o raíz motora y una raíz posterior o raíz sensitiva. Todo nervio espinal es, por tanto, un *nervio mixto* (sensitivomotor). Así formado, todo nervio espinal se dirige lateralmente y no tarda en dividirse en dos ramos, uno posterior y otro anterior (fig. 5).

El *ramo posterior* se dirige posteriormente, pasa entre las apófisis transversas correspondientes y se distribuye en las partes blandas situadas posteriormente a la columna vertebral.

El *ramo anterior,* más voluminoso que el precedente, continúa la dirección del nervio espinal y se distribuye en las partes lateral y anterior del cuerpo.

Los *plexos de los nervios espinales* están formados por las comunicaciones que unen entre sí los ramos anteriores de algunos nervios espinales.

d) NÚMERO DE NERVIOS ESPINALES. Se cuentan 31 pares de nervios espinales. Se dividen en: ❑ *a)* ocho pares cervicales que reciben el número de orden de la vértebra situada inferiormente a ellos; el octavo par cervical está comprendido entre la séptima vértebra cervical y la primera vértebra torácica; ❑ *b)* doce pares torácicos; ❑ *c)* cinco pares lumbares; ❑ *d)* cinco pares sacros, y ❑ *e)* un par coccígeo. Los pares torácicos, lumbares y sacros llevan el número de la vértebra situada superiormente a ellos.

Cada nervio espinal recibe comunicaciones de la porción simpática del sistema nervioso autónomo: son los ramos comunicantes (v. *Simpático*).

Cada nervio espinal da origen a un fino ramo, denominado *ramo meníngeo* o *ramo recurrente del nervio espinal* (fig. 5).

Éste puede nacer bien del nervio espinal antes de su división bien de su ramo anterior. El ramo meníngeo del nervio espinal, engrosado mediante un filete de la porción simpática del sistema nervioso autónomo, sigue un trayecto recurrente, penetra en el conducto vertebral por el agujero intervertebral y se distribuye en los vasos del conducto vertebral y en las meninges.

DESARROLLO DE LA MÉDULA ESPINAL

1. Surco neural y tubo neural. Raquisquisis. La médula espinal procede de la parte del tubo neural situada caudalmente a las vesículas encefálicas primitivas.

La transformación del surco neural en tubo neural comienza a nivel de la vesícula encefálica posterior y se extiende desde ese punto progresivamente en sentido craneocaudal.

La región caudal del surco neural es la última en cerrarse. Por razones aún poco conocidas, puede producirse una interrupción del desarrollo mientras el surco neural se encuentra aún abierto caudalmente en una parte más o menos grande de su extensión. Esta interrupción del desarrollo puede extenderse a todas las partes blandas y es-

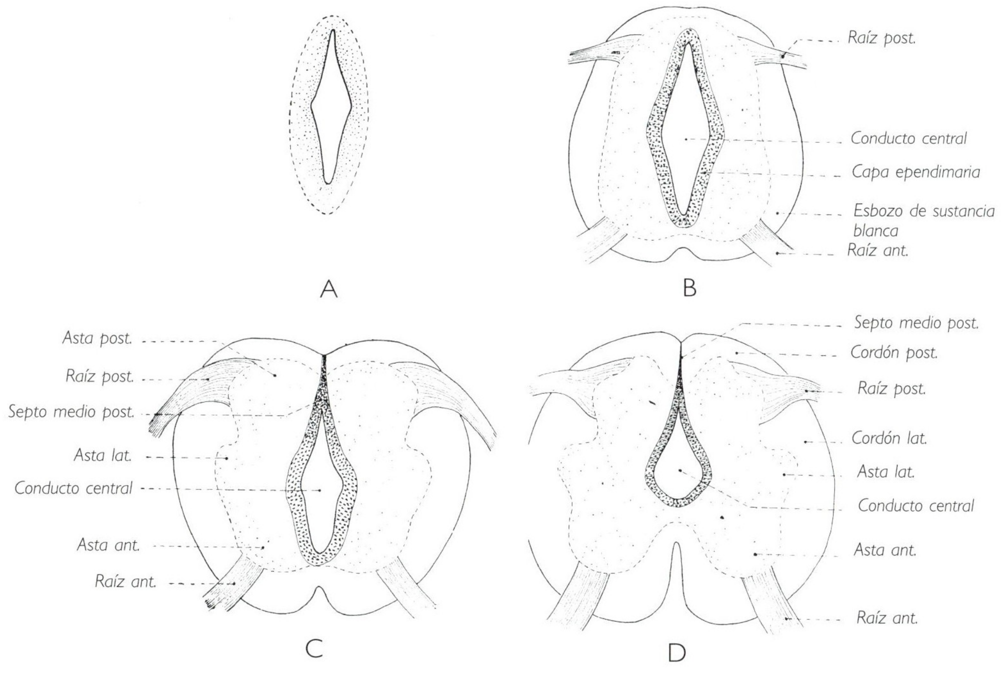

Fig. 7 ▪ A-D) Cortes de la médula espinal en diferentes estadios de su desarrollo (esquemático).

queléticas que normalmente recubren la médula espinal: meninges, arcos vertebrales y tegumentos. El resultado es una malformación congénita en la cual un segmento más o menos grande de médula espinal permanece como un surco abierto dorsalmente y en la superficie misma del cuerpo. Esta malformación, denominada *raquisquisis,* es la forma más grave de *espina bífida.*

2. Porción espinal del *filum* terminal y segmento caudal de la médula espinal. Al estudiar la configuración general de la médula espinal, hemos señalado que ésta continúa más allá del cono terminal por medio de un tracto muy delgado: la *porción espinal del filum terminal* (fig. 2).

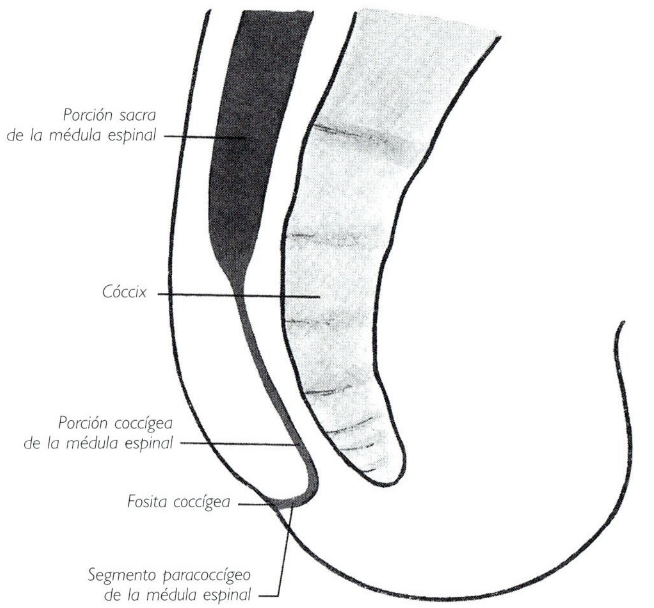

Fig. 8 ▪ Segmento caudal de la médula espinal (esquemático).

La *porción espinal del filum terminal* es el resultado de una interrupción del desarrollo de la porción sacra de la médula espinal, pero no representa el extremo terminal del surco neural embrionario. Existe, en efecto, en un estado precoz del desarrollo, caudalmente a la *porción espinal del filum* terminal, una región caudal o coccígea del surco neural que comprende dos segmentos: ❑ uno denominado *segmento directo* o *segmento coccígeo propiamente dicho,* que está aplicado contra la cara dorsal de las vértebras coccígeas; ❑ el otro, conocido por el nombre de *segmento reflejo* o *segmento paracoccígeo,* sigue al precedente y se incurva en sentido craneodorsal, extendiéndose hasta la cara profunda del tegumento (fig. 8). Éste presenta a este nivel una ligera depresión, la fosita coccígea. En el curso del desarrollo, el segmento coccígeo desaparece y el segmento paracoccígeo se vuelve independiente y evoluciona hasta el sexto mes de vida intrauterina. Sin embargo, «estos vestigios coccígeos pueden persistir hasta el nacimiento y ser el punto de partida de tumores congénitos sacrococcígeos de origen nervioso» (Tourneux y Herrmann).

3. Cambios que se producen durante el desarrollo en la configuración externa e interna de la médula espinal propiamente dicha. Con anterioridad se ha señalado que la pared del tubo neural medular presenta en un corte transversal, al principio de su desarrollo, la forma de una elipse, en la cual se reconocen dos paredes laterales gruesas, una pared dorsal delgada, la *placa del techo* y una pared ventral también delgada, denominada *placa del suelo* (figs. 1, D y 7, A, B y C). Las paredes laterales están divididas por el *surco limitante* en dos partes: una dorsal o placa alar y otra ventral o placa basal.

En la pared del tubo neural, que al principio es enteramente celular, se distinguen dos capas de células: una interna o epitelial, denominada *capa ependimaria,* que limita el conducto central de la médula espinal; la otra, que es externa y se conoce con el nombre de *capa del manto,* es el primer esbozo de la sustancia gris.

Esta última se desarrolla primero lateral y después ventralmente. El desarrollo de las astas anteriores es desigual: su contorno es prominente por una parte ventralmente y por otra lateralmente, donde se forma un saliente que constituirá el asta lateral (fig. 7, C y D). Las astas posteriores aparecen bastante después que las astas anteriores. Resultan de un engrosamiento de las partes dorsolaterales de la capa del manto.

Mientras se desarrollan las astas laterales, anteriores y posteriores, se forma en todo el contorno de la capa del manto una tercera capa: se trata de la capa marginal, que es un esbozo de la sustancia blanca y está constituida únicamente por fibras nerviosas. Algunas de estas fibras nerviosas proceden de células de la capa del manto. Entre éstas, se encuentran las fibras de las raíces anteriores, que proceden de células de las astas anteriores y son las primeras en aparecer; otras descienden del encéfalo, y finalmente otras proceden de los ganglios sensitivos de los nervios espinales y forman las raíces posteriores o sensitivas. Las fibras de estas raíces penetran en la médula espinal, donde forman el esbozo de los cordones posteriores.

Los cambios que experimenta la configuración interna de la médula espinal comportan modificaciones en su configuración externa. El crecimiento progresivo de las sustancias gris y blanca tiende a dar a la médula espinal la forma cilíndrica que presenta en el adulto, al mismo tiempo que el aumento de volumen de las astas anteriores y el crecimiento de la sustancia blanca de los cordones anteriores y laterales determinan la formación de la fisura media anterior (fig. 7, C y D).

Las transformaciones presentadas por las paredes del tubo neural se acompañan de cambios considerables en la disposición del conducto central. Éste se atrofia, y su calibre disminuye sobre todo de la cara dorsal a la cara ventral. Toda la parte dorsal del conducto comprendida entre los cordones posteriores desaparece, formando el *septo medio posterior;* de esta manera, el conducto central se sitúa de manera progresiva hacia el centro de la médula espinal, en el espesor de la comisura gris (fig. 7).

4. Ganglios sensitivos de los nervios espinales. Los ganglios sensitivos de los nervios espinales proceden del esbozo medular. Antes de su transformación en tubo neural, éste da origen, a lo largo de los labios del surco neural, a un engrosamiento celular longitudinal conocido con el nombre de *cresta neural.* A continuación, la cresta neural se aísla del tubo neural y se fragmenta en una serie de pequeñas masas, los ganglios sensitivos de los nervios espinales.

5. Ganglios simpáticos. De los ganglios sensitivos de los nervios espinales y de la parte ventral del tubo neural parten elementos celulares que siguen primero las raíces del nervio espinal y después se alejan y se agrupan para formar los ganglios simpáticos.

Sin embargo, todas estas «células migrantes» (Guillaume), originadas del tubo neural y de los ganglios sensitivos de los nervios espinales, no participan en la constitución de los ganglios simpáticos. Algunas se convierten en células glandulares y constituyen los *órganos* o *glándulas parasimpáticas.*

III. ENCÉFALO

ROMBENCÉFALO O CEREBRO POSTERIOR

El rombencéfalo o cerebro posterior procede de la vesícula encefálica posterior. Comprende la médula oblongada, el puente y el cerebelo.

Debe su nombre a la forma romboidal que adopta, en el curso del desarrollo, el conducto central de la vesícula encefálica posterior; esta cavidad origina el cuarto ventrículo.

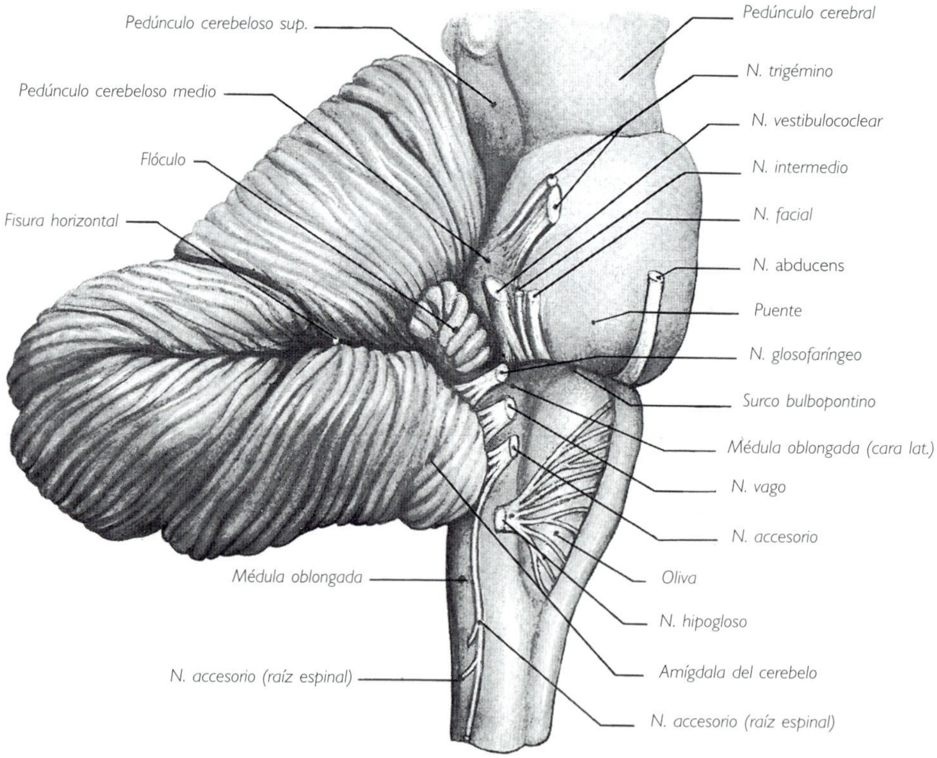

Fig. 9 ▪ Rombencéfalo (visión lateral).

-BULBO RAQUÍDEO-

A. Médula oblongada, mielencéfalo o bulbo raquídeo

La médula oblongada continúa a la médula espinal. Comienza a nivel de la mitad del arco anterior del atlas (v. pág. 6), atraviesa el agujero magno y termina en la parte media de la porción basilar, continuándose con el puente. o protuberancia.

La médula oblongada se orienta casi verticalmente. Sin embargo, desde el punto de vista de su dirección se pueden distinguir en la médula oblongada dos segmentos: uno inferior y otro superior. Al principio, asciende bien un poco oblicua superior y posteriormente, al igual que la parte superior de la porción cervical de la médula espinal a la cual sigue, bien verticalmente. Después se acoda ligeramente a nivel del agujero magno y se dirige un poco oblicuamente en sentido superior y anterior. El ángulo formado por estos dos segmentos mide aproximadamente 160°.

La longitud de la médula oblongada es de 3 cm aproximadamente.

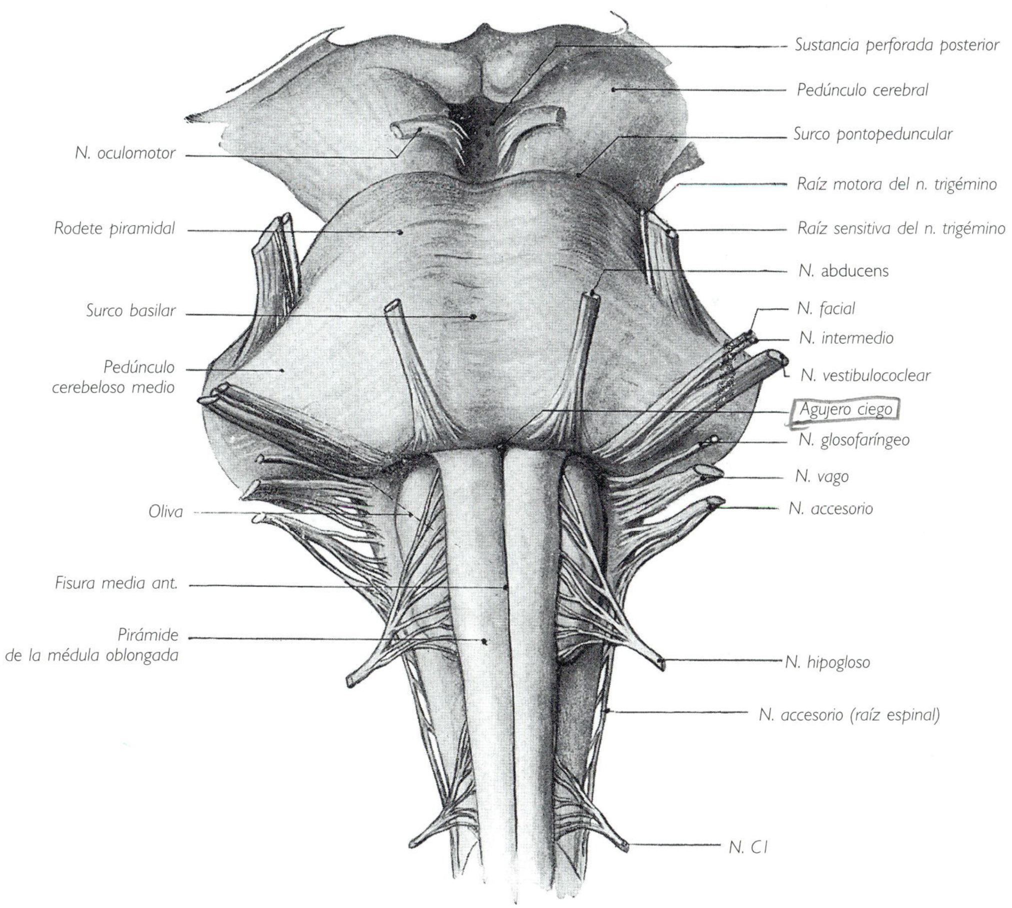

Fig. 10 ▪ Médula oblongada y puente (visión anterior).

Sus diferentes diámetros aumentan de forma gradual de inferior a superior. No obstante, la médula oblongada se ensancha sobre todo en sentido transversal de inferior a superior. Este ensanchamiento progresivo es especialmente marcado en la mitad superior.

■ **RELACIONES.** Antes de penetrar en el cráneo, la médula oblongada se relaciona: ❑ anteriormente, con los ligamentos que unen el hueso occipital a las dos primeras vértebras cervicales y al vértice del diente del axis; ❑ posteriormente, con la membrana atlantooccipital posterior.

En la cavidad craneal, la médula oblongada reposa sobre la porción basilar del occipital, mientras que posteriormente se encuentra en relación con el cerebelo.

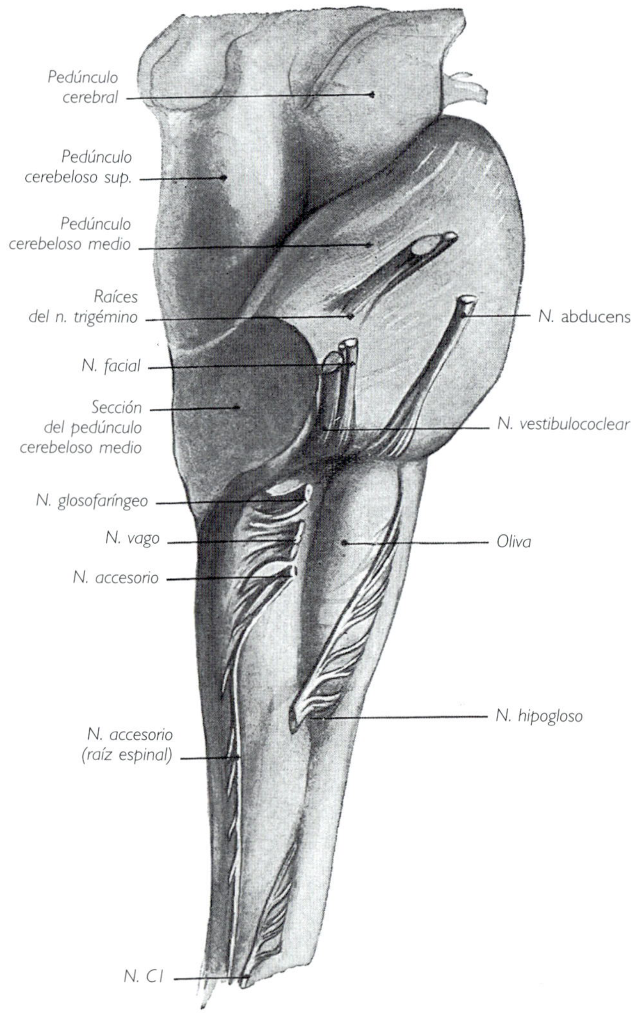

Fig. 11 ▪ Médula oblongada y puente (visión lateral).

■ **CONFIGURACIÓN EXTERNA**

Describiremos en la médula oblongada una cara anterior, dos caras laterales, una cara posterior y dos extremos.

1. Cara anterior. Esta cara presenta, sobre la línea media, una *fisura media anterior* que continúa la fisura media anterior de la médula espinal (fig. 10). El fondo de la fisura media anterior está cruzado en su parte inferior, donde es poco profundo, por los haces que proceden, como mostraremos al estudiar las vías motoras, del entrecruzamiento de los tractos corticoespinales. A ambos lados de la fisura media anterior están situados dos cordones blancos que parecen prolongar los cordones anteriores de la médula espinal: son las *pirámides de la médula oblongada* o *pirámides bulbares.* Las pirámides bulbares están limitadas lateralmente por un *surco anterolateral* que es continuación del surco homónimo de la médula espinal. De este surco parten, en número de diez a doce, los filetes radiculares del nervio hipogloso.

2. Caras laterales. Las *caras laterales* prolongan superiormente los cordones laterales de la médula espinal. Su parte anterosuperior está ocupada, inmediatamente posterior al surco anterolateral, por una eminencia elíptica alargada de superior a inferior, de 1,5 cm de longitud y 0,5 cm de ancho, que es la *oliva* u *oliva inferior* (figs. 10 y 11). Las caras laterales están separadas de la cara posterior por el *surco posterolateral,* que sigue al de la médula espinal. De este surco emergen, de superior a inferior, los filetes radiculares de los nervios accesorio, vago y glosofaríngeo (fig. 11).

Las caras laterales y anterior de la parte inferior de la médula oblongada están bordeadas superficialmente por fibras en asa que describen estrías más o menos perceptibles según los individuos: son las denominadas *fibras arqueadas externas anteriores.*

3. Cara posterior. La cara posterior presenta una configuración diferente en la mitad inferior y en la mitad superior de la médula oblongada (fig. 12).

En la *mitad inferior* se encuentran, al igual que en la médula espinal: *a)* un surco medio posterior, y *b)* dos cordones posteriores, situados a uno y otro lado de dicho surco; cada cordón posterior está subdividido por un surco intermedio posterior en un tubérculo grácil y un tubérculo cuneiforme.

En la *mitad superior* de la médula oblongada, los cordones posteriores parecen separarse uno de otro y se convierten en los *pedúnculos cerebelosos inferiores.* Limitan entre sí un espacio triangular de base superior, a nivel del cual los elementos nerviosos situados posteriormente al conducto central de la médula espinal desaparecen; este espacio triangular se ensancha y se convierte en el cuarto ventrículo, que está cerrado posteriormente tan sólo por una capa epitelial denominada *velo medular inferior.*

El *velo medular inferior* no se reduce en su totalidad a un simple epitelio. En los bordes se continúa a cada lado por una lámina nerviosa muy delgada: la *tenia del cuarto ventrículo* (v. fig. 30). A través de la tenia del cuarto ventrículo, el *velo medular inferior* se fija a los pedúnculos cerebelosos inferiores.

El *velo medular inferior* se une a la cara profunda de la piamadre, que forma a este nivel la *tela coroidea del cuarto ventrículo* (v. fig. 30). La tela coroidea y el *velo medular inferior* están perforados cerca del ángulo inferior del cuarto ventrículo por un orificio, la *abertura media* u *orificio medio,* que pone en comunicación la cavidad ventricular con el espacio subaracnoideo.

La tela coroidea, el velo medular inferior y las tenias del cuarto ventrículo, una vez levantados, descubren la porción bulbar de la fosa romboidea, fosa romboidal o suelo del cuarto ventrículo (fig. 12). Ésta presenta la forma de un triángulo cuyo vértice es el ángulo inferior del cuarto ventrículo. Describiremos esta parte de la fosa romboidea con el cuarto ventrículo. Recordemos que presenta: *a)* sobre la línea media, un surco longitudinal denominado *surco medio del cuarto ventrículo; b)* una eminencia triangular de base superior denominada *trígono del nervio hipogloso; c)* una depresión denominada *fosita inferior* precedida de un área triangular inferior a ella, que constituye el *trígono del nervio vago,* y *d)* una segunda eminencia triangular, denominada *área vestibular.*

Los cordones que limitan lateralmente la porción bulbar del cuarto ventrículo se dirigen en sentido superior y lateral: son los *pedúnculos cerebelosos inferiores.* Estos pedúnculos parecen prolongar los cordones posteriores, pero se verá más adelante que se trata de dos formaciones diferentes. Sobre ellos se encuentra el surco intermedio posterior. Éste se prolonga sobre los pedúnculos hasta las proximidades del cerebelo y los divide en dos haces que parecen continuar los fascículos grácil y cuneiforme: el medial se denomina *cuerpo yuxtarrestiforme,* y el lateral es el *cuerpo restiforme.* El cuerpo yuxtarrestiforme presenta en su extremo inferior un ensanchamiento fusiforme denominado *tubérculo grácil.*

4. Extremos. El *extremo inferior de la médula oblongada* o *vértice* presenta continuidad, sin línea de demarcación precisa, con la médula espinal.

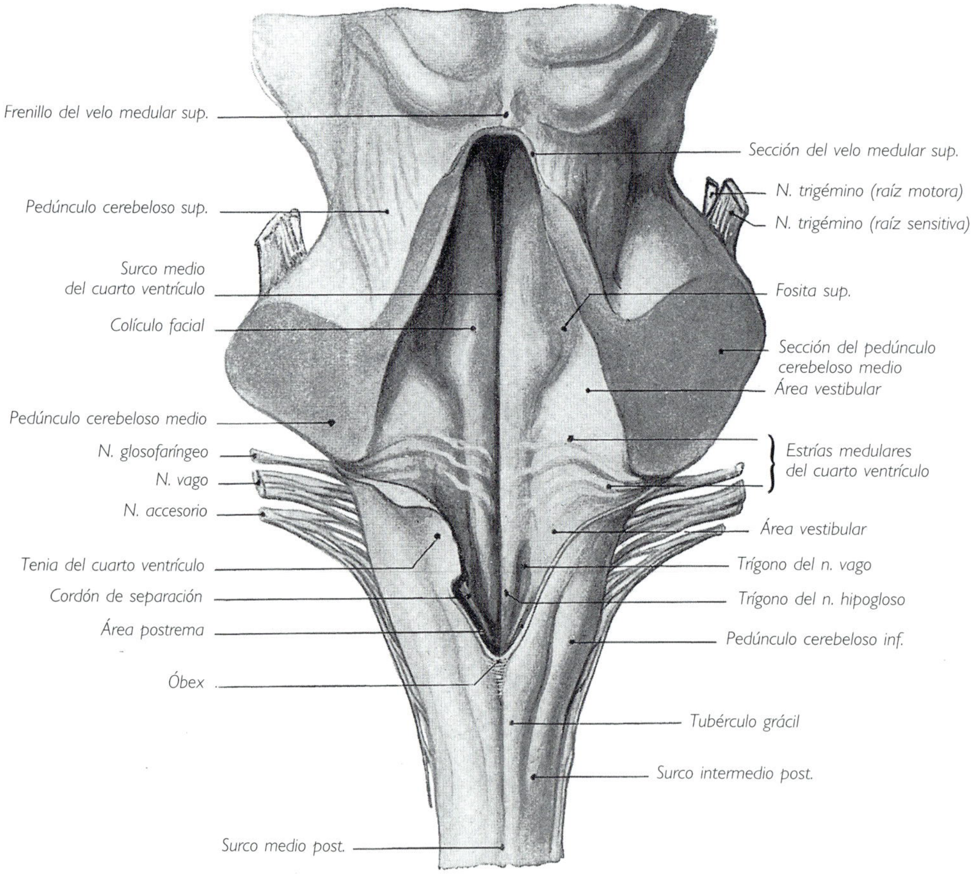

Fig. 12 ▪ Médula oblongada y puente (visión posterior). Se han extraído la tela coroidea del cuarto ventrículo, el cerebelo y el velo medular superior.

El *extremo superior* o *base* está separado del puente anteriormente y a los lados por el *surco bulbopontino* (fig. 10). En el extremo superior de la fisura media anterior de la médula oblongada, el surco bulbopontino se ensancha en forma de fosita y forma el *agujero ciego de la médula oblongada.* Recibe el nombre de *fosita supraolivar* superiormente a la oliva y de *fosita lateral* superiormente al cordón lateral. El nervio *abducens* emerge de este surco superiormente a la pirámide de la médula oblongada; los nervios facial y vestibulococlear emergen de la fosita lateral.

CONFIGURACIÓN INTERNA

1. Sustancia blanca y sustancia gris. Conducto central de la médula espinal. La disposición de la sustancia blanca y la sustancia gris en la médula oblongada, desde su extremo inferior hasta su extremo superior, experimenta profundas transformaciones que se deben: *a)* a la progresiva desaparición de los cordones posteriores; *b)* al entrecruzamiento de los haces motores y sensitivos; *c)* a la aparición de nuevos elementos de sustancia gris y blanca, y *d)* a la formación del cuarto ventrículo.

Señalaremos los cambios experimentados por las sustancias gris y blanca mediante el estudio de seis cortes transversales de la médula oblongada que pasan por: *a)* el extremo inferior de la médula oblongada en su unión con la médula espinal; *b)* la mitad inferior de la médula oblongada un poco superior a su extremo inferior; *c)* la mitad inferior de la médula oblongada un poco inferior al cuarto ventrículo; *d)* el ángulo inferior del cuarto ventrículo; *e)* la parte media de la mitad superior o ventricular de la médula oblongada, y *f)* el extremo superior de la médula oblongada.

a) CORTE QUE PASA POR LA ZONA DE UNIÓN DE LA MÉDULA OBLONGADA Y LA MÉDULA ESPINAL (fig. 13). La sustancia gris y la sustancia blanca presentan, en el extremo inferior de la médula oblongada, casi la misma disposición que en la médula espinal. Hay que destacar, sin embargo, las particularidades siguientes: ❑ *a)* las astas posteriores están incurvadas en sentido lateral y tienden a situarse transversalmente; esta desviación de las

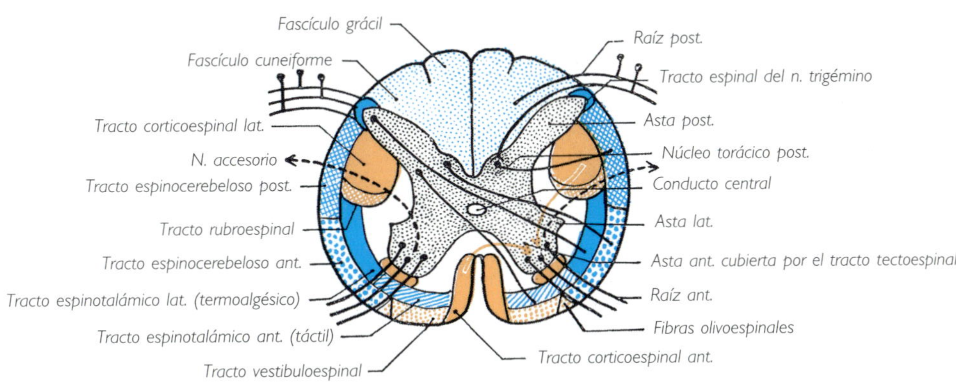

Fig. 13 ▪ Corte transversal del extremo inferior de la médula oblongada.

astas posteriores comienza a producirse en la parte superior de la porción cervical de la médula espinal; ❑ *b)* el extremo de las astas posteriores no está separado de la superficie medular por el tracto posterolateral, sino por el extremo inferior del tracto espinal del nervio trigémino, y ❑ *c)* las astas laterales son voluminosas y las formaciones reticulares muy extensas. De las astas laterales emergen, al igual que en la porción cervical de la médula espinal, las fibras de origen de la porción bulbar del nervio accesorio.

b) CORTE QUE PASA UN POCO SUPERIOR AL EXTREMO INFERIOR DE LA MÉDULA OBLONGADA (figs. 14 y 15). Cada una de las astas anteriores se divide en dos partes: la cabeza y la base. ❑ La base forma cuerpo con las astas posteriores; ❑ la cabeza, de forma triangular, es libre.

Las dos masas laterales de sustancia gris, una a cada lado, representan la cabeza de las astas anteriores y están separadas de su base por los tractos corticoespinales laterales. Estos tractos descienden desde la médula oblongada hacia la médula espinal; se desplazan en el espesor de la médula oblongada y van desde la pirámide de la médula oblongada de un lado hasta el cordón lateral del lado opuesto.

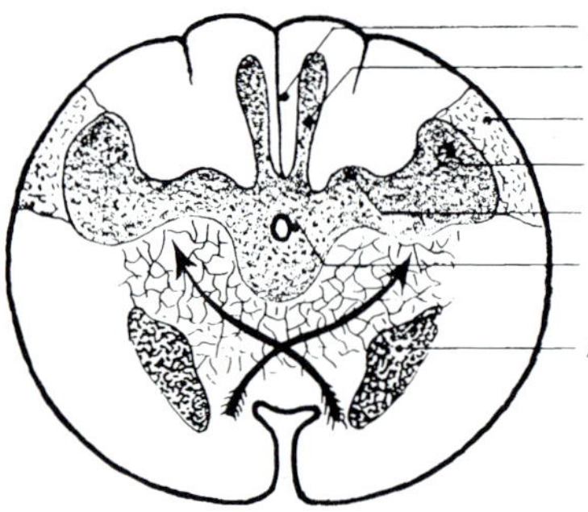

Fig. 14 ▪ Corte transversal de la médula oblongada que pasa un poco superior a su extremo inferior. Las flechas representan los tractos corticoespinales laterales. Figura esquemática según las preparaciones de la colección de Déjerine.

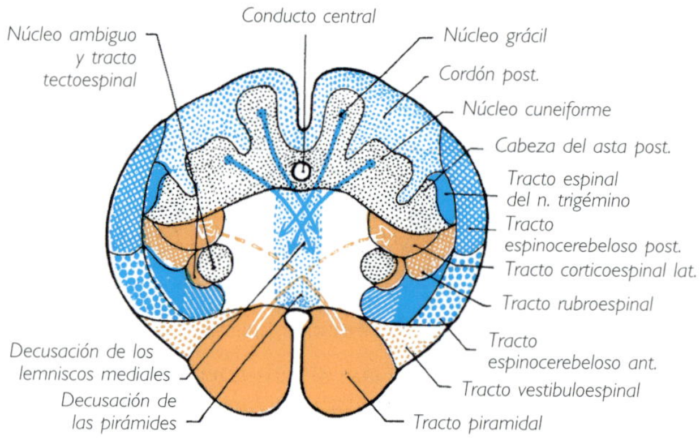

Fig. 15 ▪ Corte transversal de la médula oblongada que pasa inferior al cuarto ventrículo.

Se entrecruzan pues en la línea media, posteriormente a la fisura media anterior, cuya profundidad hacen disminuir, y atraviesan luego el asta anterior del lado opuesto (figs. 14 y 15). La cabeza de las astas anteriores, que queda por lo tanto aislada, se convierte en una columna gris en la cual se distingue más superiormente el *núcleo ambiguo.*

Las *astas posteriores* tienen un contorno irregular. En su cara posterior presentan tres ensanchamientos que son, de medial a lateral: el *núcleo grácil*, el *núcleo cuneiforme* y el extremo posterior de la cabeza del asta, cubierta por el tracto espinal del nervio trigémino. Los núcleos grácil y cuneiforme protruyen en los fascículos homónimos del cordón posterior.

El núcleo cuneiforme se divide en dos núcleos secundarios: ❑ uno medial, que es el núcleo cuneiforme propiamente dicho; las células que lo constituyen y las fibras que parten de estas células forman parte de la vía de la sensibilidad profunda consciente; ❑ el otro, que es lateral, es el *núcleo cuneiforme accesorio,* cuyos elementos nerviosos contribuyen a establecer una conexión entre la médula oblongada y el cerebelo.

c) CORTE DE LA MÉDULA OBLONGADA UN POCO INFERIOR AL CUARTO VENTRÍCULO (fig. 15). El corte pasa por la médula oblongada superiormente al entrecruzamiento de los tractos piramidales, los cuales ocupan las pirámides de la médula oblongada. ❑ Posteriormente a las pirámides de la médula oblongada, en la región de las astas anteriores, la sustancia gris está mezclada con la sustancia blanca; la mezcla de ambas sustancias se denomina *formación reticular.*

Los cordones posteriores han disminuido considerablemente de volumen. Esto se debe a que sus fibras, que son ascendentes y sensitivas, terminan en los núcleos grácil y cuneiforme; todas terminan en dichos núcleos, de manera que, más superiormente, los cordones posteriores desaparecen por completo. ❑ De las células de los núcleos grácil y cuneiforme parten fibras que se dirigen superior, medial y anteriormente, atraviesan la formación reticular, se entrecruzan sobre la línea media anteriormente al conducto central y forman, posteriormente a las pirámides de la médula oblongada, el haz principal de la vía central de la sensibilidad profunda. Este haz se une más superiormente y sólo será visible en los cortes siguientes; se denomina *lemnisco medial.*

El extremo posterior de las astas posteriores siempre está separado de la superficie de la médula oblongada por el tracto espinal del nervio trigémino.

El conducto central está rodeado por una masa compacta de sustancia gris que representa la base de las astas posteriores y anteriores de la médula espinal.

El surco medio posterior se ha vuelto más profundo.

d) CORTE QUE PASA CERCA DEL ÁNGULO INFERIOR DEL CUARTO VENTRÍCULO (fig. 16). En la sustancia gris que rodea el conducto central se distinguen el *núcleo del nervio hipogloso,* el *núcleo posterior del nervio vago* y el *núcleo del tracto solitario* o *núcleo solitario;* este último está flanqueado lateralmente por el tracto solitario. ❑ El *núcleo ambiguo* está situado en la formación reticular y parece prolongar la cabeza de las astas anteriores. ❑ Anteriormente al núcleo ambiguo, se observan dos pequeñas masas de sustancia gris que representan el corte del extremo inferior de los *núcleos olivares accesorios medial* y *posterior.*

El esbozo del lemnisco medial aparece anteriormente al entrecruzamiento de las fibras sensitivas (o decusación de los lemniscos mediales) procedentes de los núcleos grácil y cuneiforme.

Las fibras del cordón posterior han desaparecido casi por completo, y uno de los haces del cordón lateral de la médula espinal, el tracto espinocerebeloso posterior, ocupa su lugar hasta el cerebelo, al cual llega por el pedúnculo cerebeloso inferior. Las fibras del tracto espinocerebeloso posterior alcanzan el pedúnculo cerebeloso inferior bordeando lateralmente el tracto espinal del nervio trigémino, que separan de la superficie externa de la médula oblongada.

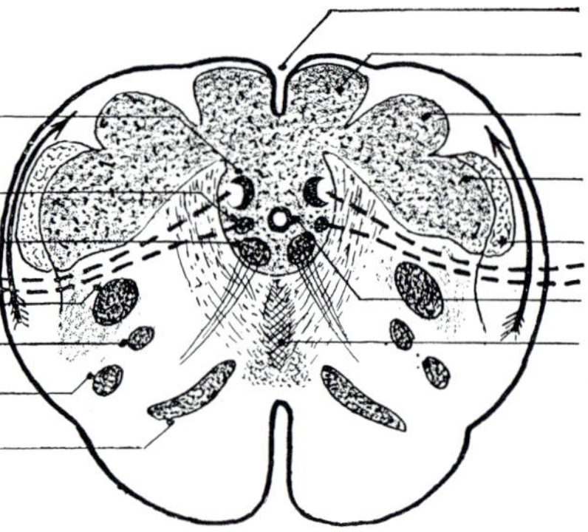

Fig. 16 ▪ Corte transversal de la médula oblongada que pasa próximo al ángulo inferior del cuarto ventrículo. Las flechas indican la dirección en que se desplaza el tracto espinocerebeloso posterior para entrar en el pedúnculo cerebeloso inferior. Las líneas discontinuas representan las direcciones adoptadas por las fibras que parten del núcleo posterior del nervio vago o que se dirigen al núcleo del tracto solitario.

e) CORTE QUE PASA POR LA PARTE MEDIA DE LA MITAD VENTRICULAR O SUPERIOR DE LA MÉDULA OBLONGADA (fig. 17). Los pedúnculos cerebelosos inferiores que siguen a los cordones posteriores se han separado uno de otro. No existe ninguna formación nerviosa blanca o gris posteriormente al conducto central. Éste se encuentra muy ensanchado transversalmente para formar el cuarto ventrículo. La cavidad ventricular está cerrada posteriormente por una membrana muy delgada unida a la tela coroidea: se trata del *velo medular inferior.*

Sobre la fosa romboidea se reconocen, de medial a lateral: el surco medio del cuarto ventrículo, el trígono del nervio hipogloso, la fosita inferior y el área vestibular. ❑ La fosa romboidea está formada por una lámina de sustancia gris compacta, que constituye la base de las astas anteriores y posteriores. En efecto, a consecuencia del ensanchamiento del conducto central, es decir, de la formación del cuarto ventrículo, la base de las astas posteriores se sitúa lateralmente a la base de las astas anteriores. Por esta razón, la lámina de sustancia gris de la fosa romboidea contiene, a nivel de este corte que alcanza los núcleos del nervio vago, los siguientes elementos de medial a lateral: ❑ un núcleo motor, denominado núcleo del nervio hipogloso; ❑ los núcleos vegetativos del nervio vago, uno visceromotor, el *núcleo posterior del nervio vago,* y otro viscerosensitivo; ❑ por último, núcleos sensitivos, que son el núcleo del tracto solitario y el núcleo espinal del nervio trigémino, núcleo de terminación de la porción sensitiva del nervio trigémino. El núcleo ambiguo situado sobre la prolongación del asta anterior de la médula oblongada aloja, en su parte inferior, el núcleo somatomotor del nervio vago.

Sobre la parte anterior del corte se observan dos nuevas formaciones grises: una, denominada *núcleo arqueado,* se desarrolla sobre la cara anterior de la pirámide de la médula oblongada; la otra, diferenciada en la formación reticular, es el *núcleo olivar in-*

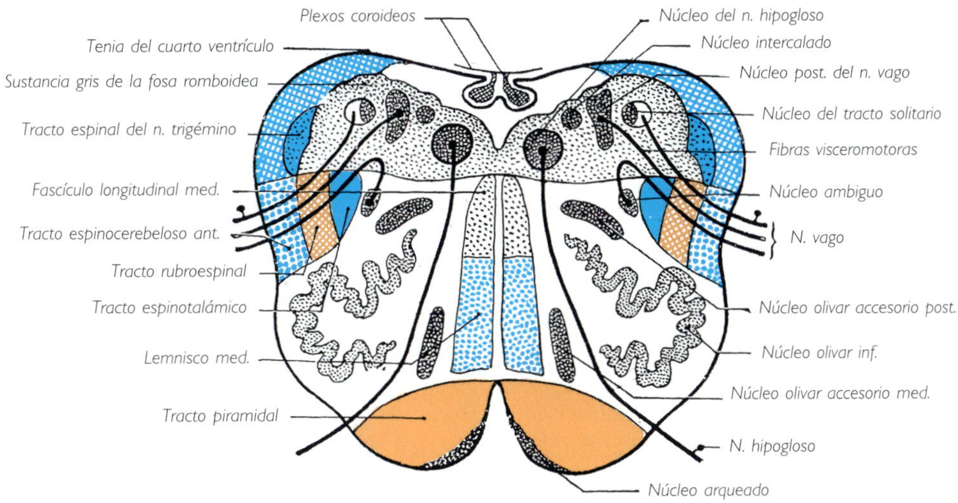

Fig. 17 ▪ Corte transversal que pasa por los orígenes del nervio vago. (Según las preparaciones de la colección de Déjerine.)

ferior, cuya parte posterior o dorsal está situada entre los *núcleos olivar accesorio medial y olivar accesorio posterior.* ❑ El *núcleo olivar inferior* es una lámina plegada de sustancia gris en forma de bolsa abierta posterior y medialmente. Es la que determina la eminencia que hemos descrito en la parte anterosuperior del cordón lateral. ❑ Los *núcleos olivar accesorio medial y olivar accesorio posterior* son dos pequeñas láminas grises, situadas una anterior y medial, y otra posterior y lateral al núcleo olivar inferior.

Entre los núcleos olivares inferiores, se observa, a cada lado de la línea media, un haz de fibras longitudinales que ocupa, con el del lado opuesto, casi todo el espacio interolivar: es el lemnisco medial, que a partir de este nivel se encuentra bien diferenciado.

A cierta distancia posteriormente al lemnisco medial, cerca de la fosa romboidea, el corte muestra la sección de otro haz de fibras longitudinales, denominado *fascículo longitudinal medial.*

f) CORTE QUE PASA POR LA PARTE SUPERIOR DE LA MÉDULA OBLONGADA. La disposición general de este corte es idéntica a la del corte precedente. Sin embargo, la fosa romboidea es más ancha.

En la lámina de sustancia gris que constituye la fosa romboidea están dispuestos, de medial a lateral, núcleos motores, vegetativos y sensitivos. Estos núcleos son: ❑ el *núcleo del nervio hipogloso;* ❑ los núcleos vegetativos del nervio glosofaríngeo, que sustituyen a los del nervio vago del corte precedente y que comprenden un núcleo visceromotor, el *núcleo salivatorio inferior* o *núcleo salivar inferior,* y un núcleo viscerosensitivo; ❑ por último, el núcleo del tracto solitario y el núcleo espinal del nervio trigémino. ❑ El núcleo somatomotor del nervio glosofaríngeo se encuentra en la parte superior del núcleo ambiguo, superior al núcleo somatomotor del nervio vago y anterior a los núcleos vegetativos de la fosa romboidea.

NÚCLEOS DE LA SUSTANCIA GRIS DE LA MÉDULA OBLONGADA EN CONEXIÓN CON LOS NERVIOS CRANEALES. En la sustancia gris de la médula oblongada que prolonga la de la médula espinal, pero que está dislocada por las decusaciones motora y sensitiva y por el ensanchamiento del conducto central que forma el cuarto ventrículo, se observan los núcleos de origen o de terminación de las fibras motoras, vegetativas y sensitivas de los últimos nervios craneales.

Núcleos motores. El *núcleo del nervio hipogloso* está situado en la mitad inferior de la médula oblongada, anterior al conducto central, a uno y otro lado de la línea media (fig. 16). En la mitad superior o ventricular de la médula oblongada, este núcleo corresponde al trígono del nervio hipogloso (fig. 17).

El *núcleo de la porción bulbar del nervio accesorio* se sitúa anterior al trígono del nervio vago, inmediatamente inferior al núcleo posterior del nervio vago (v. más adelante).

El *núcleo somatomotor del nervio vago* se encuentra en la prolongación de la cabeza de las astas anteriores de la médula espinal y forma la parte inferior del núcleo ambiguo.

El *núcleo somatomotor del nervio glosofaríngeo* se sitúa en el núcleo ambiguo, inmediatamente superior al núcleo somatomotor del nervio vago.

Núcleos sensitivos. Las *fibras somatosensitivas de los nervios vago y glosofaríngeo* terminan en el núcleo del tracto solitario, situado en la parte de la sustancia gris de la fosa romboidea que prolonga la base de las astas posteriores de la médula espinal.

El *núcleo espinal del nervio trigémino* se encuentra lateral al núcleo precedente en la misma parte de la sustancia gris, sobre la prolongación de la cabeza de las astas posteriores.

Los *núcleos vestibulares* son anteriores al área vestibular. ❑ Los *núcleos cocleares,* que se encuentran a la vez en la médula oblongada y en el puente, ocupan la parte lateral del extremo superior de los pedúnculos cerebelosos inferiores (fig. 19).

Núcleos vegetativos. Están situados anteriormente al trígono del nervio vago.

El *nervio vago* tiene un núcleo visceromotor, denominado núcleo posterior del nervio vago, y un núcleo viscerosensitivo, que se sitúa lateralmente al anterior.

Los *núcleos del nervio glosofaríngeo* están situados superiormente a los del nervio vago, es decir, que el núcleo salivar inferior y el núcleo viscerosensitivo del nervio glosofaríngeo sustituyen a los núcleos posterior del nervio vago y viscerosensitivo del nervio vago.

Desplazamiento de las zonas motora, sensitiva y vegetativa de la sustancia gris que prolonga la de la médula espinal en la médula oblongada y en el puente, por la formación del cuarto ventrículo. ❑ Los cuatro esquemas de la figura 18 representan, de inferior a superior, las transformaciones experimentadas por la sustancia gris, desde el extremo superior de la médula espinal (esquema A) hasta el extremo superior de la médula oblongada (esquema D). Las astas anteriores están representadas por líneas horizontales paralelas; las posteriores con un punteado, y las zonas vegetativas mediante líneas verticales. ❑ En el esquema B, la cabeza del asta anterior está separada de su base por el tracto corticoespinal lateral, cuyo trayecto está representado por una flecha. ❑ En el

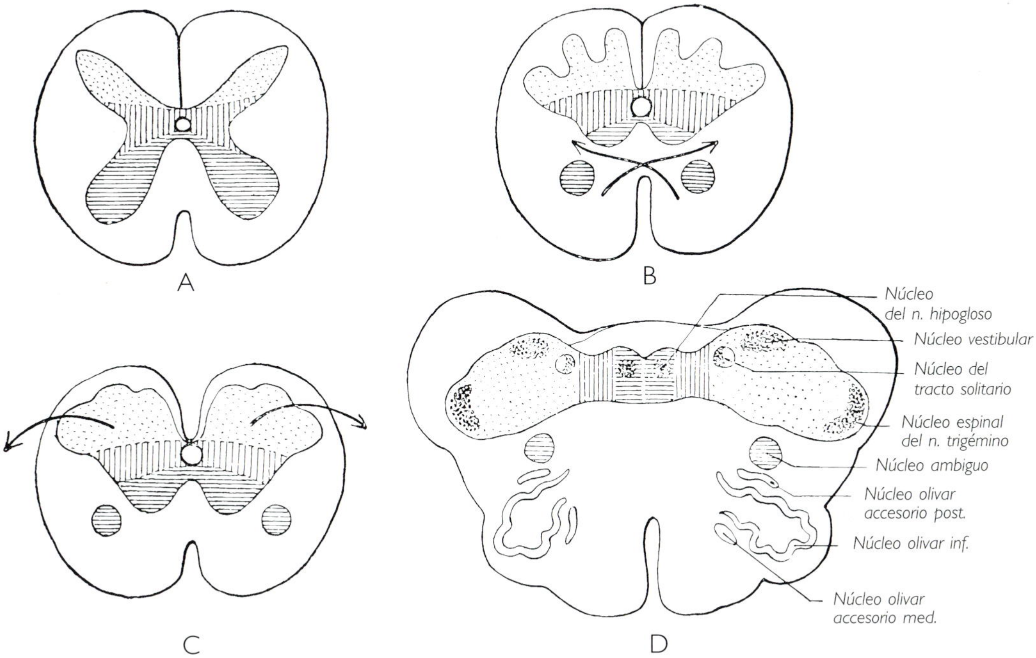

Fig. 18 ▪ A-D) Esquemas que muestran las modificaciones que suceden de superior a inferior, desde el extremo inferior de la médula oblongada hasta su extremo superior, en la sustancia gris bulbar. Las astas posteriores están representadas en punteado; las astas anteriores, por líneas horizontales; la zona vegetativa situada sobre las astas anteriores y posteriores está indicada mediante líneas verticales.

esquema C, los cordones posteriores han desaparecido casi totalmente; el conducto central ensanchado está sólo separado del surco medio posterior por una delgada comisura gris. ❑ En el esquema D, el conducto central está ensanchado. La base de las astas posteriores ha sido desplazada lateralmente a la base de las astas anteriores. El conducto central se ha convertido en el cuarto ventrículo. Anteriormente a éste y a cada lado de la línea media, se encuentran primero los núcleos somatomotores pertenecientes a la base de las astas anteriores; después vienen los núcleos organovegetativos visceromotores y viscerosensitivos, que no han sido representados en el esquema; más lateralmente se encuentran las astas posteriores sensitivas, donde se sitúan los núcleos del tracto solitario, vestibulares y espinal del nervio trigémino. La cabeza de las astas anteriores, siempre aislada, constituye, al igual que en B y C, el núcleo ambiguo.

B. Puente o protuberancia

El *puente* o *protuberancia* está situado superiormente a la médula oblongada, inferiormente al mesencéfalo, es decir, a los pedúnculos cerebrales, y anteriormente al cerebelo (fig. 10).

Corresponde anteriormente a la mitad superior de la porción basilar del occipital.

CONFIGURACIÓN EXTERNA. En el puente se pueden distinguir cuatro caras: una anterior, dos laterales y una posterior.

1. Cara anterior. Esta cara está constituida por un rodete voluminoso, estriado transversalmente, formado por fibras transversales y convexo en sentido vertical y transversal a la vez (fig. 10). Mide aproximadamente 3 cm de altura por 4 cm de anchura. Está separada de la médula oblongada por el surco bulbopontino, y de los pedúnculos cerebrales por un segundo surco, el *surco pontopeduncular.*

Esta cara presenta sobre la línea media un ancho surco longitudinal, denominado *surco basilar* porque se corresponde con la arteria basilar. Los bordes de este surco están elevados por el paso de los tractos piramidales a través del puente.

2. Caras laterales. Son continuación de la cara anterior, que se incurva a cada lado superior y posteriormente para continuarse con los pedúnculos cerebelosos medios. En el límite entre las caras laterales y la cara anterior del puente, se ven emerger las raíces del nervio trigémino (figs. 9 y 11).

Los pedúnculos cerebelosos medios disminuyen de anchura de anterior a posterior y ocupan sólo la parte anteroinferior de las caras laterales del puente. Superior y posteriormente a ellos, se observan dos cordones blancos oblicuos superior y medialmente: son los pedúnculos cerebelosos superiores (fig. 37). Estos pedúnculos están separados de los pedúnculos cerebelosos medios por un surco oblicuo anterior y superiormente que se prolonga sobre la cara lateral del mesencéfalo (figs. 11 y 12).

3. Cara posterior. La cara posterior del puente presenta, hacia los lados, la cara posterior de los pedúnculos cerebelosos superiores (fig. 12). Estos pedúnculos se aproximan de forma gradual uno a otro de inferior a superior y se reúnen en el extremo superior del puente. En el intervalo triangular que los separa, la cara posterior del puente está ocupada por una delgada membrana nerviosa, el *velo medular superior* (v. *Cuarto ventrículo,* pág. 40). El velo medular superior presenta continuidad posteriormente con el cerebelo y a los lados con los pedúnculos cerebelosos superiores. Cuando se retira el velo medular superior, se descubre la mitad superior de la fosa romboidea (fig. 12).

Esta parte del cuarto ventrículo tiene la forma de un triángulo de vértice superior, y se continúa inferiormente, sin línea de demarcación precisa, con el triángulo inferior, bulbar, de la fosa romboidea. El triángulo pontino del cuarto ventrículo está limitado lateralmente por los pedúnculos cerebelosos medios y superiores. Está cubierto por el cerebelo y por el *velo medular superior.*

En su superficie se aprecia un surco medio que prolonga el surco medio posterior de la médula oblongada. A cada lado de este surco se encuentran, de medial a lateral: ❑ *a)* un saliente ovalado, denominado *colículo facial;* ❑ *b)* una depresión denominada *fosita superior,* y ❑ *c)* una superficie en relieve unida inferiormente al área vestibular de la médula oblongada, con la que forma el *área vestibular.* Volveremos a estudiar en detalle esta descripción con el cuarto ventrículo.

■ **CONFIGURACIÓN INTERNA.** En el puente, se encuentran todavía ciertas formaciones grises y blancas que representan, en la médula oblongada, las sustancias gris y blanca de la médula espinal. Además, el puente presenta nuevos elementos grises y blancos específicos. El voluminoso haz transversal en relieve sobre la cara anterior del puente y que se continúa a cada lado con los pedúnculos cerebelosos medios es, de todas estas nuevas formaciones, la que aporta al puente su característica morfológica distintiva más importante.

Estudiaremos la configuración interna del puente sobre cuatro cortes transversales que pasan: ❑ *a)* por su extremo inferior; ❑ *b)* un poco superior al precedente, a la altura de la parte inferior del colículo facial; ❑ *c)* por la emergencia de las raíces del nervio trigémino, y ❑ *d)* un poco inferior al extremo superior del puente.

a) CORTE QUE PASA POR EL EXTREMO INFERIOR DEL PUENTE (fig. 19). Sobre la fosa romboidea se observa una lámina de sustancia gris que continúa a la de la médula oblongada y sobre la cual discurren las *estrías medulares del cuarto ventrículo.*

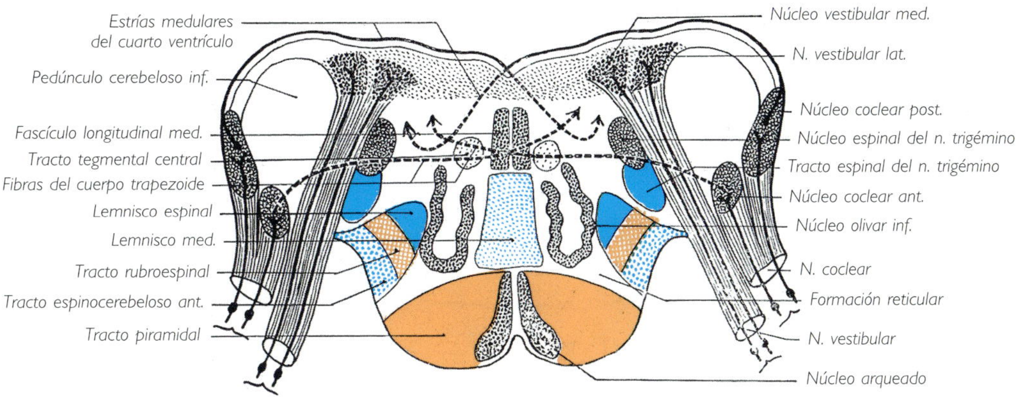

Fig. 19 ■ Corte transversal del puente que pasa por su extremo inferior.

Lateralmente, el corte no secciona los pedúnculos cerebelosos medios. Pasa por el extremo superior de los pedúnculos cerebelosos inferiores y el nervio vestibulococlear en el punto en donde este nervio penetra en el puente.

En esta parte del corte, se pueden estudiar los núcleos de terminación del nervio vestibulococlear. El *nervio vestibular* termina en las masas celulares situadas en la sustancia gris de la fosa romboidea, a nivel del área vestibular. Estas masas celulares se dividen, de medial a lateral, en *núcleo vestibular medial* y *núcleo vestibular lateral.* El *núcleo vestibular superior,* que también es un núcleo vestibular, no es visible en este corte; se encuentra lateral y posterior al núcleo vestibular lateral, a nivel del receso lateral del cuarto ventrículo. ❑ El *nervio coclear* termina en dos núcleos denominados *núcleo coclear posterior* y *núcleo coclear anterior,* situados uno al lado del otro sobre la parte anterior y lateral del pedúnculo cerebeloso inferior, cerca de su extremo superior.

Anterior y medialmente a los núcleos del nervio vestibular, se ve el tracto espinal del nervio trigémino y el núcleo espinal del nervio trigémino.

Anteriormente a la sustancia gris de la fosa romboidea, se encuentra la *formación reticular,* que continúa la de la médula oblongada. En la parte anterior de la formación reticular y posterior al tracto piramidal, el corte secciona el extremo superior de los núcleos olivares inferiores de la médula oblongada y un haz de fibras longitudinales denominado *tracto tegmental central.*

El espacio interolivar está ocupado por el *lemnisco medial.*

El *fascículo longitudinal medial* se sitúa a cada lado de la línea media, inmediatamente anterior a la sustancia gris de la fosa romboidea. En este punto y sobre todo el espesor de la formación reticular se encuentra, al igual que en la médula oblongada, un rafe medio denominado *rafe del puente,* formado por el entrecruzamiento de fibras nerviosas.

b) CORTE QUE PASA UN POCO SUPERIOR AL ANTERIOR Y SECCIONA LA PARTE INFERIOR DEL COLÍCULO FACIAL (fig. 20). En la parte anterior de este corte, se ven los haces de fibras transversas que, a los lados, se inclinan posteriormente para participar en la constitución de los pedúnculos cerebelosos medios. Entre estas fibras están diseminados pequeños núcleos de sustancia gris, los *núcleos del puente.* Las fibras que se originan en estos núcleos se entrecruzan sobre la línea media, pasando a los pedúnculos cerebelosos medios y desde ahí a los hemisferios cerebelosos. Estos haces de fibras pontocerebe-

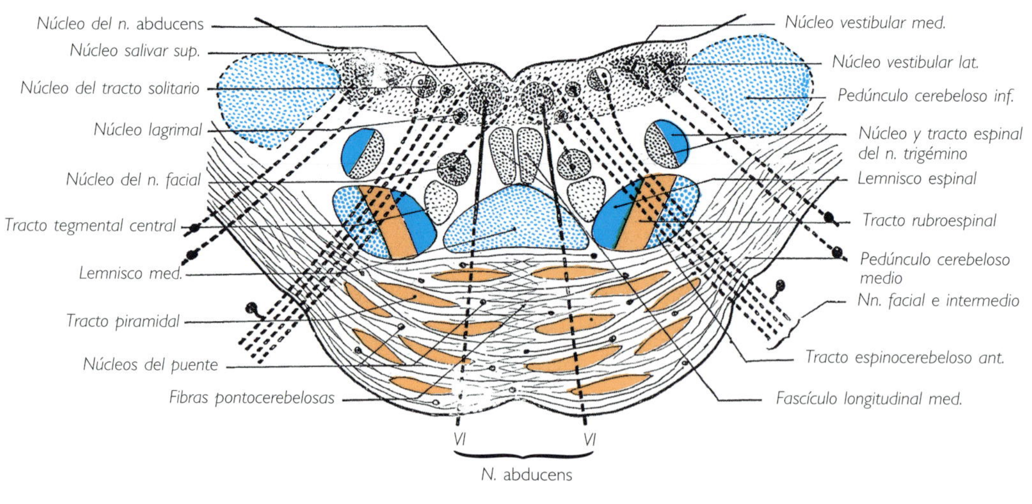

Fig. 20 ▪ Corte transversal del puente que pasa por el colículo facial.

losas atraviesan y disocian los tractos piramidales en numerosos y pequeños haces de fibras.

Posteriormente a las fibras pontocerebelosas se encuentra el lemnisco medial y, más posteriormente aún, el fascículo longitudinal medial.

A los lados, el corte secciona los pedúnculos cerebelosos medios, por los cuales las fibras pontocerebelosas penetran en el cerebelo.

Los núcleos vestibulares y el núcleo espinal del nervio trigémino subsisten todavía en la parte lateral de la sustancia gris de la fosa romboidea. ❑ Anteriormente al colículo facial se encuentra el *núcleo del nervio abducens.* Las fibras de este nervio emergen de la cara medial del núcleo, siguen un trayecto oblicuo en sentido anterior y ligeramente lateral y emergen del puente por la parte medial del surco bulbopontino.

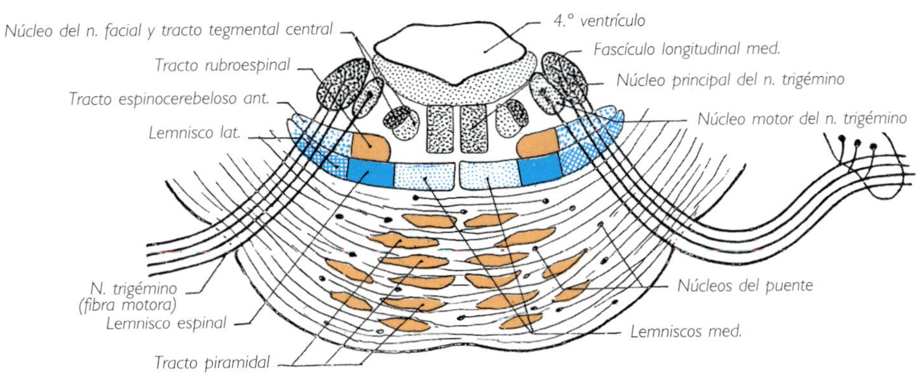

Fig. 21 ▪ Corte transversal del puente.

En la formación reticular, un poco lateralmente al lemnisco medial, el corte pasa a través del *tracto tegmental central.* Lateral y posterior al tracto tegmental central se observa una masa de sustancia gris situada en la prolongación del núcleo ambiguo: se trata del *núcleo del nervio facial* o *núcleo motor del nervio facial.* Desde este núcleo, las fibras radiculares del nervio facial alcanzan la parte lateral del surco bulbopontino, después de haber descrito en torno al núcleo del nervio *abducens* un complejo trayecto que analizaremos en otro momento (v. *Orígenes reales del nervio facial*).

No obstante, el nervio facial es a la vez motor, sensitivo y vegetativo. El núcleo de terminación de las fibras sensitivas forma la parte superior del *núcleo del tracto solitario,* situado medialmente a los núcleos vestibulares, en la sustancia gris de la fosa romboidea. Los núcleos vegetativos son dos: el *núcleo lagrimal* y el *núcleo salivatorio superior* o *núcleo salivar superior,* que están situados en relación con el surco limitante, entre el núcleo del nervio *abducens* y el núcleo del tracto solitario.

c) CORTE QUE PASA POR LA EMERGENCIA DE LAS RAÍCES DEL NERVIO TRIGÉMINO (fig. 21). Presenta la misma disposición que el corte anterior en cuanto a los tractos piramidales, las fibras pontocerebelosas, el tracto tegmental central y el lemnisco medial. El *lemnisco medial* está considerablemente alargado en sentido transversal. Está situado posteriormente a las fibras pontocerebelosas; lateralmente se ve engrosado por las fibras del tracto espinotalámico que forman el lemnisco espinal; el *lemnisco lateral* se inclina posterior y superiormente. ❑ El núcleo del nervio *abducens,* así como el núcleo olivar inferior, han desaparecido.

El nervio trigémino emerge del puente en la unión de su cara anterior con sus caras laterales. Se describen en él dos raíces: una es lateral y sensitiva; la otra es medial, más pequeña y motora. ❑ Las fibras sensitivas terminan en una columna gris que ocupa casi toda la altura de la médula oblongada y el puente. Las fibras, antes de perderse en su núcleo de terminación, el núcleo principal del nervio trigémino o núcleo sensitivo principal del nervio trigémino, que presenta continuidad con el núcleo espinal del nervio trigémino, se dividen cada una en dos prolongaciones: una ascendente y muy corta, que penetra enseguida en el núcleo principal del nervio trigémino y termina en él; la otra, antes de ramificarse en el núcleo, desciende sobre el lado lateral de la columna gris y contribuye a formar el tracto espinal del nervio trigémino. ❑ La raíz motora nace de una masa celular denominada *núcleo motor del nervio trigémino,* situado medial al precedente y superior, posterior y un poco lateral al núcleo del nervio facial.

d) CORTE QUE PASA UN POCO INFERIOR AL EXTREMO SUPERIOR DEL PUENTE. Este corte secciona el extremo anteroinferior de los pedúnculos cerebelosos medios y, superiormente a éstos, los pedúnculos cerebelosos superiores (fig. 22).

El cuarto ventrículo, bordeado lateralmente por estos pedúnculos, es mucho más estrecho, pues el corte pasa a poca distancia del ángulo superior de la cavidad ventricular. Las fibras corticoespinales y pontocerebelosas no han experimentado ningún cambio.

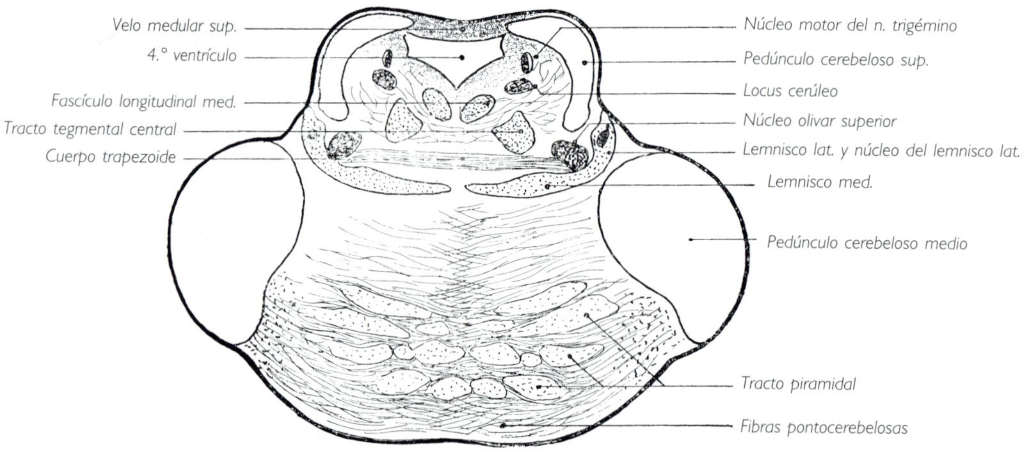

Fig. 22 ▪ Corte transversal del puente que pasa un poco inferior a su extremo superior. Figura esquemática según las preparaciones de la colección Déjerine.

El lemnisco medial es todavía alargado transversalmente y el lemnisco lateral emerge a lo largo del surco lateral del pedúnculo cerebral, que separa, a este nivel, el pedúnculo cerebeloso medio del pedúnculo cerebeloso superior. Existe, en el espesor del lemnisco lateral y en su unión con el lemnisco medial, una pequeña masa de sustancia gris denominada *núcleo del lemnisco lateral.*

Posteriormente al punto de unión entre lemnisco medial y lemnisco lateral, y lateralmente al tracto tegmental central, se observa en el corte un cúmulo de sustancia gris: es el *núcleo olivar superior* o *complejo olivar superior.*

Posterior al lemnisco medial, es decir, sobre su cara posterior, se extiende transversalmente, desde un núcleo olivar superior a otro, un haz de fibras transversales, el *cuerpo trapezoide.* Medialmente al núcleo olivar superior, algunos cortes muestran una pequeña masa de sustancia gris, el *núcleo del cuerpo trapezoide.*

En la sustancia gris de la fosa romboidea se distingue una masa celular que da origen a una parte de la raíz motora del nervio trigémino y que se denomina *núcleo motor del nervio trigémino.*

Anteriormente al núcleo motor del nervio trigémino, existe una masa gris de coloración gris azulada: es el *locus cerúleo,* que debe su coloración a la rica pigmentación de las células que lo constituyen.

El fascículo longitudinal medial se ha hecho progresivamente más apreciable en la formación reticular y forma a este nivel un haz más compacto, siempre situado, como en los cortes precedentes, a una y otra parte de la línea media y anteriormente a la sustancia gris de la fosa romboidea.

C. **Cerebelo**

El cerebelo está situado en el piso inferior del cráneo, posterior a la médula oblongada y al puente e inferior a los hemisferios cerebrales, de los que está separado por la tienda del cerebelo.

CONFIGURACIÓN EXTERNA. Es alargado en sentido transversal y mide aproximadamente 10 cm de ancho, 5 cm de alto y 6 cm en sentido anteroposterior. El cerebelo está aplanado de superior a inferior. Presenta tres caras: superior, inferior y anterior.

1. Cara superior (fig. 23). Sobre la línea media se observa una prominencia alargada de anterior a posterior, denominada *vermis del cerebelo.* A cada lado del vermis del cerebelo, la cara superior es casi plana y se inclina lateral e inferiormente, representando la cara superior de los hemisferios del cerebelo.

La cara superior del cerebelo está limitada por un borde descrito con el nombre de *borde circunferencial del cerebelo.* Este borde separa la cara superior de las otras dos. Es irregular y presenta dos escotaduras medias: ❑ una anterior, ancha y poco profunda, corresponde a la cara posterior del mesencéfalo; ❑ la otra es posterior, más estrecha y profunda que la anterior. En el fondo de la escotadura posterior sobresale la parte posterior del vermis del cerebelo.

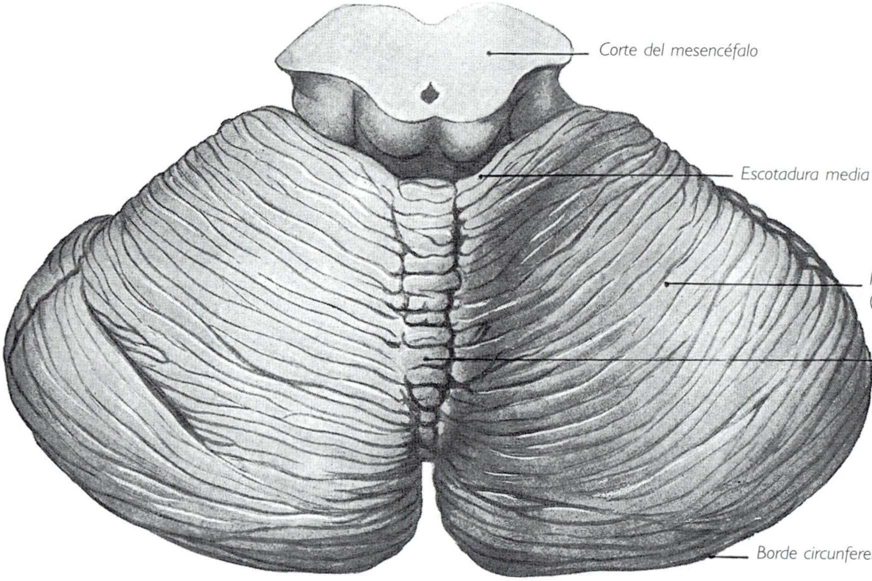

Fig. 23 ▪ Cara superior del cerebelo.

2. Cara inferior. La cara inferior presenta sobre la línea media una ancha depresión anteroposterior denominada *vallécula del cerebelo,* en cuyo fondo sobresale una prominencia alargada de anterior a posterior, el *vermis del cerebelo* (fig. 25). Esta parte media de la cara inferior del cerebelo corresponde inferior y anteriormente a la médula oblongada (fig. 24).

A cada lado del vermis del cerebelo se observa la cara inferior convexa de los hemisferios cerebelosos. Dos surcos muy profundos separan el vermis del cerebelo de los hemisferios cerebelosos.

3. Cara anterior (fig. 25). La cara anterior se orienta inferior y un poco anteriormente. Está ocupada por una prolongación en fondo de saco del cuarto ventrículo, que circunscribe las diferentes formaciones que unen el cerebelo a la médula oblongada y al puente (figs. 25, 28 y 29).

Esta prolongación ventricular está limitada: ❑ *a)* superiormente, por el extremo anterior del vermis del cerebelo o *língula* y por una membrana nerviosa, denominada *velo medular superior,* que prolonga la língula; ❑ *b)* inferiormente y sobre la línea media, por el extremo anterior del vermis del cerebelo o *nódulo;* ❑ *c)* inferiormente y a cada lado del nódulo, por el velo medular inferior, y ❑ *d)* a los lados, por los pedúnculos cerebelosos.

El *velo medular inferior* lo constituyen dos delgadas láminas blancas, aplanadas de superior a inferior. Se extienden transversalmente desde los dos lados del nódulo hasta el extremo medial de un pequeño lobulillo cerebeloso situado a lo largo de la cara in-

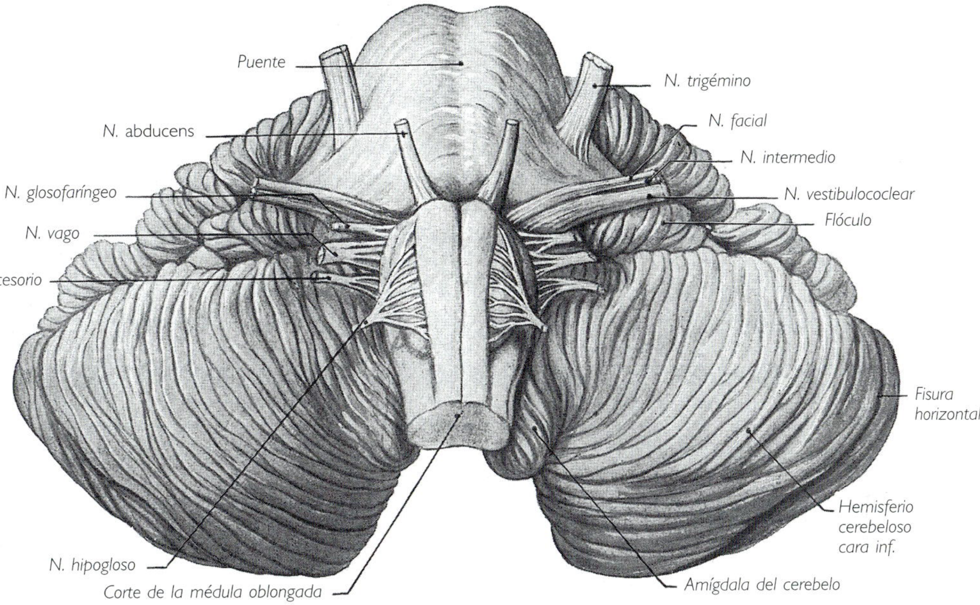

Fig. 24 ■ Rombencéfalo: médula oblongada, puente y cerebelo (cara inferior).

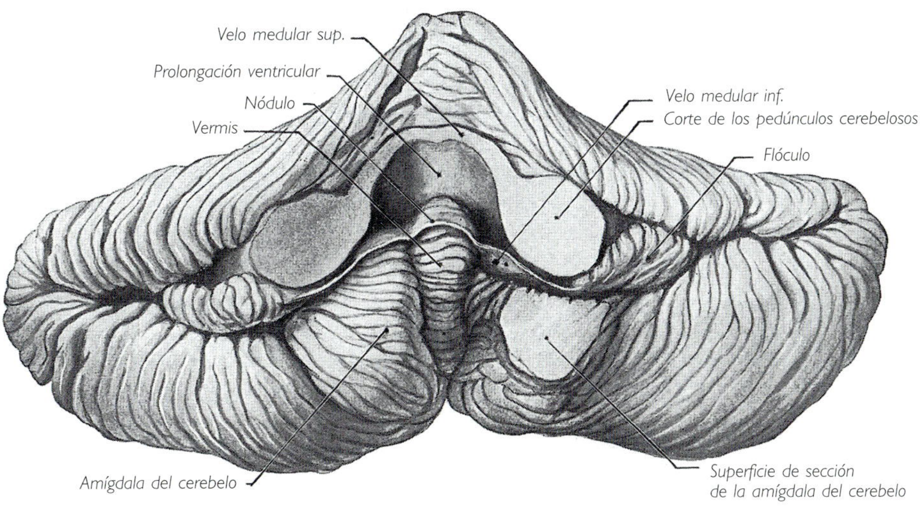

Fig. 25 ■ Cara anterior del cerebelo.

ferior del pedúnculo cerebeloso medio y conocido con el nombre de *flóculo* (figs. 24 y 25). ❑ El borde posterior del velo medular inferior se confunde con la sustancia blanca central del cerebelo. ❑ Su borde anterior es cóncavo y se continúa en ángulo agudo con el *velo medular inferior* de la porción bulbar del cuarto ventrículo. ❑ Su cara superior forma con el nódulo el suelo del divertículo ventricular excavado en la cara anterior del cerebelo. ❑ Su cara inferior corresponde a un lobulillo del cerebelo denominado *amígdala del cerebelo* o *paraflóculo ventral;* este lobulillo sobresale a cada lado de la parte anterior del vermis del cerebelo. ❑ Su extremo lateral se pierde en el flóculo. ❑ Finalmente, su extremo medial no se detiene sobre el nódulo. En realidad, esta situación tan sólo es aparente; las dos láminas del velo medular inferior se encuentran en continuidad entre sí mediante una delgada lámina blanca soldada a la cara superior del nódulo.

4. División de la superficie del cerebelo en lóbulos y lobulillos. La superficie cerebelosa está recorrida por un gran número de surcos, orientados transversalmente sobre el vermis del cerebelo y curvos y concéntricos en la vallécula del cerebelo.

Estos surcos, de profundidad variable, dividen el cerebelo en *lóbulos, lobulillos, láminas* y *laminillas.*

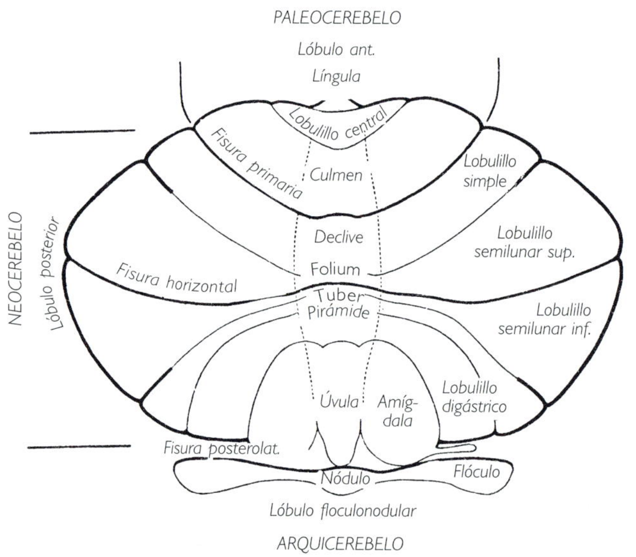

Fig. 26 ▪ Sistematización del cerebelo. (Según Larsell.)

El surco más importante discurre a lo largo del borde circunferencial del cerebelo y recibe el nombre de *fisura horizontal* o *fisura intercrural.* Termina anteriormente y a cada lado sobre el extremo posterior de un lobulillo cerebeloso, que se denomina *flóculo* y está situado frente a la región en la que el nervio vago emerge del surco posterolateral de la médula oblongada.

Los lóbulos del cerebelo están delimitados por las fisuras transversales que se extienden tanto sobre el vermis del cerebelo como sobre los hemisferios del cerebelo.

La *fisura primaria, fisura prima* o *fisura preclival* está situada sobre la cara superior del cerebelo; limita posteriormente el lóbulo anterior del cerebelo, compuesto por la língula, el lobulillo central y el culmen.

Posteriormente a la fisura primaria se extiende el *lóbulo posterior del cerebelo,* es decir, casi todo el cerebelo. El lóbulo posterior del cerebelo está dividido por fisuras secundarias.

Sobre la cara superior, la *fisura primaria* limita posteriormente, el declive sobre el vermis del cerebelo y el lobulillo simple lateralmente. El *folium* del vermis sigue al declive y el lobulillo semilunar superior, primer pilar del lobulillo ansiforme o crus primera del lobulillo ansiforme, al lobulillo simple. Estos dos lobulillos están situados superiormente a la fisura horizontal.

Inferiormente a la *fisura horizontal,* sobre el vermis del cerebelo se encuentran, separados por fisuras secundarias, el túber, la pirámide y la úvula, que se continúan a cada lado del siguiente modo: el túber por el lobulillo semilunar inferior, segundo pilar del lobulillo ansiforme o crus segunda del lobulillo ansiforme, la pirámide por el lobulillo digástrico y la úvula por la amígdala del cerebelo.

Una última fisura, denominada *fisura posterolateral,* aísla el lóbulo floculonodular, compuesto por el nódulo sobre el vermis del cerebelo y los flóculos lateralmente.

CONFIGURACIÓN INTERNA

1. Sustancia gris. En la sustancia gris del cerebelo se distinguen dos partes: el córtex cerebeloso o corteza cerebelosa y los núcleos del cerebelo (fig. 27).

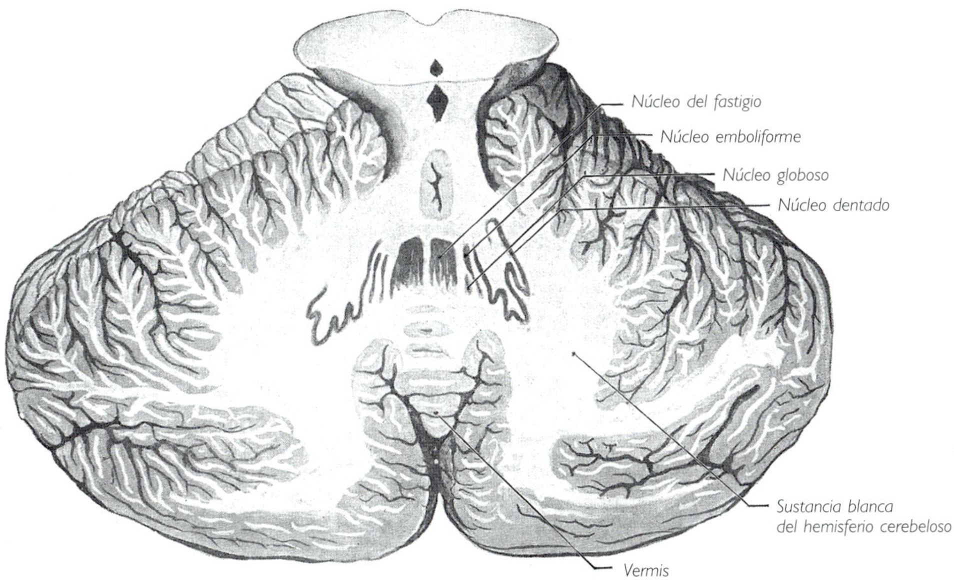

Fig. 27 ▪ Corte transversal del cerebelo que muestra los núcleos del cerebelo.

a) CORTEZA CEREBELOSA. La sustancia gris cubre toda la sustancia cerebelosa por medio de una delgada capa cortical, interrumpida sólo en la cara anterior del cerebelo a nivel de los pedúnculos cerebelosos, del velo medular superior, del velo medular inferior y del divertículo ventricular, que limitan estas diferentes formaciones.

b) NÚCLEOS CEREBELOSOS. Son cuatro y están simétricamente situados a cada lado de la línea media: el núcleo dentado o núcleo lateral del cerebelo, el núcleo interpósito anterior o núcleo emboliforme, el núcleo interpósito posterior o núcleo globoso y el núcleo del fastigio o núcleo medial del cerebelo. Todas estas masas grises se agrupan en la parte central y anterior del cerebelo (fig. 27).

Los *núcleos dentados* se sitúan en las partes anterior, inferior y medial de los hemisferios del cerebelo. Están formados por una lámina gris y delgada, plegada en forma de bolsa abierta anteriormente.

Los *núcleos emboliformes* son dos láminas estrechas, engrosadas anteriormente y afiladas posteriormente. Cada una de ellas se sitúa hacia el lado medial del núcleo dentado correspondiente.

Los *núcleos globosos* están situados medialmente a los precedentes; son alargados como ellos de anterior a posterior, pero más gruesos posterior que anteriormente.

Los *núcleos del fastigio* son dos masas grises, gruesas y redondeadas anteriormente y recortadas en grandes dentellones posteriormente. Están situados a ambos lados de la línea media, medialmente a los núcleos globosos y emboliformes e inmediatamente superiores al techo del cuarto ventrículo, del cual tan sólo están separados por el epitelio ependimario.

2. Sustancia blanca. La sustancia blanca, cubierta por la corteza cerebelosa, rodea los núcleos cerebelosos. En el espesor de los lobulillos, láminas y laminillas, emite prolongaciones que se ramifican separándose unas de otras. Así, la sustancia blanca del cerebelo presenta, observada en un corte, una disposición arborescente que indujo a los antiguos a darle el nombre de *árbol de la vida* (fig. 29).

D. Cuarto ventrículo

El cuarto ventrículo es una dilatación del conducto central de la médula espinal comprendida entre las diferentes partes del rombencéfalo: médula oblongada, puente y cerebelo.

El cuarto ventrículo presenta la forma de un rombo. Se distinguen en él una pared anterior denominada *fosa romboidea* o *suelo del cuarto ventrículo,* una pared posterior denominada *techo del cuarto ventrículo,* cuatro bordes y cuatro ángulos.

FOSA ROMBOIDEA O SUELO DEL CUARTO VENTRÍCULO (fig. 28). Es romboidal de eje mayor vertical. El eje menor es transversal y la divide en dos partes o triángulos, uno superior pontino y otro inferior bulbar.

Sobre la línea media se observa un surco longitudinal que se extiende desde el ángulo superior hasta el ángulo inferior de la fosa romboidea y que se conoce con el nombre de *surco medio.*

De la parte media del surco medio parten delgados filamentos blancos, que hacen relieve en la fosa romboidea: son las *estrías medulares del cuarto ventrículo.* Las estrías medulares son más o menos aparentes según los individuos. Su número y su dirección son también muy variables. En general, se dirigen transversalmente en sentido lateral, siguiendo el límite entre los triángulos bulbar y pontino. Al llegar a los recesos laterales del cuarto ventrículo, bordean lateralmente los pedúnculos cerebelosos inferiores hasta alcanzar el *núcleo coclear posterior.* Se verá más adelante que las fibras nerviosas de las estrías medulares se originan en este núcleo.

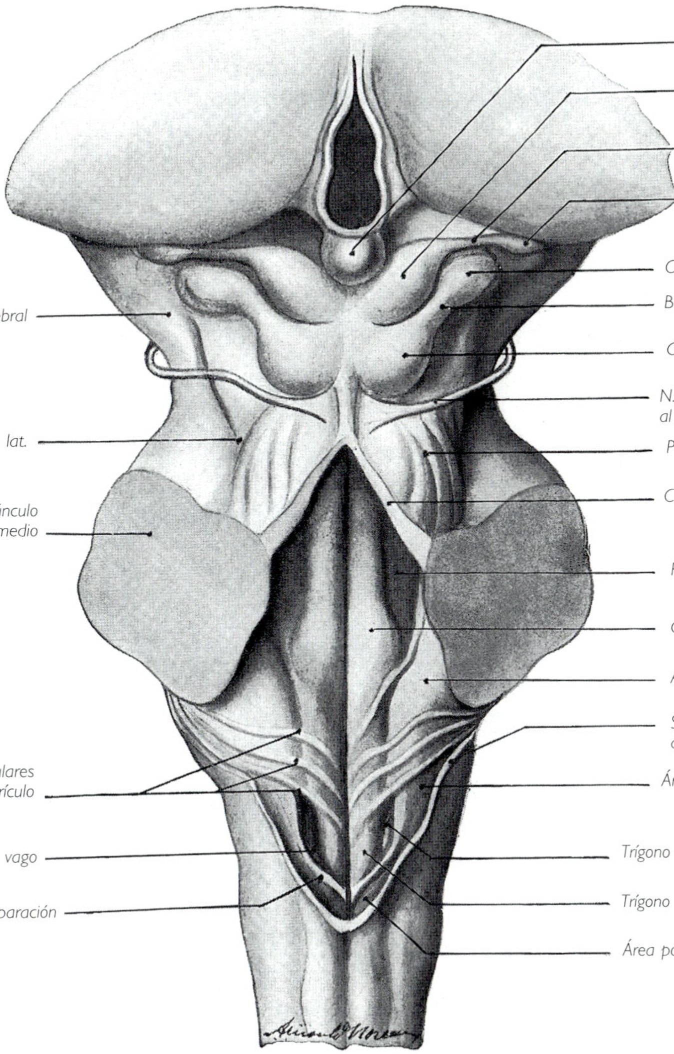

Fig. 28 ▪ Fosa romboidea y cara posterior del mesencéfalo.

A cada lado del surco medio, la configuración es diferente en la parte bulbar y en la parte pontina del cuarto ventrículo.

a) TRIÁNGULO BULBAR. En el triángulo bulbar se observan, de medial a lateral:

1. Una eminencia triangular de base superior, denominada *trígono del nervio hipogloso* o *trígono hipogloso.* El trígono del nervio hipogloso está dividido por una cresta vertical en dos vertientes (Retzius). La vertiente medial o *área medial* está en relación con el núcleo del nervio hipogloso; la vertiente lateral se denomina *área plumiforme,* ya

que suele presentar pequeños pliegues transversales; corresponde al núcleo intercalado (Streeter).

2. Una superficie deprimida de coloración gris, denominada *fosita inferior,* se encuentra en el vértice del *trígono del nervio vago,* ya que corresponde al núcleo posterior del nervio vago.

El trígono del nervio vago está limitado inferiormente por un cordón blanco, el *cordón de separación* o *funiculus separans* (Retzius). Este cordón se extiende desde el extremo inferior del área vestibular hasta el extremo inferior del triángulo bulbar. Limita con el segmento correspondiente del pedúnculo cerebeloso inferior una zona alargada y estrecha, denominada *área postrema* (Retzius); corresponde, según Van Gehuchten, al extremo superior del núcleo grácil.

3. Una superficie triangular blanca, saliente y de base superior, el *área vestibular.* El área vestibular es la parte de la médula oblongada de una región que se extiende sobre toda la parte lateral del cuarto ventrículo; esta región está en relación con los núcleos vestibulares.

b) TRIÁNGULO PONTINO. En el triángulo pontino se observan, de medial a lateral: ❑ *a)* El *colículo facial,* que es un saliente ovoideo, alargado de superior a inferior, cuyo grueso extremo inferior corresponde al núcleo del nervio *abducens;* ❑ *b)* la *fosita superior,* situada en la prolongación del trígono del nervio vago; está en relación con el núcleo motor del nervio trigémino; ❑ *c)* la *parte superior del área vestibular,* que sigue al área vestibular de la médula oblongada, y ❑ *d)* una zona oscura, denominada *locus cerúleo,* situada lateralmente a la parte superior de la fosita superior.

En definitiva, la fosa romboidea comprende, a cada lado del surco medio, dos salientes longitudinales separados por una depresión, uno medial y otro lateral. El medial se denomina *eminencia medial* y está constituido inferiormente por el trígono del nervio hipogloso y superiormente por el colículo facial; el lateral constituye el área vestibular. La depresión que los separa, conocida con el nombre de *surco limitante,* es menos acusada en su parte media que en sus dos extremos, donde constituye las fositas inferior y superior.

■ **TECHO DEL CUARTO VENTRÍCULO.** El techo del cuarto ventrículo comprende tres partes: media, superior e inferior (fig. 29).

a) PARTE MEDIA O CEREBELOSA. Está constituida por la región de la cara anterior del cerebelo comprendida entre la língula superiormente, el nódulo y el velo medular inferior inferiormente, y los pedúnculos cerebelosos lateralmente.

b) PARTE SUPERIOR. VELO MEDULAR SUPERIOR. La parte superior del techo del cuarto ventrículo está formada por el velo medular superior. Se da este nombre a una lámina nerviosa blanca que se extiende desde un pedúnculo cerebeloso superior al otro y que cubre el triángulo pontino del cuarto ventrículo. ❑ La base o borde inferior del velo medular superior se continúa con la língula. ❑ El extremo superior o vértice se extiende hasta los colículos inferiores; un tracto blanco, simple o bífido, denominado *frenillo del velo medular superior,* une el extremo superior del velo medular superior con el surco que separa los colículos inferiores (fig. 28). A cada lado del frenillo del velo medular superior emergen los nervios trocleares.

La cara anterior, ventricular, del velo medular superior es lisa y regular, su cara posterior es estriada y plisada en su parte inferior, y linda con el cerebelo de la misma manera que la superficie del cerebelo; además, está constituida en esta parte de su extensión por una capa superficial de sustancia gris y una capa profunda de sustancia blanca. De esta manera, el velo medular superior parece continuar la língula (fig. 29).

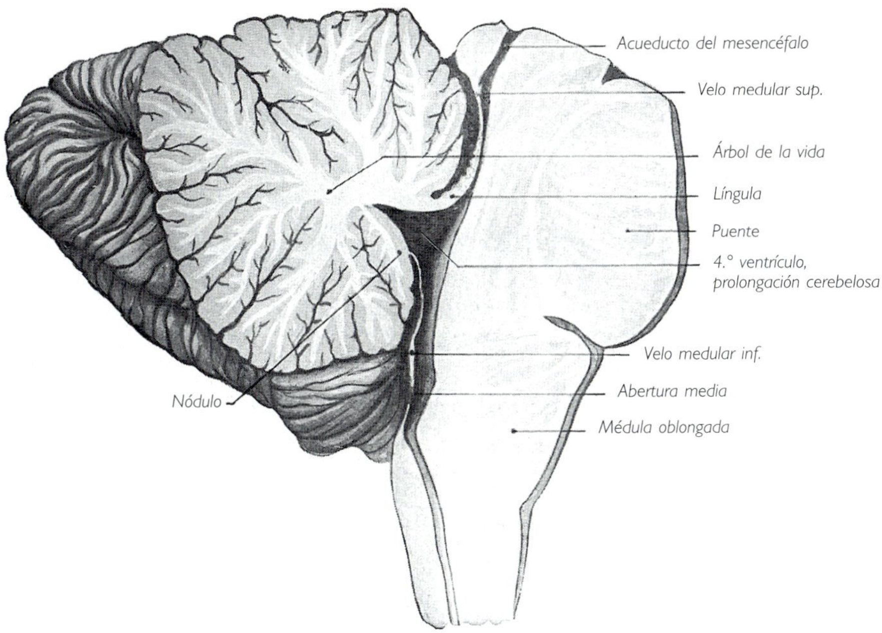

Fig. 29 ▪ Corte sagital del rombencéfalo, que muestra la constitución del techo del cuarto ventrículo.

c) Parte inferior. La parte inferior del techo del cuarto ventrículo está constituida por el *velo medular inferior,* que está adherido a la hoja profunda de la tela coroidea.

TELA COROIDEA Y PLEXO COROIDEO. Al describir la envoltura más interna del sistema nervioso central, es decir, la *piamadre,* señalaremos que esta envoltura cubre directamente y en toda su extensión el sistema nervioso central y que proporciona a todas las depresiones repliegues que recubren exactamente su superficie. De este modo, la piamadre se invagina en la anfractuosidad profunda que separa la cara inferior del cerebelo del techo de la parte bulbar del cuarto ventrículo, en forma de un ancho repliegue denominado *tela coroidea* (fig. 35, C).

Al igual que el techo epitelial de la porción bulbar del cuarto ventrículo, la tela coroidea es triangular de base superior. Está formada por dos hojas, una cerebelosa y otra bulbar, que se continúan una con otra en el fondo del repliegue, es decir, a lo ancho de la base del *velo medular inferior.*

Sobre la hoja anterior o bulbar de la tela coroidea se encuentran dos cordones longitudinales, situados a uno y otro lado de la línea media y erizados de vellosidades formadas por amasijos vasculares: son las porciones mediales de los *plexos coroideos*. Estos plexos coroideos se continúan, en su extremo superior, con una porción lateral del *plexo coroideo;* éstas se dirigen transversalmente en sentido lateral a lo largo de la línea de unión de las dos hojas de la tela coroidea, y se extienden más allá de los recesos laterales (fig. 30).

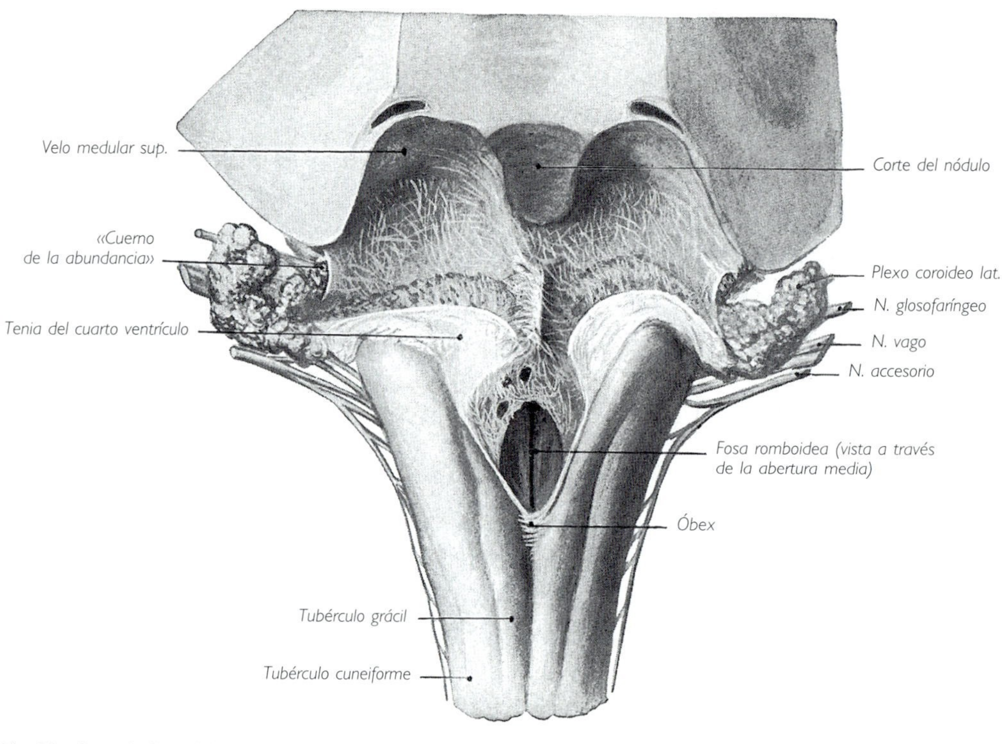

Fig. 30 ▪ Parte bulbar del techo del cuarto ventrículo: tela coroidea del cuarto ventrículo y plexos coroideos. La parte del cerebelo que reposa sobre la tela coroidea ha sido levantada y rebatida, a fin de mostrar los plexos coroideos que cubre (compárese con la fig. 29).

VELO MEDULAR INFERIOR. El *velo medular inferior* es una lámina epitelial que tapiza la cara profunda o ventricular de la hoja anterior de la tela coroidea. Cierra posteriormente la porción bulbar del cuarto ventrículo. Su forma es también triangular. Se continúa por su base con el cerebelo, por su vértice con la pared posterior del conducto central, y por sus bordes laterales con el borde medial ventricular de los pedúnculos cerebelosos inferiores.

El *velo medular inferior* sólo es exclusivamente epitelial en su parte media. Inferiormente y a los lados se continúa y confunde con las láminas nerviosas delgadas que lo unen a las formaciones nerviosas vecinas (fig. 30). Así, en el ángulo inferior del cuarto ventrículo, el *velo medular inferior* está reforzado por una lengüeta nerviosa gris, triangular de base superior, denominada *óbex* o *cerrojo,* que se continúa inferiormente con la comisura gris. Superiormente al óbex, el *velo medular inferior* se engruesa a lo largo de los pedúnculos cerebelosos inferiores formando dos láminas blancas denominadas *tenias del cuarto ventrículo* (figs. 12 y 30).

Para estudiar el óbex y las tenias del cuarto ventrículo es suficiente levantar o retirar la tela coroidea. Ésta arrastra con ella el epitelio ependimario, que constituye sólo la parte media, simplemente epitelial, del *velo medular inferior,* mientras que las láminas nerviosas en cuestión se resisten a la tracción y permanecen como un ribete del triángulo bulbar del cuarto ventrículo (fig. 12). Cada tenia presenta dos segmentos: uno inferior vertical y otro superior transversal. Se continúa medial y superiormente con la parte adelgazada, exclusivamente epitelial, del *velo medular inferior.*

Cuando se examina la superficie del techo del cuarto ventrículo, se observa que la parte superior de cada tenia cubre en parte el plexo coroideo correspondiente (fig. 30). Ello se debe a que el plexo coroideo desplaza hacia la cavidad ventricular la parte del *velo medular inferior* sobre la cual reposa, y se sitúa con ella anteriormente a la tenia correspondiente. Así, el segmento transversal de la tenia recubre la porción lateral del plexo coroideo enrollándose sobre él a la manera de un semicornete y, dado que la porción lateral del plexo coroideo se extiende lateralmente más allá del segmento transversal de la tenia, el plexo coroideo parece emerger del extremo lateral de la tenia del cuarto ventrículo como de un «cuerno de la abundancia».

Mientras que el *velo medular inferior* está reforzado, a lo largo de los pedúnculos cerebelosos inferiores y en el ángulo inferior del cuarto ventrículo, por tejido nervioso, en su parte media epitelial presenta un orificio medio redondeado u oval, de forma irregular, situado cerca del ángulo inferior del ventrículo, que perfora a la vez la hoja profunda de la tela coroidea y el epitelio ependimario: se trata de la *abertura media u orificio medio,* por la cual la cavidad del cuarto ventrículo comunica con el espacio subaracnoideo.

El *velo medular inferior* y la parte correspondiente de la hoja inferior de la tela coroidea están también perforados por dos aberturas laterales u orificios laterales. Estos orificios en forma de hendidura ocupan los recesos laterales de la tela coroidea a nivel mismo de la emergencia lateral de los plexos coroideos, lateralmente al extremo lateral, incurvado y libre, del segmento transversal de la tenia del cuarto ventrículo.

BORDES. Los bordes del cuarto ventrículo son cuatro, y se dividen en inferiores y superiores.

Los *bordes inferiores* corresponden a la línea de unión de la tenia del cuarto ventrículo con el pedúnculo cerebeloso inferior. La línea de implantación de la tenia bordea inferiormente el borde medial de estos pedúnculos. Superiormente, esta línea se incurva lateralmente y se sitúa, en el extremo superior de los pedúnculos, inmediatamente contigua al surco posterolateral de la médula oblongada (fig. 12). De ese modo se forma en esta región una prolongación lateral de la cavidad ventricular, denominada *receso lateral,* que se apoya sobre la cara posterior del pedúnculo cerebeloso inferior. Frente al extremo del receso lateral, la porción lateral del plexo coroideo lateral emerge del «cuerno de la abundancia» formado por el segmento transversal de la tenia del cuarto ventrículo.

Los *bordes superiores* están formados por el lado medial de los pedúnculos cerebelosos superiores.

ÁNGULOS. El cuarto ventrículo constituye tan sólo una dilatación del conducto central de la médula oblongada. Su extremo inferior o ángulo inferior comunica con el conducto central de la médula oblongada; su extremo superior o ángulo superior presenta continuidad con el acueducto del mesencéfalo. Sus ángulos laterales corresponden a los extremos de los recesos laterales.

E. **Desarrollo**

De las tres vesículas encefálicas primitivas, la anterior y la posterior se desarrollan de forma desigual, de tal manera que cada una de ellas se divide muy tempranamente en dos vesículas distintas, separadas entre sí por una estrangulación. Sólo nos ocuparemos por ahora de la vesícula encefálica posterior.

Ésta origina dos vesículas secundarias situadas una anteriormente a la otra; la posterior es el *mielencéfalo* y la anterior es el *metencéfalo* (fig. 31, B). El mielencéfalo constituye la médula oblongada; el metencéfalo da origen al puente y al cerebelo; el conducto central comprendido entre estos tres segmentos del sistema nervioso central forma el cuarto ventrículo.

1. Acodaduras del encéfalo. Uno de los factores más importantes de las modificaciones experimentadas por el rombencéfalo en el curso de su evolución consiste en las

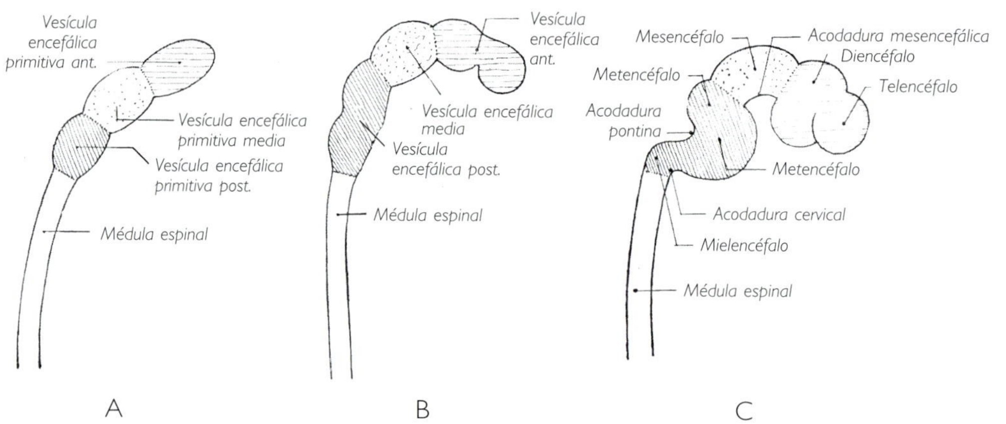

Fig. 31 ▪ A-C) Esquemas que muestran la división de las vesículas encefálicas primitivas y las acodaduras del encéfalo.

acodaduras o curvaturas que presentan las vesículas encefálicas primitivas en un estadio muy precoz de su desarrollo.

Las vesículas encefálicas primitivas se alargan más rápidamente que la base del cráneo, y su pared dorsal crece más deprisa que su pared ventral. Las vesículas encefálicas primitivas, por lo tanto, se ven forzadas a incurvarse sobre sí mismas. El resultado es una sucesión de tres acodaduras principales (fig. 31, C).

La *acodadura cervical* o *curvatura nucal* es la primera en aparecer; el extremo posterior del mielencéfalo se incurva sobre el extremo superior de la médula espinal, formando un ángulo obtuso abierto por el lado ventral.

La *acodadura mesencefálica* o *curvatura cefálica* se debe a la inflexión en dirección ventral de la vesícula encefálica anterior, cuya cara ventral tiende a aproximarse a la de la vesícula encefálica posterior. El vértice de esta curvatura está ocupado por la vesícula encefálica media.

La *acodadura pontina* o *curvatura pontina* presenta una concavidad dorsal que se produce en el límite entre el mielencéfalo y el metencéfalo, es decir, en la unión de la médula oblongada y el puente. El cuarto ventrículo es el resultado de la formación de esta acodadura. His ha comparado esta curvatura con el plegado de un tubo de caucho (figura 32). La formación de la acodadura pontina tendría por resultado ensanchar el conducto central de la médula espinal.

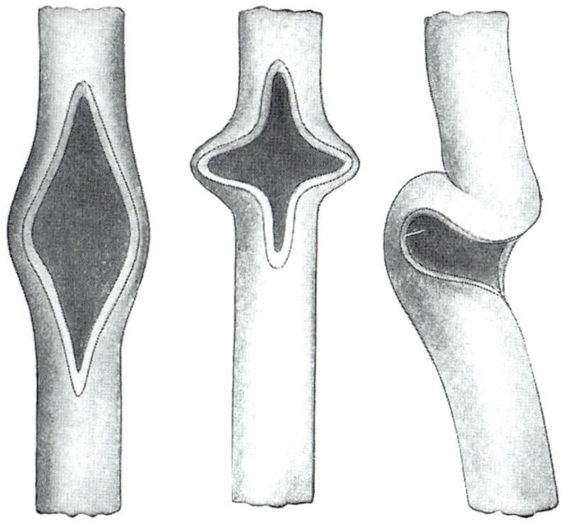

Fig. 32 ▪ A-C) Cambios de forma del rombencéfalo determinados por la acodadura pontina, demostrados con un tubo de caucho. (Según His.)

En realidad, esta explicación mecánica no es exacta. La formación del cuarto ventrículo se produce antes de la aparición de la acodadura pontina. Se debe al desarrollo de los núcleos de los nervios craneales (Eyries). El desarrollo del puente corresponde al de las vías corticopontinas y pontocerebelosas.

2. Desarrollo de la médula oblongada. La vesícula encefálica posterior presenta, como todo el tubo neural, una pared dorsal o placa del techo, una pared ventral o placa del suelo y dos paredes laterales. Al igual que en la médula espinal, cada una de estas paredes laterales está dividida por el surco limitante en dos partes: una dorsal o placa alar y otra ventral o placa basal.

La parte inferior del mielencéfalo se desarrolla de la misma manera que la médula espinal.

Para formar la parte superior ventricular de la médula oblongada, el mielencéfalo experimenta importantes transformaciones debidas en gran parte al ensanchamiento del conducto central.

La placa del suelo y las paredes laterales de la vesícula aumentan de espesor. Las paredes laterales están claramente divididas por un estrechamiento longitudinal en dos partes o placas, una alar y otra basal. Al mismo tiempo que las paredes laterales se engruesan, se proyectan lateralmente empujadas por el ensanchamiento del conducto central (fig. 33, A, B y C).

La proyección lateral de las paredes laterales comporta un ensanchamiento de la placa del techo. Ahora bien, al mismo tiempo que se ensancha, la placa del techo se adelgaza considerablemente y se convierte en el *velo medular inferior* (Kölliker). Esta membrana es muy delgada y se reduce a una capa epitelial en su parte media; conserva un cierto espesor en su zona periférica, por la cual se une a las placas alares de las paredes laterales. Así es como se forma la *tenia del cuarto ventrículo* a lo largo de los pedúnculos cerebelosos inferiores (fig. 33, C) y el *óbex* en el ángulo inferior del cuarto ventrículo.

El velo medular inferior forma, en continuidad con el borde dorsal de las placas alares de las paredes laterales, un surco abierto del lado ventricular que se denomina

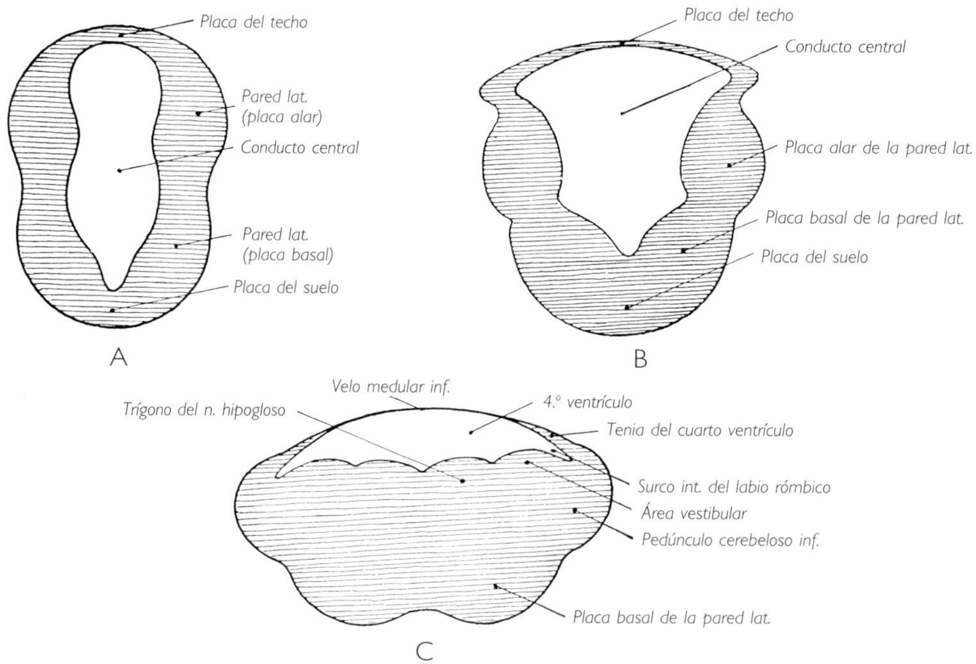

Fig. 33 ▪ A-C) Cortes transversales del mielencéfalo en diferentes estadios de su desarrollo. Las figuras muestran el desarrollo de la parte superior de la médula oblongada y del segmento bulbar del cuarto ventrículo (esquemático).

surco interno del labio romboidal (fig. 33, C). Este surco desaparece enseguida debido a la soldadura de las paredes, excepto en la proximidad de los ángulos laterales del cuarto ventrículo, donde el surco persiste y forma dos prolongaciones del cuarto ventrículo denominadas *recesos laterales.*

Las placas basal y alar de las paredes laterales sobresalen en el interior de la cavidad ventricular formando dos rodetes separados por el *surco limitante* (fig. 33, C). Uno de los rodetes, el medial, corresponde a la placa basal y se convierte en el trígono del nervio hipogloso; la placa alar forma el rodete lateral, que se convierte en el área vestibular y constituye además el pedúnculo cerebeloso inferior. El surco que separa los rodetes medial y lateral está representado en el adulto por la *fosita inferior.*

En lo que concierne a la organización interna de la médula oblongada, diremos solamente que la placa basal produce los núcleos motores de las astas anteriores (núcleo del nervio hipogloso y núcleos motores de los nervios vago y glosofaríngeo), mientras que la placa alar origina los núcleos sensitivos (núcleo del tracto solitario, núcleos grácil y cuneiforme, y núcleos vestibulares y cocleares), así como los núcleos olivares inferiores, cuyas células emigran de la placa alar hacia la placa basal para ocupar la situación que presentan en el adulto.

3. Desarrollo del puente y del cerebelo. Todas las paredes del metencéfalo se engruesan. La placa del suelo y las paredes laterales forman el puente; la placa del techo da origen al cerebelo y se une a las paredes laterales por medio de engrosamientos que se convierten en los pedúnculos cerebelosos medios (fig. 34).

El *desarrollo del puente* es casi igual al de la médula oblongada. La formación de la acodadura pontina sigue al ensanchamiento lateral de las paredes laterales de la vesícula encefálica posterior. Las placas basales y alares de las paredes laterales se transforman sobre el suelo del cuarto ventrículo en los rodetes (fig. 34). El rodete medial se convierte en el colículo facial; el rodete lateral forma la parte superior del área vestibular. El surco limitante intermedio entre estas dos eminencias constituye la *fosita superior.* Los rodetes de la parte pontina del suelo del cuarto ventrículo continúan a los de la médula oblongada. En resumen, sobre el suelo del cuarto ventrículo se observan: *a)* una eminencia longitudinal medial correspondiente al rodete medial, formada por el trígono del nervio hipogloso inferiormente, y el colículo facial y la eminencia medial superiormente; *b)* un saliente longitudinal lateral constituido por el área vestibular, y *c)* un surco de separación o *surco limitante,* en el cual se distingue la *fosita inferior* en la médula oblongada y la *fosita superior* en el puente.

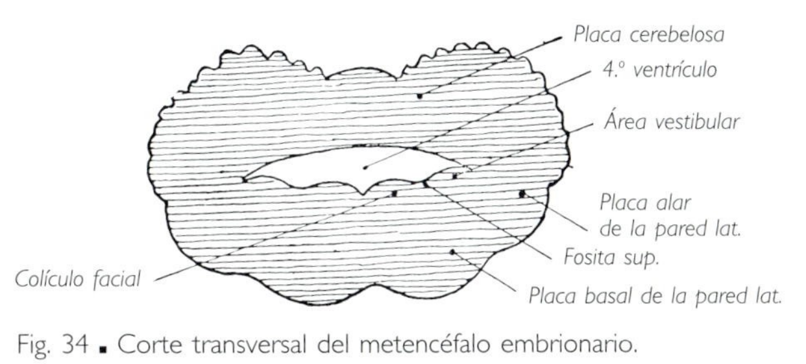

Fig. 34 ■ Corte transversal del metencéfalo embrionario.

El *cerebelo* presenta la apariencia de un abultamiento de la parte dorsal o lateral de la placa alar. Este abultamiento progresa de ventral a dorsal y de lateral a medial para reunirse con el del lado opuesto, en la parte superior y media del techo del cuarto ventrículo (Picard-Leroy). Así se forma el *primordio cerebeloso* o *placa cerebelosa.* La placa cerebelosa se continúa ventralmente con la pared dorsal de la vesícula encefálica media o mesencéfalo por medio de una delgada lámina denominada *velo medular superior* (Vieussens) (fig. 35, A). De la misma manera, se encuentra unida dorsalmente al mielencéfalo mediante una lámina de transición, el *velo medular posterior* (Tarin).

Muy rápidamente, el cerebelo aumenta de grosor y forma una eminencia cada vez más considerable sobre la cara dorsal del rombencéfalo. A partir del cuarto mes de

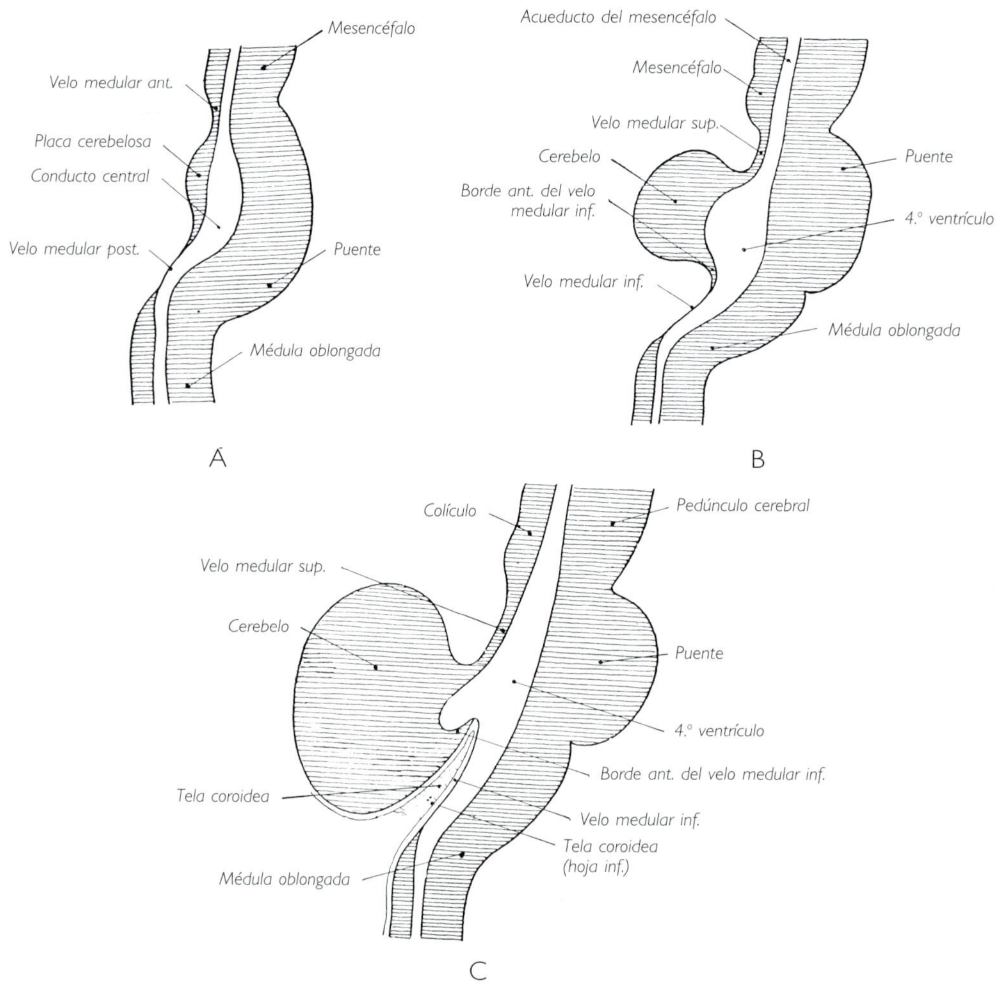

Fig. 35 ▪ A-C) Cortes sagitales esquemáticos del rombencéfalo en diferentes estadios de su desarrollo. Las figuras muestran el desarrollo del cerebelo y de la pared posterior del cuarto ventrículo.

vida fetal, se pueden distinguir los hemisferios cerebelosos y el vermis del cerebelo. Los pedúnculos cerebelosos medios que unen el cerebelo con el puente evolucionan paralelamente.

Al principio del desarrollo del cerebelo, la placa cerebelosa y el velo medular posterior están casi en continuidad uno con otro, pero a medida que el cerebelo crece y se vuelve más prominente craneal y dorsalmente, el tejido conjuntivo se desarrolla alrededor del esbozo cerebeloso; se acumula dorsalmente al cerebelo para llenar el intervalo que separa el cerebelo de la cara dorsal del mielencéfalo, es decir, del *velo medular inferior* (fig. 35, C). Bajo el empuje de este tejido conjuntivo, el velo medular posterior, ya afectado por la tracción que le imprime el cerebelo al desarrollarse caudal y dorsalmente, bascula, es decir, se incurva ventral y cranealmente de tal manera que su cara inferior o ventral se convierte en superior y su borde posterior o caudal, en continuidad con el *velo medular inferior,* se convierte en el borde anterior de éste (compárense los esquemas A, B y C de la fig. 35).

El cerebelo y los pedúnculos cerebelosos medios sólo se desarrollan a expensas de la parte posterior del metencéfalo. Superiormente al cerebelo, la pared dorsal de esta vesícula sigue siendo delgada; está constituida por el velo medular superior. A cada lado del velo medular superior, las paredes laterales se desarrollan de la misma manera que las del mielencéfalo. En el lugar del pedúnculo cerebeloso medio, la placa alar de las paredes laterales forma, lateralmente a la parte lateral del suelo del cuarto ventrículo, los pedúnculos cerebelosos superiores.

MESENCÉFALO O CEREBRO MEDIO

El mesencéfalo o cerebro medio procede de la transformación de la vesícula encefálica media. Se sitúa anterior y superiormente al puente. Comprende los pedúnculos cerebrales, los colículos y sus dependencias. Lo atraviesa el acueducto del mesencéfalo o acueducto cerebral, que es continuación del cuarto ventrículo y representa el conducto central de la vesícula encefálica primitiva media.

El mesencéfalo se continúa superiormente y sin límites precisos con el diencéfalo. Inferiormente, el surco pontopeduncular marca sobre la cara inferior del sistema nervioso central el límite entre el mesencéfalo y el puente.

CONFIGURACIÓN EXTERNA. De la misma manera que la médula oblongada y el puente, de los cuales es continuación, el mesencéfalo se dirige oblicuamente superior y anterior. Debido a esta orientación, en el mesencéfalo se distinguen una cara anterior, una cara posterior y dos caras laterales.

1. Cara anterior. Pedúnculos cerebrales y sustancia perforada posterior (fig. 36). La cara anterior presenta a cada lado dos voluminosos haces blancos, estriados en paralelo a su dirección y convexos transversalmente: son los *pedúnculos cerebrales.*

Los *pedúnculos cerebrales* parten del puente. Desde ese punto se dirigen oblicuamente en sentido superior, anterior y lateral, y se hunden en la parte inferior del diencéfalo superiormente al tracto óptico, que cruza su cara inferior.

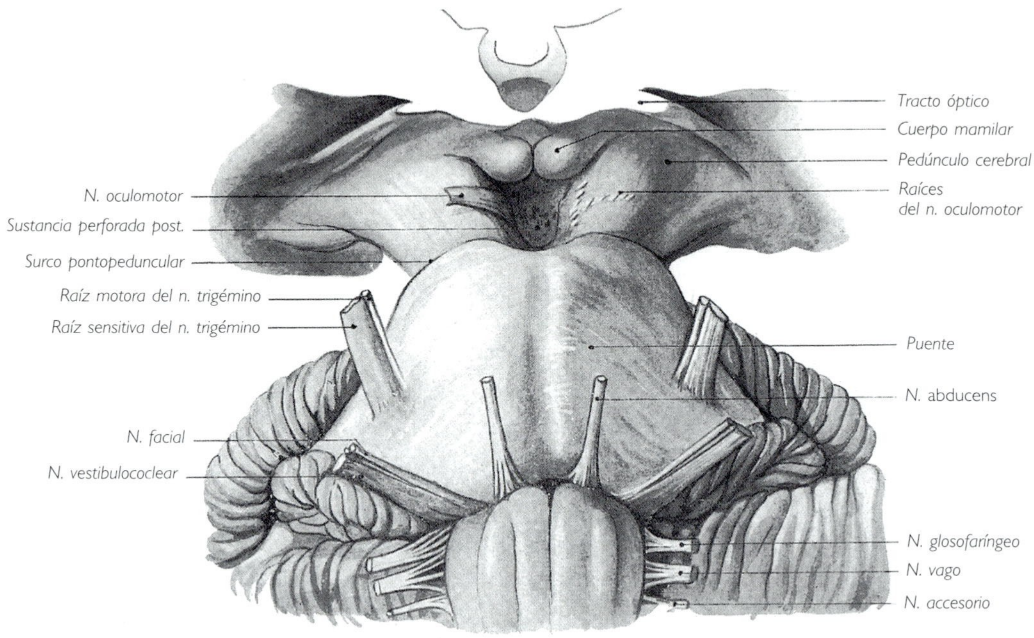

Fig. 36 ▪ Puente y pedúnculos cerebrales (visión anterior).

Su longitud y anchura son casi idénticas; miden aproximadamente 15 mm.

Entre los pedúnculos cerebrales *(fosa interpeduncular)* se observa una superficie deprimida, triangular de base superior y de color gris, denominada *sustancia perforada posterior.* Esta denominación se debe a que la lámina de sustancia gris que ocupa el fondo de la fosa interpeduncular está agujereada por pequeños y numerosos orificios que se encuentran atravesados por vasos sanguíneos.

El límite entre los pedúnculos cerebrales y la fosa interpeduncular lo marca un surco situado a lo largo del borde medial del pedúnculo cerebral. De este surco, denominado *surco del nervio oculomotor,* parten los filetes radiculares de este nervio.

Las raíces del nervio oculomotor no sólo emergen del surco que limita medialmente el pedúnculo, sino que también salen del propio pedúnculo, siguiendo una línea oblicua anterior y lateral, que forma con el surco del nervio oculomotor un ángulo agudo abierto anteriormente (fig. 37).

2. Cara posterior. Colículos o tubérculos cuadrigéminos. La cara posterior del mesencéfalo está ocupada por cuatro eminencias redondeadas, los *colículos* o *tubérculos cuadrigéminos* (fig. 28).

Los *colículos* están situados de dos en dos, uno anteriormente al otro, a ambos lados de la línea media, y se dividen en superiores e inferiores.

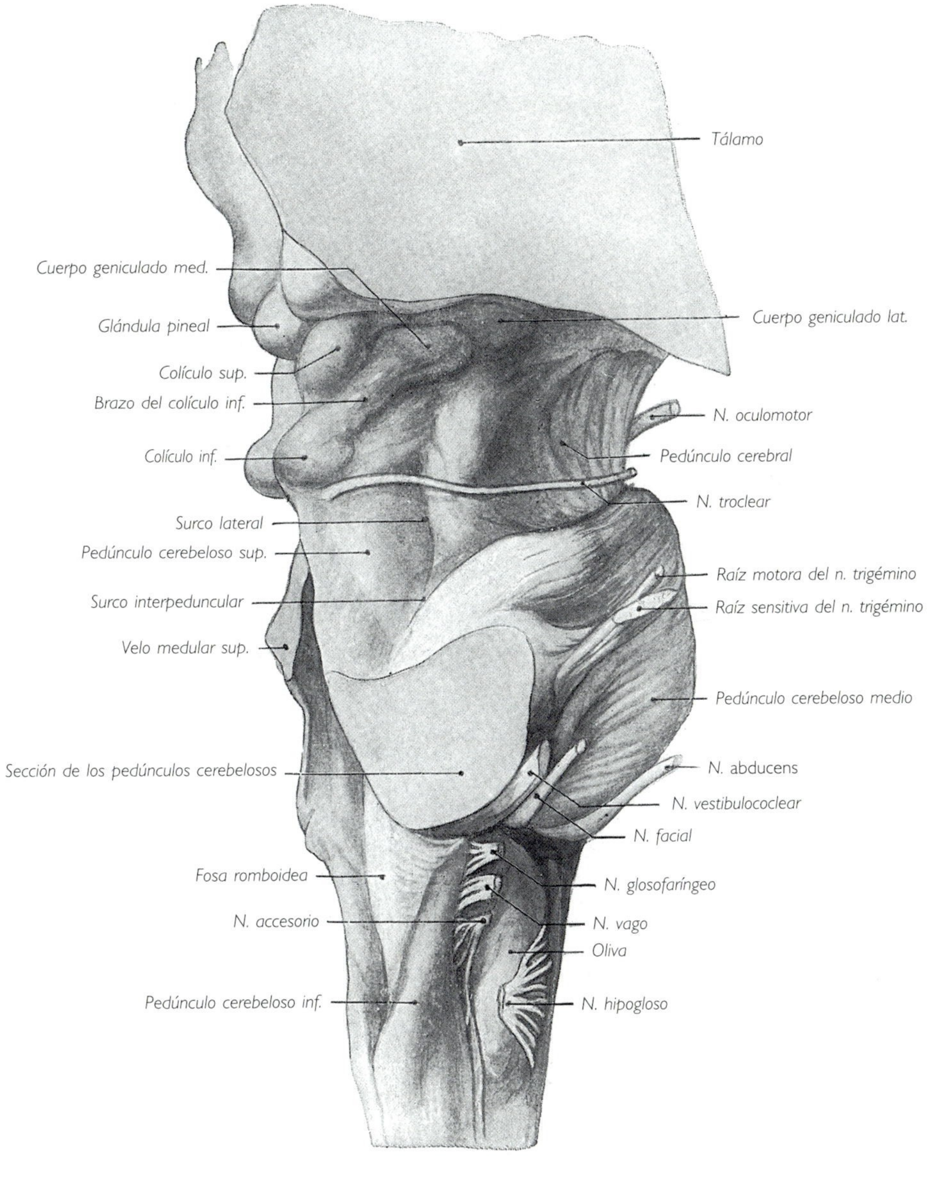

Fig. 37 ▪ Médula oblongada, puente y mesencéfalo (visión lateral).

Los *colículos superiores* o *tubérculos cuadrigéminos superiores* son ovoides, con el extremo grueso situado medialmente; se alargan de medial a lateral y de posterior a anterior. ❑ Los *colículos inferiores* o *tubérculos cuadrigéminos inferiores* son casi hemisféricos y más pequeños que los superiores.

Los colículos superiores están separados de los inferiores por un surco transversal ligeramente cóncavo superiormente. ❑ Los colículos del lado derecho están separados de los del lado izquierdo por un surco medio anteroposterior. Sobre el extremo anterior ensanchado de este surco reposa la glándula pineal. Su extremo posterior sirve de inserción al frenillo del velo medular superior.

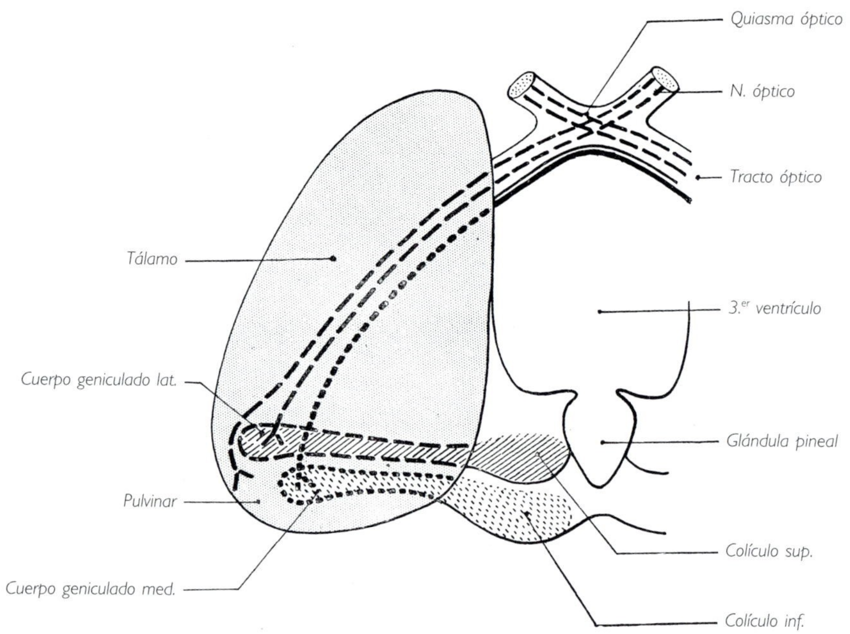

Fig. 38 ▪ Relaciones entre los colículos, los cuerpos geniculados, el tracto óptico y el tálamo del mismo lado (esquemático).

Cada colículo está unido al tálamo correspondiente por medio de un haz blanco denominado *brazo del colículo* (figs. 28, 37 y 38). ❑ El brazo del colículo superior une el colículo superior a una eminencia del extremo posterior del tálamo denominada *cuerpo geniculado lateral.* ❑ El brazo del colículo inferior se extiende desde el colículo inferior hasta otra eminencia del tálamo, el *cuerpo geniculado medial.*

Los brazos de los colículos de un mismo lado están separados entre sí por el *surco interbraquial,* que prolonga lateral y anteriormente el surco transverso de los colículos.

3. Caras laterales. Sobre las caras laterales del mesencéfalo se observa un surco oblicuo superior y lateral, que discurre por la cara lateral de los pedúnculos cerebrales. Este surco se denomina *surco lateral del mesencéfalo;* es continuación del *surco interpeduncular,* que separa los pedúnculos cerebelosos medios de los pedúnculos cerebelosos superiores sobre las caras laterales del puente (fig. 37).

Los pedúnculos cerebelosos superiores presentan, en su parte anterosuperior, algunas estrías oblicuas superior y posteriormente, formadas por las fibras del lemnisco lateral o fibras acústicas. Éstas se vuelven superficiales a lo largo del surco lateral del mesencéfalo y se dirigen a los colículos inferiores y a los brazos de los colículos inferiores, inferiormente a los cuales desaparecen. Esta parte de los pedúnculos cerebelosos superiores, cuya superficie está ocupada por el lemnisco lateral, se denomina *trígono del lemnisco lateral.*

CONFIGURACIÓN INTERNA. Examinado en un corte transversal, el mesencéfalo puede dividirse en dos regiones mediante una línea horizontal y transversal que pase por el acueducto del mesencéfalo: una región anterior o región de los pedúnculos cerebrales y otra posterior o región de los colículos (fig. 39).

1. Región de los pedúnculos cerebrales. En la región de los pedúnculos cerebrales se observa una masa gris, voluminosa, en forma de media luna cóncava superior y medialmente, que se extiende oblicuamente desde el surco lateral del mesencéfalo hasta el surco del nervio oculomotor. Esta formación se denomina *sustancia negra* (de Soemmering).

La *sustancia negra* divide la región peduncular en dos partes: una anterior o inferior, que es el pie del pedúnculo cerebral; la otra es posterior y superior, y constituye el tegmento del mesencéfalo o calota del mesencéfalo.

El *pie del pedúnculo cerebral* está enteramente constituido por la sustancia blanca representada por los tractos piramidal y corticopontino.

El *tegmento del mesencéfalo* o *calota del mesencéfalo* tiene una estructura más compleja. Una masa de sustancia gris rodea el acueducto del mesencéfalo. En esta masa gris

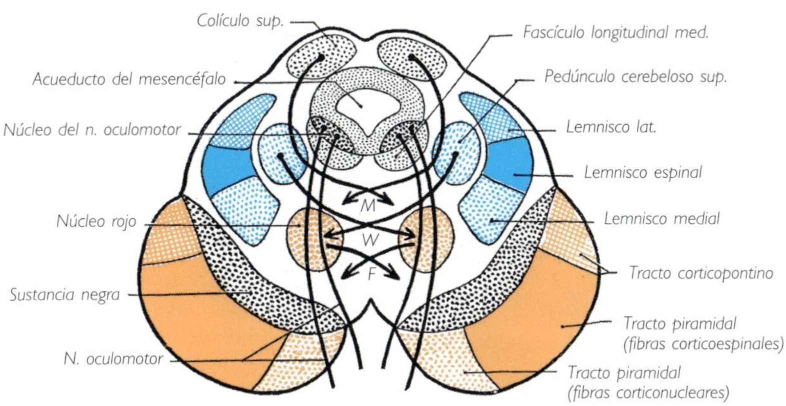

Fig. 39 ▪ Corte transversal del mesencéfalo que pasa por el pedúnculo cerebral y los colículos superiores (esquemático). M, decusación tegmental posterior (Meynert) (tractos tectobulbar y tectoespinal). W, decusación de los pedúnculos cerebelosos superiores (Wernekink). F, decusación tegmental anterior (tracto rubroespinal).

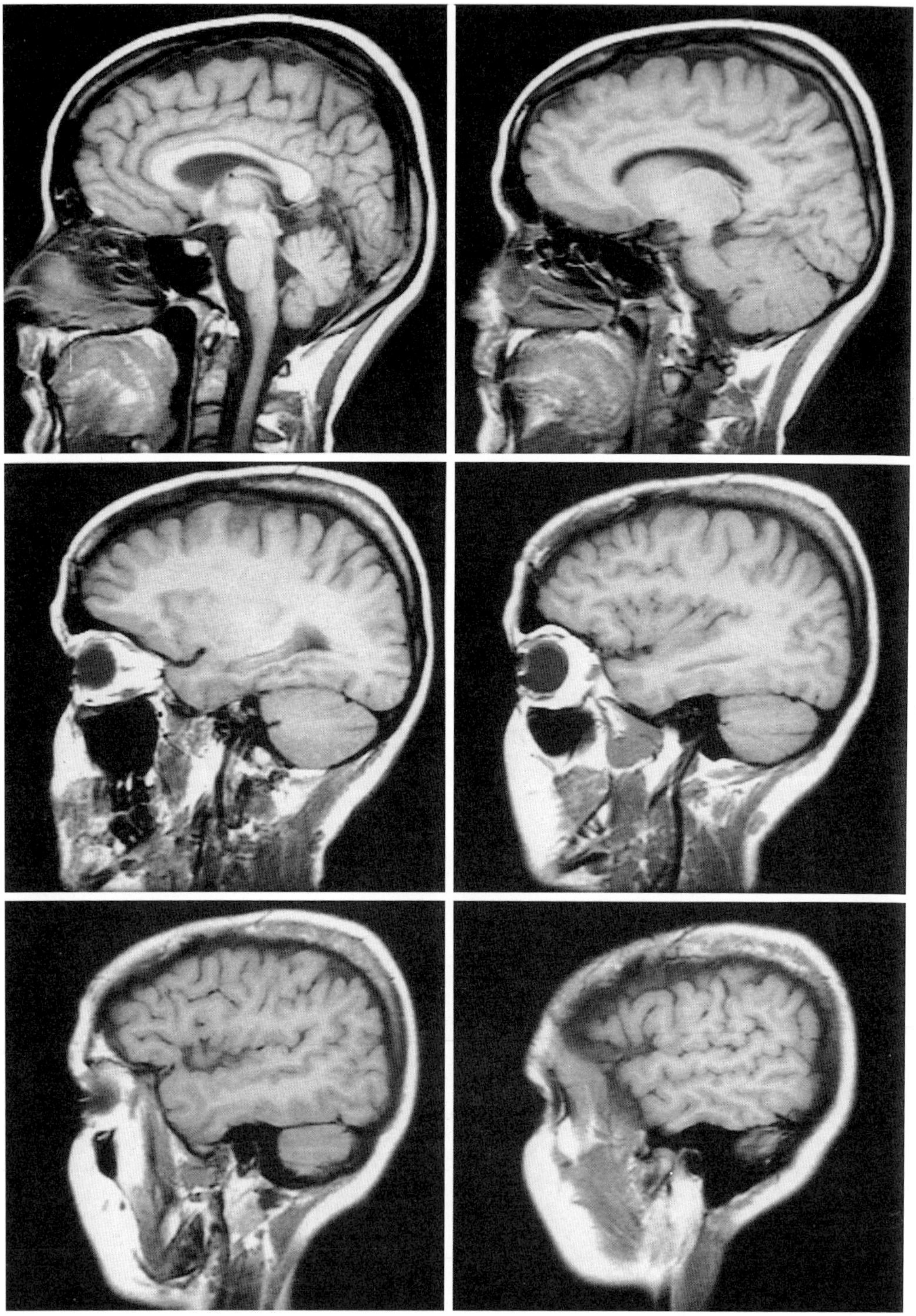

Lámina I ▪ Secuencia de imágenes de cortes sagitales de la cabeza, en un sujeto vivo, realizados mediante resonancia magnética. La localización de los planos se muestra en un corte horizontal de la cabeza. Compárese con las figuras 29, 44, 45 y 51.

fálica media se distinguen, al igual que en las otras vesículas encefálicas: una pared dorsal o placa del techo, una pared ventral o placa del suelo, y dos paredes laterales que incluyen cada una una parte dorsal o placa alar y una parte ventral o placa basal (fig. 40, A).

Las placas basales de las paredes laterales se engruesan de forma regular y se convierten en los pedúnculos cerebrales (fig. 40, B). Entre los pedúnculos, la placa del suelo forma una zona deprimida, la fosa interpeduncular.

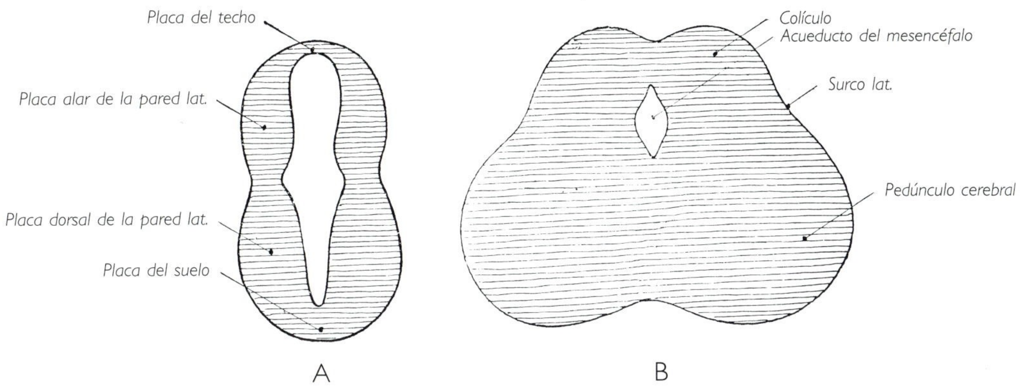

Fig. 40 ▪ A y B) Cortes transversales del mesencéfalo en dos estadios de su desarrollo (esquemático).

Las placas alares de las paredes laterales también aumentan de espesor, pero en menor proporción que las placas basales; se extienden sobre la cara dorsal de la vesícula encefálica y constituyen dos eminencias laterales separadas por un surco medio longitudinal. De ese modo se forman dos cuerpos bigéminos que un surco transversal, que aparece hacia el quinto mes, divide en cuatro eminencias: los colículos o tubérculos cuadrigéminos. El surco que marca la separación, sobre la cara externa de la vesícula encefálica media, entre las placas alar y dorsal de las paredes laterales persiste y se convierte en el surco lateral del mesencéfalo.

Mientras que las paredes de la vesícula se engruesan, el conducto central se estrecha y se transforma en el *acueducto del mesencéfalo.* Éste se desplaza progresivamente hacia la pared dorsal del mesencéfalo a consecuencia del desarrollo preponderante de las placas basales y de la placa del suelo de la vesícula encefálica.

PROSENCÉFALO O CEREBRO ANTERIOR

A. **División del prosencéfalo o cerebro anterior en diencéfalo y telencéfalo**

El prosencéfalo o cerebro anterior deriva de la vesícula encefálica anterior primitiva. Esta vesícula aumenta rápidamente de volumen, al mismo tiempo que se divide en dos vesículas encefálicas secundarias: la *vesícula encefálica intermedia* y la *vesícula encefálica anterior secundaria* (fig. 31).

La *vesícula encefálica intermedia* está situada anteriormente a la vesícula encefálica media. Da origen al *diencéfalo* y su conducto central se convierte en el tercer ventrículo.

La *vesícula encefálica anterior secundaria* se convierte, mediante transformaciones sucesivas, en el *telencéfalo*. Éste está constituido principalmente por los hemisferios cerebrales. Cada hemisferio se encuentra ahuecado por un divertículo lateral del conducto central: el ventrículo lateral. Este ventrículo está en comunicación con el tercer ventrículo del diencéfalo por medio de un orificio denominado *agujero interventricular*. El agujero interventricular es, en realidad, un auténtico conducto (Billet).

Los hemisferios cerebrales se componen originariamente de dos partes principales: una basal, que es gruesa y se denomina *cuerpo estriado*, y otra superior el *palio*, que comprende en el hemisferio cerebral todo aquello que no constituye el cuerpo estriado.

El *cuerpo estriado* se observa junto con el diencéfalo en todos los vertebrados, incluso en los más inferiores como los peces, cuyo palio, con excepción de los elasmobranquios, es sólo una membrana epitelial simple. El cuerpo estriado y el diencéfalo forman así en conjunto el cerebro primitivo, denominado *paleoencéfalo*.

El *palio, córtex cerebral* o *corteza cerebral* se desarrolla después del paleoencéfalo y constituye el *neoencéfalo*. Éste comprende todas las circunvoluciones y comienza a formarse en los elasmobranquios y los anfibios, que presentan un rinencéfalo o cerebro olfatorio, denominado *arquipalio* o *alocórtex*.

El resto del palio forma el *neopalio* o *neocórtex*, donde se localizan todas las funciones psíquicas.

Indicaremos más adelante las principales transformaciones que se producen en cada vesícula del prosencéfalo en el curso de su desarrollo ontogénico (v. pág. 106).

Un capítulo sobre el desarrollo del prosencéfalo hubiera sido pertinente en este punto, precediendo inmediatamente a su estudio descriptivo. Es evidente que el estudio del desarrollo del cerebro será más fácil si se ha adquirido previamente un conocimiento sumario, pero suficiente, de su morfología. Sin embargo, también es obvio que la descripción del cerebro será de mayor utilidad si se conocen las fases principales de su desarrollo. Los dos estudios deben realizarse en paralelo, de manera que aconsejamos al lector leer una primera vez el capítulo dedicado al desarrollo del prosencéfalo. Después, cuando estudie la configuración del cerebro y a medida que aparezcan los detalles de orden morfológico, podrá releer con provecho la sección en que se explica su formación.

B. **Diencéfalo**

El diencéfalo está situado entre los dos hemisferios cerebrales, anteriormente al mesencéfalo. Está ahuecado en toda su extensión por un conducto central denominado *tercer ventrículo*. Consecuentemente, el estudio del diencéfalo consistirá en examinar: ❑ *a)* las paredes de este ventrículo, y ❑ *b)* la cavidad ventricular.

PAREDES DEL TERCER VENTRÍCULO. Las paredes del tercer ventrículo son cinco y se dividen en laterales, superior, posteroinferior y anterior.

1. Paredes laterales, tálamo y región subtalámica. Las paredes laterales del diencéfalo o del tercer ventrículo están formadas por los tálamos y las regiones subtalámicas.

a) TÁLAMO. Los tálamos son dos voluminosos núcleos de sustancia gris, situados a uno y otro lado de la cavidad del tercer ventrículo (figs. 41 y 42; compárense también las figs. 41 y 57).

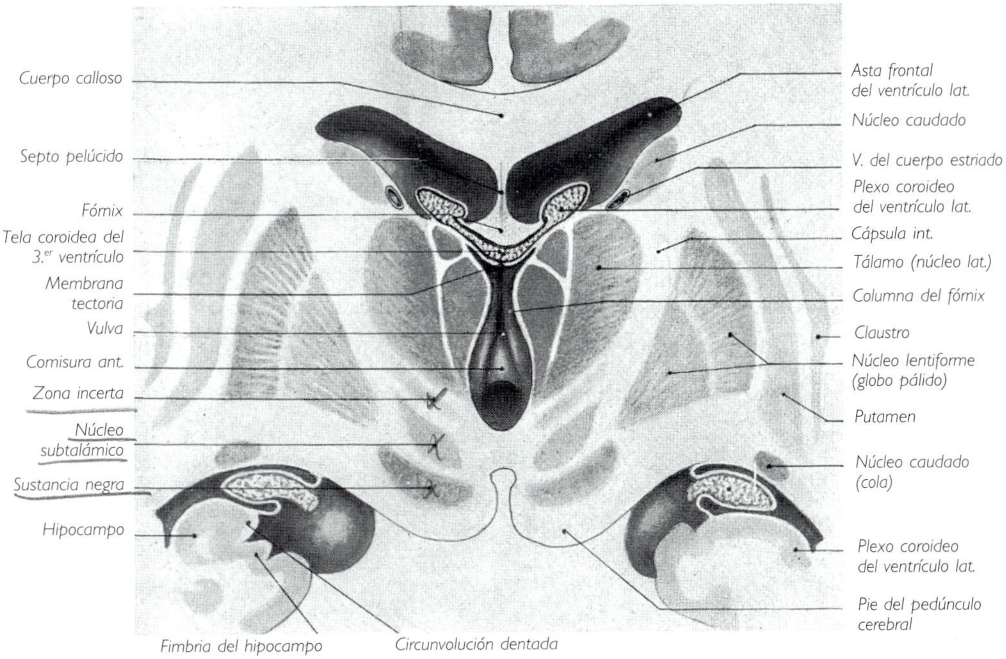

Fig. 41 ▪ Corte transversal del diencéfalo (segmento anterior del corte). Se muestra la pared anterior del tercer ventrículo.

FORMA. Cada tálamo tiene la forma de un ovoide de extremo grueso posterior, cuyo diámetro mayor es anteroposterior o, más exactamente, ligeramente oblicuo de posterior a anterior y de lateral a medial. Se describen en el tálamo cuatro caras y dos extremos. Miden 3 cm de longitud, 2 cm de altura y 1,5 cm de grosor.

Cara superior (fig. 43). Es convexa y de color blanco grisáceo; presenta forma triangular de vértice anterior. Está limitada: lateralmente por el *surco talamoestriado,* que separa el tálamo del núcleo caudado, y medialmente por un cordón blanco denominado *habénula* (v. *Glándula pineal*).

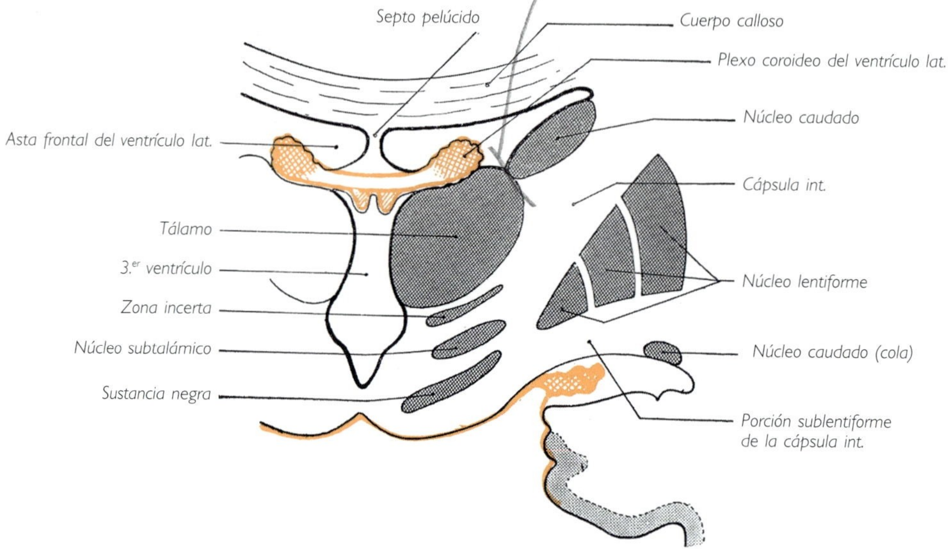

Fig. 42 ▪ Corte frontal del diencéfalo y de la parte contigua del hemisferio cerebral derecho (segmento anterior del corte). La figura muestra las conexiones del tálamo y la región subtalámica.

La cara superior del tálamo está recorrida por un surco ancho, oblicuo anterior y medialmente: el *surco coroideo del tálamo.* Sobre este surco reposa el plexo coroideo del ventrículo lateral. El surco coroideo del tálamo divide esta cara en dos segmentos: uno lateral y otro medial (figs. 41 y 43).

El *segmento lateral* forma parte del suelo del ventrículo lateral. Presenta anteriormente un ensanchamiento elíptico: el *tubérculo anterior del tálamo.*

El *segmento medial* se relaciona con la tela coroidea del tercer ventrículo y con el fórnix. En la región posteromedial de la cara superior (fig. 43) se observa una zona triangular blanca, denominada *trígono de la habénula,* limitada medialmente por la habénula, lateralmente por un surco denominado *surco de la habénula* y posteriormente por el colículo superior correspondiente. El trígono de la habénula presenta posteriormente un abultamiento determinado por un núcleo subyacente de sustancia gris, denominado *núcleo de la habénula.*

Cara inferior. La cara inferior del tálamo está unida al tegmento del mesencéfalo, que en este punto recibe el nombre de *región subtalámica* (figs. 41, 42 y 57).

Cara lateral. Esta cara es convexa y está unida al núcleo caudado superiormente y al segmento posterior de la cápsula interna inferiormente (figs. 41 y 57).

Cara medial. La cara medial está en relación posteriormente con los colículos. En sus dos tercios anteriores es libre y forma la pared lateral del tercer ventrículo. En esta parte está limitada superiormente por la habénula e inferiormente por el *surco hipotalámico,* que se extiende describiendo una curva de concavidad superior desde el extremo superior del acueducto del mesencéfalo hasta el agujero interventricular (fig. 45). El sur-

co hipotalámico indica sobre la pared lateral del tercer ventrículo, el límite entre el tálamo y la región subtalámica. Frecuentemente, la cara medial del tálamo está unida al tálamo opuesto por una lámina transversal de sustancia gris, aplanada de superior a inferior: es la *adhesión intertalámica* o *comisura gris* (fig. 43). Esta formación contiene un núcleo vegetativo, el *núcleo reuniens.*
Extremo anterior. El extremo anterior del tálamo es parcialmente libre y limita el agujero interventricular posteriormente. Este orificio separa el tálamo de la columna del fórnix (fig. 45).
Extremo posterior. El extremo posterior forma un ancho abultamiento denominado *pulvinar* (fig. 43).

Sobre la cara inferior del pulvinar, el tálamo presenta dos eminencias, los cuerpos geniculados lateral y medial (v. figs. 28 y 37). El cuerpo geniculado lateral está situado superior y lateral al cuerpo geniculado medial.

Hemos señalado, a propósito del mesencéfalo, que los cuerpos geniculados están unidos a los colículos por medio de haces blancos denominados *brazos de los colículos,* que protruyen sobre la superficie del tálamo. El brazo del colículo superior une el colículo superior con el cuerpo geniculado lateral; el brazo del colículo inferior une el colículo inferior con el cuerpo geniculado medial.

CONFIGURACIÓN INTERNA. Los tálamos son dos masas de sustancia gris recubiertas en sus caras libres, superior y medial, por una delgada capa de sustancia blanca denominada *estrato zonal.* A esta capa deben las caras ventriculares de los tálamos su coloración blancogrisácea.

La masa de sustancia gris que constituye esencialmente cada tálamo está dividida por dos delgadas láminas de sustancia blanca, las láminas medulares lateral y medial, en tres masas secundarias diferenciadas: una anterior, denominada núcleo anterior, que corresponde al tubérculo anterior del tálamo; las otras dos, situadas posteriormente al núcleo anterior, se sitúan una medialmente a la otra y se denominan *núcleos medial* y *lateral* (fig. 41). Sin embargo, las láminas de sustancia blanca sólo se observan en los tres cuartos anteriores del tálamo, de tal manera que el cuarto posterior forma un núcleo posterior, el *pulvinar.* En el pulvinar se distinguen los cuerpos geniculados lateral y medial, que, como ya se ha señalado, sobresalen en el extremo posterior del tálamo, al igual que el núcleo de la habénula.

Sobre la cara medial o ventricular del núcleo medial se encuentran masas de pequeñas células de los núcleos que pertenecen al sistema nervioso autónomo, en continuidad con la sustancia gris del hipotálamo (v. más adelante).
b) REGIÓN SUBTALÁMICA (fig. 42). La región subtalámica está situada inferiormente al tálamo. Prolonga, inferiormente a este núcleo, el tegmento del mesencéfalo. Esta región reposa sobre el extremo superior del pie del pedúnculo cerebral, que a este nivel se continúa con la parte inferior de la cápsula interna. Entre los elementos que componen la región subtalámica se distinguen: ❑ *a)* el extremo superior del núcleo rojo; ❑ *b)* varias masas de sustancia gris, entre las cuales se encuentran, de superior a inferior, una lámina gris, denominada *zona incerta,* un núcleo de forma lenticular, denominado *núcleo subtalámico,* y la parte más superior de la sustancia ne-

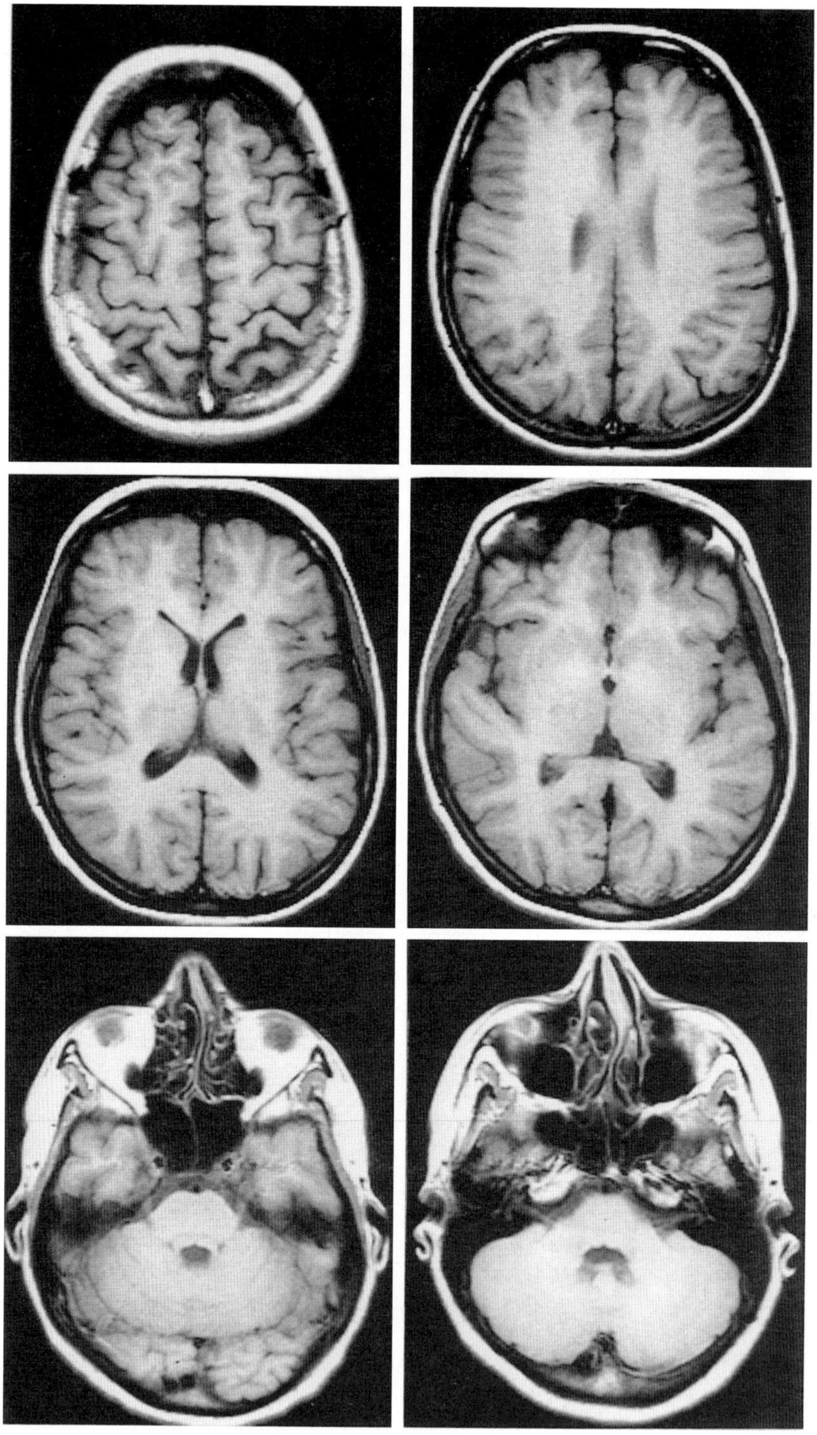

Lámina III ▪ Secuencia de imágenes de cortes horizontales de la cabeza, en un sujeto vivo, realizados mediante resonancia magnética. La localización de los planos de corte se muestra en un corte frontal y en un corte sagital medio de la cabeza. Compárese con las figuras 1, 16 y 59.

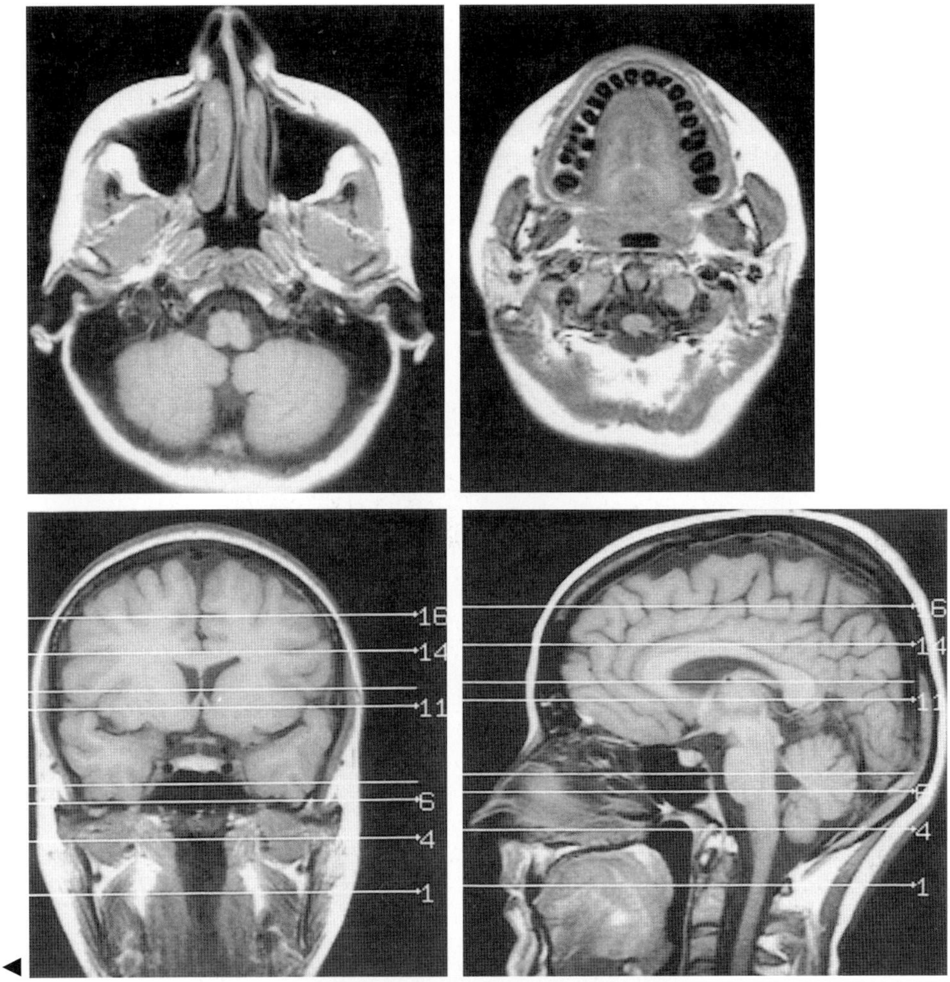

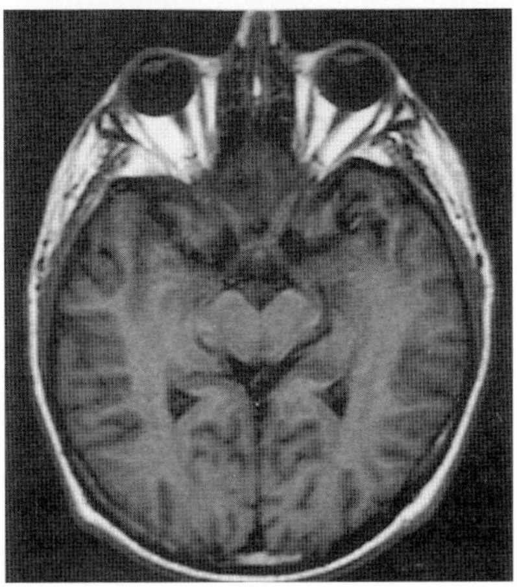

Lámina IV ▪ Corte horizontal de la cabeza orientado según el plano de las vías ópticas (plano neuroocular), en un sujeto vivo, realizado mediante resonancia magnética.

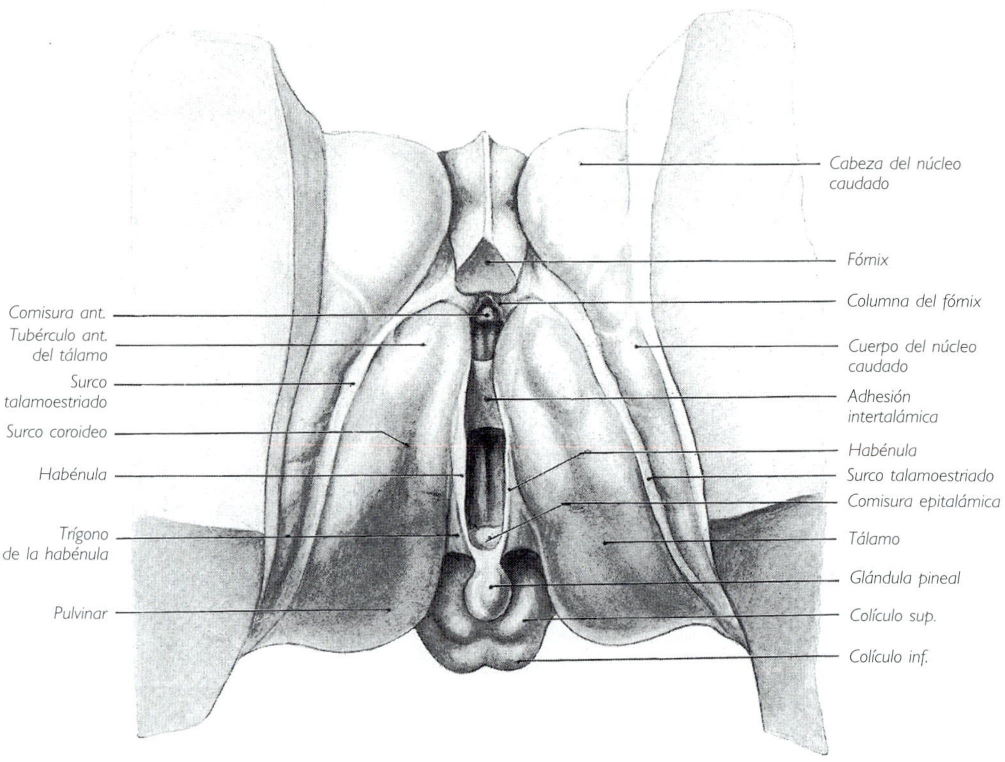

Fig. 43 ▪ Los dos tálamos y el tercer ventrículo (visión superior).

gra (fig. 42); ❑ *c)* diversos haces de fibras que separan entre sí las masas de sustancia gris, como el fascículo mamilotegmental, que une el cuerpo mamilar con el núcleo tegmental posterior, el fascículo lenticular, el fascículo talámico y también el lemnisco medial, cuyas fibras penetran y se pierden en el núcleo lateral del tálamo, y ❑ *d)* un fascículo blanco, aplanado y ancho, situado inferiormente a la sustancia negra y que ocupa la parte inferior de la región. Este haz se sitúa sobre la prolongación del pie del pedúnculo cerebral y se continúa superiormente con la cápsula interna (figs. 42 y 57); está constituido por las fibras motoras del pie del pedúnculo cerebral.

c) HIPOTÁLAMO. La parte medial de la región subtalámica, formada por el *tuber cinereum,* la hipófisis y los cuerpos mamilares, es decir, por el suelo del tercer ventrículo, constituye el hipotálamo. El hipotálamo es un centro vegetativo de gran importancia. En él se encuentran células pequeñas mezcladas con una densa red de fibras amielínicas. Se observan también núcleos compuestos por grandes células, algunas de las cuales se sitúan en el *tuber cinereum* y a lo largo del tracto óptico (figura 44).

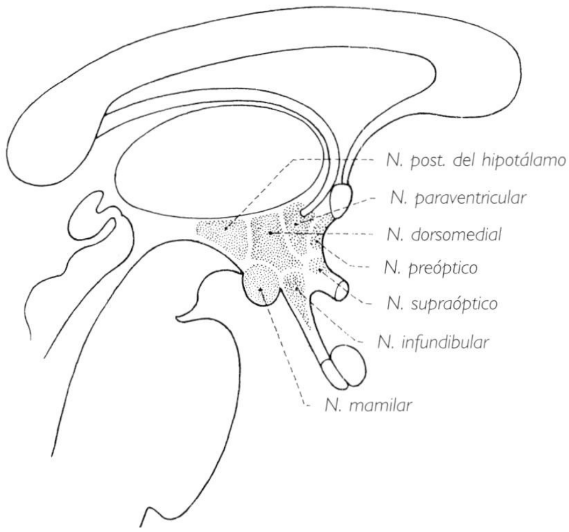

Fig. 44 ▪ Núcleos de la región hipotalámica.

2. Pared superior (techo): glándula pineal y tela coroidea del tercer ventrículo. Esta pared es convexa de anterior a posterior (fig. 45) y cóncava en sentido transversal (fig. 41). Presenta posteriormente, en su unión con la pared posterior, un órgano de forma cónica denominado *glándula pineal, cuerpo pineal* o *epífisis* (figs. 43 y 45). Esta glándula puede describirse con la pared superior o con la pared posteroinferior.

La glándula pineal está orientada de anterior a posterior y reposa sobre el surco medio que separa los colículos superiores. El vértice es libre y se dirige posteriormente. La base, que corresponde al tercer ventrículo, está ahuecada por un divertículo ventricular, denominado *receso pineal,* comprendido entre dos repliegues: uno superior denominado *comisura habenular* y otro inferior denominado *comisura posterior* o *comisura epitalámica.*

De los extremos laterales de la comisura habenular nacen dos tractos blancos denominados *habénulas.* Éstas se dirigen, primero lateralmente y después de posterior a anterior, hasta las columnas del fórnix, y continúan sobre el tálamo a lo largo de la línea de separación entre las paredes superior y lateral del tercer ventrículo (fig. 45).

Por último, en el espesor del repliegue inferior del receso epitalámico, que une la glándula pineal con el techo del acueducto del mesencéfalo, se ve un espesamiento debido a la presencia de un cordón blanco de dirección transversal, denominado *comisura epitalámica* (figs. 43 y 45).

Anteriormente a la glándula pineal, la pared superior del tercer ventrículo está formada por una simple lámina epitelial, la *tela coroidea del tercer ventrículo* (fig. 41).

La tela coroidea se fija a cada lado sobre la habénula. Anteriormente se une a las columnas del fórnix. Posteriormente se refleja sobre la parte media de la cara superior de la glándula pineal para continuarse con el epitelio ependimario que reviste la base de la glándula pineal. La parte posterior de la *tela coroidea* limita así, con la mitad anterior de la cara superior de la glándula pineal, un divertículo del tercer ventrículo denominado *receso suprapineal* (fig. 45).

La *tela coroidea* está directamente recubierta por una expansión de la piamadre, a la cual se adhiere.

3. Pared posteroinferior (suelo). La pared inferior está fuertemente inclinada en sentido anterior e inferior (fig. 45). Comienza superior y posteriormente en la base de la glándula pineal ya descrita en la pared superior del ventrículo.

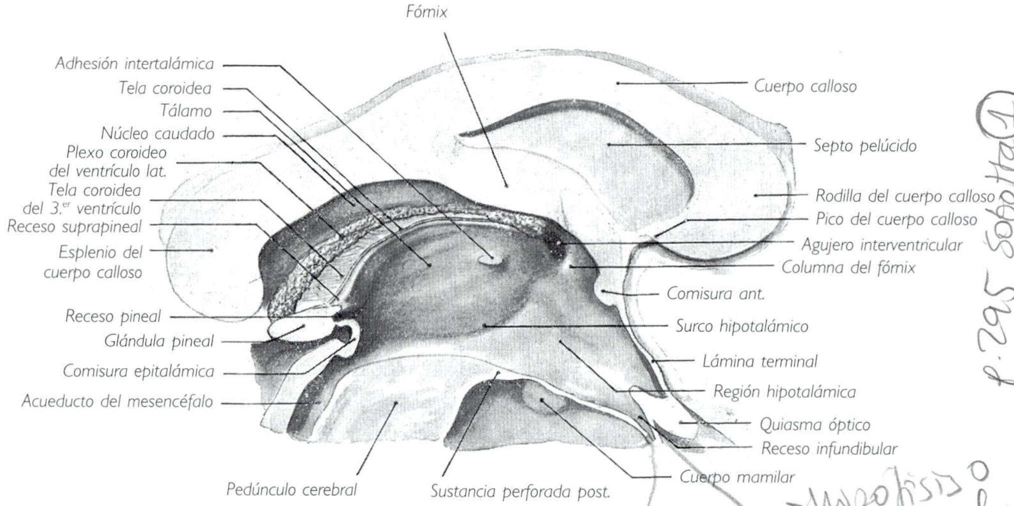

Fig. 45 ▪ Corte sagital del diencéfalo y de las comisuras interhemisféricas (visión lateral del tercer ventrículo).

Inferiormente a la glándula pineal se encuentra la *abertura del acueducto del mesencéfalo*.

Inferior y anteriormente a esta abertura, el suelo del tercer ventrículo comprende primero una lámina de sustancia blanca formada por el extremo anterior de los pedúnculos cerebrales o, más bien, de la región interpeduncular. Anteriormente a la sustancia blanca peduncular, el suelo del tercer ventrículo está constituido por una delgada lámina de sustancia gris que se extiende hasta una depresión de la cavidad ventricular en forma de embudo, denominada por esta razón *receso infundibular*.

En el lado ventricular, la superficie de la pared inferior es lisa y regular, y está ligeramente deprimida en la línea media.

En la cara externa del cerebro (fig. 56), por el contrario, es muy irregular y presenta de posterior a anterior: ❑ *a)* la fosa interpeduncular, que ya hemos señalado a propósito de los pedúnculos cerebrales; en este espacio, la pared ventricular adopta el nombre de *sustancia perforada posterior;* ❑ *b)* dos salientes piriformes de extremo grueso posteromedial, de 5 a 6 mm de diámetro, denominados *cuerpos mamilares* o *tubérculos mamilares;* los cuerpos mamilares están formados por una masa gris central, recubierta por una delgada capa blanca superficial; ❑ *c)* una superficie convexa en la que el suelo ventricular está formado por una lámina especialmente delgada, gris y blanda, el *tuber cinereum,* y ❑ *d)* anteriormente al *tuber cinereum,* del cual se encuentra suspendida la hipófisis, una lámina nerviosa horizontal y gruesa, el *quiasma óptico,* donde termina anteriormente el suelo del ventrículo (figs. 45 y 54).

a) T*UBER CINEREUM* E INFUNDÍBULO. El *tuber cinereum* ocupa todo el espacio comprendido entre los cuerpos mamilares posteriormente y el quiasma óptico anteriormente. La parte posterior del *tuber cinereum* forma un saliente irregular denominado *eminencia media* (fig. 54). La parte más saliente del *tuber cinereum* se prolonga hacia abajo mediante un tubo cónico de sustancia gris: el *infundíbulo.* Éste mide 0,5 cm de largo aproximadamente, penetra por su extremo inferior en un orificio que presenta el diafragma de la silla y se encuentra en continuidad con la *hipófisis.*

b) HIPÓFISIS O GLÁNDULA PITUITARIA. La *hipófisis* o *glándula pituitaria* es una glándula de secreción interna, de forma ovoidea, situada en la silla turca entre los dos senos cavernosos, inferiormente al diafragma de la silla. Mide 1,5 cm en sentido transversal y de 5 a 7 mm de anterior a posterior y de superior a inferior (Lucien). Esta glándula debe describirse con el diencéfalo, en el cual está situada, debido a las estrechas conexiones anatómicas y fisiológicas que la unen al sistema nervioso autónomo.

Comprende dos lóbulos de origen diferente: uno anterior y otro posterior (fig. 46).

El *lóbulo posterior* o *neurohipófisis* es redondeado y grisáceo. Se une por medio del infundíbulo al cerebro, del cual constituye una dependencia (v. pág. 108).

El *lóbulo anterior* o *adenohipófisis* deriva del epitelio de la cavidad buconasal. Es más voluminoso que el precedente. Presenta forma de media luna y abraza en su concavidad a la neurohipófisis. La *adenohipófisis* consta de varias porciones: *a)* porción distal o anterior, y *b)* porción intermedia. La *porción distal* o *porción anterior* deriva de la pared anterior de la bolsa hipofisaria o saco hipofisario (v. *Desarrollo,* pág. 108 y fig. 70). Su capa superficial o anterior se prolonga superiormente sobre la parte anterior del *tuber cinereum,* formando la *porción tuberal.* En la porción anterior se distinguen a su vez una porción intermedia y dos laterales. Éstas se prolongan posteriormente y se enrollan a cada lado en torno a la parte superior de la neurohipófisis (v. fig. 68). ❑ La porción tuberal es, en realidad, una prolongación de la porción intermedia. La *porción intermedia* está formada por la pared posterior de la bolsa hipofisaria. Esta parte de la hipófisis está aplicada a la cara anterior de la neurohipófisis.

c) QUIASMA ÓPTICO. Es una lámina de sustancia blanca, cuadrilátera, aplanada de superior a inferior y alargada transversalmente (fig. 54). El quiasma óptico mide 14 mm en sentido transversal y 5 mm aproximadamente en sentido anteroposterior. Su grosor se sitúa entre 3 y 4 mm. Se continúa posteriormente con el *tuber cinereum* y superiormente con la lámina terminal (fig. 45). De los ángulos anteriores del quiasma óptico parten los *nervios ópticos;* de los ángulos posteriores nacen los *tractos ópticos.*

Los tractos ópticos son cordones blancos, aplanados de superior a inferior. Se dirigen posterior y lateralmente, rodean la cara inferior del pedúnculo cerebral, y se dividen posteriormente al tálamo en dos raíces: una es lateral y se pierde en el cuerpo geniculado lateral y el pulvinar; la otra es medial y termina en el cuerpo geniculado medial (fig. 38).

4. Pared anterior. La pared anterior del tercer ventrículo es casi vertical (figs. 41 y 45). Superiormente está constituida por las columnas del fórnix, que descienden separándose una de otra. Cada una de ellas limita con el extremo anterior del tálamo el agujero interventricular (fig. 45).

En el ángulo de separación de las dos columnas del fórnix, se observa un cordón blanco transversal, la *comisura anterior.* Ésta cruza la cara anterior de las columnas del fórnix y limita con ellas un espacio triangular, denominado *fosa triangular* (figs. 41 y 43). Inferiormente a la comisura anterior, la pared anterior del tercer ventrículo está constituida tan sólo por una delgada lámina gris que se denomina *lámina terminal.* La lámina terminal se continúa, superiormente a la comisura anterior, con el rostro del cuerpo calloso y el *septo pelúcido.* A los lados se confunde con la sustancia perforada anterior. Por último, inferiormente se une al quiasma óptico y limita con él un divertículo de la cavidad ventricular, abierto posterior y superiormente, conocido con el nombre de *receso supraóptico* (figs. 45 y 46).

■ **CAVIDAD DEL TERCER VENTRÍCULO.** La cavidad del tercer ventrículo adopta la forma de un embudo o, más exactamente, la de una pirámide cuadrangular que presenta: dos paredes laterales, una pared anterior vertical, una pared posterior oblicua inferior y anteriormente, una base superior o techo del ventrículo, y un vértice inferior que corresponde al receso infundibular.

Anteriormente hemos descrito las paredes del ventrículo al mismo tiempo que las diferentes partes del diencéfalo. Debemos añadir a esta descripción que las paredes laterales del tercer ventrículo se continúan de forma inapreciable con la parte colindante del suelo ventricular, cuyas partes laterales están fuertemente inclinadas inferior y medialmente (fig. 45).

La cavidad ventricular está atravesada por la adhesión intertalámica.

Comunica a cada lado con los ventrículos laterales por medio de un orificio denominado *agujero interventricular.* Este conducto está situado en la parte anterosuperior de la pared lateral; está limitado posteriormente por el extremo anterior del tálamo, anteriormente por la columna del fórnix, y superiormente por la *tela coroidea* del tercer ventrículo, que se adhiere a los plexos coroideos. El agujero interventricular es redondeado o elíptico, y mide de 6 a 8 mm de diámetro.

El tercer ventrículo se proyecta sobre la parte media de la bóveda craneal de tal manera que una línea vertical trazada desde el punto de cruce de la línea biauricular con la sutura sagital pasa un poco anterior al centro del ventrículo.

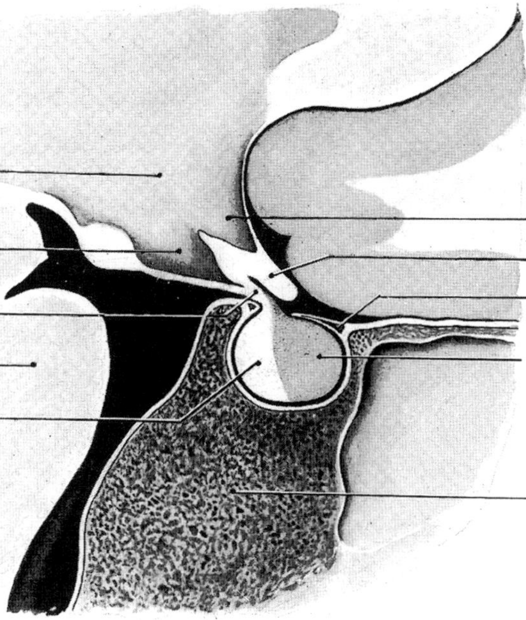

Fig. 46 ▪ Sección sagital de la hipófisis y de la silla turca. La adenohipófisis está señalada en gris.

C. **Telencéfalo o cerebro**

El telencéfalo o cerebro es la parte más voluminosa del encéfalo. Reposa por su cara inferior, irregularmente plana, sobre las fosas craneales anterior y media; cubre posteriormente el cerebelo, del cual está separado por la tienda del cerebelo. La cara superior o convexidad del cerebro corresponde en toda su extensión a la calvaria.

En su conjunto, el cerebro presenta una forma ovoide con un extremo posterior grueso. Su diámetro anteroposterior mide 16 cm, su diámetro transversal 14 cm y su diámetro vertical 12 cm por término medio.

El peso medio del cerebro es, en cifras redondas, de 1.100 g en el hombre y 1.000 g en la mujer.

El cerebro está dividido en dos partes simétricas, los hemisferios cerebrales, por una fisura profunda, la *fisura longitudinal del cerebro* (fig. 47). Los hemisferios cerebrales están unidos entre sí por las *grandes comisuras interhemisféricas,* el *cuerpo calloso* y el *fórnix*; además, están excavados por una cavidad derivada del conducto central, los *ventrículos laterales.* Están también unidos al diencéfalo, situado inferiormente a las *comisuras interhemisféricas.* Cada hemisferio presenta, a nivel de su zona de unión con el diencéfalo, una masa nerviosa gris, central y muy voluminosa, denominada *cuerpo estriado.*

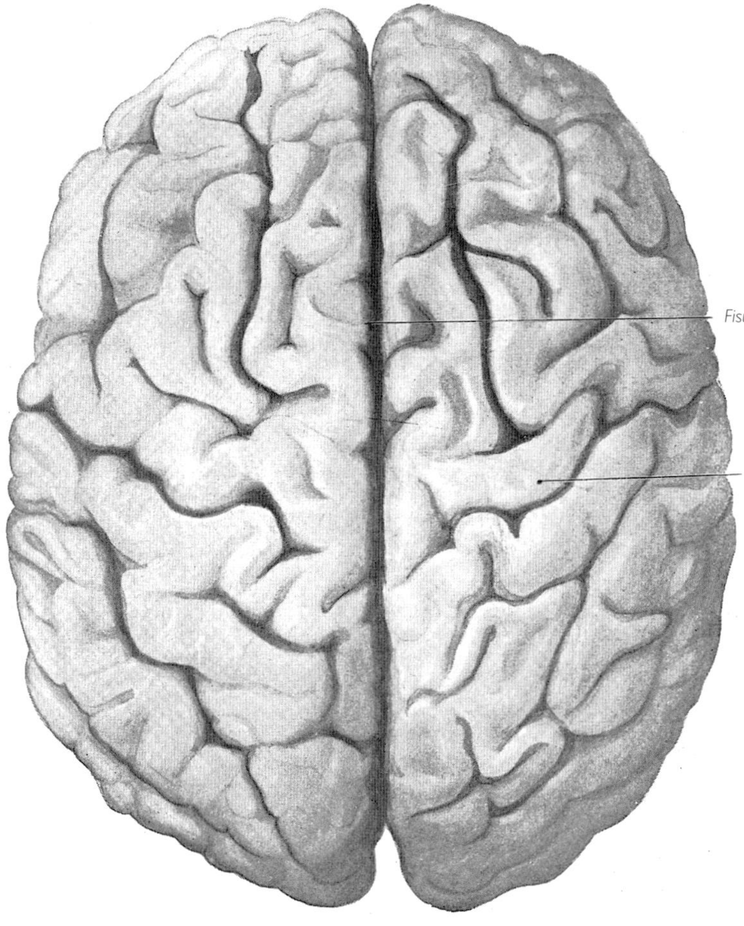

Fig. 47 ▪ Cerebro (visión superior).

Describiremos sucesivamente la configuración externa de los hemisferios cerebrales, la configuración externa de las comisuras interhemisféricas y la configuración interna de los hemisferios cerebrales, es decir, el cuerpo estriado y los ventrículos laterales.

CONFIGURACIÓN EXTERNA DE LOS HEMISFERIOS CEREBRALES. Cada hemisferio cerebral presenta tres caras: superolateral, medial e inferior.

1. Cara superolateral (fig. 49). La cara superolateral es convexa y está limitada superiormente por el borde superior del hemisferio cerebral, que está bordeado por el seno sagital superior, e inferiormente por un borde marcadamente escotado en la unión de su cuarto anterior con sus tres cuartos posteriores. Esta cara corresponde en toda su extensión a la calvaria.

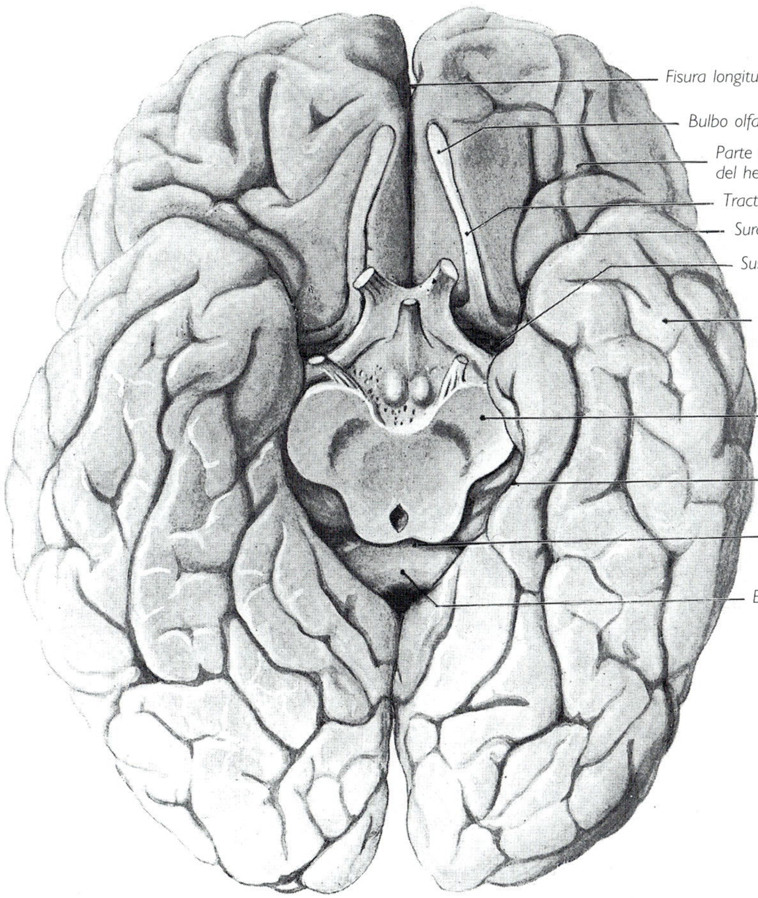

Fig. 48 ▪ Cerebro (visión inferior).

2. Cara medial (fig. 51). La cara medial es plana y vertical. Consta de dos partes. ❑ Una es libre y se extiende desde el borde superior del hemisferio cerebral hasta el cuerpo calloso; está separada de la cara correspondiente del hemisferio cerebral opuesto por la fisura longitudinal del cerebro, en la cual se introduce un repliegue de la duramadre denominado *hoz del cerebro.* ❑ La otra cara es adherente y se denomina *umbral del hemisferio cerebral* (Déjerine); está constituida por todos los órganos (cuerpo calloso, septo pelúcido, fórnix y diencéfalo) que unen los dos hemisferios cerebrales entre sí.

3. Cara inferior (fig. 48). Esta cara está limitada lateralmente por el borde inferior de la cara superolateral, medialmente por los extremos anterior y posterior de la fisura longitudinal del cerebro y, en el intervalo comprendido entre estas dos partes de la fisura, por el diencéfalo y los pedúnculos cerebrales.

La cara inferior del hemisferio está dividida en dos partes por un surco profundo (surco lateral): una parte anterior u orbitaria y una parte posterior o temporooccipital, mucho más extensa que la anterior.

a) PARTE ORBITARIA. BULBO Y TRACTO OLFATORIOS. SUSTANCIA PERFORADA ANTERIOR. La parte orbitaria de la cara inferior del hemisferio cerebral se apoya sobre la pared superior de la órbita. En esta parte del hemisferio cerebral se encuentran el bulbo y el tracto olfatorios, las estrías olfatorias y la sustancia perforada anterior. Todas estas formaciones serán descritas en el lóbulo olfatorio, después del estudio de las circunvoluciones.

b) PARTE TEMPOROOCCIPITAL. La parte temporooccipital de la cara inferior del hemisferio cerebral está excavada en su parte media y medial, de tal manera que se orienta inferior y un poco medialmente (fig. 48). Reposa sobre la fosa craneal media y sobre la tienda del cerebelo.

LÓBULOS CEREBRALES Y CIRCUNVOLUCIONES CEREBRALES O GIROS CEREBRALES. La superficie de los hemisferios cerebrales está recorrida por numerosos surcos que delimitan sobre esta superficie los *lóbulos cerebrales* y las *circunvoluciones cerebrales* o *giros cerebrales.*

Los lóbulos están separados entre sí por los *surcos principales* y las *fisuras principales,* que generalmente son profundos. Cada lóbulo presenta un cierto número de *circunvoluciones* limitadas por *surcos secundarios.*

Los límites trazados por todos estos surcos suelen ser imprecisos. En efecto, las circunvoluciones vecinas que pertenecen a un mismo lóbulo o a dos lóbulos contiguos suelen hallarse unidas entre sí por pliegues de forma y dimensiones variables, denominados *pliegues de comunicación.*

Existen también, al lado de todos estos surcos, numerosos surcos terciarios e inconstantes, cuyo número, situación y configuración varían de un hemisferio a otro. No mencionaremos estos surcos terciarios en la descripción de los lóbulos y las circunvoluciones que sigue a continuación.

Se distinguen en cada hemisferio cerebral cinco lóbulos, que son el *lóbulo frontal,* el *lóbulo parietal,* el *lóbulo occipital,* el *lóbulo temporal* y la *ínsula* o *lóbulo de la ínsula.*

1. Lóbulo frontal. *a)* LÍMITES Y SURCOS. El lóbulo frontal está limitado por tres surcos: el *surco lateral,* el *surco central* y el *surco del cíngulo.*

SURCO LATERAL. El surco lateral comienza sobre la cara inferior del hemisferio, en el ángulo lateral de la sustancia perforada anterior (fig. 48). Desde ese punto, se dirige lateralmente describiendo una curva cóncava en sentido posterior, rodea el borde inferior de la cara superolateral y discurre sobre dicha cara oblicuamente superior y posterior, hasta la unión de los tercios medio y posterior del hemisferio cerebral (fig. 49).

Una vez el surco lateral ha rodeado el borde inferior lateral del hemisferio cerebral, origina dos prolongaciones hacia el lóbulo frontal. Una de estas prolongaciones es el *ramo anterior,* que se dirige anteriormente a lo largo del borde inferior de la cara superolateral; la otra es el *ramo ascendente,* que nace del surco lateral, bien a la misma altura que el precedente o bien un poco posterior a él, y se dirige en sentido superior y li-

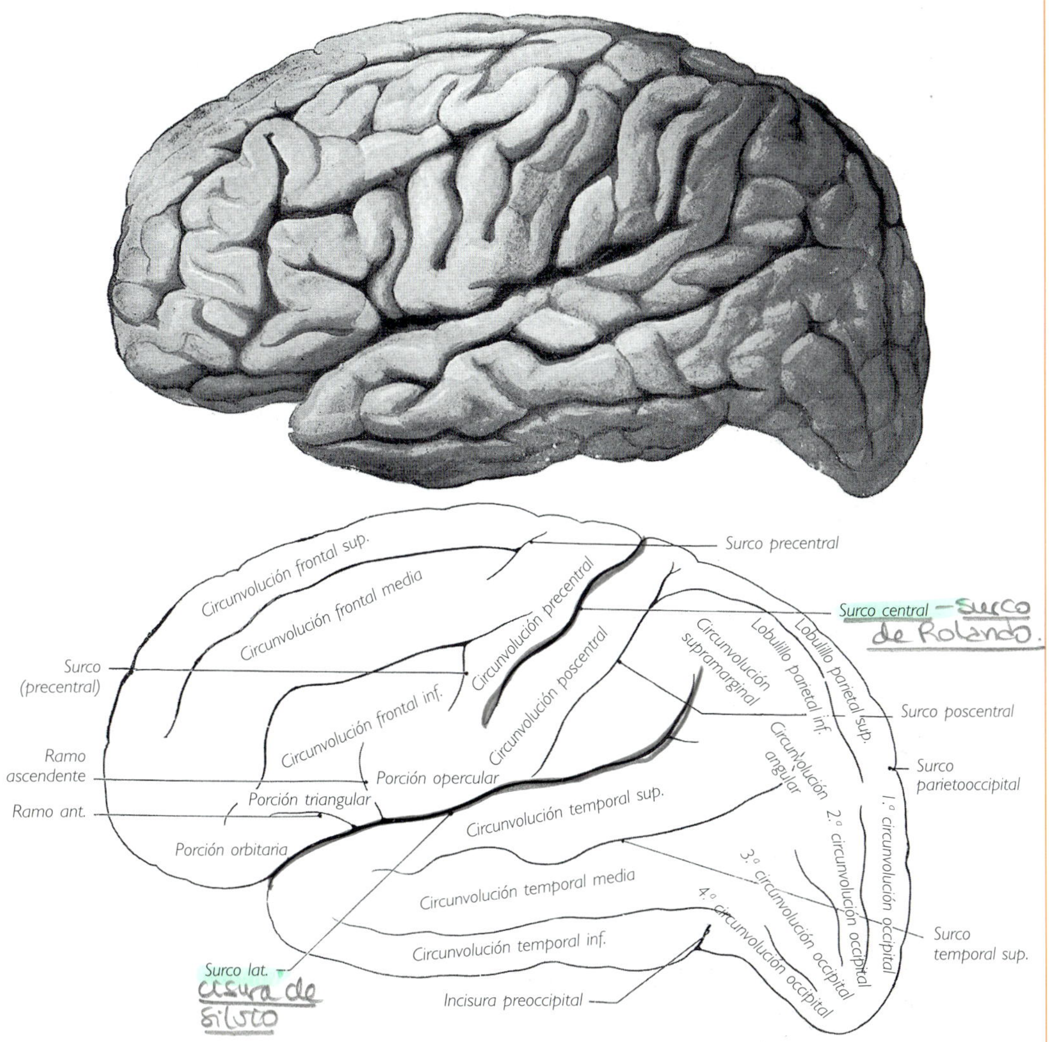

Fig. 49 ▪ *Hemisferio cerebral* (visión lateral).

geramente anterior (fig. 49). El surco lateral es muy profundo. Su fondo está ocupado por una parte bastante extensa de la superficie del hemisferio cerebral, que constituye la ínsula o lóbulo de la ínsula.

SURCO CENTRAL. El surco central comienza un poco posterior a la parte media de la fisura longitudinal del cerebro (fig. 49). Desciende oblicuamente en sentido inferior y anterior sobre la cara superolateral del hemisferio cerebral y termina un poco superior al surco lateral, enfrente del ángulo formado por este surco y su ramo ascendente.

El surco central describe en el curso de su trayecto tres curvas sucesivas: una curva superior convexa anteriormente, una curva media convexa posteriormente y una curva inferior convexa anteriormente. La parte más saliente de cada una de estas curvas se conoce según Broca con el nombre de *rodilla.*

El extremo superior del surco central escota ligeramente el borde superior del hemisferio cerebral y la parte vecina de su cara medial.

SURCO DEL CÍNGULO O SURCO CINGULAR. El surco del cíngulo se sitúa sobre la cara medial del hemisferio cerebral (fig. 51). Comienza anterior e inferiormente a la rodilla del cuerpo calloso y discurre a continuación sobre la cara medial del hemisferio cerebral, a igual distancia del cuerpo calloso y del borde superior del hemisferio cerebral. Un poco anterior al extremo posterior del cuerpo calloso, el surco se flexiona superiormente y termina sobre el borde superior del hemisferio cerebral.

b) FORMA DEL LÓBULO FRONTAL. El lóbulo frontal comprende toda la parte del hemisferio cerebral situada anteriormente a estos tres surcos. Presenta la forma de una pirámide triangular, cuyo vértice redondeado se denomina *polo frontal.* De las tres caras de la pirámide, la cara lateral está limitada posteriormente por el surco central y la parte inferior del surco lateral; la cara medial es estrecha y alargada, y ocupa la región de la cara medial del hemisferio cerebral situada anterior y superiormente al surco del cíngulo; la cara inferior u orbitaria está limitada posteriormente por el ramo anterior del surco lateral y se corresponde con la pared superior de la órbita.

c) CIRCUNVOLUCIONES O GIROS. El lóbulo frontal presenta cuatro circunvoluciones: la circunvolución precentral, la circunvolución frontal superior, la circunvolución frontal media y la circunvolución frontal inferior.

CIRCUNVOLUCIÓN PRECENTRAL (fig. 49). La circunvolución precentral bordea anteriormente el surco central. Está comprendida entre este surco y un surco discontinuo, llamado *surco precentral,* que es paralelo al surco central. Se denomina *porción opercular de la circunvolución precentral* a la parte inferior de ésta, cercana al surco lateral.

CIRCUNVOLUCIÓN FRONTAL SUPERIOR. La circunvolución frontal superior consta de dos segmentos: un segmento superior o dorsal y un segmento inferior u orbitario.

El *segmento superior* o *dorsal* (figs. 49 y 51) sigue el borde superior del hemisferio cerebral. Está limitado medialmente por el surco del cíngulo y lateralmente por el surco frontal superior, que se extiende sobre la cara superolateral del hemisferio cerebral, paralelamente a su borde superior, desde el surco precentral hasta el extremo anterior del lóbulo frontal. El segmento dorsal de la circunvolución frontal superior invade así las caras medial y superolateral del hemisferio cerebral a la vez. Se desvía a la altura del polo anterior del lóbulo frontal para continuar con el segmento orbitario.

El *segmento inferior* u *orbitario,* denominado *circunvolución recta* (fig. 50), ocupa en la cara inferior del lóbulo frontal el espacio comprendido entre la fisura longitudinal del cerebro y el surco olfatorio, a lo largo del cual está situado el tracto olfatorio.

Lobulillo paracentral (fig. 51). Se da este nombre al extremo posterior de la parte medial de la circunvolución frontal superior. El lobulillo paracentral está limitado anteriormente por un pequeño surco paralelo al segmento terminal, flexionado superiormente, del surco del cíngulo. Se corresponde con el extremo superior de las circunvoluciones precentral y poscentral.

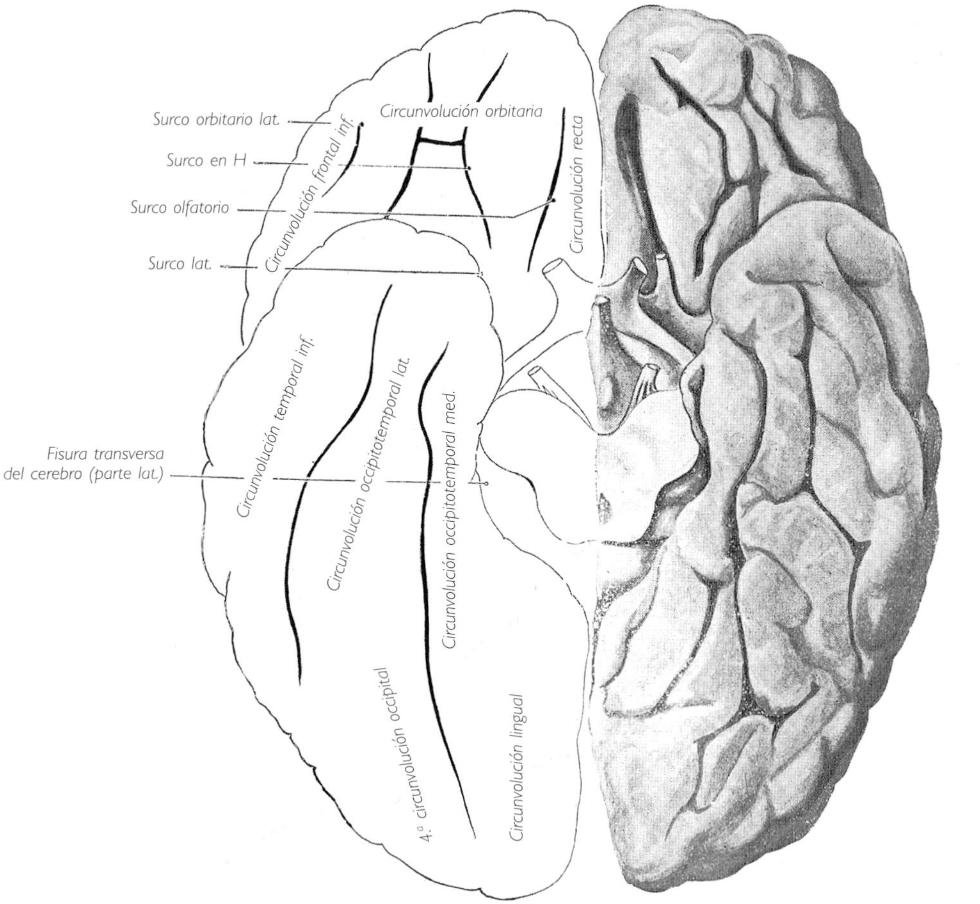

Fig. 50 ▪ Hemisferios cerebrales (visión inferior).

CIRCUNVOLUCIÓN FRONTAL MEDIA. La circunvolución frontal media presenta, al igual que la circunvolución frontal superior, dos segmentos: uno superior y otro inferior u orbitario.

El *segmento superior* (fig. 49) pertenece a la cara superolateral del lóbulo frontal. Está limitado superiormente por el surco frontal superior, e inferiormente por un segundo surco denominado *surco frontal inferior.* Este surco parte del surco precentral, discurre inferior y en paralelo al surco frontal superior y se pierde a cierta distancia del vértice del lóbulo frontal. El segmento superior se continúa en la cara inferior del lóbulo frontal con el segmento orbitario.

El *segmento orbitario* de la circunvolución frontal media, las circunvoluciones orbitarias, es muy ancho y ocupa, en la cara inferior del lóbulo frontal, las tres cuartas partes de esta cara aproximadamente (fig. 50). Está limitado medialmente por el surco olfatorio y lateralmente por un surco paralelo al precedente, situado medial al borde inferior del hemisferio cerebral; se trata del *surco orbitario lateral.*

La superficie del segmento orbitario de la circunvolución frontal media está recorrida por anfractuosidades (surcos orbitarios), que en conjunto describen la forma de una H (surco en H).

CIRCUNVOLUCIÓN FRONTAL INFERIOR. La circunvolución frontal inferior ocupa toda la parte del lóbulo frontal situada inferior y lateralmente a la circunvolución frontal media. Está comprendida entre los surcos frontal inferior y orbitario lateral por una parte y el surco lateral por la otra.

Las dos prolongaciones del surco lateral dividen esta circunvolución en tres partes (fig. 49): *a)* una *porción orbitaria,* situada inferior y medialmente al ramo anterior del surco lateral; *b)* la *porción triangular,* que comprende la parte de la circunvolución frontal inferior situada entre los ramos anterior y ascendente del surco lateral, y *c)* la *porción opercular,* formada por el segmento de la circunvolución frontal inferior situado posteriormente al ramo ascendente.

2. Lóbulo parietal. El lóbulo parietal se extiende principalmente sobre la parte superior y media de la cara superolateral del hemisferio cerebral, y ocupa una escasa extensión de su cara medial.

a) LÍMITES Y SURCOS. Está limitado anteriormente por el surco central, inferiormente por el surco lateral, posteriormente por el surco parietooccipital, y medialmente, es decir, sobre la cara medial del hemisferio cerebral, por el surco subparietal.

Los *surcos lateral* y *central* ya han sido considerados.

SURCO PARIETOOCCIPITAL. El surco parietooccipital parte del borde superior del hemisferio cerebral, a 5 cm aproximadamente anterior al extremo posterior del hemisferio cerebral. Desde ese punto se extiende a la vez sobre las caras medial y superolateral del hemisferio cerebral. ❑ En la cara medial (fig. 51), el *surco parietooccipital* se dirige medial y anteriormente hasta el extremo posterior de la circunvolución del cíngulo, donde termina. ❑ En la cara superolateral (fig. 49), el surco parietooccipital se transforma en el *surco occipital transverso,* que adopta una dirección paralela a la que presenta el surco parietooccipital en la cara medial. El surco occipital transverso no tarda en verse obliterado por pliegues de comunicación que unen las circunvoluciones parietales, temporales y occipitales; sólo persisten sus extremos, que están constituidos por dos depresiones muy cortas situadas sobre los bordes superior e inferior del hemisferio cerebral respectivamente; la segunda se denomina *incisura preoccipital.*

SURCO SUBPARIETAL. Se trata de un surco simple y poco marcado, que parte del punto en que el surco del cíngulo se flexiona superiormente para llegar al borde superior del hemisferio cerebral. Discurre paralelamente al cuerpo calloso hacia el surco parietooccipital (fig. 51).

b) CIRCUNVOLUCIONES O GIROS. En el lóbulo parietal se observan tres circunvoluciones, separadas entre sí por el surco intraparietal.

El *surco intraparietal* comienza en el ángulo abierto superior y posteriormente formado por el surco central y el surco lateral. Se dirige primero superior y posterior-

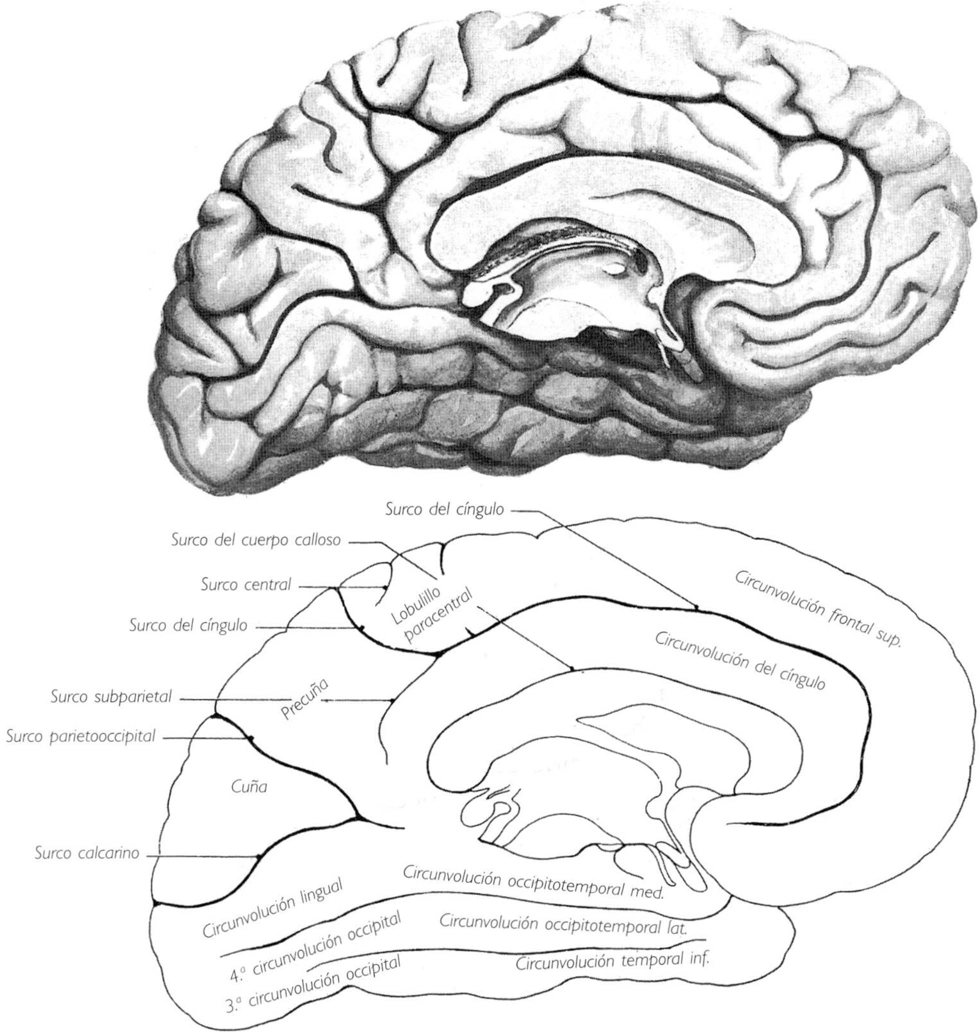

Fig. 51 ▪ Hemisferio cerebral (visión medial).

mente paralelo al surco central; después se flexiona posteriormente y discurre paralelamente al borde superior del hemisferio cerebral hasta el lóbulo occipital. Se da el nombre de *surco poscentral* al segmento ascendente del surco intraparietal; este segmento se prolonga de forma muy habitual superiormente al segmento posterior u horizontal del surco intraparietal, hasta el borde superior del hemisferio cerebral (fig. 49).

Las tres circunvoluciones que separan los surcos intraparietal y poscentral son la circunvolución poscentral, el lobulillo parietal superior y el lobulillo parietal inferior.

CIRCUNVOLUCIÓN POSCENTRAL (fig. 49). La circunvolución poscentral bordea posteriormente el surco central. Está comprendida entre este surco por una parte y el surco

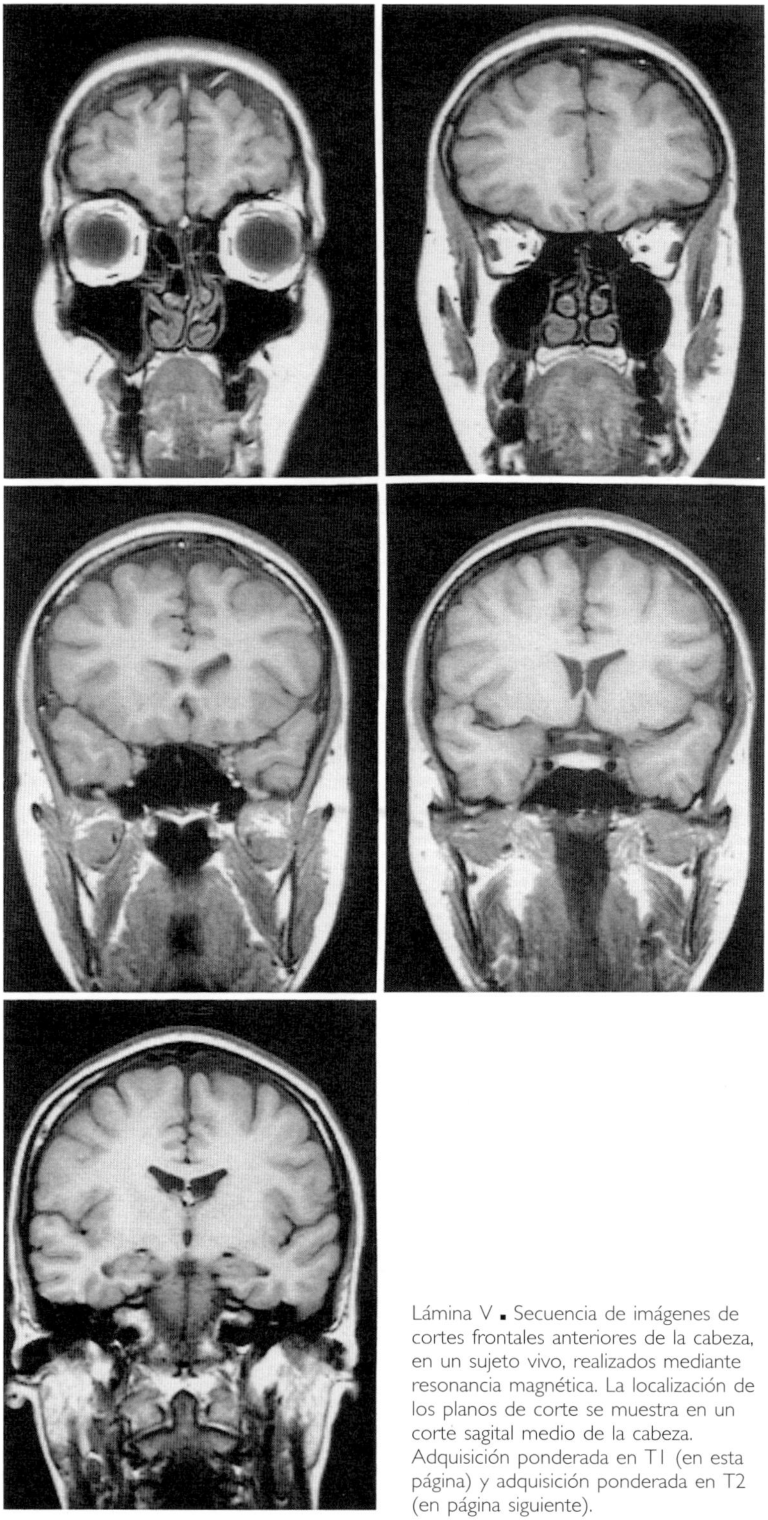

Lámina V ▪ Secuencia de imágenes de cortes frontales anteriores de la cabeza, en un sujeto vivo, realizados mediante resonancia magnética. La localización de los planos de corte se muestra en un corte sagital medio de la cabeza. Adquisición ponderada en T1 (en esta página) y adquisición ponderada en T2 (en página siguiente).

Lámina V
(cont.).

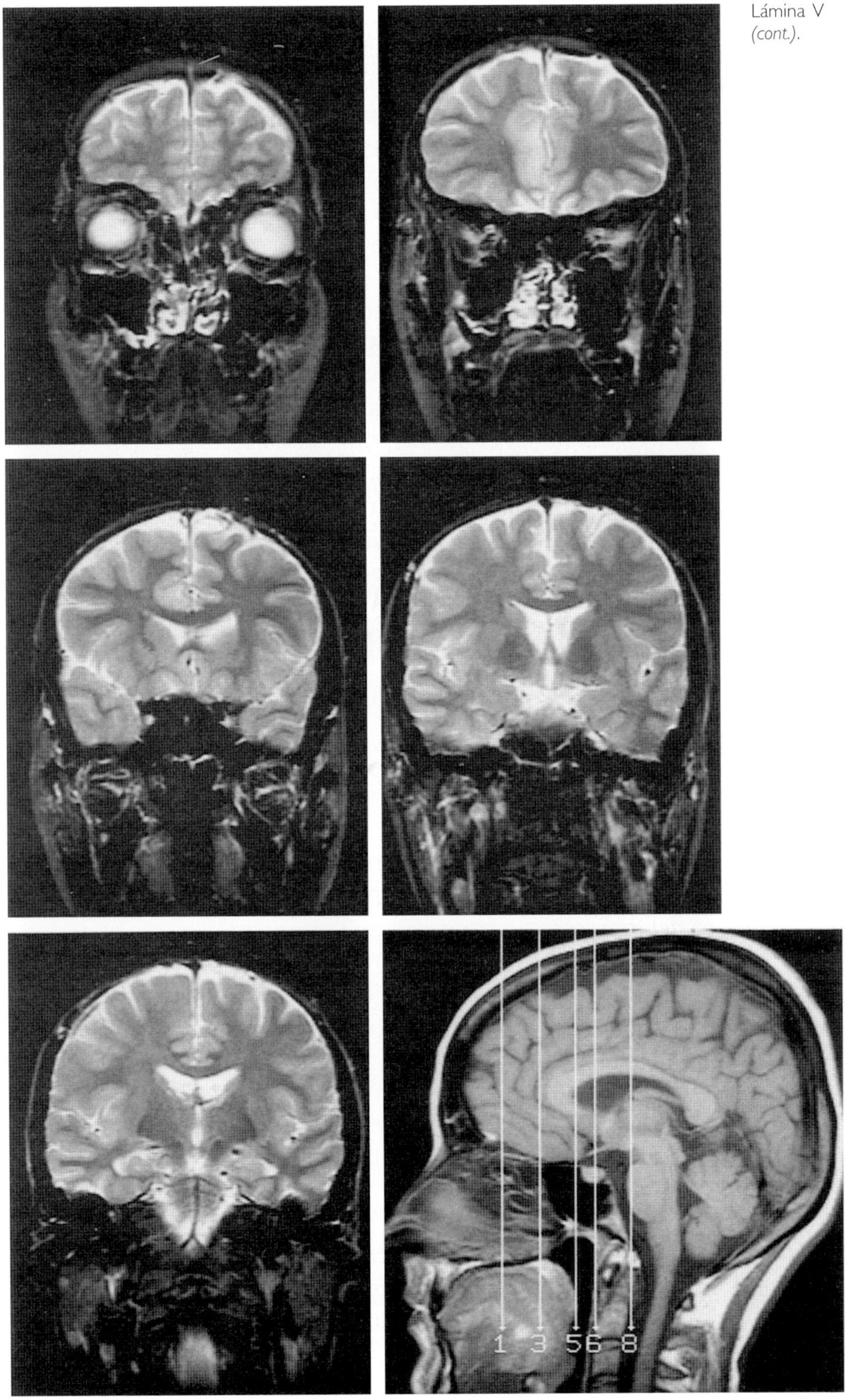

poscentral por la otra. La circunvolución poscentral se une a la circunvolución precentral mediante pliegues de comunicación que rodean los extremos superior e inferior del surco central. El pliegue de comunicación superior constituye el lobulillo paracentral (fig. 51).

LOBULILLO PARIETAL SUPERIOR. El lobulillo parietal superior está situado sobre el borde superior del hemisferio cerebral, posterior a la circunvolución poscentral y superior al surco intraparietal. Invade la cara medial del hemisferio cerebral, donde constituye la *precuña.* La precuña está limitada: anteriormente por el extremo posterior incurvado del surco del cíngulo, posteriormente por el surco parietooccipital e inferiormente por el surco subparietal.

LOBULILLO PARIETAL INFERIOR. El lobulillo parietal inferior está situado inferior al precedente y posterior a la circunvolución poscentral (fig. 49). Está formado por dos segmentos curvos en continuidad uno con otro. ❑ El primer segmento, denominado *circunvolución supramarginal,* abraza en su concavidad, orientada inferiormente, al extremo posterior del surco lateral. ❑ El otro segmento, conocido con el nombre de *circunvolución angular,* está situado posteriormente al precedente. Es cóncavo anteriormente y rodea el extremo posterior del surco temporal superior.

3. Lóbulo occipital. El lóbulo occipital ocupa la parte posterior del hemisferio cerebral. Presenta la forma de una pirámide triangular cuyo vértice o *polo occipital* se orienta posteriormente. De las tres caras de la pirámide, la lateral corresponde a una de las fosas cerebrales de la escama del hueso occipital; la medial está separada de la cara medial del lóbulo opuesto por la fisura longitudinal del cerebro; finalmente, la inferior reposa sobre la tienda del cerebelo.

a) LÍMITES Y SURCOS. El lóbulo occipital está limitado anteriormente por el surco parietooccipital y el surco occipital transverso. No existe ningún límite anterior distinto en la cara inferior del hemisferio.

b) CIRCUNVOLUCIONES O GIROS. Existen seis circunvoluciones occipitales, separadas entre sí por cinco surcos. Los surcos y las circunvoluciones irradian desde el polo occipital hacia la base del lóbulo.

Las *circunvoluciones occipitales primera, segunda* y *tercera* se encuentran escalonadas de superior a inferior en la cara lateral (fig. 49). La primera circunvolución occipital se continúa anteriormente con el lobulillo parietal superior; la segunda circunvolución occipital se continúa con la circunvolución angular, y la tercera circunvolución occipital está unida por medio de dos pliegues de comunicación a las circunvoluciones temporales media e inferior.

Las *circunvoluciones occipitales cuarta* y *quinta* están situadas en la cara inferior del lóbulo (fig. 50). Se continúan anteriormente con las circunvoluciones occipitotemporales; la que sería la quinta circunvolución occipital constituye la circunvolución lingual.

La *cuña* o sexta circunvolución occipital ocupa toda la cara medial del lóbulo occipital (fig. 51). Está limitada anterior y superiormente por el surco parietooccipital, e inferiormente por un profundo surco denominado *surco calcarino.*

El surco calcarino separa la circunvolución lingual de la cuña; se extiende horizontalmente desde el polo occipital hasta el extremo posterior de la circunvolución del cíngulo, donde se une al surco parietooccipital.

4. Lóbulo temporal. El lóbulo temporal ocupa la parte media e inferior del hemisferio cerebral. Presenta dos caras: una lateral y otra inferior. Esta última reposa sobre la fosa temporoesfenoidal de la fosa craneal media.

a) LÍMITES Y SURCOS. Está limitado superiormente por el surco lateral y medialmente por el segmento lateral de la fisura transversa del cerebro, que separa el hemisferio cerebral de la parte media e interhemisférica del cerebro; posteriormente, el lóbulo temporal tan sólo está separado del lóbulo occipital por los vestigios del surco occipital transverso.

b) CIRCUNVOLUCIONES O GIROS. Las circunvoluciones temporales superior, media e inferior están situadas sobre la cara lateral del lóbulo temporal; las circunvoluciones occipitotemporales ocupan su cara inferior (figs. 49 y 50).

CIRCUNVOLUCIÓN TEMPORAL SUPERIOR. La circunvolución temporal superior bordea el surco lateral. Está limitada inferiormente por el *surco temporal superior,* que discurre sobre la cara lateral del lóbulo temporal en paralelo al surco lateral. La circunvolución temporal superior se continúa posteriormente con la circunvolución supramarginal y la circunvolución angular de forma simultánea.

Se denomina *circunvolución temporal transversa* a la parte media de la vertiente superior de la circunvolución temporal superior comprendida entre dos surcos temporales transversos, que se orienta hacia el lóbulo de la ínsula (fig. 52).

CIRCUNVOLUCIÓN TEMPORAL MEDIA. La circunvolución temporal media se sitúa inferior a la circunvolución temporal superior, entre el surco temporal superior y el surco temporal inferior. Posteriormente está unida a la circunvolución angular y a la segunda circunvolución occipital (fig. 49).

CIRCUNVOLUCIÓN TEMPORAL INFERIOR. La circunvolución temporal inferior está comprendida entre el surco temporal inferior y el borde inferior del hemisferio cerebral; sigue el borde inferior del hemisferio cerebral y avanza notablemente sobre la cara inferior del lóbulo temporal. Un pliegue comunicante la une a la tercera circunvolución occipital.

CIRCUNVOLUCIÓN OCCIPITOTEMPORAL LATERAL. La circunvolución occipitotemporal lateral ocupa la parte media de la cara inferior del lóbulo temporal. Se continúa posteriormente con la cuarta circunvolución occipital; es habitual describirla junto con esta última, dándole el nombre de *lobulillo fusiforme.*

CIRCUNVOLUCIÓN OCCIPITOTEMPORAL MEDIAL. La circunvolución occipitotemporal medial es la más medial de las circunvoluciones temporales. Su parte anterior se une a la *circunvolución parahipocampal.* La circunvolución occipitotemporal medial se continúa con la quinta circunvolución occipital y forma con ella la circunvolución lingual.

El extremo anterior de la circunvolución parahipocampal se desvía bruscamente en sentido superior y posterior en forma de gancho (figs. 53 y 70). El segmento así reflejado se denomina *uncus* o *gancho* de la circunvolución parahipocampal.

Finalmente, esta circunvolución presenta un surco profundo, denominado *surco del hipocampo,* el cual parece desplazar, en el asta temporal del ventrículo lateral, la cara ventricular de esta circunvolución, determinando así la formación del hipocampo (v. *Ventrículos laterales,* pág. 100).

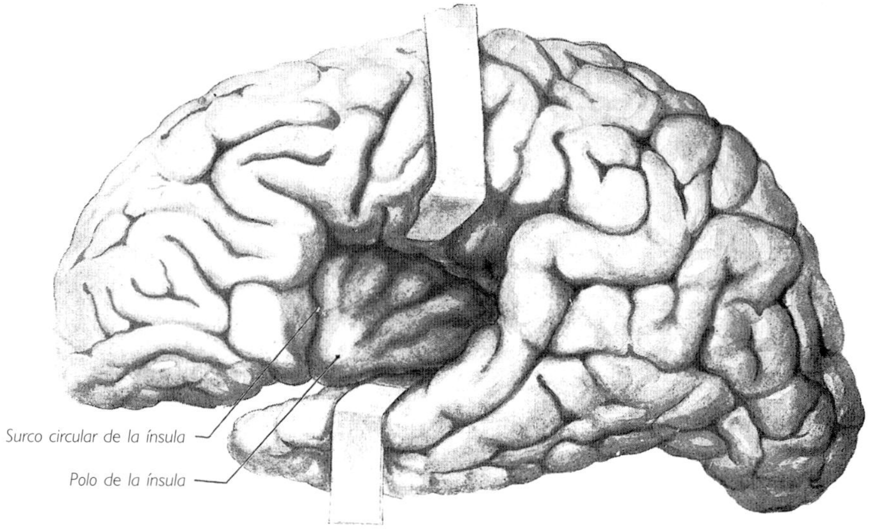

Fig. 52 ▪ Lóbulo de la ínsula.

5. Ínsula o lóbulo de la ínsula. El lóbulo de la ínsula está situado en el fondo del surco lateral. Para observarlo es preciso separar los dos labios de este surco (fig. 52).

El lóbulo de la ínsula es triangular; el vértice del lóbulo o polo de la ínsula se sitúa inferior y anteriormente. La base horizontal, orientada superiormente, está separada de los lóbulos adyacentes que la cubren por un surco que sigue los dos bordes y la base del triángulo. Este surco se denomina *surco circular de la ínsula.* El vértice de la ínsula está separado de la sustancia perforada anterior por un pliegue de la corteza cerebral ligeramente arqueado, cóncavo anteriormente y que se extiende desde el lóbulo frontal hasta el lóbulo temporal: es el denominado *limen de la ínsula.*

Del polo de la ínsula parten, irradiando hacia la base del lóbulo, cuatro surcos que limitan cinco circunvoluciones. Éstas se denominan *circunvoluciones de la ínsula primera, segunda, tercera,* etc., consideradas de anterior a posterior.

El tercer surco insular o surco central de la ínsula, más extenso y profundo que los otros y cuya existencia es constante, divide el lóbulo de la ínsula en dos partes, la ínsula anterior y la ínsula posterior.

Las tres primeras circunvoluciones insulares pertenecen a la ínsula anterior; las dos últimas, a la ínsula posterior.

6. Circunvolución del cíngulo o circunvolución cingular. La circunvolución del cíngulo está limitada superiormente por los surcos del cíngulo, y subparietal e inferiormente por el surco del cuerpo calloso. Este surco y la circunvolución del cíngulo siguen esta comisura en toda su extensión (figs. 51 y 53).

CIRCUNVOLUCIÓN LÍMBICA. A la altura del esplenio del cuerpo calloso, la circunvolución del cíngulo se une a la circunvolución parahipocampal y describe con ella, al-

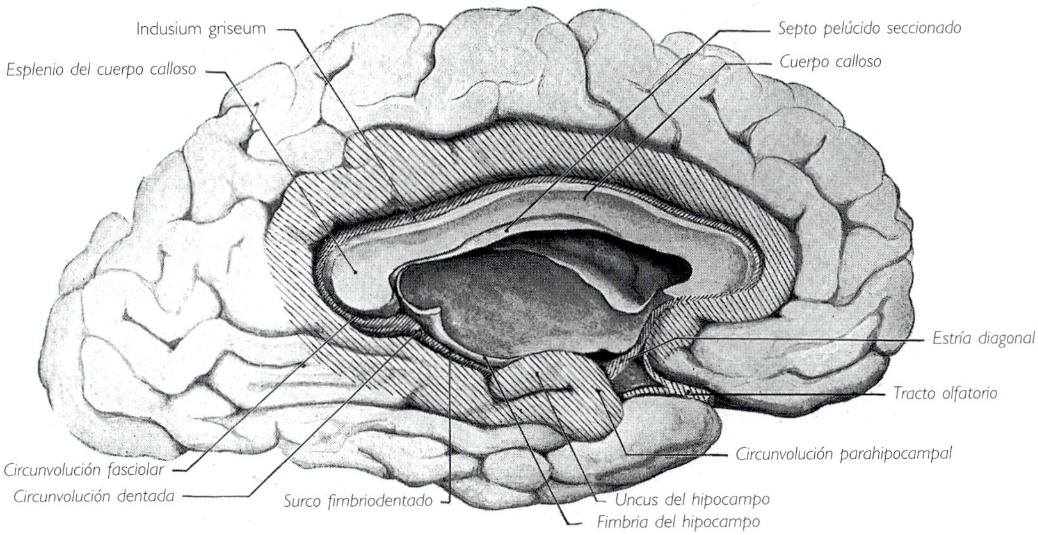

Fig. 53 ▪ Cirvunvolución del cíngulo, circunvolución parahipocampal y circunvolución intralímbica. Lóbulo límbico. La circunvolución del cíngulo y la circunvolución parahipocampal están señaladas por líneas largas y oblicuas inferior y anteriormente; la circunvolución intralímbica por líneas más estrechas y oblicuas inferior y posteriormente.

rededor de las formaciones interhemisféricas, un anillo completo, cerrado anteriormente por las estrías olfatorias del tracto olfatorio (v. pág. 86) y que se ha denominado *circunvolución límbica* (fig. 53).

7. Rinencéfalo. *a)* CIRCUNVOLUCIÓN DENTADA Y FRIMBRIA DEL HIPOCAMPO. El labio medial del surco del hipocampo forma el límite medial del hipocampo. Este labio está constituido por: ❑ *a)* un cordón de sustancia gris que presenta una serie de abultamientos sucesivos; se trata de la *circunvolución dentada,* y ❑ *b)* una banda estrecha de sustancia blanca, la *fimbria del hipocampo,* situada superiormente a la circunvolución dentada (fig. 53). Un fino surco, denominado *surco fimbriodentado* (Déjerine), separa apenas la fimbria del hipocampo de la circunvolución dentada.

La circunvolución dentada y la fimbria del hipocampo constituyen, en esta región, el límite extremo de las sustancias gris y blanca del hemisferio cerebral. Sobre la circunvolución dentada, la pared hemisférica está únicamente constituida, hasta la cara anterior del diencéfalo, por el epitelio ependimario del ventrículo lateral (fig. 64).

La *fimbria del hipocampo* termina anteriormente en la sustancia blanca del uncus y se continúa posteriormente por medio del pilar del fórnix (v. *Fórnix* y *ventrículos laterales*).

La *circunvolución dentada* se confunde anteriormente con la sustancia gris del uncus, después de haber rodeado de inferior a superior la cara medial del uncus, sobre la cual protruye. Anteriormente, en la región del uncus, la circunvolución dentada adopta el nombre de *estría diagonal, banda diagonal* o *cintilla diagonal.* Posteriormente se separa de la fimbria y su superficie se vuelve regular; entonces se denomina *circunvolución fascio-*

lar. Ésta rodea el borde posterior o esplenio del cuerpo calloso y se continúa, como veremos más adelante, con las estrías longitudinales mediales (fig. 53).

b) CIRCUNVOLUCIÓN INTRALÍMBICA. Cuando se levanta la circunvolución del cíngulo, se observa una lámina gris aplicada sobre el cuerpo calloso, denominada *indusium griseum* (fig. 53). El *indusium griseum* se confunde por su borde lateral con la corteza de la circunvolución del cíngulo; está limitado medialmente por un borde medial blanco, la *estría longitudinal medial.* Sobre el *indusium griseum* se distinguen unos tractos grises denominados estrías *longitudinales laterales.* El *indusium griseum* y las estrías longitudinales laterales y medial se continúan posteriormente, en cada hemisferio, con la circunvolución fasciolar y la circunvolución dentada. Anteriormente, cada estría longitudinal medial rodea el extremo anterior del cuerpo calloso, adoptando el nombre de *circunvolución paraterminal,* después el de *estría diagonal* o *cintilla diagonal,* y finalmente el de *circunvolución dentada* en el extremo anterior de la circunvolución parahipocampal (fig. 53). Las circunvoluciones paraterminales limitan entre sí y con el quiasma óptico una parte supraóptica de la lámina terminal, fácil de romper con objeto de abrir el tercer ventrículo (Beau).

La circunvolución dentada, la circunvolución fasciolar, la estría longitudinal medial, la circunvolución paraterminal y la estría diagonal se prolongan unas a otras y constituyen los vestigios de una circunvolución atrofiada, circunscrita por el lóbulo límbico: la *circunvolución intralímbica.*

c) TRACTO OLFATORIO Y BULBO OLFATORIO. SUSTANCIA PERFORADA ANTERIOR. El *tracto olfatorio* es un cordón blanco, en forma de prisma triangular, situado sobre la cara orbitaria del lóbulo frontal en el surco olfatorio. Anteriormente termina por medio de un abultamiento denominado *bulbo olfatorio* (fig. 48). El bulbo olfatorio reposa sobre la parte anterior y deprimida de la lámina cribosa del hueso etmoides y recibe los nervios olfatorios.

Los tractos olfatorios se unen posteriormente a la parte orbitaria del lóbulo frontal por su extremo posterior abultado, denominado *trígono olfatorio.* Desde ese punto parten en sentido divergente dos haces blancos, que son las estrías olfatorias medial y lateral (fig. 54). La *estría olfatoria medial* termina en el extremo anterior de la circunvolución del cíngulo. La *estría olfatoria lateral* se dirige posterior y lateralmente, y se pierde en el extremo anterior de la circunvolución parahipocampal (fig. 53).

Las estrías olfatorias constituyen los límites anteromedial y anterolateral de un espacio cuadrilátero de color gris, perforado por agujeros vasculares, que se denomina *sustancia perforada anterior.* El límite posteromedial de este espacio está formado por el tracto óptico; su límite posterolateral, recubierto por el borde medial del extremo anterior del lóbulo occipitotemporalmedial, corresponde al extremo medial del fondo del surco lateral (fig. 54).

La sustancia perforada anterior está recorrida, de anterior a posterior y de medial a lateral, por un haz de sustancia blanca, conocido con el nombre de *estría diagonal.* La estría diagonal es inconstante, continúa la circunvolución paraterminal correspondiente y puede ser seguida hasta el extremo anterior de la circunvolución parahipocampal. Si la estría diagonal está ausente, la circunvolución paraterminal se pierde en la sustancia perforada anterior (Beau).

También se describe en el tracto olfatorio una estría olfatoria media situada en la prolongación del tracto olfatorio (fig. 54). Dado que está cubierta por sustancia gris,

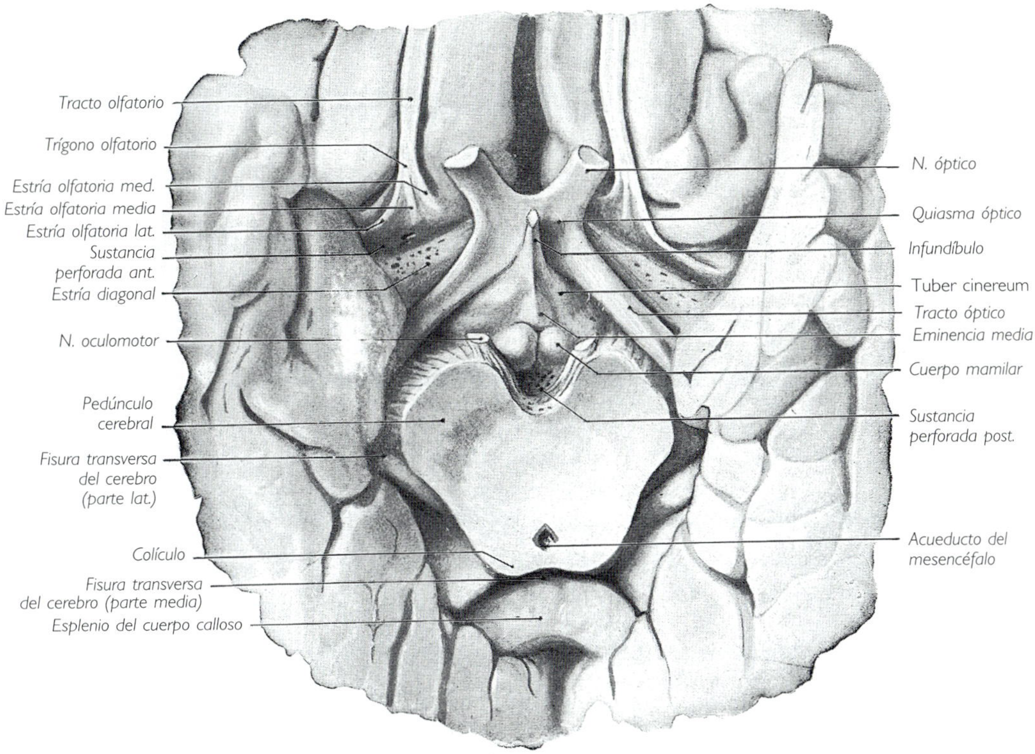

Fig. 54 ▪ Espacio interhemisférico (visión inferior).

se la denomina *estría gris.* El divertículo del hemisferio cerebral formado por el bulbo, el tracto y el trígono olfatorios constituye el *rinencéfalo.*

d) LÓBULO LÍMBICO. Las estrías olfatorias medial y lateral representan dos circunvoluciones olfatorias atrofiadas, una medial y otra lateral. La circunvolución olfatoria medial está en continuidad con el extremo anterior de la circunvolución del cíngulo; la circunvolución olfatoria lateral se continúa con el uncus. Estas dos circunvoluciones olfatorias cierran anteriormente el anillo formado por la circunvolución del cíngulo y la circunvolución parahipocampal (fig. 53). Este anillo, prolongado por el lóbulo olfatorio, es el *lóbulo límbico* (de Broca).

▪ **CONFIGURACIÓN EXTERNA DE LAS COMISURAS INTERHEMISFÉRICAS.** Existen cuatro grandes comisuras interhemisféricas: el *cuerpo calloso,* el *fórnix,* la *comisura anterior* y la *comisura epitalámica.* Hemos descrito anteriormente las comisuras anterior y epitalámica sobre las paredes anterior y posterior del tercer ventrículo.

1. Cuerpo calloso (fig. 55). El cuerpo calloso es una gruesa lámina de sustancia blanca que se extiende transversalmente entre los dos hemisferios. Mide 8 cm de longitud. Su anchura, que es de 1 cm anteriormente, aumenta de forma gradual hasta su extremo posterior, donde alcanza los 2 cm. Su grosor medio es de 1 cm.

La *cara superior* del cuerpo calloso es convexa de anterior a posterior y plana transversalmente; corresponde a la fisura longitudinal del cerebro en la línea media y a las estrías longitudinales y al *indusium griseum* a los lados.

La *cara inferior* es cóncava de anterior a posterior y ligeramente convexa en sentido transversal; está unida posteriormente con el borde posterior del fórnix; también está unida en la línea media al borde superior del septo pelúcido, desde el borde posterior del fórnix hasta el pico del cuerpo calloso. A cada lado del septo pelúcido, la cara inferior del cuerpo calloso está libre y constituye la bóveda del ventrículo lateral (fig. 57).

El *extremo anterior* está situado 3 cm posterior al polo frontal del cerebro, y se incurva inferior y posteriormente, formando la *rodilla del cuerpo calloso.* La lámina inferior o refleja de la rodilla del cuerpo calloso se dirige de anterior a posterior, adelgazándose, y termina en la pared anterior del tercer ventrículo por medio de un extremo afilado, el *rostro* o *pico del cuerpo calloso* (fig. 55).

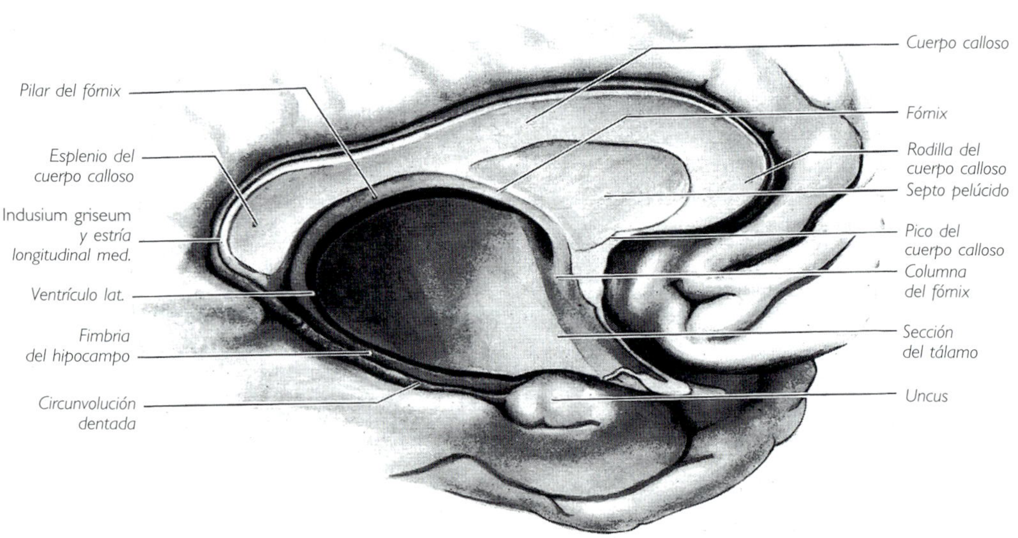

Fig. 55 ▪ Comisuras interhemisféricas (cuerpo calloso y fórnix).

El *extremo posterior, esplenio* o *rodete del cuerpo calloso* se encuentra a 6 cm del polo occipital. Presenta la forma de un cordón de 2 cm de anchura y 15 mm de grosor, que se extiende transversalmente superior a los colículos, de los cuales está separado por la parte media de la fisura transversa del cerebro (fig. 48). El esplenio del cuerpo calloso procede de una inflexión del extremo posterior del cuerpo calloso parecida a la que se produce en el extremo anterior. Pero en este punto, las dos láminas que resultan de dicha inflexión se unen por sus caras opuestas y forman una masa compacta, redondeada posteriormente, donde el cuerpo calloso presenta su máximo espesor.

2. Fórnix. El fórnix es una lámina de sustancia blanca triangular de vértice anterior y base posterior (figs. 56 y 63). El fórnix es liso y delgado posteriormente, pero se engruesa de posterior a anterior al mismo tiempo que se vuelve más estrecho.

El fórnix está curvado en forma de bóveda y se sitúa inferiormente al cuerpo calloso (fig. 55). Sus relaciones con esta comisura varían de anterior a posterior: posteriormente, el fórnix está unido por su borde posterior al cuerpo calloso, siguiendo una línea curva, convexa anteriormente; desde esta línea de unión hasta el vértice, el fórnix se aleja de forma progresiva de la cara inferior del cuerpo calloso.

La *cara superior* del fórnix está unida sobre la línea media al borde inferior del *septo pelúcido* (fig. 55). A cada lado del septo pelúcido, esta cara contribuye a formar la pared inferior del asta frontal del ventrículo lateral (figs. 56 y 57).

La *cara inferior* está cubierta por la tela coroidea del tercer ventrículo.

El *borde posterior* o *base del fórnix* se adhiere al cuerpo calloso.

Los *bordes laterales,* denominados *tenias del fórnix,* son delgados y están unidos lateralmente a la parte ventricular de la cara superior del tálamo por el epitelio ependimario, que constituye en esta región la pared de los ventrículos laterales. Al estudiar estos ventrículos y la tela coroidea del tercer ventrículo veremos cómo esta lámina epitelial está desplazada hacia la cavidad ventricular por los plexos coroideos de los ventrículos laterales, que siguen los bordes laterales de la tela coroidea del tercer ventrículo y sobresalen a cada lado del fórnix (fig. 56).

3. Columnas y pilares del fórnix. De los tres ángulos del fórnix parten cuatro cordones blancos: dos anteriores o columnas y dos posteriores o pilares del fórnix (fig. 61).

Las *columnas del fórnix* son redondeadas y nacen de su ángulo anterior. Se dirigen primero en sentido anterior e inferiormente y divergen describiendo un ángulo muy agudo; rodean el extremo anterior del tálamo, con el cual limitan el agujero interventricular (figs. 43 y 45). Las columnas del fórnix descienden enseguida verticalmente sobre la pared anterior del tercer ventrículo y sobresalen en la cavidad ventricular posteriormente a la comisura anterior. Su huella se pierde sobre el suelo del ventrículo.

Los *pilares del fórnix* son voluminosos y aplanados, y prolongan sus bordes laterales más allá de la base del fórnix (figs. 63 y 65). Descienden posteriormente al tálamo, al cual están unidos, al igual que las tenias del fórnix, por una lámina epitelial ependimaria que los plexos coroideos desplazan hacia la cavidad ventricular. Se desvían enseguida inferior y anteriormente y cada uno de ellos se continúa, sobre el suelo del asta temporal del ventrículo lateral, con el extremo posterior del hipocampo y de la fimbria del hipocampo (figs. 55 y 63).

4. Septo pelúcido. El *septo pelúcido* es un tabique medio formado por dos láminas nerviosas adosadas que se extienden desde la cara inferior del cuerpo calloso hasta la cara superior del fórnix (figs. 55 y 63). Estas dos láminas delimitan entre sí una cavidad virtual denominada *cavidad del septo pelúcido.* Esta *cavidad septal* (Lucien y Beau) representa en efecto, como señalaremos al estudiar el desarrollo, una cavidad formada en el espesor del septo pelúcido por disgregación de células de la neuroglia.

El *septo pelúcido* es triangular y presenta: ❑ *a)* dos *caras laterales* planas y lisas, que constituyen la pared medial del asta frontal del ventrículo lateral (figs. 41, 55 y 57); ❑ *b)* un *borde superior* convexo, unido a la cara inferior del cuerpo calloso; ❑ *c)* un *borde anteroinferior* convexo en relación con la cara superior de la lámina reflejada de la rodilla del cuerpo calloso; ❑ *d)* un *borde posteroinferior,* en continuidad con el fórnix y el origen de sus columnas; ❑ *e)* un *ángulo anterior* redondeado, en relación con la rodilla del cuerpo calloso; ❑ *f)* un *ángulo posterior* agudo, situado en la unión del cuerpo calloso con el cuerpo del fórnix, y ❑ *g)* un *ángulo inferior* que se insinúa entre las columnas del fórnix y el pico del cuerpo calloso hasta las proximidades de la comisura anterior.

Existe en la parte inferior del septo pelúcido, cerca de la sustancia perforada anterior, un núcleo de sustancia gris denominado *núcleo septal.*

■ **FISURA TRANSVERSA DEL CEREBRO.** Es una depresión profunda excavada posteriormente y a los lados, entre los hemisferios cerebrales y las grandes comisuras interhemisféricas por una parte y el diencéfalo y el mesencéfalo por otra (figs. 48 y 54).

La fisura transversa del cerebro presenta la forma de una herradura cóncava anteriormente. La parte media está comprendida entre el esplenio del cuerpo calloso y el fórnix superiormente, y los colículos y el techo del tercer ventrículo inferiormente. Las partes laterales que continúan a los extremos de la parte media están constituidas por una depresión que, a cada lado, separa la circunvolución parahipocampal del pedúnculo cerebral y del diencéfalo.

En la fisura transversa del cerebro penetra la piamadre para formar la tela coroidea del tercer ventrículo y los plexos coroideos de los ventrículos laterales.

1. Tela coroidea del tercer ventrículo y plexos coroideos de los ventrículos laterales. Ya se ha señalado, al describir la tela coroidea del cuarto ventrículo, que la piamadre se insinúa en todas las depresiones del sistema nervioso central. Penetra, por tanto, en la fisura transversa del cerebro. En la parte media de esta fisura, es decir, entre el fórnix superiormente y el techo del tercer ventrículo y la parte vecina de la cara superior del tálamo inferiormente, forma un repliegue denominado *tela coroidea del tercer ventrículo* (fig. 45).

La *tela coroidea del tercer ventrículo* es triangular (fig. 56). La base posterior corresponde a la abertura transversal del segmento medio de la fisura transversa del cerebro; el vértice está en relación con el del fórnix; los bordes laterales son gruesos y forman los *plexos coroideos de los ventrículos laterales.* La tela coroidea del tercer ventrículo presenta, a cada lado de la línea media, dos plexos coroideos que sobresalen en el tercer ventrículo, análogos a los que hemos descrito en la tela coroidea del cuarto ventrículo: son los *plexos coroideos del tercer ventrículo.*

Los *plexos coroideos del tercer ventrículo* se extienden de posterior a anterior desde la base hasta el vértice de la tela coroidea del tercer ventrículo. En este punto, los plexos coroideos se flexionan lateralmente, uno a la derecha y otro a la izquierda, cruzan la cara inferior de las columnas del fórnix enfrente del borde superior del agujero interventricular y se continúan con los plexos coroideos de los ventrículos laterales.

Los *plexos coroideos de los ventrículos laterales* bordean lateralmente las tenias del fórnix. En la cavidad del asta frontal del ventrículo lateral desplazan la lámina epitelial

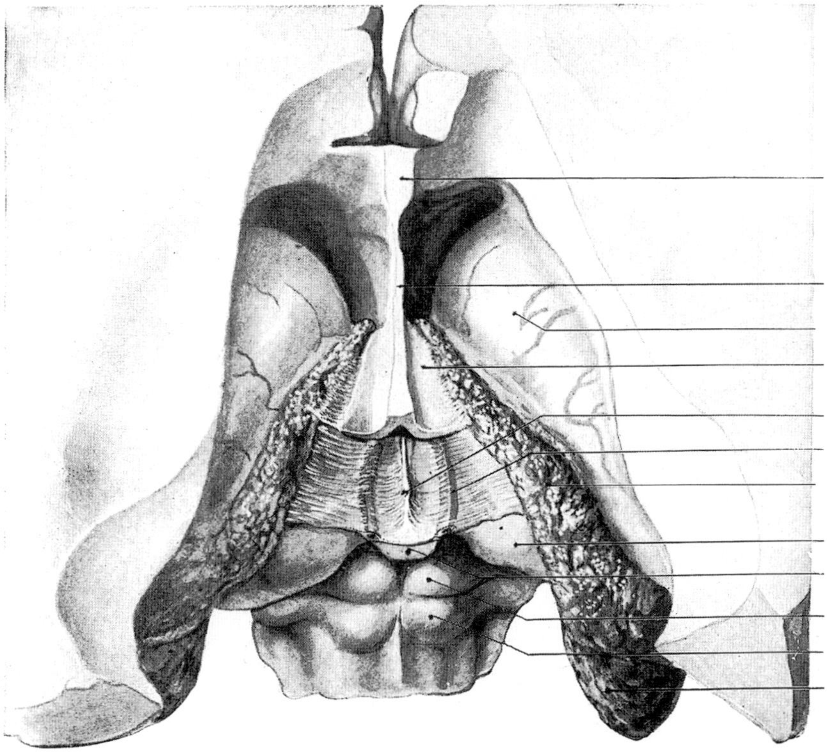

Fig. 56 ▪ Tela coroidea del tercer ventrículo y plexos coroideos de los ventrículos laterales. El techo del asta frontal de los ventrículos laterales se ha retirado, y el cuerpo calloso se ha resecado casi por completo. El fórnix se encuentra seccionado transversalmente hacia su parte media para mostrar la tela coroidea subyacente.

que constituye a cada lado la pared ventricular, en el espacio comprendido entre la tenia del fórnix y el segmento lateral o ventricular del tálamo (figs. 56 y 57). Se apoyan en esta región sobre el surco coroideo del tálamo.

Los plexos coroideos de los ventrículos laterales se prolongan posterior e inferiormente a todo lo largo de las partes laterales de la fisura transversa del cerebro. Rodean el extremo posterior del tálamo, donde presentan un engrosamiento, denominado *glomus coroideo,* cuyo vértice posterior se orienta hacia la entrada del asta occipital del ventrículo lateral. Después de desviarse inferior y anteriormente, los plexos coroideos de los ventrículos laterales discurren en el fondo de la fisura transversa del cerebro, a lo largo de la pared medial del asta temporal del ventrículo lateral.

A lo largo de todo este trayecto, los plexos coroideos de los ventrículos laterales están revestidos y separados de la cavidad del ventrículo lateral por una lámina epitelial ependimaria (fig. 57). Esta lámina prolonga la que recubre los plexos coroideos de los ventrículos laterales a lo largo del asta frontal del ventrículo lateral. En la porción central del ventrículo lateral y a lo largo del asta temporal de éste, el epitelio ependimario

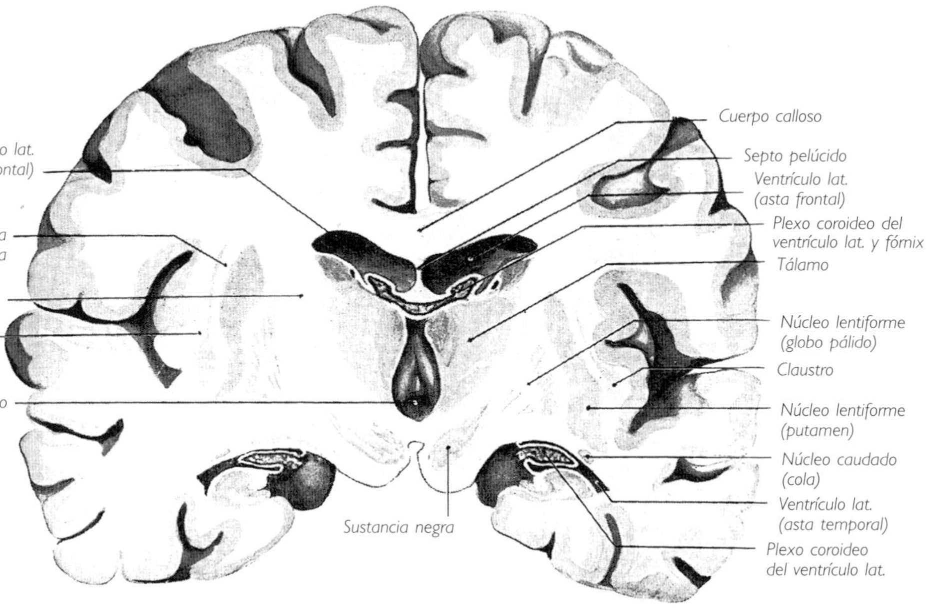

Fig. 57 ▪ Corte frontal del cerebro que pasa por el extremo superior de los pedúnculos cerebrales. El cuerpo del núcleo caudado, situado lateralmente a la parte superior del tálamo, no aparece señalado en la figura.

que el plexo desplaza hacia la cavidad ventricular se extiende desde el pilar del fórnix y la fimbria del hipocampo hasta el extremo posterior del tálamo y la bóveda del asta temporal del ventrículo lateral (fig. 64). La porción temporal de los plexos coroideos de los ventrículos laterales se continúa con la piamadre de la base del encéfalo.

CONFIGURACIÓN INTERNA DE LOS HEMISFERIOS CEREBRALES. Al igual que las demás partes del sistema nervioso central, cada hemisferio cerebral está formado por sustancia gris y sustancia blanca. Además, está excavado por un amplio divertículo del conducto central, el ventrículo lateral.

1. Sustancia gris de los hemisferios cerebrales. Cada hemisferio cerebral comprende: *a)* una capa de sustancia gris periférica, el *córtex cerebral* o *corteza cerebral,* y *b)* el *cuerpo estriado,* que se halla próximo a la superficie de unión del hemisferio cerebral con el diencéfalo (figs. 67 y 68).

El cuerpo estriado y el tálamo constituyen los *núcleos talamoestriados* o *núcleos basales.*

a) CORTEZA CEREBRAL O CÓRTEX AMIGDALINO. La corteza cerebral es una capa continua de sustancia gris, de 3 a 4 mm de espesor, que ocupa toda la superficie de las circunvoluciones.

CUERPO AMIGDALINO O COMPLEJO AMIGDALINO. El cuerpo amigdalino es una pequeña masa gris distinta de la corteza cerebral y situada en el espesor del uncus (fig. 60).

b) CUERPO ESTRIADO. El cuerpo estriado está constituido por tres masas distintas de sustancia gris: el *núcleo caudado,* el *núcleo lentiforme* y el *claustro.*

putamen gl. pálidus

asta temp. · cir. hipocampo

NÚCLEO CAUDADO. El núcleo caudado es inmediatamente lateral al tálamo, al cual se adhiere (figs. 56 y 57). Describe, alrededor de éste y de la cápsula interna, una curva en forma de herradura (figs. 58 y 60) situada en un plano vertical y anteroposterior. La concavidad de la curva se orienta anteriormente y sus dos extremos son anteriores, uno superior y otro inferiormente. Muy voluminoso en su extremo anterosuperior, que se denomina *cabeza,* el núcleo caudado disminuye progresivamente de grosor hacia su extremo inferior, denominado *cola.* El segmento intermedio entre la cabeza y la cola se conoce con el nombre de *cuerpo del núcleo caudado.*

Los dos extremos de la curva formada por el núcleo caudado están muy próximos entre sí, hasta el punto de que éste constituye un anillo casi completo, abierto tan sólo inferior y anteriormente (figs. 58 y 60).

En el núcleo caudado se describen: ❑ *a)* dos caras, de las cuales una constituye la convexidad del anillo y es la cara libre o ventricular, mientras que la otra forma su concavidad y es la cara adherente; ❑ *b)* dos bordes, de los cuales uno es lateral y otro medial, y ❑ *c)* dos extremos.

Cara ventricular. Está en relación con el ventrículo lateral y recubierta tan sólo por el epitelio ependimario. Esta cara puede dividirse en tres partes, que corresponden a los tres segmentos de la curva descrita por el núcleo caudado: superior, medio e inferior. ❑ El *segmento superior* constituye la parte anterior y lateral del suelo del asta frontal del ventrículo lateral (figs. 56, 57 y 60). La parte medial de dicho suelo está formada por el tálamo. ❑ El *segmento medio* corresponde a la porción central del ventrículo lateral. ❑ El *segmento inferior,* cubierto por una delgada capa de sustancia blanca, forma parte del techo del asta temporal del ventrículo lateral (figs. 57 y 60).

Cara adherente. La cara adherente de la cabeza y del cuerpo del núcleo caudado está en relación con la parte de la sustancia blanca de los hemisferios cerebrales denominada *cápsula interna* (figs. 57 y 59); ésta se sitúa lateralmente al tálamo y en

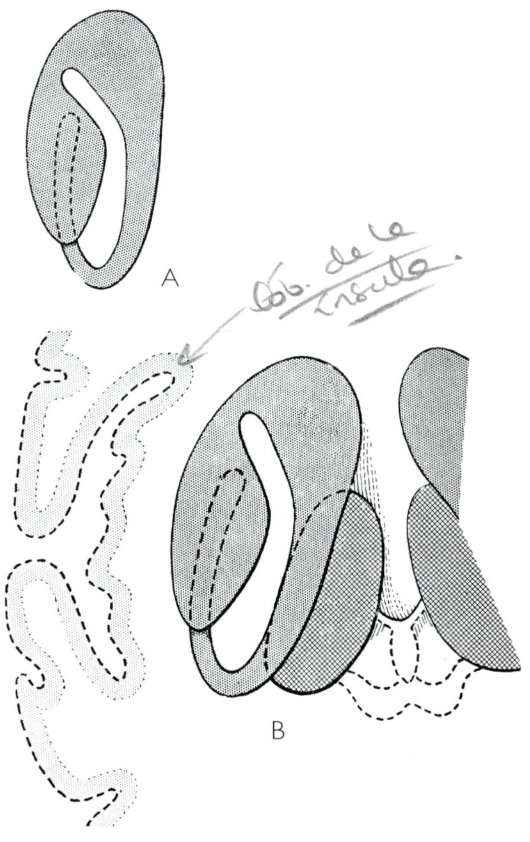

Fig. 58 ▪ A) Cuerpo estriado del hemisferio cerebral izquierdo (visión superior). B) Visión superior del cuerpo estriado y del tálamo que muestra las relaciones entre ambos y su situación respecto al lóbulo de la ínsula y los colículos, señalados con un punteado.

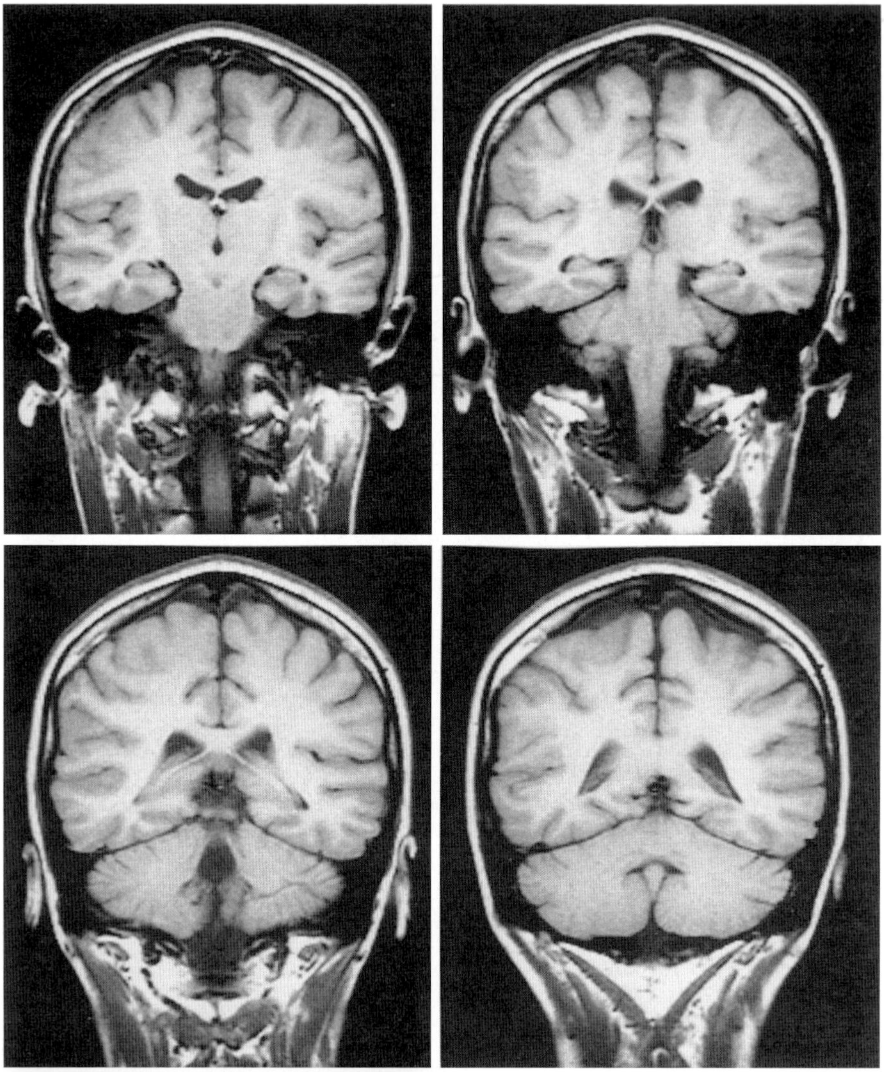

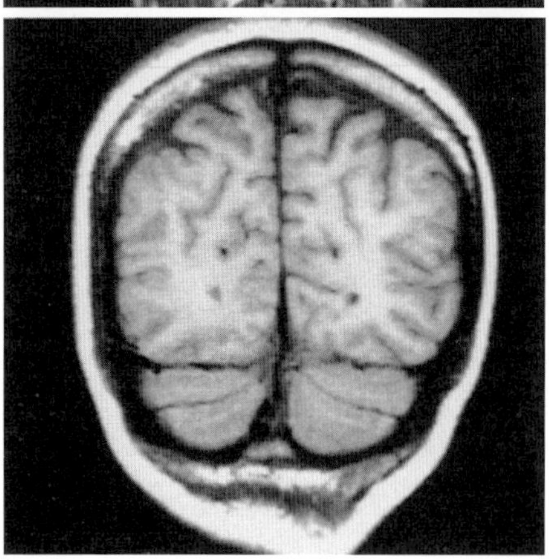

Lámina VI ▪ Secuencia de imágenes de cortes frontales posteriores de la cabeza, en un sujeto vivo, realizados mediante resonancia magnética. La localización de los planos de corte se muestra en un corte sagital medio de la cabeza. Adquisición ponderada en T1 (en esta página) y adquisición ponderada en T2 (en página siguiente).

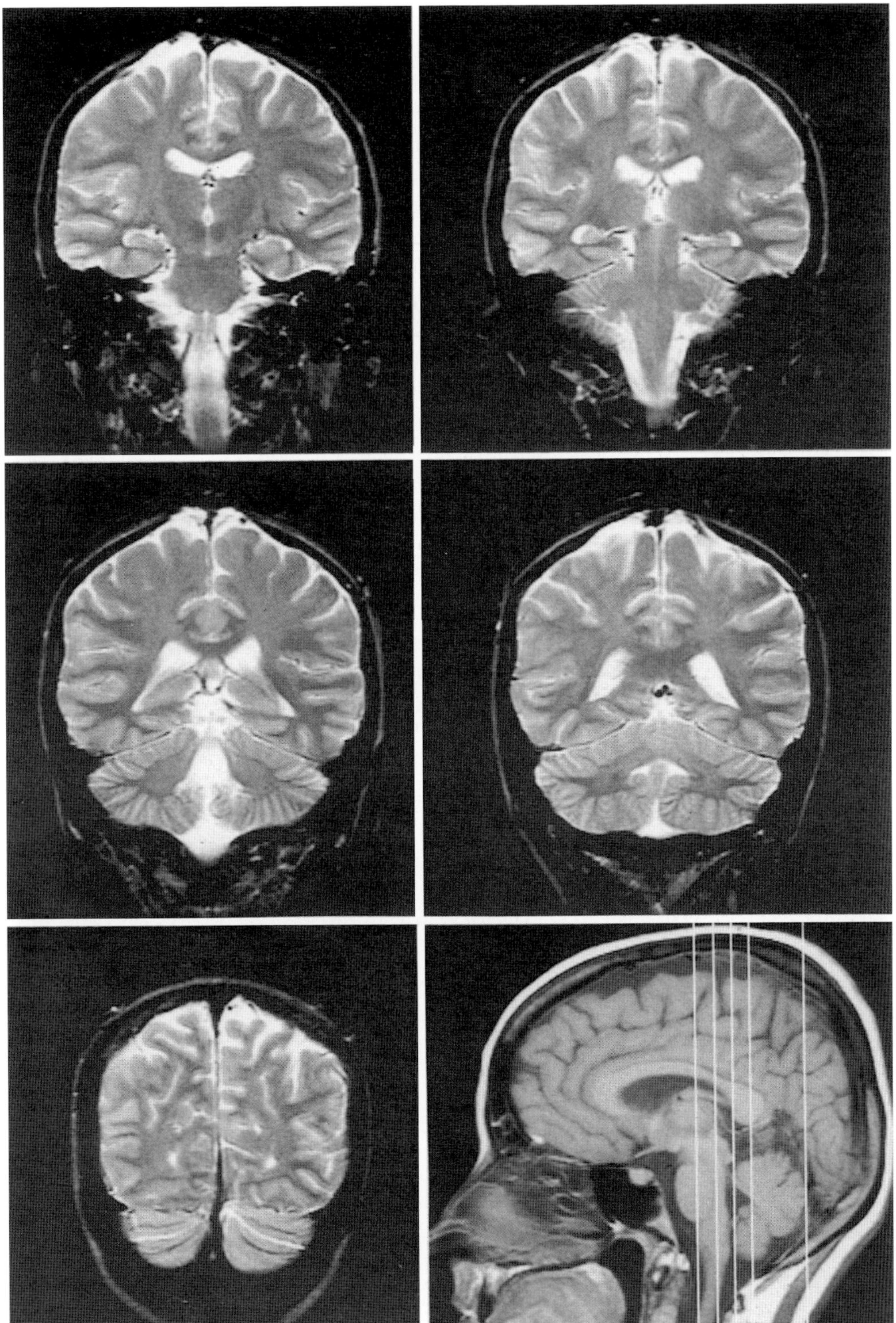

continuidad inferior con el pie del pedúnculo cerebral. La cara adherente de la cola del núcleo caudado está separada del núcleo lentiforme por una lámina sublenticular de sustancia blanca (fig. 57).

Borde medial. El borde medial presenta relaciones diferentes en los tres segmentos del núcleo caudado.

El *borde medial del segmento superior* bordea lateralmente la cara superior del tálamo. Un surco visible sobre el suelo del asta frontal del ventrículo lateral separa estos dos núcleos (figs. 43 y 63). Este *surco talamoestriado* está recorrido por tres formaciones superpuestas desde la superficie hacia la profundidad en el siguiente orden: ❑ *a)* la *lámina córnea,* que forma parte de una delgada lámina denominada *lámina affixa,* cuya función se explicará cuando se examine el desarrollo del prosencéfalo; ❑ *b)* un vaso, la *vena talamoestriada superior,* y ❑ *c)* una estrecha cinta de fibras nerviosas denominada *estría terminal.*

El *borde medial del segmento medio* se corresponde con el extremo posterior del tálamo. Está recorrido por la estría terminal.

El *segmento inferior* está también bordeado por esta estría, que sigue el borde medial del núcleo caudado en toda su extensión hasta el cuerpo amigdalino.

Borde lateral. Este borde forma superiormente el límite superior de la cápsula interna (fig. 57). Más adelante veremos que se localiza en la unión de la cápsula interna con la corona radiada.

Extremo anterosuperior. El extremo anterior del núcleo caudado está muy próximo al del núcleo caudado del lado opuesto, del cual sólo está separado por el *septo pelúcido* (fig. 61). Corresponde superiormente al extremo anterior del asta frontal del ventrículo lateral y anteriormente a la sustancia blanca del lóbulo frontal; inferiormente se hace casi superficial y determina, en el área de la sustancia perforada anterior, una eminencia denominada *colículo del núcleo caudado.*

Extremo anteroinferior. El extremo inferior del núcleo caudado termina en el extremo anterior del asta temporal del ventrículo lateral, inmediatamente posterior al cuerpo amigdalino (fig. 60).

NÚCLEO LENTIFORME O NÚCLEO LENTICULAR. El núcleo lentiforme está situado lateralmente al núcleo caudado y al tálamo, pero es menos largo que el núcleo caudado, que lo rebasa anterior y posteriormente. Se extiende a lo largo de 5 cm aproximadamente.

En un corte frontal (fig. 57), el núcleo lentiforme es triangular y presenta: ❑ *a)* tres caras (lateral, superomedial e inferior); ❑ *b)* tres bordes, cuya orientación está determinada por la de las caras, y ❑ *c)* dos extremos, uno anterior y otro posterior.

Caras. La *cara lateral* está separada de la corteza cerebral del lóbulo de la ínsula por una delgada capa de sustancia blanca. Ésta se divide en dos capas secundarias, denominadas *cápsula externa* y *cápsula extrema,* por medio de una lámina gris, el *claustro.* Esta cara puede aislarse fácilmente de la sustancia blanca que la recubre.

La *cara superomedial* corresponde en toda su extensión a la cápsula interna. Es oblicua inferior y medialmente en su parte media, y tiende a volverse vertical hacia sus dos extremos, de tal manera que, en un corte transversal (fig. 59) o sobre una proyección horizontal (fig. 58), esta cara es angular y el vértice del ángulo ocupa su parte media. Su extremo anterior está unido a la cabeza del núcleo caudado por medio de estrechos puentes de sustancia gris.

La *cara inferior* se orienta directamente en sentido inferior. Está separada del techo del asta temporal del ventrículo lateral por una capa de sustancia nerviosa en la cual se distingue la cola del núcleo caudado.

Bordes. Los *bordes superior e inferior* son convexos y se unen con los dos extremos del núcleo lentiforme. ❑ El *borde medial* (fig. 59) configura un ángulo obtuso que sobresale medialmente. El vértice del ángulo corresponde a la rodilla de la cápsula interna.

Extremos. El *extremo posterior* del núcleo lentiforme es libre. ❑ Su *extremo anterior* está unido al extremo anterior del núcleo caudado por medio de un ancho puente de sustancia gris; el extremo anterior del putamen está asimismo unido al extremo de la cola del núcleo caudado por una lámina de sustancia gris denominada *pedúnculo del núcleo lentiforme.*

Configuración interna del núcleo lentiforme. El núcleo lentiforme no es una masa gris homogénea como el núcleo caudado. Está dividido en tres segmentos por dos láminas verticales de sustancia blanca: las *láminas medulares lateral y medial.* De los tres segmentos, el lateral es el más voluminoso; presenta una coloración gris y es conocido con el nombre de *putamen.* Medialmente al putamen, los segmentos intermedio y medial forman el *globo pálido* (figs. 57 y 59). El hecho de que la coloración del *globo pálido* sea más clara se debe a que está surcado, de medial a lateral, por numerosas estrías de sustancia blanca. El globo pálido se encuentra tan sólo en la parte media, saliente medialmente, del núcleo lentiforme; su anchura disminuye de forma progresiva hacia los extremos del núcleo, que están formados sólo por el putamen.

Cuerpo estriado y pálido. Muy acertadamente se ha establecido una nueva división del cuerpo estriado, basada en la embriología y en la fisiología.

En este núcleo se distinguen dos partes: el *paleoestriado* o *pálido* y el *neoestriado* o simplemente *estriado.*

El *estriado* comprende el núcleo caudado y el putamen del núcleo lentiforme.

El *pálido* no es sino el globo pálido formado por los dos segmentos más mediales del propio núcleo lentiforme.

El estriado constituye una dependencia de las vesículas telencefálicas, mientras que el pálido procede de la pared lateral del diencéfalo, del cual está separado por la cápsula interna.

Finalmente, el estriado controla la acción del pálido, que constituye el centro de origen de las vías motoras subcorticales.

CLAUSTRO. Al núcleo lentiforme se añade el *claustro.* Éste consiste en una delgada lámina de sustancia gris que se extiende verticalmente entre la corteza del lóbulo de la ínsula y la cara lateral del núcleo lentiforme. El claustro está comprendido entre dos capas de sustancia blanca: una lateral, que es la *cápsula extrema,* y otra medial, que es la *cápsula externa* (figs. 57 y 59). Las cápsulas extrema y externa separan el claustro de la sustancia gris del lóbulo de la ínsula lateralmente y de la cara lateral del núcleo lentiforme medialmente.

2. Sustancia blanca de los hemisferios cerebrales. En cada hemisferio cerebral la sustancia blanca ocupa todo el espacio comprendido entre la corteza cerebral por una parte, y el cuerpo estriado y la cara lateral del diencéfalo por la otra.

En esta masa de sustancia blanca se distinguen varias partes, que son la cápsula externa, la cápsula extrema, la cápsula interna y el centro semioval.

Ya se ha señalado lo que se entiende por cápsula externa y extrema. Nos queda por describir la cápsula interna y el centro semioval.

a) CÁPSULA INTERNA (figs. 57 y 59). Se trata de una lámina de sustancia blanca de 5 a 10 mm de espesor limitada medialmente por el núcleo caudado, el tálamo y la región subtalámica, lateralmente por la cara superomedial del núcleo lentiforme, y anterior e inferiormente por el puente de sustancia gris que une el extremo anterior del núcleo caudado al extremo anterior del núcleo lentiforme. Presenta continuidad inferiormente con el pie del pedúnculo cerebral, y superior y posteriormente con el centro semioval.

En un corte frontal que pase por el extremo superior de los pedúnculos cerebrales, la cápsula interna está inclinada, al igual que la cara superomedial del núcleo lentiforme, de superior a inferior y de lateral a medial (fig. 57).

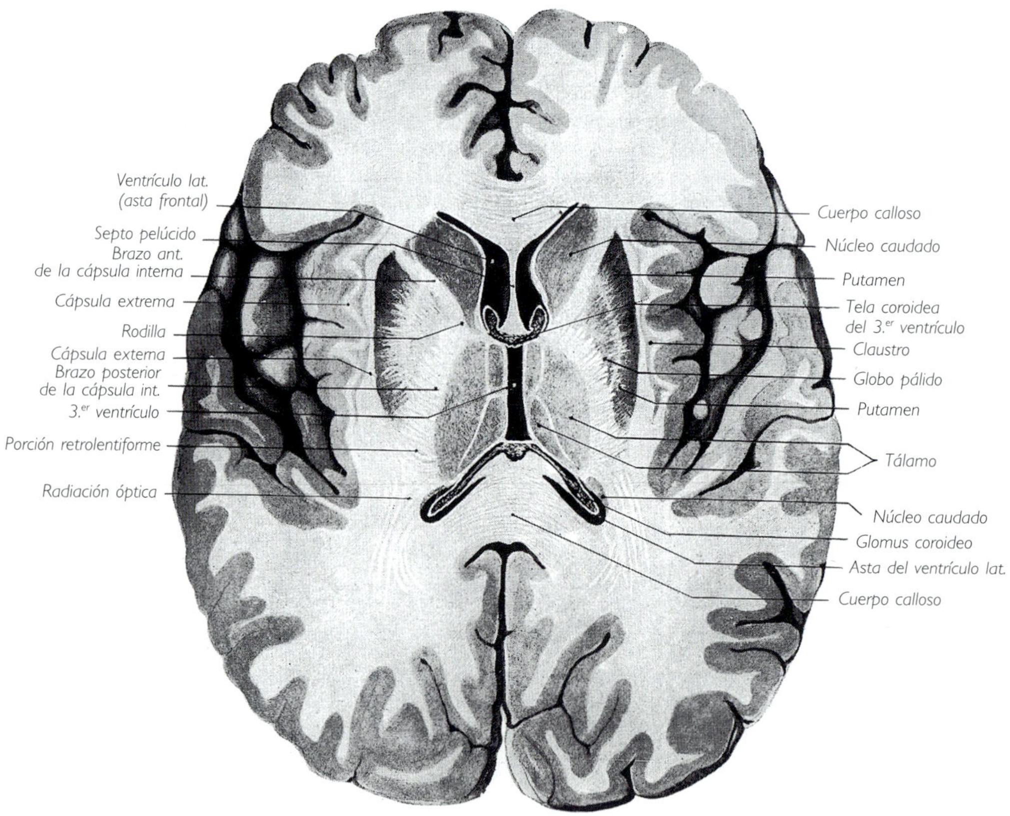

Fig. 59 ▪ Corte transversal del cerebro que muestra los núcleos talamoestriados y la cápsula interna.

En un corte horizontal que pase por el esplenio del cuerpo calloso (fig. 59), la cápsula interna describe un ángulo obtuso abierto lateralmente. El vértice del ángulo, o *rodilla de la cápsula interna,* la divide en dos brazos, uno anterior y otro posterior. ❑ El *brazo anterior de la cápsula interna* está comprendido entre la cabeza del núcleo caudado y la parte anterior de la cara superomedial del núcleo lentiforme. ❑ El *brazo posterior de la cápsula interna* está limitado medialmente por la cara lateral del tálamo y de la región subtalámica, y lateralmente por la parte posterior de la cara superomedial del núcleo lentiforme. ❑ La cápsula interna se prolonga posteriormente, desde el extremo posterior del núcleo lentiforme hasta el extremo posterior del tálamo. Según Déjerine, esta parte de la cápsula interna se denomina *porción retrolentiforme* o *porción retrolenticular de la cápsula interna.*

El *brazo anterior* se compone: *a)* de fibras que unen entre sí los núcleos caudado y lentiforme, y *b)* principalmente, de fibras talamocorticales o corticotalámicas, que unen entre sí la corteza cerebral y el tálamo, constituyendo las *radiación talámica anterior.* ❑ La *rodilla* da paso a las fibras corticonucleares y al tracto frontopontino. ❑ El *brazo posterior* está ocupado principalmente por las fibras corticoespinales y, en su parte superior, por las fibras talamoparietales de las vías sensitivas conscientes. Comprende también un número considerable de fibras talamocaudadas, talamolenticulares y corticotalámicas. ❑ La *porción retrolentiforme* se compone de fibras horizontales que constituyen la *radiación óptica.* Esta radiación se extiende desde el extremo posterior del tálamo, concretamente del cuerpo geniculado lateral, hacia el lóbulo occipital.

La cápsula interna se continúa inferiormente con el pie del pedúnculo cerebral y superiormente con el centro semioval.

Las fibras nerviosas emergen de la cápsula interna hacia el centro semioval e irradian ampliamente en forma de abanico, lo que constituye la *corona radiada.*

Inferiormente al núcleo lentiforme, se encuentra una lámina de sustancia blanca que separa este núcleo de la cola del núcleo caudado y del asta temporal del ventrículo lateral. Déjerine relaciona con la cápsula interna esta lámina de sustancia blanca, a la cual denomina *porción sublentiforme* o *porción sublenticular de la cápsula interna.*

En la porción sublentiforme de la cápsula interna se encuentra anteriormente una capa de sustancia gris denominada *sustancia innominada* (de Reichert). Ésta se encuentra atravesada por fibras de la comisura anterior que se dirigen al lóbulo temporal; está separada del núcleo lentiforme por el asa lenticular y del asta temporal del ventrículo lateral por el pedúnculo inferomedial del tálamo. ❑ El *asa lenticular* une el núcleo lentiforme con la región infundibular, el tálamo, el núcleo subtalámico, el núcleo rojo, la sustancia negra y la sustancia gris del mesencéfalo. ❑ El *pedúnculo inferomedial del tálamo* se extiende desde la parte anterior de la corteza del lóbulo temporal hasta el tálamo.

La parte posterior de la región sublentiforme está ocupada principalmente por las fibras temporopontinas, por el tracto temporotalámico que une el tálamo con el lóbulo temporal, y por las fibras de la vía acústica; estas últimas se dirigen desde el cuerpo geniculado lateral hasta la circunvolución temporal superior.

b) CENTROS SEMIOVAL Y OVAL. Un corte horizontal que atraviesa un hemisferio cerebral, ligeramente superior al cuerpo calloso, muestra que cada hemisferio cerebral está formado por una masa central blanca envuelta por la corteza cerebral; esta gran masa de sustancia blanca se denomina *centro semioval.*

El *centro oval* (de Vieussens) está constituido por los dos centros semiovales unidos por la masa blanca del cuerpo calloso. El corte de un hemisferio practicado en cualquier dirección muestra que la sustancia blanca intrahemisférica siempre presenta un contorno muy irregular, prolongándose en todas las circunvoluciones, donde forma un núcleo central recubierto por la capa cortical gris.

■ VENTRÍCULOS LATERALES. Los ventrículos laterales son las cavidades tapizadas por el epéndimo de los hemisferios cerebrales. Cada uno de ellos se comunica por medio de un orificio, denominado *agujero interventricular,* con la cavidad del tercer ventrículo.

Cada ventrículo lateral es una cavidad anfractuosa que se dispone en torno a la masa formada por el núcleo caudado, el tálamo y el pedúnculo cerebral (fig. 60). Comienza en el lóbulo frontal, inmediatamente superior al extremo anterosuperior del núcleo caudado 3 cm posteriormente al polo frontal. Desde aquí, se dirige posteriormente siguiendo la cara convexa del núcleo caudado y la cara superior del tálamo. A continuación rodea de superior a inferior el extremo posterior del tálamo, penetra en el lóbulo temporal pasando inferior al extremo superior del pedúnculo cerebral y de la cola del núcleo caudado, y termina aproximadamente 2 cm posterior al polo temporal. De esta manera, el ventrículo lateral describe en su conjunto una curva cuya concavidad anterior corresponde a la convexidad del núcleo caudado.

En cada ventrículo lateral se pueden distinguir dos partes principales, denominadas *astas.* Una está situada superiormente a los núcleos talamoestriados y se denomina *asta anterior* o *asta frontal;* la otra está situada inferiormente a dichos núcleos y al pedúnculo cerebral y se denomina *asta inferior* o *asta temporal.*

Desde el segmento intermedio entre las dos astas frontal y temporal, parte una tercera prolongación, denominada *asta posterior* o *asta occipital,* que se dirige posteriormente y penetra en el lóbulo occipital.

Se denomina *trígono colateral* a la parte del ventrículo situada posteriormente al tálamo y al núcleo caudado, donde se unen las tres astas ventriculares (fig. 60).

1. Asta anterior o asta frontal. El asta anterior o asta frontal es más ancha anterior que posteriormente y ligeramente cóncava en sentido lateral. Presenta tres paredes: superior, inferolateral y medial.

La *pared superior* o *bóveda* es cóncava y está formada por la cara inferior del cuerpo calloso (fig. 57).

La *pared inferior* consta de dos segmentos, uno anterior y otro posterior, cuyo límite transversal pasa por el agujero interventricular (fig. 63).

El segmento anterior está formado lateralmente por la cabeza del núcleo caudado, cuya convexidad superomedial sobresale de manera pronunciada en la cavidad ventricular. Medialmente a la cabeza del núcleo caudado se observa una superficie casi plana, muy inclinada inferior y lateralmente, casi vertical, que forma con la cabeza del núcleo caudado un ángulo muy agudo abierto superiormente; esta superficie corresponde a las fibras de la rodilla y de la lámina inferior o refleja de la rodilla del cuerpo calloso.

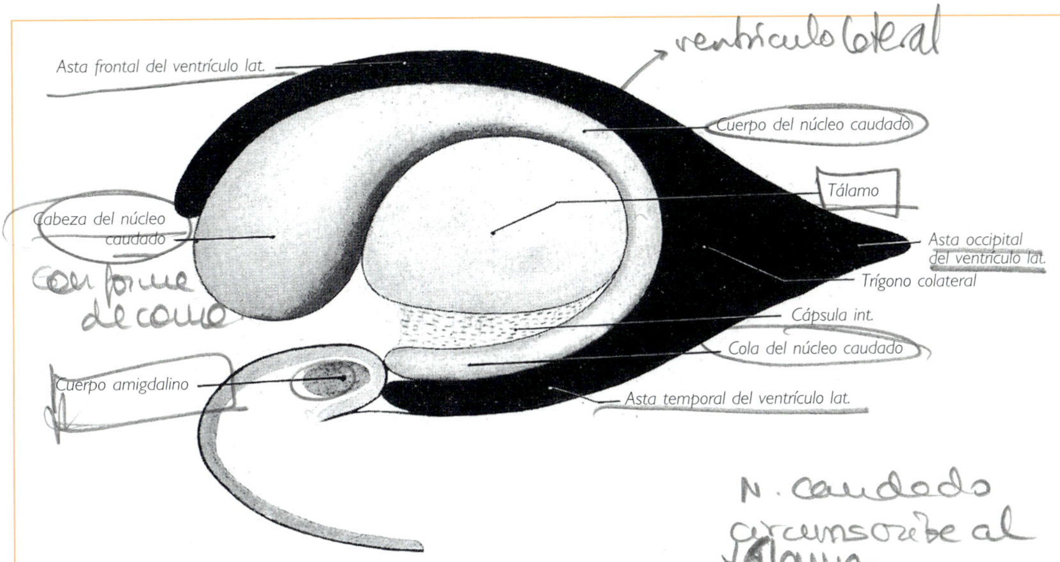

Fig. 60 ▪ Esquema que muestra las relaciones del núcleo caudado (visión de lateral a medial). El ventrículo lateral está señalado en negro.

El segmento posterior es más complejo y presenta de lateral a medial: ❑ *a)* el cuerpo del núcleo caudado, que sigue a la cabeza de este núcleo; ❑ *b)* el surco talamoestriado, que contiene la lámina *affixa,* la vena talamoestriada superior y la estría terminal; ❑ *c)* el segmento lateral de la cara superior del tálamo, situado lateralmente al surco coroideo; ❑ *d)* el plexo coroideo del ventrículo lateral situado en dicho surco, y ❑ *e)* la mitad lateral de la cara superior del fórnix. ❑ El plexo coroideo del ventrículo lateral, que sobresale en la cavidad ventricular, está recubierto por una lámina epitelial ependimaria que se extiende desde el tálamo hasta la tenia del fórnix.

La *pared medial* (fig. 57) está comprendida entre el cuerpo calloso superiormente y el fórnix inferiormente. Es más amplia anteriormente, donde está constituida por el septo pelúcido. Se adelgaza de anterior a posterior y no tarda en reducirse a la línea de unión del cuerpo calloso con el fórnix.

El *agujero interventricular* (fig. 63), que comunica el ventrículo lateral con el tercer ventrículo, está situado en sentido inmediatamente anterior al tálamo, en la unión de las paredes medial e inferior del asta frontal. Este orificio ha sido ya descrito con el tercer ventrículo (fig. 45). Está limitado: ❑ posteriormente por el extremo anterior del tálamo, ❑ anteriormente por la columna correspondiente del fórnix, y ❑ superiormente por la *tela coroidea del tercer ventrículo,* que se continúa con el revestimiento epitelial del ventrículo lateral. Este epitelio recubre la cara inferior del plexo coroideo en el momento que pasa inferiormente al fórnix y superiormente al agujero interventricular.

2. Asta inferior o asta temporal. El asta inferior o asta temporal del ventrículo lateral se extiende en el lóbulo temporal, inferiormente a la cola del núcleo caudado. Bor-

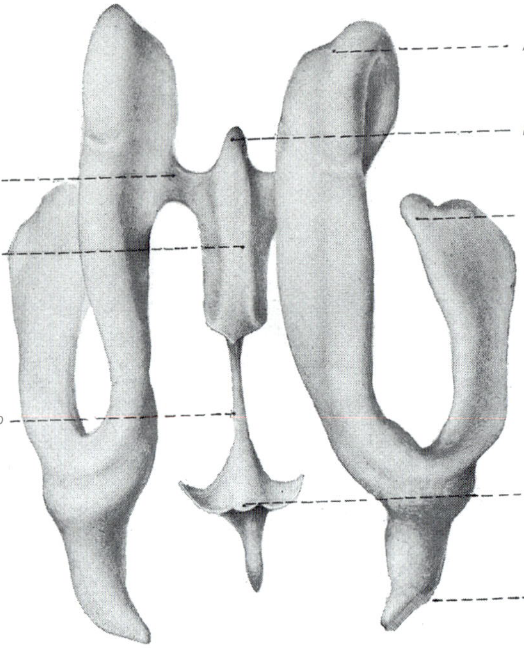

Fig. 61 ▪ Visión superior de un molde de las cavidades ventriculares del encéfalo. (Según Welcker.) Adviértase el enrollamiento de los ventrículos laterales con las tres astas: frontal, temporal y occipital. El orificio de comunicación entre el ventrículo lateral y el tercer ventrículo constituye un conducto más que un agujero (Beau y Billet). El cuarto ventrículo presenta su forma romboidal, y los recesos laterales son visibles.

dea la parte lateral de la fisura transversa del cerebro y describe, al igual que ésta, una curva cóncava superior y medialmente. El asta temporal termina en un fondo de saco aproximadamente 2 cm en sentido posterior al extremo anterior del lóbulo temporal.

En un corte frontal, el asta temporal presenta la forma de una media luna cuya concavidad se orienta inferior y un poco medialmente. Presenta dos paredes, una superior y otra inferior (figs. 57 y 64).

La *pared superior* o *techo* es cóncava y se orienta inferior y medialmente. Una lámina de sustancia nerviosa, en la cual discurre la cola del núcleo caudado y la estría terminal, separa el ventrículo de la cara inferior del núcleo lentiforme. Esta lámina es la que Déjerine incorporó a la cápsula interna con el nombre de *porción sublentiforme de la cápsula interna* (v. pág. 99).

La *pared inferior* es convexa y se orienta superiormente. Está formada por el hipocampo y la fimbria del hipocampo (figs. 64 y 65).

El *hipocampo* o *asta de Ammon* es un rodete blanco en forma de media luna, cóncavo medialmente y más ancho anterior que posteriormente. ❑ Su extremo anterior abultado, denominado *pie del hipocampo,* se confunde lateralmente al uncus con la sustan-

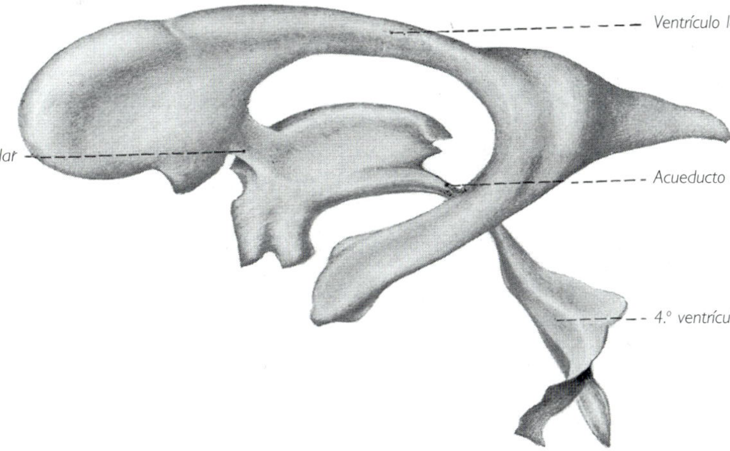

Fig. 62 ▪ Visión lateral de las cavidades ventriculares según un molde. El ventrículo lateral está enrollado con su asta frontal, el trígono colateral, su asta occipital y su asta temporal. El agujero interventricular comunica el ventrículo lateral con el tercer ventrículo, en el cual se puede observar el receso pineal, superior y posteriormente, y los recesos supraóptico e infundibular, inferior y anteriormente. El receso lateral del cuarto ventrículo está muy desarrollado.

cia blanca del lóbulo temporal. ❑ Su extremo posterior, denominado *cola,* se une a la fimbria del hipocampo y se continúa con el pilar del fórnix. ❑ Su borde lateral es convexo y festoneado. En ocasiones está acompañado por un saliente, denominada *eminencia colateral,* que es el resultado de un elevamiento de la pared ventricular por acción del surco que separa la circunvolución temporal occipitotemporal medial de la circunvolución parahipocampal (fig. 64). ❑ El borde medial es cóncavo y está unido a la fimbria del hipocampo.

El hipocampo parece hallarse determinado por el surco del hipocampo, que desplaza hacia la cavidad ventricular la parte superomedial de la circunvolución parahipocampal (fig. 64).

La *fimbria del hipocampo* está situada medialmente al hipocampo. Se afirma que la fimbria es una estrecha lámina de sustancia blanca aplanada de superior a inferior, en continuidad lateralmente con el hipocampo, posteriormente con el pilar del fórnix y anteriormente con la sustancia blanca del uncus de la circunvolución parahipocampal (v. fig. 55). Medialmente termina por medio de un borde libre. Sólo parte de la cara superior de la fimbria interviene en la constitución de la pared inferomedial del asta temporal del ventrículo lateral.

Superior y medialmente a la fimbria, la pared ventricular se reduce a una simple lámina epitelial. Esta lámina nace de la cara superior de la fimbria y se extiende desde ese punto hasta el techo del asta temporal. Se continúa inferior y superiormente con el revestimiento epitelial del ventrículo. Esta lámina epitelial está desplazada hacia la cavidad ventricular por los plexos coroideos de los ventrículos laterales (fig. 64).

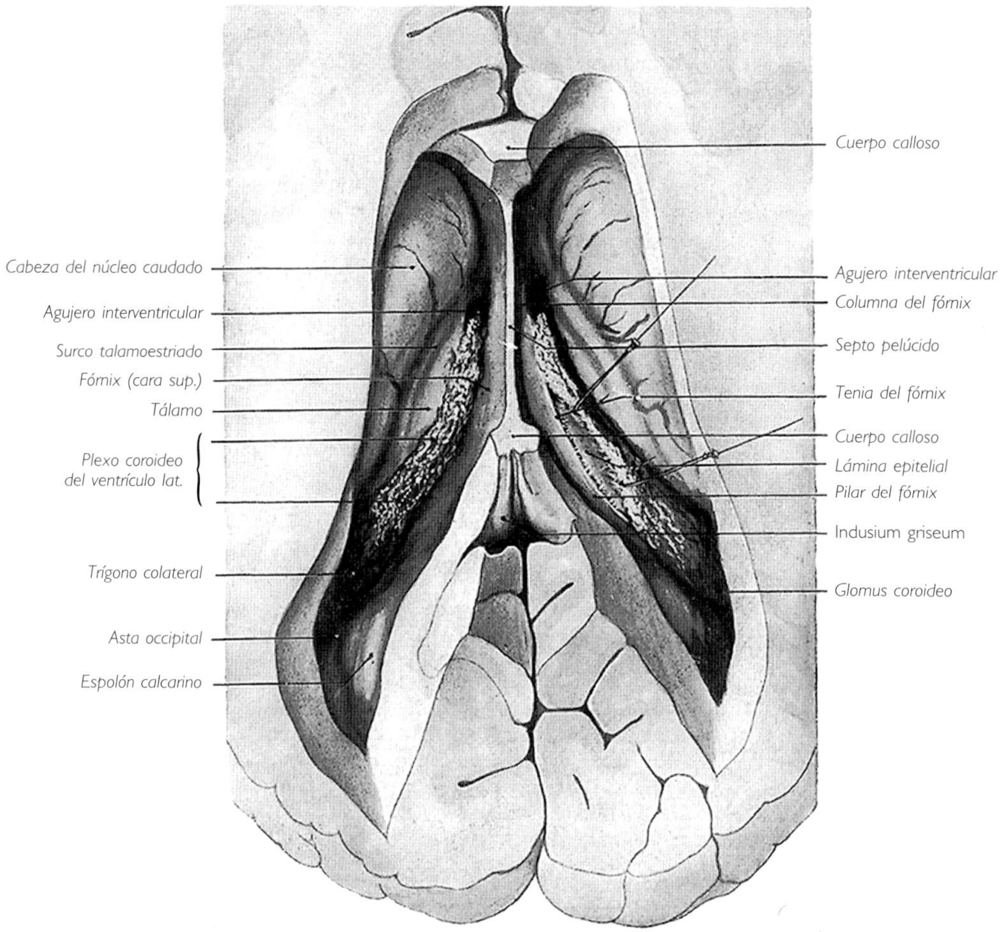

Fig. 63 ▪ Ventrículo lateral. Se ha retirado la pared superior del asta frontal, del trígono colateral y del asta occipital.

La fimbria del hipocampo está acompañada medial e inferiormente por la circunvolución dentada que hemos descrito con la circunvolución intralímbica.

3. Asta posterior o asta occipital. El asta posterior o asta occipital comienza en el trígono colateral y se dirige horizontalmente en sentido posterior, describiendo una curva de concavidad medial (fig. 63). Esta prolongación del ventrículo se estrecha de anterior a posterior y termina en punta 2 o 3 cm anteriormente al polo occipital. En el asta occipital se distinguen dos paredes, una superolateral y otra inferomedial.

La *pared superolateral* es cóncava y corresponde a los fascículos del cuerpo calloso, que forman el *tapetum,* así como a la radiación óptica.

La *pared inferomedial* está elevada por dos salientes anteroposteriores superpuestos. El saliente superior, denominado *bulbo del asta occipital,* está determinado por los haces más posteriores del cuerpo calloso, que constituyen el *fórceps mayor* o *fórceps occipital.* El saliente inferior, conocido con el nombre de *calcar avis* o *espolón calcarino,* traduce en el interior del ventrículo la profunda depresión producida por el surco calcarino.

4. Trígono colateral. Esta parte del ventrículo lateral está limitada anteriormente por el extremo posterior del tálamo y por la cola del núcleo caudado, lateralmente por los haces del cuerpo calloso y medialmente por una simple lámina epitelial. Esta lámina epitelial presenta continuidad superiormente con aquella que une la tenia del fórnix al tálamo sobre el suelo del asta frontal, e inferiormente con la lámina que se extiende desde la fimbria del hipocampo hasta el techo del asta temporal. Al igual que éstas, está desplazada hacia la cavidad ventricular por la parte correspondiente del plexo coroideo del ventrículo lateral, que presenta a este nivel un ensanchamiento, denominado *glomus coroideo,* que sobresale en la cavidad ventricular (figs. 59 y 63).

TOPOGRAFÍA CRANEAL DEL VENTRÍCULO LATERAL. El ventrículo lateral se proyecta lateralmente sobre una superficie cuadrilátera de la región temporal, limitada inferiormente por una línea horizontal que pasa 2 cm en sentido superior al arco cigomático, superiormente por una línea paralela a la anterior que pasa 6 cm en sentido superior al arco cigomático, anteriormente por una línea vertical que cruza el extremo anterior de la parte horizontal del borde superior del arco cigomático y, por último, posteriormente por otra línea vertical que pasa 4 cm en sentido anterior a un plano frontal tangente al hueso occipital.

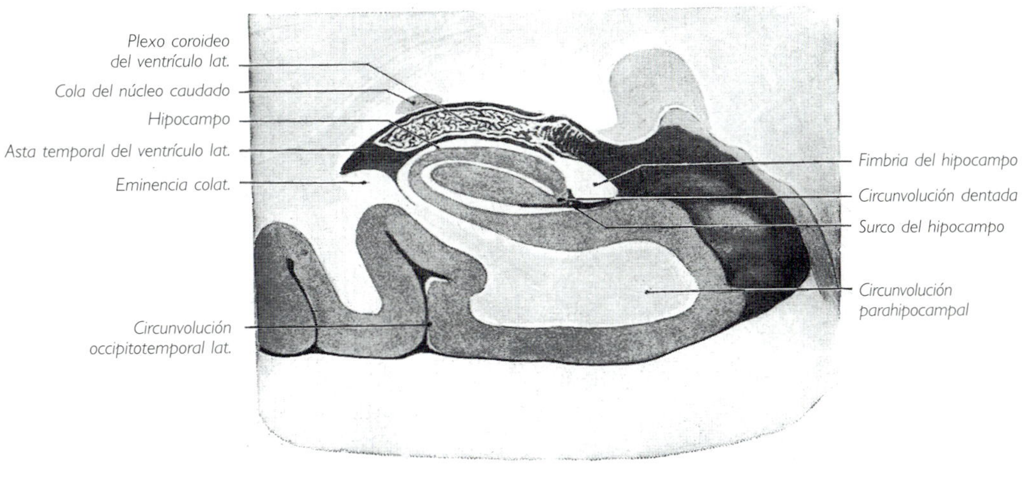

Fig. 64 ▪ Corte frontal del asta temporal del ventrículo lateral.

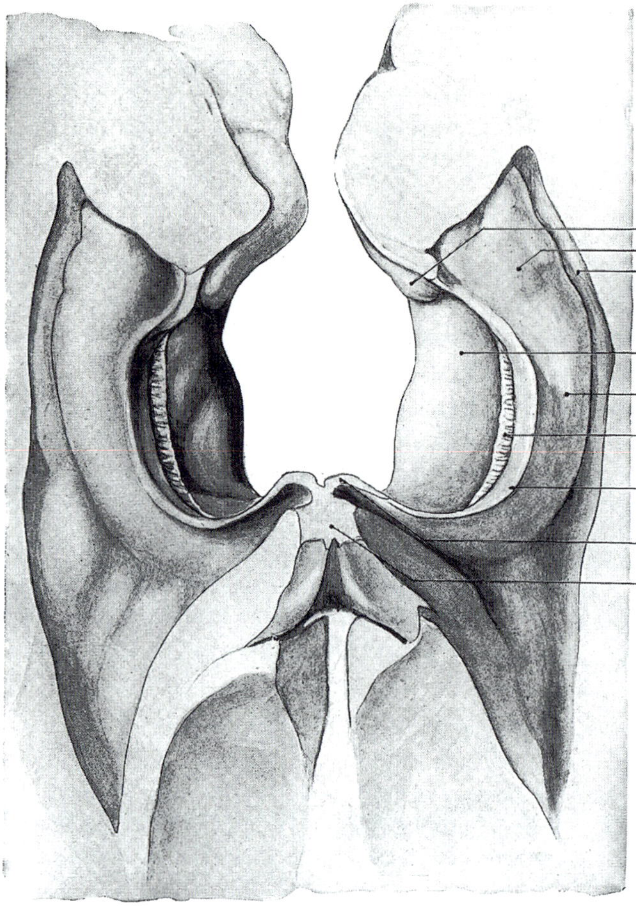

Fig. 65 ▪ Suelo del asta temporal del ventrículo lateral.

Un punto situado 3 cm posterior y 3 cm superiormente al conducto auditivo externo corresponde a la parte temporooccipital del trígono colateral. Según Clavel y M. Latarjet, se sitúa en el cruce de una vertical que pasa por el borde posterior de la apófisis mastoides y una horizontal trazada por la apófisis cigomática del hueso frontal.

D. **Desarrollo del prosencéfalo**

El prosencéfalo es el resultado de las transformaciones experimentadas por la vesícula encefálica anterior primitiva. En poco tiempo, esta vesícula se cierra anteriormente mediante la *lámina terminal,* que resulta de la obliteración del extremo anterior del tubo neural y del neuroporo anterior.

La vesícula encefálica anterior primitiva no tarda en dividirse en dos vesículas secundarias: la vesícula encefálica intermedia y la vesícula encefálica anterior secunda-

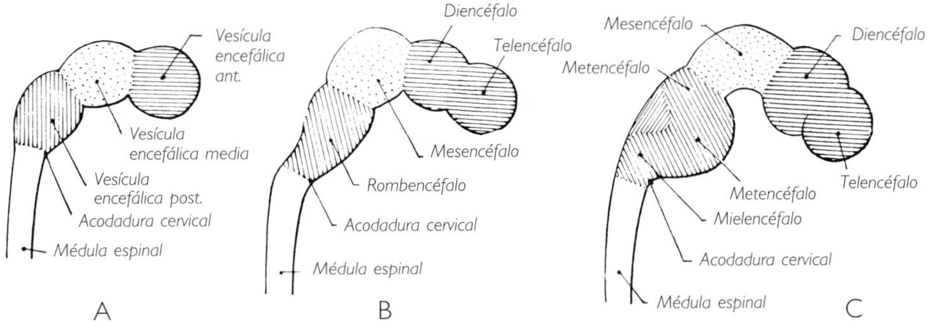

Fig. 66 ▪ A-C) Esquema que muestra la división de las vesículas encefálicas primitivas y las acodaduras del encéfalo.

ria o terminal (fig. 66). Esta división es el resultado bien de un estrangulamiento de la vesícula encefálica anterior primitiva, bien del crecimiento de esta vesícula, que da origen a un brote o divertículo que se desarrolla anteriormente a ella; éste se convierte en la vesícula encefálica anterior secundaria o terminal, mientras que todo el resto de la vesícula cerebral anterior primitiva constituye la vesícula encefálica intermedia. La vesícula encefálica intermedia da origen al diencéfalo. La vesícula encefálica anterior secundaria forma el telencéfalo o cerebro.

DESARROLLO DEL DIENCÉFALO. Al igual que el segmento de tubo neural que forma la médula espinal, y del mismo modo que las vesículas encefálicas media y posterior, la vesícula encefálica intermedia presenta, antes de toda transformación, dos paredes laterales, una placa del techo y una placa del suelo.

Cada pared lateral está dividida por una estrangulación longitudinal en una placa alar y una placa basal.

1. Desarrollo del tálamo y de las regiones subtalámicas. Las paredes laterales aumentan considerablemente de espesor (fig. 67), pero las placas alares se engruesan mucho más que las basales, formando el tálamo y los cuerpos geniculados. Las placas basales están menos desarrolladas y constituyen las regiones subtalámicas.

El *surco limitante* que separa las placas alar y basal persiste en la cara ependimaria o ventricular de la pared y se convierte en el surco hipotalámico que separa, en el adulto, el tálamo de la región subtalámica.

Las paredes laterales de la vesícula encefálica intermedia, que dan origen al tálamo, al globo pálido y a las regiones subtalámicas, están en su origen enteramente aisladas de los hemisferios cerebrales (fig. 68). Mostraremos más adelante cómo se produce su unión con la parte correspondiente del hemisferio cerebral, representada en el adulto por los cuerpos estriados.

2. Desarrollo del techo del tercer ventrículo y glándula pineal. La placa del techo de la vesícula encefálica intermedia se adelgaza y se reduce a una simple lámina epitelial, que limita la cavidad ventricular: se trata de la *tela coroidea* (figs. 67 y 69). Sin embargo, posteriormente se produce una evaginación que es al principio hueca y se denomina *proceso pineal.* Las paredes del proceso pineal se engruesan y se convierten en una masa compacta, excepto anteriormente, donde persiste un vestigio del divertículo de la cavidad ventricular denominado *receso pineal* (fig. 69).

3. Desarrollo del suelo del tercer ventrículo, cuerpos mamilares e hipófisis (fig. 69). El desarrollo de la placa del suelo de la vesícula encefálica intermedia es más complejo.

Posteriormente se observa un saliente, que da lugar al desarrollo de la *eminencia mamilar.* Ésta se divide secundariamente por medio de un surco medio en dos eminencias laterales, que son los cuerpos mamilares.

Anteriormente a la eminencia mamilar se forma el *lóbulo posterior* o *neurohipófisis;* la pared inferior de la vesícula encefálica intermedia presenta una depresión en forma de embudo, cuyo vértice inferior se prolonga en un divertículo. La cavidad de este divertículo desaparece a causa del engrosamiento progresivo de sus paredes. La parte superior, ensanchada y hueca, forma el *tuber cinereum;* el divertículo compacto que le sigue pasa a ser el *lóbulo posterior de la hipófisis* o *neurohipófisis;* el pedúnculo estrecho que une este lóbulo con el *tuber cinereum* constituye el *infundíbulo.*

El *lóbulo anterior* o *epitelial de la hipófisis,* la *adenohipófisis,* se presenta primero como un divertículo hueco de la pared dorsal de la cavidad nasobucal o estomodeo, en la unión de esta pared con la membrana bucofaríngea.

Este esbozo del lóbulo anterior, denominado *bolsa de Rathke o bolsa hipofisaria,* está unido a la pared nasobucal

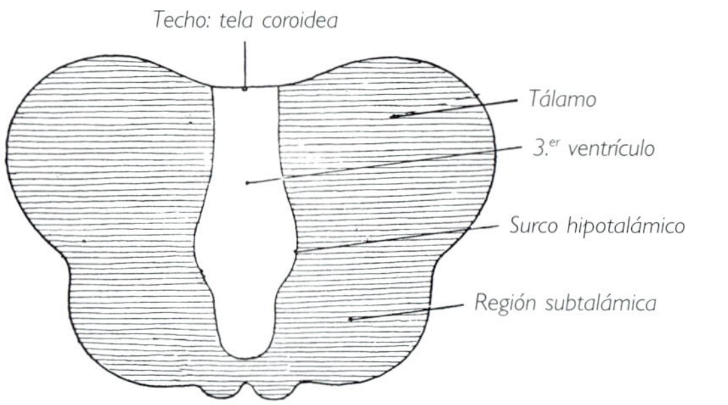

Fig. 67 ▪ Corte frontal del diencéfalo en desarrollo (esquemático).

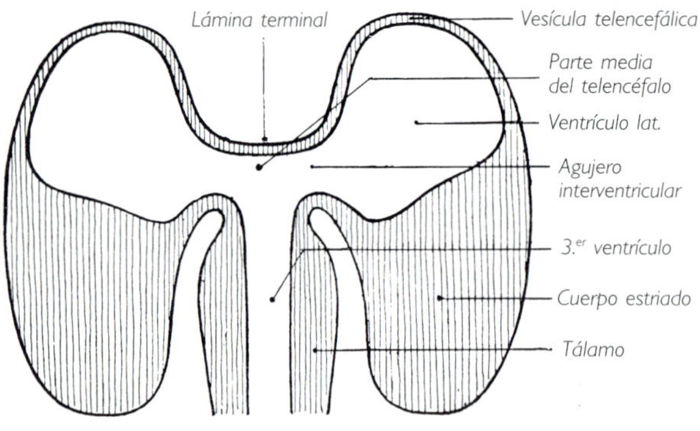

Fig. 68 ▪ Corte transversal del diencéfalo y de las vesículas telencefálicas (esquemático).

por un pedúnculo, al principio hueco (fig. 69), que se oblitera enseguida y desaparece con excepción de su extremo bucal, que persiste y se convierte en la *hipófisis faríngea.*

La bolsa hipofisaria está situada anteriormente al lóbulo posterior (fig. 69). Está deprimida de anterior a posterior y presenta dos paredes, una anterior y otra posterior, separadas por la cavidad hipofisaria y unidas entre sí por un borde periférico.

Las partes inferiores y laterales de la bolsa hipofisaria se desarrollan flexionándose anterior y después superiormente; forman así un *surco marginal* cuya parte media está ocupada por un divertículo medio de la parte anterior de la bolsa. Este divertículo, primero hueco y después compacto, se une a la vertiente anterior del surco y constituye en conjunto el *lóbulo medio.* La parte superficial de este lóbulo se eleva y se extiende hasta la parte anterior del *tuber cinereum,* donde forma la *porción tuberal* o lóbulo tuberal (fig. 70).

La parte media de la pared posterior de la bolsa hipofisaria está aplicada al lóbulo posterior y constituye la *porción intermedia* (fig. 70).

Finalmente, las partes laterales de la bolsa hipofisaria se convierten en los lóbulos laterales que proporcionan a cada lado, posteriormente al pedúnculo del lóbulo nervioso, una prolongación denominada *asta posterior,* que se une a la del lado opuesto (fig. 70).

Los lóbulos medio, laterales y tuberal del lóbulo anterior de la hipófisis presentan una estructura histológica y un significado funcional diferentes.

La cavidad hipofisaria desaparece.

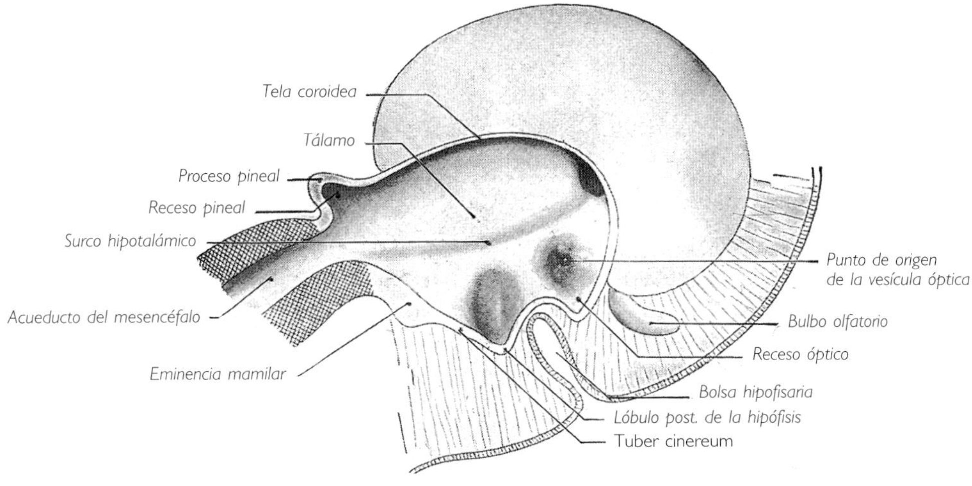

Fig. 69 ▪ Corte sagital del diencéfalo en desarrollo (esquemático).

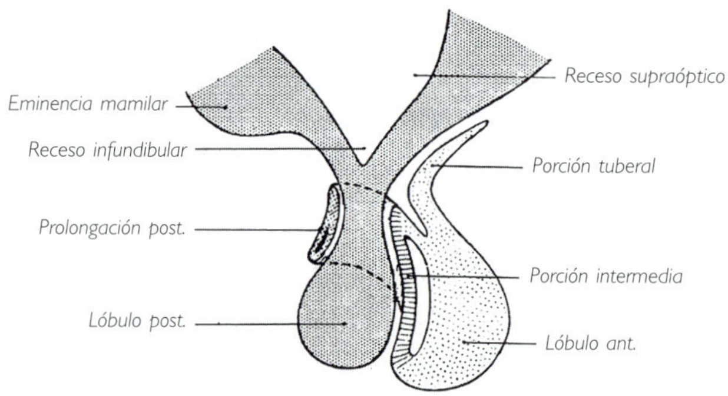

Fig. 70 ▪ Desarrollo de la hipófisis.

4. Desarrollo del tercer ventrículo. El conducto central comprendido entre las paredes de la vesícula encefálica intermedia forma el tercer ventrículo. Sin embargo, la pared anterior de este ventrículo está constituida, como veremos más adelante, por la vesícula encefálica anterior secundaria. En consecuencia, la parte más anterior del tercer ventrículo puede considerarse una dependencia de la cavidad de esta vesícula (fig. 68). Posteriormente, el tercer ventrículo se continúa con la cavidad del mesencéfalo, el acueducto del mesencéfalo.

DESARROLLO DEL TELENCÉFALO O CEREBRO. La vesícula encefálica anterior secundaria o terminal, situada anteriormente a la vesícula encefálica intermedia, ocupa el extremo anterior del tubo neural.

Se divide desde su formación en tres partes (fig. 68): *a)* una parte media e impar que cierra anteriormente la cavidad del tercer ventrículo, y *b)* dos partes laterales que presentan la forma de dos grandes mamelones huecos, situados a cada lado de la parte media; son las *yemas* o *esbozos de las vesículas telencefálicas,* que terminan formando los hemisferios cerebrales.

1. Evolución de la parte media e impar de la vesícula encefálica anterior secundaria. *Formación de la pared anterior del tercer ventrículo. Desarrollo de las vesículas ópticas y del receso óptico.* La parte media de la vesícula encefálica anterior secundaria es muy corta. Constituye el extremo anterior del tubo neural. En consecuencia, su pared está representada por la *lámina terminal* que cierra anteriormente, sobre la línea media, el tubo neural, es decir, el tercer ventrículo (fig. 68).

La parte inferolateral del segmento medio de la vesícula encefálica anterior secundaria da origen a cada lado a una evaginación hueca; se trata de las *vesículas ópticas* (figuras 69 y 71, A y B), que surgen antes de que el tubo neural se cierre por completo. Estas vesículas están unidas al cerebro por un pedículo que es originariamente hueco. Una depresión transversal del tercer ventrículo, que desplaza inferior y anteriormente la lámina terminal, une los orificios de desembocadura de los dos pedículos. A continuación, la cavidad de los pedículos ópticos desaparece y éstos se convierten en los nervios ópticos, pero la depresión transversal del tercer ventrículo, que los unía originariamente, persiste y se convierte en el *receso óptico* (fig. 69).

2. Evolución de las vesículas telencefálicas. Desarrollo de los hemisferios cerebrales. *a)* YEMAS DE LAS VESÍCULAS TELENCEFÁLICAS. ESBOZO DE LOS VENTRÍCULOS

LATERALES. AGUJERO INTERVENTRICULAR. Las yemas de origen de los hemisferios cerebrales se forman muy tempranamente. Su cavidad constituye el esbozo de los ventrículos laterales. Cada uno de ellos se comunica con el tercer ventrículo por medio de un orificio situado en la pared lateral de la vesícula encefálica intermedia, en el extremo anterior de la placa del techo, es decir, anteriormente al tálamo (fig. 69). Este orificio, denominado *agujero interventricular,* primero es muy amplio y después se estrecha de forma progresiva.

b) DESARROLLO DE LOS LÓBULOS OLFATORIOS. DESARROLLO DEL BULBO, TRACTO Y TRÍGONO OLFATORIOS. Desde el comienzo del segundo mes de vida embrionaria, la cara inferior de cada vesícula telencefálica da origen a una expansión hueca que se alarga de posterior a anterior. Al cuarto mes, el extremo anterior de esta prolongación experimenta un gran desarrollo y constituye un ensanchamiento que es el esbozo del bulbo olfatorio (fig. 69); éste se encuentra unido a la vesícula telencefálica por el tracto olfatorio, cuya raíz ensanchada forma el trígono olfatorio.

El lóbulo olfatorio está constituido por el trígono olfatorio, el tracto y el bulbo olfatorios. Originariamente está ahuecado por una prolongación del ventrículo lateral; después esta cavidad desaparece en el ser humano.

c) CRECIMIENTO DE LAS VESÍCULAS TELENCEFÁLICAS Y ENGROSAMIENTO DE SUS PAREDES. DESARROLLO DEL CUERPO ESTRIADO, DEL LÓBULO DE LA ÍNSULA Y DEL SURCO LATERAL. Muy tempranamente, al inicio del segundo mes, las paredes inferior y lateral de la vesícula telencefálica se engruesan considerablemente en relación con la parte de la superficie externa de la vesícula que se convertirá en la ínsula o lóbulo de la ínsula (fig. 68). Ello constituye el esbozo del cuerpo estriado.

Al mismo tiempo que el cuerpo estriado inicia su diferenciación, la vesícula aumenta de volumen. Su crecimiento en anchura es desigual, mucho mayor anterior, superior y posterior que inferiormente; frente al cuerpo estriado, la pared vesicular queda retraída al mismo tiempo que las paredes vecinas se vuelven cada vez más salientes. Así se desarrolla, en la parte media y lateroinferior de la vesícula, una depresión: la *fosa lateral* (fig. 71).

El desarrollo en longitud de la vesícula telencefálica se interrumpe pronto en la parte anterior. La vesícula crece principalmente por su extremo posterior, primero de anterior a posterior y después inferior y anteriormente (fig. 71). Así, la vesícula telencefálica se incurva en torno a la fosa lateral, adoptando la forma de una herradura abierta en sentido anterior e inferior (fig. 71, C y D).

La fosa lateral se vuelve progresivamente más profunda a medida que el resto de la vesícula experimenta un desarrollo mayor. De manera gradual, sus bordes superior e inferior se aproximan y después se sitúan frente a frente, recubriendo el lóbulo de la ínsula constituido por el segmento de la superficie hemisférica que ocupa el fondo de la fosa lateral. Debido al acercamiento de sus bordes, la fosa se convierte en una anfractuosidad alargada, estrecha y profunda: el *surco lateral.* En el fondo de este surco se encuentra el lóbulo de la ínsula.

d) LÓBULOS DE LOS HEMISFERIOS CEREBRALES. ASTAS DE LOS VENTRÍCULOS LATERALES. En cada hemisferio cerebral, enrollado como una herradura en torno a la fosa late-

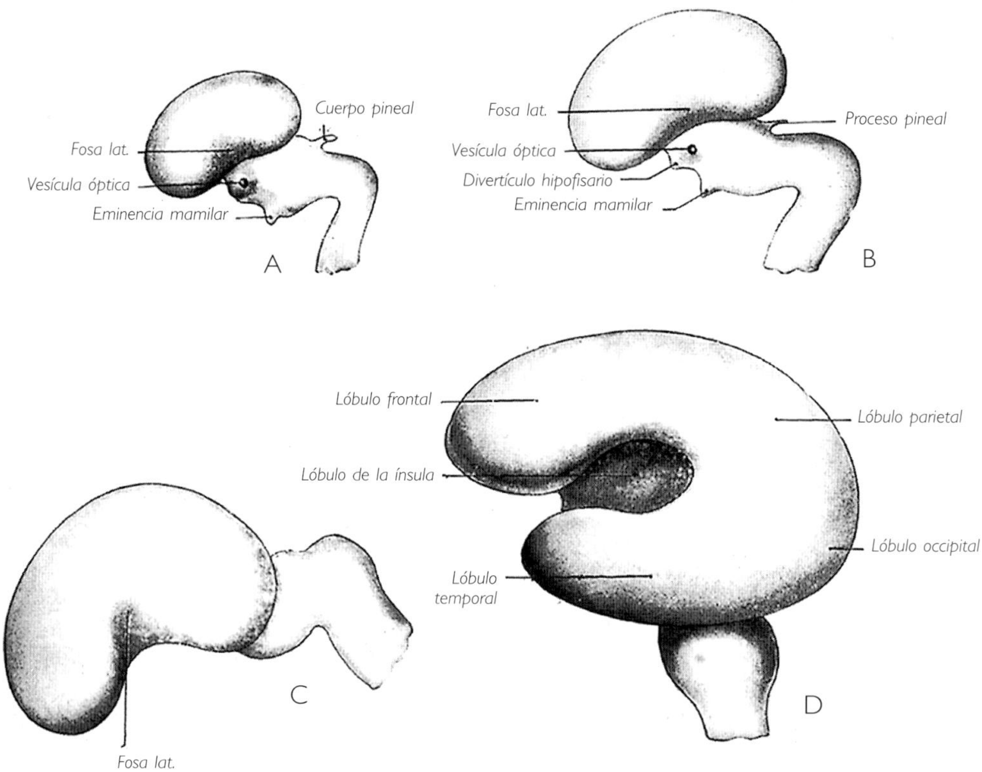

Fig. 71 ▪ Desarrollo del surco lateral y de los lóbulos cerebrales (esquemático).

ral, se puede distinguir: superior y anteriormente el territorio del lóbulo frontal, superior y posteriormente el del lóbulo parietal, e inferiormente el del lóbulo temporal. Más tarde, el hemisferio cerebral se desarrolla posteriormente y forma el lóbulo occipital (fig. 71, D).

El esbozo del ventrículo lateral sigue el desarrollo del hemisferio cerebral y adopta gradualmente la forma de una cavidad anular, interrumpida tan sólo enfrente del extremo anterior de la fosa lateral, que rodea el cuerpo estriado, el cual a su vez está fijo al lóbulo de la ínsula (fig. 72). A partir de este estadio se pueden reconocer en el ventrículo lateral: *a)* un *asta anterior* que ocupa, superiormente al cuerpo estriado, la situación original del esbozo del ventrículo lateral, y *b)* un *asta inferior* desarrollada en el lóbulo temporal. Estas dos astas se reúnen posteriormente al cuerpo estriado en un segmento intermedio: el *trígono colateral.* Del trígono colateral parte enseguida el asta posterior, que se forma al mismo tiempo que el lóbulo occipital del hemisferio cerebral.

e) FISURAS, SURCOS Y CIRCUNVOLUCIONES. La superficie de los hemisferios cerebrales no es regular, sino que se pliega a consecuencia del considerable desarrollo de la pared de las vesículas telencefálicas. Así se forman profundas depresiones que separan los lóbulos entre sí. Estas depresiones aparecen después del quinto mes de vida intrauterina y son el surco central, el surco parietooccipital y el surco del cíngulo. Otros surcos limitan las circunvoluciones en la superficie de los lóbulos.

Las fisuras y los surcos se pueden dividir en dos categorías: primarios y secundarios. Los *surcos primarios* deprimen la pared de los hemisferios cerebrales, que es gruesa, y la desplazan hacia la cavidad ventricular, de tal manera que la depresión de la superficie cerebral se corresponde con un saliente sobre la pared del ventrículo lateral (fig. 74). Los *surcos secundarios* son menos profundos y no determinan ningún relieve sobre la pared ventricular.

Algunos salientes ventriculares, producidos por las fisuras o surcos primarios, desaparecen en el curso del desarrollo debido al engrosamiento de las paredes del hemisferio cerebral. Otros persisten en el adulto, como el hipocampo, la eminencia colateral del ventrículo lateral y el espolón calcarino.

La pared medial del hemisferio cerebral se engruesa de forma desigual. Una zona de esta cara, en forma de arco abierto anteriormente y concéntrico al cuerpo estriado, permanece delgada y se reduce a una simple lámina epitelial, que constituye a este nivel la pared medial del ventrículo lateral.

El tejido conjuntivo que tapiza toda la superficie del tubo nervioso y forma la piamadre está muy vascularizado enfrente de esta lámina epitelial. Desplazado hacia la cavidad ventricular, constituye el esbozo de los plexos coroideos de los ventrículos laterales (fig. 74). La lámina epitelial, así desplazada en la cavidad ventricular, forma en la superficie del hemisferio cerebral un repliegue, el *surco coroideo* (fig. 73). Este surco configura en su conjunto un anillo enrollado alrededor de esta parte de la cara medial del hemisferio cerebral que corresponde al cuerpo estriado. Tan sólo está interrumpido anteriormente por el pedículo que une el hemisferio cerebral al diencéfalo, es decir, por las paredes del agujero interventricular.

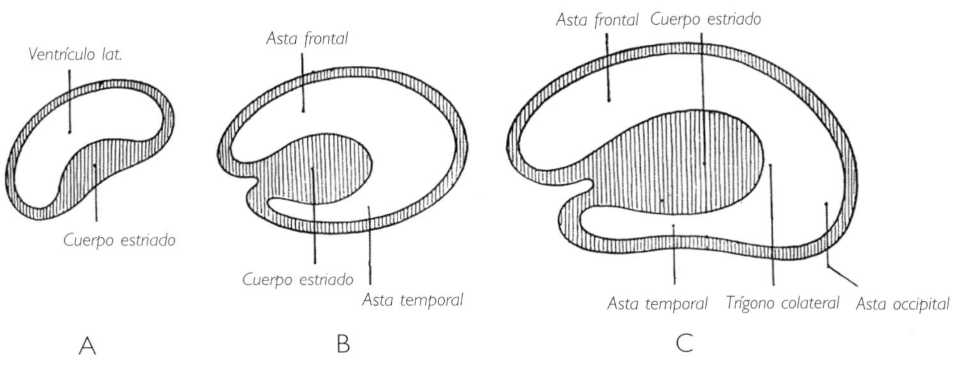

Fig. 72 ▪ A-C) Cortes sagitales de los hemisferios cerebrales, que muestran el desarrollo del ventrículo lateral.

Alrededor del surco coroideo se desarrolla una circunvolución en forma de herradura, cuya concavidad circunscribe el surco coroideo, mientras que su convexidad es seguida por un surco concéntrico al precedente y denominado *surco del hipocampo*. Esta circunvolución se conoce con el nombre de *circunvolución dentada* (fig. 73).

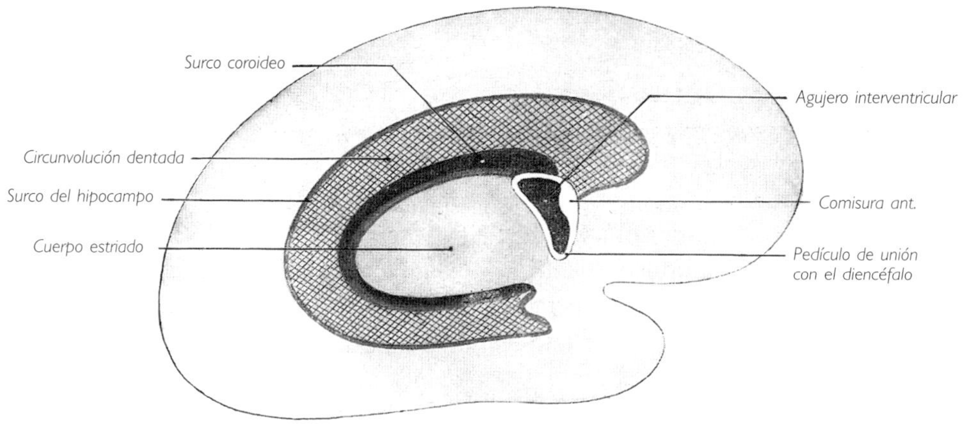

Fig. 73 ▪ Cara medial del hemisferio cerebral antes de la formación de las comisuras interhemisféricas (esquemático).

f) FORMACIÓN DE LAS COMISURAS INTERHEMISFÉRICAS. CUERPO CALLOSO, FÓRNIX Y COMISURA ANTERIOR. FORMACIÓN DEL SEPTO PELÚCIDO. DESARROLLO DE LA CIRCUNVOLUCIÓN INTRALÍMBICA (SEGÚN HOCHSTETTER). La lámina terminal es originariamente delgada, pero no tarda en engrosarse, formando la denominada *placa comisural,* la cual origina, mediante transformaciones sucesivas, las comisuras interhemisféricas y el septo pelúcido.

Está formada por fibras que proceden de células nerviosas de los hemisferios cerebrales. Estas fibras aumentan rápidamente de número; en consecuencia, la placa comisural crece en longitud y en espesor. Las fibras que están en conexión con el cerebro olfatorio se agrupan en la parte posteroinferior de la placa comisural, donde forman de forma gradual el *fórnix* y la *comisura anterior,* mientras que las demás fibras comisurales se unen en la parte superior de la placa y constituyen el *cuerpo calloso* (fig. 75).

La zona de la placa circunscrita por los esbozos del cuerpo calloso, del fórnix y de la comisura anterior permanece delgada y aumenta de extensión al mismo tiempo que una cavidad se ahueca en su espesor por separación de las células de la neuroglia. Así se forma el septo pelúcido.

g) UNIÓN DEL CUERPO ESTRIADO CON LA PARED LATERAL DEL DIENCÉFALO. Toda esta parte de la cara medial del hemisferio cerebral circunscrita por el surco coroideo se encuentra libre originariamente pero se une de forma secundaria a la pared lateral del

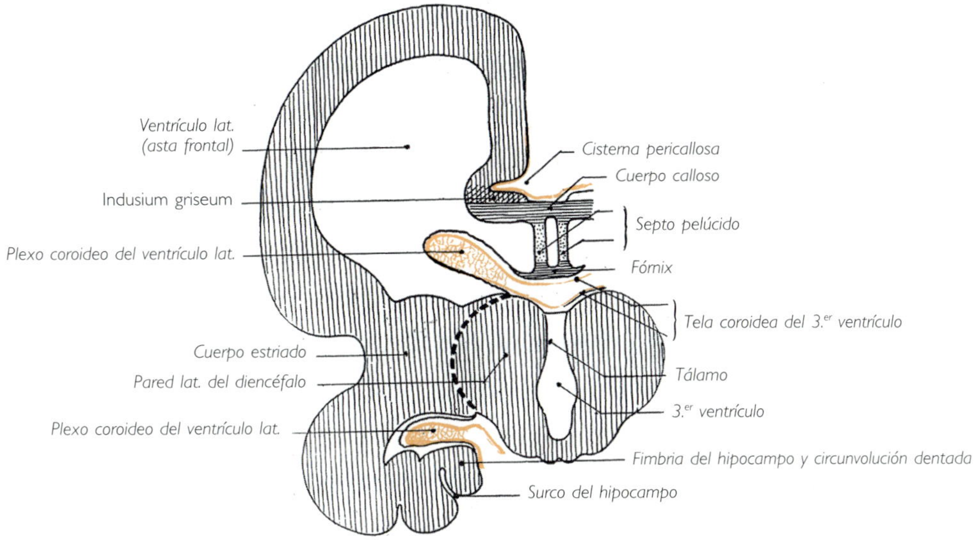

Fig. 74 ▪ Corte frontal esquemático del cerebro y del diencéfalo después de la unión del tálamo, el cuerpo estriado y la lámina affixa. (Según Déjerine, modificado.)

diencéfalo. La superficie hemisférica que se une al tálamo está constituida por la cara medial del cuerpo estriado. Se ha afirmado que se produce una soldadura entre el hemisferio cerebral y el tálamo. Es más exacto decir que la unión se lleva a cabo mediante el engrosamiento y la extensión posterior de la lámina nerviosa que une anteriormente el diencéfalo con la vesícula telencefálica.

El *cuerpo estriado* tan sólo da origen al *núcleo caudado* y al *putamen* del núcleo lentiforme, mientras que el *globo pálido* de este núcleo deriva del diencéfalo, del cual está separado secundariamente por los haces de la cápsula interna.

En cierto estadio del desarrollo, la pared medial del hemisferio cerebral se continúa, superiormente a la zona de unión del cuerpo estriado y el diencéfalo, hasta el segmento superior del surco coroideo, formando una lámina delgada denominada *lámina affixa.* La lámina *affixa* contribuye a formar la pared del asta frontal del ventrículo lateral; primero es distinta del tálamo, del cual está separada por un profundo surco talamoestriado en el que penetra el tejido conjuntivo de la piamadre. El tálamo no presenta, pues, ninguna relación inmediata con la cavidad del ventrículo lateral. Secundariamente, la lámina *affixa* se suelda a la parte correspondiente del tálamo (fig. 74). En consecuencia, toda esta parte del tálamo que en el adulto parece participar en la constitución de la pared inferior del asta frontal del ventrículo lateral, desde el surco talamoestriado hasta los plexos coroideos de los ventrículos laterales, está en realidad recubierta por una lámina nerviosa, la lámina *affixa,* que depende de la pared hemisférica.

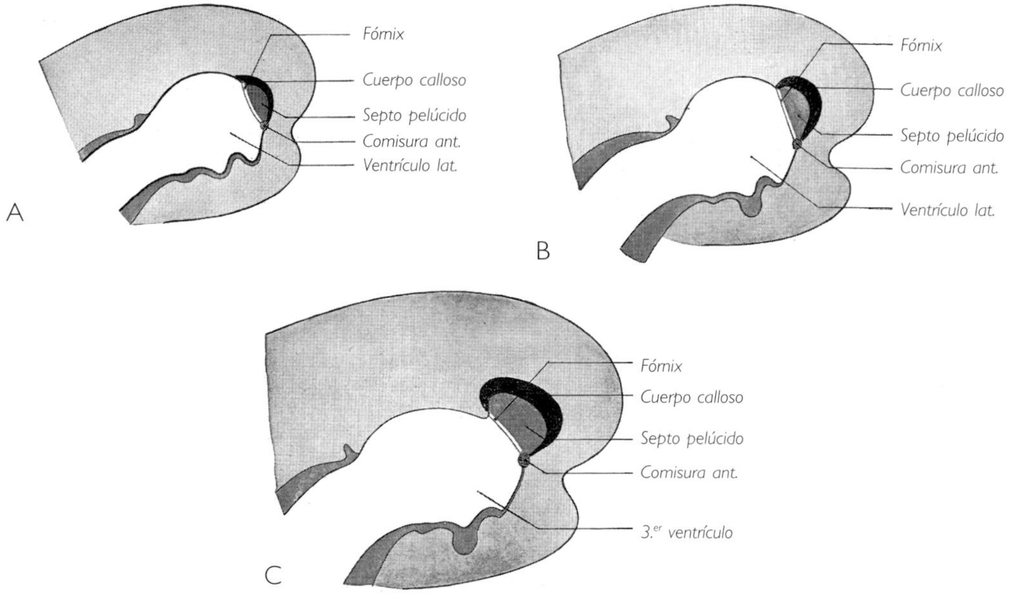

Fig. 75 ▪ A-C) Esquemas destinados a mostrar el modo de formación de las comisuras interhemisféricas y del septo pelúcido.

h) DESARROLLO DE LA TELA COROIDEA Y DE LOS PLEXOS COROIDEOS. El tejido conjuntivo que reviste toda la superficie del tubo neural forma la piamadre. Ésta penetra en todas las anfractuosidades que presenta la superficie cerebral.

A consecuencia de la formación de las comisuras interhemisféricas y de la unión del cuerpo estriado con la pared lateral del diencéfalo, la piamadre forma superiormente al diencéfalo un repliegue comprendido entre las comisuras superiormente y el diencéfalo inferiormente. Este repliegue de la piamadre es la tela coroidea del tercer ventrículo, cuyos bordes laterales son gruesos y se convierten en los plexos coroideos de los ventrículos laterales, los cuales desplazan hacia la cavidad ventricular la pared adelgazada del surco coroideo. Los plexos coroideos de los ventrículos laterales presentan la misma extensión que el surco coroideo y se prolongan, posteriormente a la tela coroidea del tercer ventrículo, sobre el trígono colateral y la pared superior del asta temporal del ventrículo lateral.

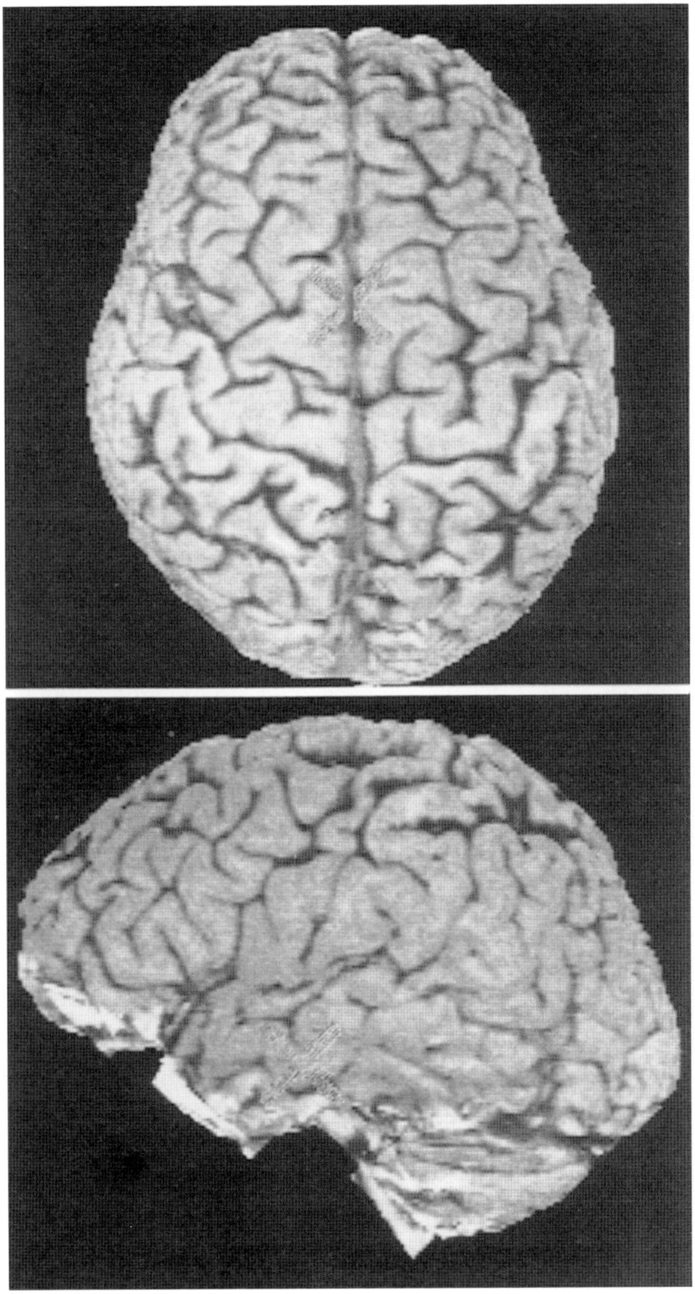

Lámina VII ▪ Reconstrucción tridimensional de la superficie del encéfalo en visión superior (imagen superior) y en visión lateral (imagen inferior) en un sujeto vivo. Compárese con las figuras 47 y 49.

SISTEMA NERVIOSO AUTÓNOMO

El sistema nervioso autónomo o de la vida vegetativa o la porción autónoma del sistema nervioso periférico se compone de dos porciones distintas: la *porción simpática* y la *porción parasimpática.*

I. CENTROS DEL SISTEMA NERVIOSO AUTÓNOMO

Los centros del sistema nervioso autónomo o centros vegetativos son en parte comunes a las porciones simpática y parasimpática.

Se escalonan a lo largo del sistema nervioso central desde el diencéfalo hasta el extremo inferior de la médula espinal, situándose en torno al conducto central (Laruelle), en la región derivada del surco limitante del tubo neural (Delmas y Laux).

En el diencéfalo, los centros del sistema nervioso autónomo comprenden: la región hipotalámica, la parte medial paraventricular del tálamo (v. pág. 67), la adhesión intertalámica y la pared posterior del tercer ventrículo, cuya parte superior está ocupada por la glándula pineal.

En la región hipotalámica se encuentran numerosos núcleos, de los cuales los más importantes son, a cada lado (fig. 44): el *núcleo posterior del hipotálamo,* el *núcleo supraóptico,* el *núcleo ventromedial del hipotálamo* y el *núcleo paraventricular del hipotálamo.* La adhesión intertalámica contiene otro núcleo denominado *núcleo reuniens.*

Estos *centros superiores del sistema nervioso autónomo* (J. y A. Delmas) o *centros vegetativos anfótropos* (Daniélopolu) están en conexión: con la hipófisis por medio de las fibras procedentes de los núcleos paraventricular del hipotálamo, supraóptico y ventromedial del hipotálamo; con los centros vegetativos de las regiones subtalámica y sublentiforme; con el mesencéfalo; con los centros inferiores del sistema nervioso autónomo, y probablemente también con la corteza cerebral, ya que ésta puede modificar, en ciertas condiciones, el funcionamiento del sistema nervioso autónomo.

Los centros superiores del sistema nervioso autónomo controlan los centros vegetativos subyacentes y ejercen una función reguladora sobre su funcionamiento, bien directamente bien por medio de vías nerviosas o de glándulas endocrinas del diencéfalo, con las cuales los centros nerviosos del sistema nervioso autónomo se hallan relacionados.

Este aparato endocrino comprende la hipófisis (v. págs. 69 y 108), la glándula pineal y los órganos glandulares ependimarios del tercer ventrículo.

Los productos coloides de la adenohipófisis se dirigen a la neurohipófisis, a los núcleos vegetativos de la región del infundíbulo, al líquido cerebroespinal meníngeo y del receso infundibular y, a través de este líquido, a todo el sistema nervioso central.

La secreción de la glándula pineal se transporta probablemente por los mismos medios que los coloides de la hipófisis.

Con el nombre de *órganos glandulares ependimarios* se distinguen en el epéndimo del tercer ventrículo tres regiones productoras de coloides: el *órgano subfornical,* situado sobre la pared anterior, entre las columnas del fórnix; el *núcleo paraventricular del hipotálamo,* y el *órgano subcomisural,* situado inferiormente a la comisura epitalámica.

Al sistema de correlación neuroglandular del sistema nervioso autónomo también se puede añadir la fibra de Reissner, que se halla ausente en el hombre pero que en la mayor parte de los vertebrados se extiende en el epéndimo desde el órgano subcomisural hasta el extremo inferior de la médula espinal. J. y A. Delmas consideran que facilita la circulación de los coloides en el conducto central.

En el mesencéfalo se encuentra el *núcleo accesorio del nervio oculomotor,* que es el centro de los movimientos de la pupila.

En el rombencéfalo, los centros del sistema nervioso autónomo están constituidos por los núcleos autonómicos de los nervios facial, intermedio, glosofaríngeo y vago (v. págs. 122-124).

En la médula espinal, por último, los centros del sistema nervioso autónomo se sitúan en la columna lateral y en la comisura gris.

II. PORCIÓN SIMPÁTICA DEL SISTEMA NERVIOSO AUTÓNOMO

La porción simpática del sistema nervioso autónomo está compuesta por: ❑ *a)* neuronas centrales situadas en los centros autonómicos medulares de la porción torácica de la médula espinal, de la parte superior de la porción lumbar de la médula espinal y, finalmente, de la porción cervical de la médula espinal a nivel de los segmentos medulares tercero y cuarto; es verosímil que estos centros medulares estén unidos a los centros autonómicos más elevados, intracerebrales, por vías aún poco conocidas; ❑ *b)* dos cadenas de ganglios, los troncos simpáticos, escalonadas a cada lado de la columna vertebral, desde la base del cráneo hasta el cóccix, y unidas entre sí por un cordón nervioso intermedio, y ❑ *c)* filetes nerviosos que se extienden desde los ganglios de los troncos simpáticos hasta los órganos. Estos ganglios y nervios han sido descritos, al igual que los nervios craneales y espinales, con los diferentes segmentos del cuerpo a los que pertenecen.

1. Tronco simpático. Ganglios del tronco simpático. Los *ganglios del tronco simpático* son de volumen y forma muy variables y de coloración grisácea; están situados a lo largo de la columna vertebral, a cada lado de la línea media, pero en una situación que varía según la región. Se hallan situados: ❑ *a) en el cuello,* anteriormente a las apófisis transversas y a los músculos prevertebrales; ❑ *b) en la región torácica,* anteriormente a las articulaciones costovertebrales; ❑ *c) en la región lumbar,* sobre la parte anterolateral de los cuerpos vertebrales y medialmente a las inserciones del músculo psoas mayor, y ❑ *d) en la región sacra,* sobre la cara anterior de las vértebras sacras, medialmente a los agujeros sacros anteriores. Por último, suele observarse anteriormente al cóccix un solo ganglio, situado sobre la línea media, denominado *ganglio impar.*

Los ganglios del tronco simpático han perdido en el hombre su disposición segmentaria y su número es menor que el número de pares de nervios espinales, lo cual se debe a que, en ciertas regiones, varios ganglios se unen en uno solo. Se encuentran por término medio de 22 a 23 pares de ganglios del tronco simpático, que se dividen en 2 o 3 pares cervicales, 12 torácicos, 4 lumbares y 4 sacros. La región coccígea posee tan sólo un ganglio medio, que además es inconstante.

2. Ramos interganglionares. Los ganglios de cada tronco simpático están unidos entre sí por un delgado ramo interganglionar, habitualmente simple pero a veces desdoblado. Se extiende desde el primer ganglio cervical hasta la cara anterior del cóccix. En su extremo inferior, el ramo interganglionar se une al del lado opuesto, formando un asa nerviosa en cuyo vértice se halla el ganglio impar.

3. Ramos comunicantes. Los ganglios del tronco simpático están unidos al sistema nervioso central por medio de uno o varios filetes nerviosos conocidos con el nombre de *ramos comunicantes* (fig. 76).

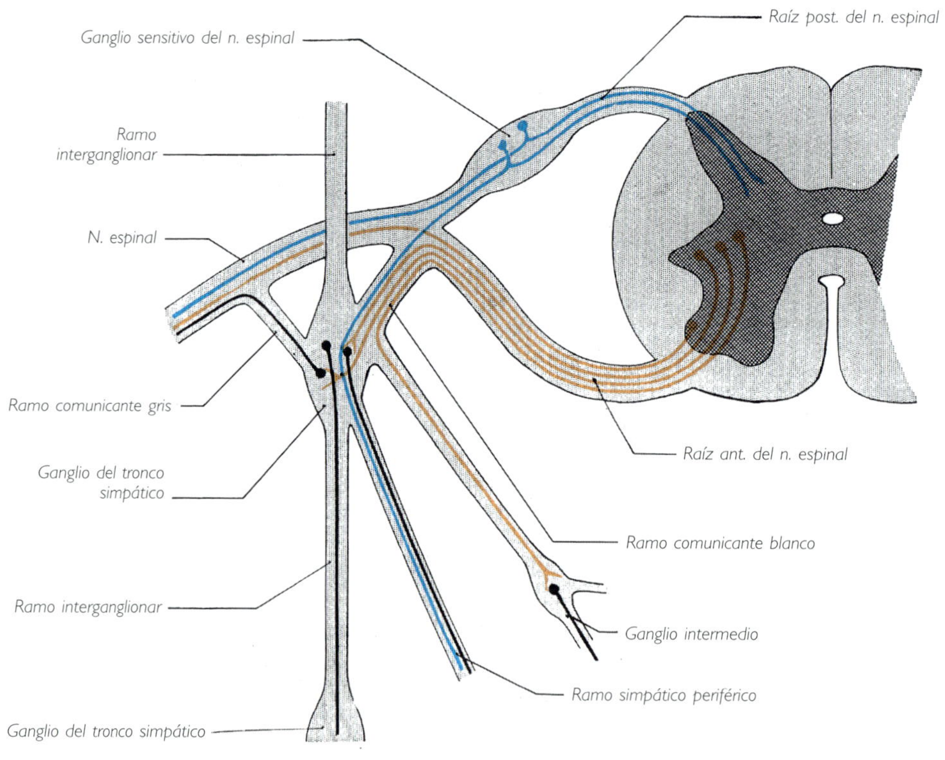

Fig. 76 ▪ Tronco simpático. Conexiones.

Algunos de ellos, denominados *ramos comunicantes blancos,* están formados por fibras que se extienden desde los centros autonómicos del sistema nervioso central hasta los ganglios del tronco simpático. Comprenden también fibras sensitivas dependientes de células de los ganglios sensitivos de los nervios espinales, que unen estos ganglios al territorio inervado por los nervios correspondientes de la porción simpática. Los ramos comunicantes blancos sólo existen en la región de la médula espinal comprendida entre la segunda vértebra torácica y la segunda vértebra lumbar; ambas incluidas. Están representados en la región cervical por fibras mielínicas que contienen los ramos comunicantes grises (Kiss y Julià).

Los otros, denominados *ramos comunicantes grises,* están formados por fibras amielínicas. Se extienden desde las células de los ganglios del tronco simpático hasta los nervios craneoespinales. Aseguran la inervación simpática del territorio de estos nervios.

Los ramos comunicantes grises destinados a los nervios craneales son también denominados *ramos comunicantes.*

4. Ganglios periféricos y nervios periféricos. Los ganglios del tronco simpático parten de filetes nerviosos que no suelen dirigirse directamente a los órganos a los que están destinados, sino a otros ganglios de forma y volumen variables. De estos ganglios parten otros filetes nerviosos que de forma habitual se comunican formando plexos, de donde parten finalmente las ramificaciones destinadas a los órganos.

Estos *ganglios periféricos,* así denominados por oposición a los ganglios del tronco simpático, pueden dividirse en dos categorías: *a)* ganglios situados anteriormente a la columna vertebral y a distancia variable de los órganos que inervan; se trata de los *ganglios intermedios,* y *b)* aquellos que ocupan el espesor mismo de las vísceras; se denominan *ganglios viscerales.*

5. Conexiones de las fibras de la porción simpática (fig. 77). El estudio macroscópico que precede ha mostrado las vías seguidas por las fibras de la porción simpática del sistema nervioso autónomo, cuyo origen, trayecto y terminación se pueden resumir de la manera que se expone a continuación:

Las células de los centros medulares dan origen a las *fibras nerviosas preganglionares.* Éstas son fibras mielínicas y terminan bien en un ganglio del tronco simpático, bien en un ganglio periférico.

De las células de estos diversos ganglios parten las *fibras nerviosas posganglionares,* que son amielínicas. Estas fibras pueden ser *somáticas* o *autónomas.*

Las *fibras somáticas* tienen su origen en los ganglios del tronco simpático. Alcanzan el nervio espinal correspondiente y constituyen un ramo comunicante gris. Se ha señalado anteriormente que las fibras de estos ramos aseguran la inervación autonómica del territorio inervado por los nervios espinales, a los cuales acompañan a lo largo de su trayecto.

Las *fibras autónomas* nacen de células de un ganglio del tronco simpático o de un ganglio periférico, donde efectúan sinapsis con las fibras nerviosas preganglionares. Se dirigen al órgano al que están destinadas, bien directamente bien después de haber participado en la composición de un plexo nervioso simpático. Muy a menudo las acompaña un vaso sanguíneo, concretamente una arteria; sin embargo, su trayecto puede ser independiente del de los vasos sanguíneos.

III. PORCIÓN PARASIMPÁTICA DEL SISTEMA NERVIOSO AUTÓNOMO

A. **Constitución general y conexiones**

La porción parasimpática del sistema nervioso autónomo se compone, como la porción simpática, de dos categorías de elementos nerviosos: unos son de origen craneoespinal y su cuerpo celular se halla situado en los núcleos autonómicos de origen de ciertos nervios craneales motores o en la sustancia intermedia lateral de algunos segmentos de la médula espinal; los otros se localizan en los plexos viscerales o plexos autónomos y sus ganglios viscerales o ganglios autónomos.

Los elementos nerviosos de origen craneoespinal, al igual que los de la porción simpática, se hallan muy probablemente conectados con los centros más elevados, intracerebrales.

La porción parasimpática se subdivide en las porciones craneal y pélvica.

B. **Porción parasimpática craneal**

Ciertas glándulas, como la hipófisis y la glándula pineal, reciben su inervación parasimpática directamente de centros nerviosos vecinos.

Las otras fibras de la porción parasimpática craneal nacen de células situadas en la porción cervical de la médula espinal, la médula oblongada, el puente o el mesencéfalo, y participan en la constitución de algunos nervios craneales: fibras parasimpáticas de los nervios oculomotor, facial, intermedio, glosofaríngeo y vago (fig. 77).

1. Nervio oculomotor. El núcleo de origen de este nervio da nacimiento no sólo a las fibras destinadas a la mayor parte de los músculos de la órbita, sino también a fibras iridoconstrictoras, que nacen de un pequeño *núcleo accesorio del nervio oculomotor* y se dirigen al *ganglio ciliar* a través de la raíz parasimpática, raíz oculomotora o ramo del nervio oculomotor para el ganglio ciliar de este ganglio (fig. 77; v. también tomo 1).

Las células de este ganglio parten de fibras que se dirigen a los músculos ciliar y esfínter de la pupila por medio de los nervios ciliares cortos.

2. Nervio facial y nervio intermedio. Las fibras parasimpáticas del nervio facial y del nervio intermedio se dividen en dos grupos.

Unas parten de un pequeño núcleo situado posteriormente al núcleo del nervio facial y denominado *núcleo lagrimal;* se dirigen al *ganglio pterigopalatino* por medio del nervio petroso mayor o raíz parasimpática del ganglio pterigopalatino. Este ganglio da origen a fibras que terminan en la glándula lagrimal por medio del nervio cigomático del nervio maxilar y en la mucosa de las cavidades nasales, del paladar blando y de la faringe por medio de los ramos nasales posteriores superiores, los nervios palatinos menores y el nervio faríngeo (fig. 77).

Otras fibras proceden de un núcleo situado posterior al precedente, entre el núcleo del nervio *abducens* y el núcleo del tracto solitario; se trata del *núcleo salivatorio superior* o *núcleo salivar superior,* del cual parten fibras que se dirigen al tronco del nervio facial siguiendo el nervio intermedio y, a continuación, por medio de la cuerda del tímpano y

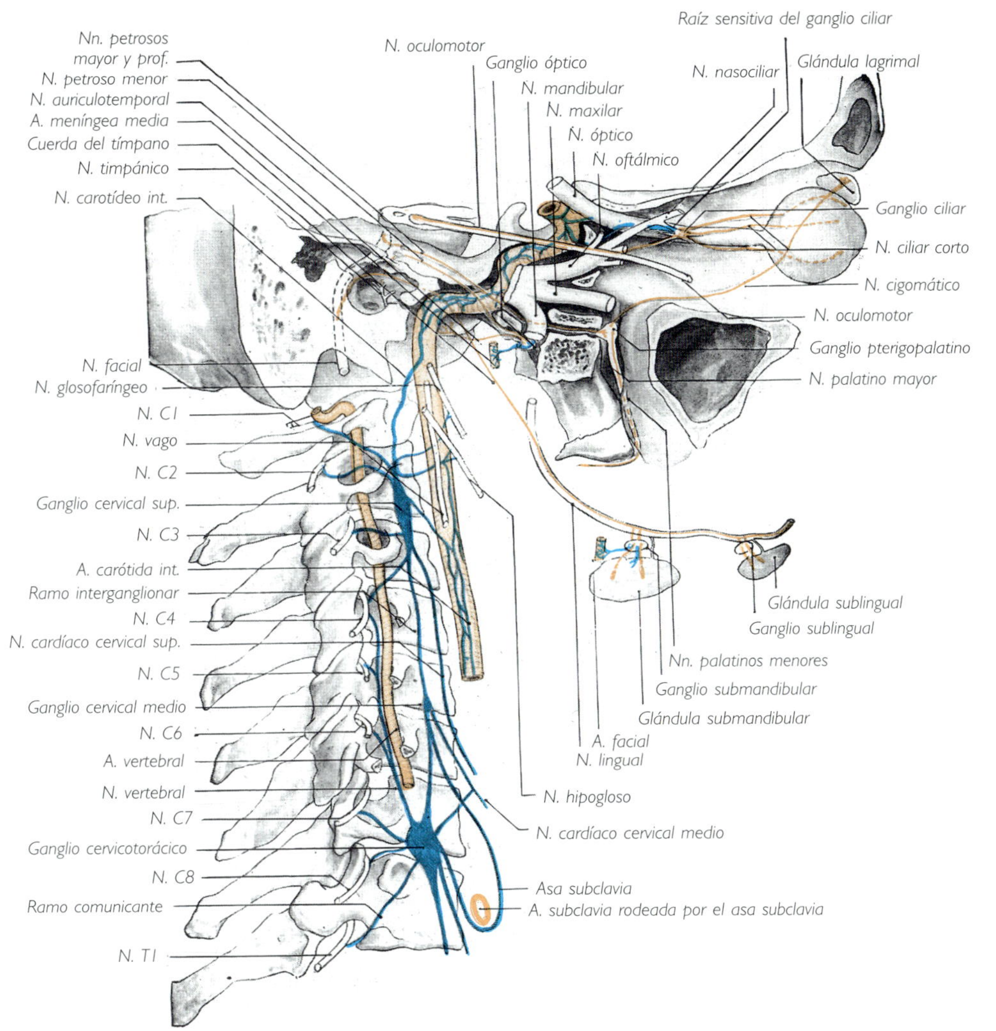

Fig. 77 ▪ Porción simpática cervicocefálica. La porción simpática del sistema nervioso autónomo está representada en azul; la porción parasimpática en rojo.

del nervio lingual, continúan hasta los ganglios submandibular y sublingual. Las fibras nacidas de estos ganglios terminan en la glándula correspondiente (fig. 77 y tomo 1).

3. Nervio glosofaríngeo. La porción parasimpática del nervio glosofaríngeo comprende un núcleo secretor, el *núcleo salivatorio inferior* o *núcleo salivar inferior,* y un núcleo viscerosensitivo, situado lateralmente al precedente y dentro del núcleo del tracto solitario.

Las fibras que parten del núcleo salivar inferior constituyen el *nervio petroso menor,* que proviene del nervio glosofaríngeo a través del nervio timpánico. El nervio petroso menor termina en el *ganglio ótico,* de donde parten los filetes nerviosos secretores que alcanzan la glándula parótida a través del nervio auriculotemporal (v. tomo 1).

4. Nervio vago. La porción parasimpática del nervio vago también comprende dos núcleos. Uno, visceromotor, es el *núcleo posterior del nervio vago;* el otro, viscerosensitivo, está situado lateralmente al precedente; ambos se hallan situados inferiormente a los ganglios autónomos del nervio glosofaríngeo.

El núcleo posterior del nervio vago emite fibras que se dirigen al corazón y a la casi totalidad de los aparatos digestivo y respiratorio, con excepción de la boca, las cavidades nasales, la parte izquierda del intestino grueso y el recto.

Al igual que las fibras procedentes de las neuronas centrales de la porción simpática, las del núcleo posterior del nervio vago son *fibras nerviosas preganglionares* que terminan en los ganglios viscerales de los plexos viscerales de los órganos que inervan: ganglios de los plexos cardíaco, pulmonar y entérico. Hacen sinapsis con las células de estos ganglios, que dan origen a las *fibras nerviosas posganglionares,* las cuales se dirigen a las vísceras vecinas.

5. Nervio accesorio. El nervio accesorio también presenta fibras vegetativas, al menos en su porción espinal, como ha sido demostrado por Laruelle. Estas fibras nacen en la sustancia intermedia lateral de la porción cervical de la médula espinal, a la altura de los cinco o seis primeros nervios cervicales. Pertenecen a la porción simpática del sistema nervioso autónomo y están probablemente en relación con el ganglio cervical superior (v. tomo 1, pág. 272).

6. Nervio terminal. Después de Vries y Johnston, Lazorthes ha reemprendido el estudio de este nervio minúsculo, apenas visible a simple vista, aún poco conocido y casi ignorado por los autores clásicos. No se conocen sus conexiones centrales. Emerge a lo largo de la estría olfatoria medial, se dirige a la parte anterosuperior del tabique nasal, bordea el tracto y el bulbo olfatorios, y atraviesa los agujeros olfatorios mediales y la hendidura etmoidal.

Este nervio está formado por fibras amielínicas que nacen, sin embargo, de células más estrechamente relacionadas con el sistema nervioso central que con la porción simpática del sistema nervioso autónomo.

Lazorthes considera este nervio como un *primer nervio craneal* atrofiado, cuyo «papel vasomotor o vasosensible favorecería tal vez los fenómenos de la olfacción».

C. **Porción parasimpática pélvica**

El territorio de la porción parasimpática pélvica es la parte terminal del intestino grueso, la vejiga, los órganos genitales internos y los órganos eréctiles. Su origen se localiza en la parte de la sustancia gris que constituye la sustancia intermedia lateral de la porción sacra de la médula espinal, que es la que da origen a los nervios sacros.

Las fibras de la porción parasimpática pélvica participan en la constitución de los ramos anteriores de los cuatro últimos nervios sacros, en particular el segundo, el tercero y el cuarto. Éstas terminan en los ganglios del plexo hipogástrico inferior. Las fibras que nacen de este plexo forman los *nervios esplácnicos pélvicos* y se dirigen directamente a los órganos pélvicos y al colon izquierdo.

IV. FUNCIONES. SUPERPOSICIÓN Y ANTAGONISMO DE LAS PORCIONES SIMPÁTICA Y PARASIMPÁTICA DEL SISTEMA NERVIOSO AUTÓNOMO

La porción simpática asegura la vasoconstricción; desempeña también una función en la secreción de las glándulas y en la contracción de ciertos músculos.

La porción parasimpática participa asimismo en la inervación de las paredes vasculares, de los músculos lisos y de la secreción de las glándulas.

En consecuencia, las porciones simpática y parasimpática del sistema nervioso autónomo están superpuestas, es decir, ambas dirigen la secreción de las glándulas, la contracción de los músculos lisos, etc. Sin embargo, mientras que la porción simpática es aceleradora del corazón, vasoconstrictora, dilatadora de la pupila, etc., la porción parasimpática es, por el contrario, inhibidora del corazón, vasodilatadora, etc. En una palabra, las dos porciones son antagonistas.

MENINGES Y VASOS DEL SISTEMA NERVIOSO CENTRAL

I. MENINGES

El sistema nervioso central se halla enteramente envuelto por tres membranas concéntricas, las meninges, que son, de superficial a profunda: *duramadre, aracnoides* y *piamadre* (fig. 78).

DISPOSICIÓN GENERAL

La *duramadre* es una membrana fibrosa, gruesa y resistente. Su superficie externa es tomentosa; su superficie interna es lisa y está cubierta por un revestimiento endotelial.

La *aracnoides* es una delgada capa conjuntiva directamente aplicada sobre la superficie interna de la duramadre. Limita con ésta una cavidad, denominada *espacio subdural,* que se extiende sobre toda la superficie interna de la duramadre.

Numerosos autores consideran que la aracnoides es una membrana serosa; la hoja parietal de la capa serosa está constituida por la túnica endotelial que recubre la superficie interna de la duramadre; la hoja visceral está constituida por la membrana aracnoidea propiamente dicha, tapizada asimismo en su cara externa por un endotelio semejante al de la duramadre. La cavidad así circunscrita por esta doble lámina endotelial es la cavidad serosa.

La *piamadre* es una lámina delgada y transparente de tejido conjuntivo laxo, que recubre minuciosamente toda la superficie externa del sistema nervioso central. También se denomina *membrana nutricia,* porque contiene en su espesor numerosas ramificaciones vasculares que se dividen antes de penetrar en la sustancia nerviosa.

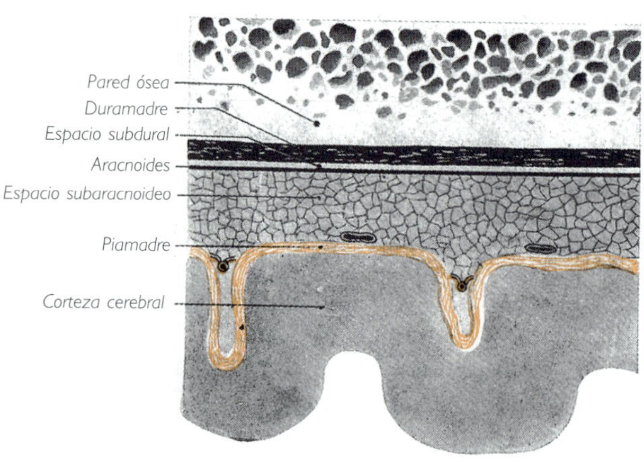

Fig. 78 ▪ Esquema que muestra la disposición general de las meninges.

La superficie interna de la piamadre está unida a los centros nerviosos por las prolongaciones que acompañan más o menos lejos, en el sistema nervioso central, las ramificaciones vasculares.

La superficie externa está separada de la aracnoides por el *tejido subaracnoideo.* Este tejido está formado por trabéculas conjuntivas que unen la aracnoides a la piamadre y limitan los espacios subaracnoideos, ocupados por el líquido cerebroespinal. En el tejido subaracnoideo discurren las gruesas ramificaciones arteriales y venosas de los centros nerviosos (fig. 78).

RELACIONES DE LAS MENINGES CON LOS NERVIOS CRANEALES Y LOS NERVIOS ESPINALES

Con excepción del nervio olfatorio, que presenta una disposición particular, y del nervio óptico, que debe considerarse una prolongación del encéfalo, todos los demás nervios craneales y nervios espinales presentan relaciones idénticas con las meninges.

Al emerger del sistema nervioso central, las raíces de los nervios craneales y de los nervios espinales empujan la piamadre, que se prolonga sobre ellos formando su neurilema (fig. 79). Atraviesan a continuación el tejido subaracnoideo, la aracnoides y el espacio subdural, donde los nervios, ya envainados por su neurilema, se hallan todavía rodeados por un manguito endotelial. Las raíces penetran finalmente en la duramadre, la cual las envuelve hasta su salida de la cavidad craneal o del conducto vertebral. A la altura del orificio óseo de emergencia, la prolongación de la duramadre se confunde en parte con el periostio y en parte con el neurilema (fig. 79).

CARACTERÍSTICAS PARTICULARES DE LAS MENINGES ESPINALES Y DE LAS MENINGES CRANEALES

Las tres meninges presentan características diferentes en el conducto vertebral y en la cavidad craneal.

A. **Duramadre**

DURAMADRE ESPINAL. La duramadre espinal es un tubo fibroso que contiene la médula espinal y las raíces de los nervios espinales.

1. Extremo superior. Se continúa superiormente, sobre el contorno del agujero magno al cual se adhiere, con la duramadre craneal o duramadre encefálica. Las arterias vertebrales la atraviesan a cada lado, a nivel de la articulación atlantooccipital (v. tomo 1).

2. Extremo inferior. Inferiormente, la duramadre espinal desciende inferiormente al extremo inferior de la médula espinal y envuelve los elementos de la cola de caballo, es decir, las raíces de los nervios espinales inferiores y la parte correspondiente del *filum terminal;* termina en forma de fondo de saco a la altura del borde superior, de la parte media o de la parte inferior de la segunda vértebra sacra.

A decir verdad, la duramadre no termina en el fondo de saco dural, pues se prolonga hasta la base del cóccix formando una vaina que rodea la parte subdural del *filum terminal.* Esta prolongación de la duramadre se denomina *porción dural del filum, filum terminal externo* o *ligamento coccígeo.*

3. Superficie externa. La superficie externa de la duramadre espinal se adhiere a la pared anterior del conducto vertebral a la altura de las dos primeras vértebras cervicales, pero se halla separada de estas paredes por un *espacio epidural,* muy estrecho anteriormente, donde la duramadre está unida al ligamento longitudinal posterior por algunas bridas fibrosas, y amplio a los lados y posteriormente (fig. 79). El espacio epidural está ocupado por los plexos venosos vertebrales internos y por una grasa fluida que es abundante sobre todo posteriormente, frente a las láminas vertebrales.

Las raíces de los nervios espinales atraviesan la duramadre por separado, una anterior a la otra, y la duramadre origina, a cada lado, las prolongaciones que envainan cada una de las raíces de todos los nervios espinales. Las vainas durales de las dos raíces de cada nervio espinal están adosadas, pero son diferenciables.

4. Superficie interna. La superficie interna es lisa y presenta, a cada lado, los orificios de entrada de las raíces de los nervios espinales en su vaina dural. Está unida a la piamadre por algunos tractos conjuntivos y por los ligamentos dentados, que describiremos con esta última membrana.

DURAMADRE CRANEAL O DURAMADRE ENCEFÁLICA. La duramadre craneal o duramadre encefálica recubre de forma regular la cara interna del cráneo y se une íntimamente al periostio. La distinción entre el periostio y la duramadre propiamente dicha

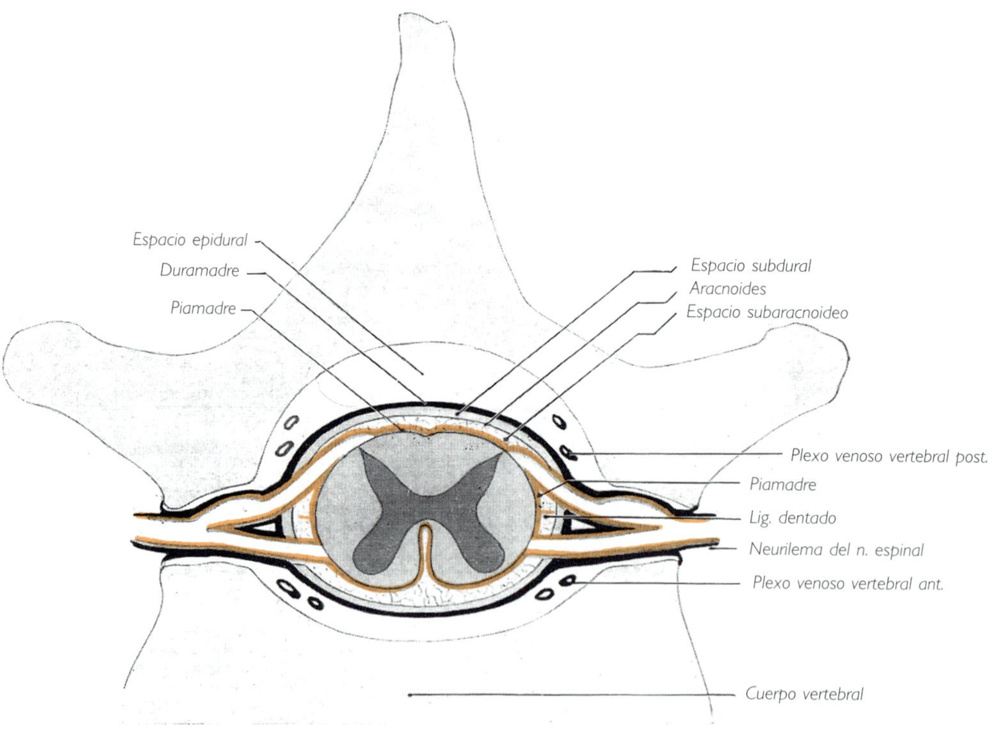

Fig. 79 ▪ Corte transversal de la médula espinal y de las meninges espinales (esquema).

se aprecia con claridad en el agujero magno, donde la duramadre, hasta entonces confundida con el periostio, se separa de éste para continuarse con la vaina de duramadre espinal. Precisado este detalle, describiremos, como la mayoría de autores, con el nombre de *duramadre craneal* la membrana fibrosa formada por la fusión del periostio con la duramadre propiamente dicha.

1. Superficie externa. La superficie externa de la duramadre craneal tapiza en toda su extensión la cara interna de la calvaria, ya que no existe espacio epidural en el cráneo. Un gran número de prolongaciones fibrosas unen la duramadre a los huesos que recubre. Sin embargo, la adherencia de la duramadre es diferente en la calvaria y en la base del cráneo.

A la altura de la calvaria, la duramadre puede desprenderse con facilidad de la superficie interna de los huesos; sólo se adhiere fuertemente a lo largo de las suturas. El desprendimiento es particularmente fácil en la región descrita por G. Marchant con el nombre de *zona despegable.* Según este autor, «esta zona se extiende: ❑ *a)* de anterior a posterior, desde el borde posterior de las alas menores del hueso esfenoides hasta 2 o 3 cm de la protuberancia occipital interna, y ❑ *b)* de superior a inferior, desde algunos centímetros lateralmente a la hoz del cerebro hasta una línea horizontal que, partiendo del borde posterior de las alas menores del hueso esfenoides, encuentra el borde superior de la porción petrosa del hueso temporal y pasa superiormente al seno transverso».

En la base del cráneo, la duramadre se adhiere fuertemente a la pared ósea. Esta adherencia es especialmente fuerte a nivel de los salientes de la superficie endocraneal y de los orificios que dan paso a nervios y vasos.

2. Superficie interna. La duramadre origina hacia la cavidad craneal prolongaciones que separan las diferentes partes del encéfalo entre sí y que las mantienen siempre en la misma situación.

Estas prolongaciones son la tienda del cerebelo, la hoz del cerebro, la hoz del cerebelo, el diafragma de la silla y la tienda del bulbo olfatorio.

a) TENTORIO DEL CEREBELO O TIENDA DEL CEREBELO. El tentorio del cerebelo o tienda del cerebelo es un tabique en forma de techo con dos vertientes laterales, que se extiende transversalmente entre la cara superior del cerebelo, a la que cubre, y la cara inferior de los lóbulos occipitales del cerebro, que reposan sobre ella. Su cara superior da inserción, en la línea media, a la hoz del cerebro; su cara inferior, a la hoz del cerebelo.

La tienda del cerebelo está limitada por dos bordes, uno posterior y otro anterior (figs. 80 y 81).

El *borde posterior* o *circunferencia mayor de la tienda del cerebelo* es convexo posteriormente y se extiende desde una apófisis clinoides posterior a la otra, bordeando sobre la base del cráneo la línea de separación entre las fosas craneales media y posterior. Se inserta de medial a lateral en la protuberancia occipital interna, en los dos labios del surco del seno transverso, en el borde superior de la porción petrosa del hueso temporal y, finalmente, en la apófisis clinoides posterior. A lo largo de este borde se encuentran los senos transversos posteriormente y los senos petrosos superiores en la

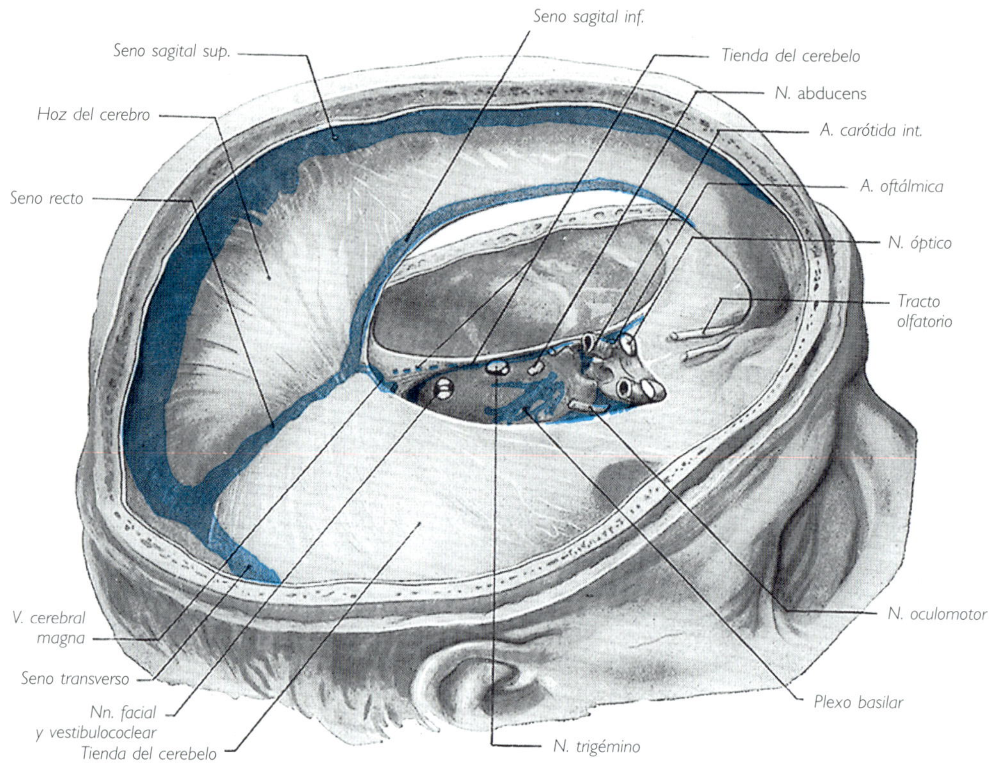

Fig. 80 ▪ Hoz del cerebro, tienda del cerebelo y senos de la duramadre (visión lateral).

parte anterior. A nivel de la impresión trigeminal, situada en el borde superior de la porción petrosa del hueso temporal, cerca del vértice de la pirámide petrosa, el borde posterior de la tienda del cerebelo presenta un orificio para el paso del nervio trigémino. Este orificio da acceso a una cavidad, denominada *cavidad trigeminal* o *cavum trigeminal,* que contiene el ganglio trigeminal.

El *borde anterior* o *circunferencia menor de la tienda del cerebelo* es marcadamente cóncavo en sentido anterior y limita, con el extremo anterior de la porción basilar del occipital, un ancho orificio: la *escotadura de la tienda* o *escotadura del tentorio.* Este orificio está atravesado por el tronco del encéfalo. En cada uno de sus extremos, el borde anterior de la tienda del cerebelo cruza el borde posterior cerca del vértice de la porción petrosa del hueso temporal, pasa superior a él y se inserta en la apófisis clinoides anterior (fig. 81).

Los extremos de los dos bordes de la tienda del cerebelo forman, después de su cruce, los dos lados de un triángulo; el tercero está representado por una línea anteroposterior que une las dos apófisis clinoides. Este espacio triangular está ocupado por una lámina de la duramadre perforada por los nervios oculomotor y troclear (fig. 81). De los tres bordes de este triángulo parten tres expansiones de la duramadre que descienden hacia la base del cráneo y forman las paredes lateral, medial y posterior del

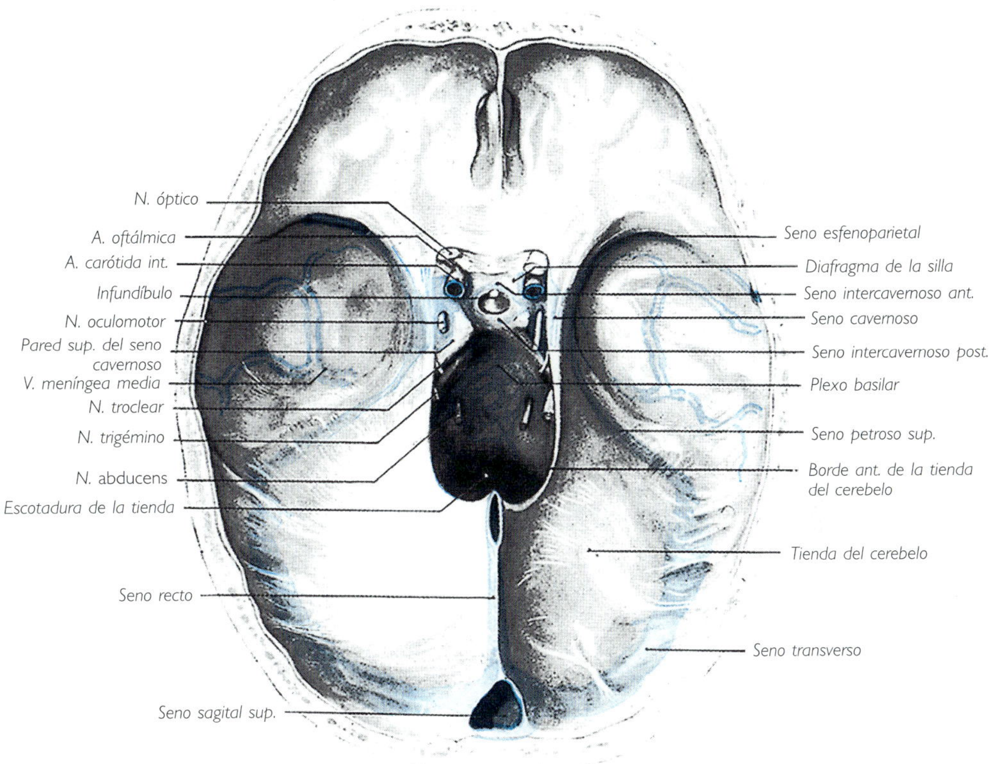

Fig. 81 ▪ Tienda del cerebelo y diafragma de la silla (visión superior).

seno cavernoso. La expansión lateral se continúa con la duramadre de la depresión esfenoidal y constituye la pared lateral del seno cavernoso (fig. 82); esta pared se desdobla y divide el seno cavernoso en dos partes (v. tomo 1). La expansión medial se une al revestimiento de la duramadre del fondo de la silla turca, formando la pared medial del seno cavernoso. ❑ Finalmente, la expansión posterior cierra el ángulo limitado por el borde anterior de la porción petrosa del hueso temporal y el borde lateral del dorso de la silla del hueso esfenoides; esta expansión constituye la pared posterior del seno cavernoso, que está atravesado por el nervio *abducens* (fig. 83).

b) HOZ DEL CEREBRO. La hoz del cerebro es una prolongación de la duramadre, vertical, media y anteroposterior, situada en la fisura longitudinal del cerebro (fig. 80). Es triangular y está incurvada en forma de hoz, de donde deriva su nombre.

Las *caras* de la hoz del cerebro corresponden a la cara medial de los dos hemisferios cerebrales.

La *base* es posterior y se inclina inferior y posteriormente; se continúa en la línea media con la tienda del cerebelo. El seno recto está ahuecado a lo largo de la línea de unión de la hoz del cerebro con la tienda del cerebelo.

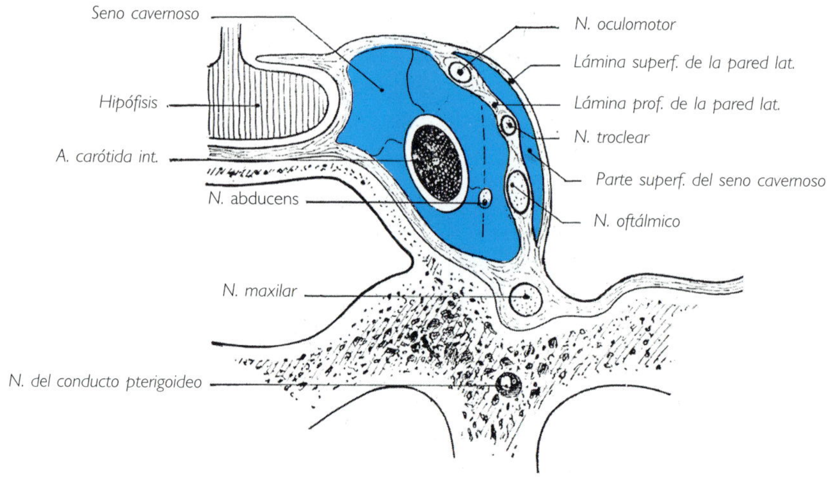

Fig. 82 ▪ Corte frontal del seno cavernoso (semiesquemático).

El *vértice* se inserta en la *crista galli* y se prolonga anteriormente a esta apófisis en el agujero ciego.

El *borde superior* es convexo y se extiende a lo largo de la línea media, desde el agujero ciego hasta la protuberancia occipital interna. A lo largo de este borde, la duramadre se desdobla para dar paso al seno sagital superior.

El *borde inferior* es libre, cóncavo y delgado. En contacto posteriormente con el cuerpo calloso, el borde inferior de la hoz del cerebro se aleja de manera gradual de posterior a anterior. En su espesor se encuentra el seno sagital inferior.

c) HOZ DEL CEREBELO. La hoz del cerebelo es una lámina vertical y media situada entre los dos hemisferios cerebelosos (fig. 83).

La *base,* que es superior, se une a la tienda del cerebelo.

El *vértice* se bifurca en dos partes ahuecadas por el seno occipital, las cuales se pierden a los lados del agujero magno.

El *borde posterior* se adhiere a la cresta occipital interna. Contiene los senos occipitales, que se han aproximado o fusionado.

El *borde anterior* es libre y está en relación con el *vermis* del cerebelo.

d) DIAFRAGMA DE LA SILLA. El diafragma de la silla es una lámina de la duramadre que se extiende horizontalmente en sentido superior a la fosa hipofisaria (figs. 81 y 83). Está fijada posteriormente al borde superior del dorso de la silla del hueso esfenoides y anteriormente al labio posterior del conducto óptico; a los lados se une a la pared del seno cavernoso, a lo largo de la línea de unión de las paredes superior y medial de este seno (fig. 82).

El diafragma de la silla recubre la hipófisis. Está perforado en el centro por un orificio para el paso del infundíbulo, y contiene en su espesor el seno intercavernoso.

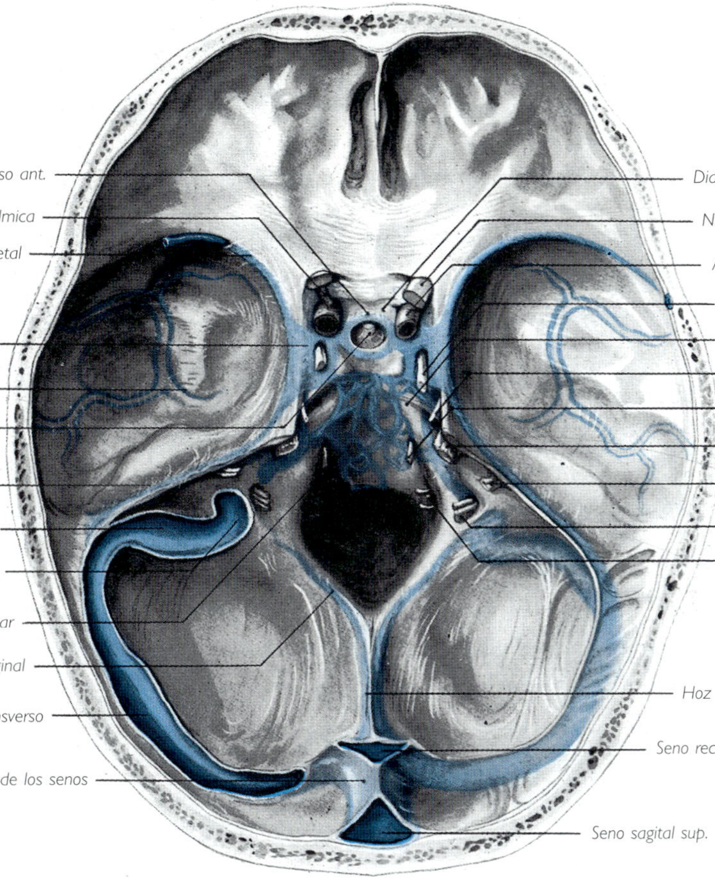

Fig. 83 ▪ Senos de la duramadre en la base del cráneo.

e) TIENDA DEL BULBO OLFATORIO. Se trata de un pequeño repliegue de la duramadre, en forma de media luna, que se extiende a cada lado de la línea media superiormente al extremo anterior del bulbo olfatorio, entre la *crista galli* y el borde medial de las eminencias orbitarias del hueso frontal. La tienda del bulbo olfatorio suele hallarse ausente.

La duramadre craneal contiene en su espesor las arterias y venas meníngeas, sus ramificaciones, sus lagunas y los senos de la duramadre (v. estos vasos).

B. Piamadre

PIAMADRE ESPINAL. La piamadre espinal tapiza toda la superficie de la médula espinal y se le adhiere estrechamente. Da origen a un repliegue que recubre las paredes de la fisura media anterior. La piamadre se prolonga inferiormente a la médula espinal, sobre el *filum* terminal, hasta el fondo de saco de la duramadre.

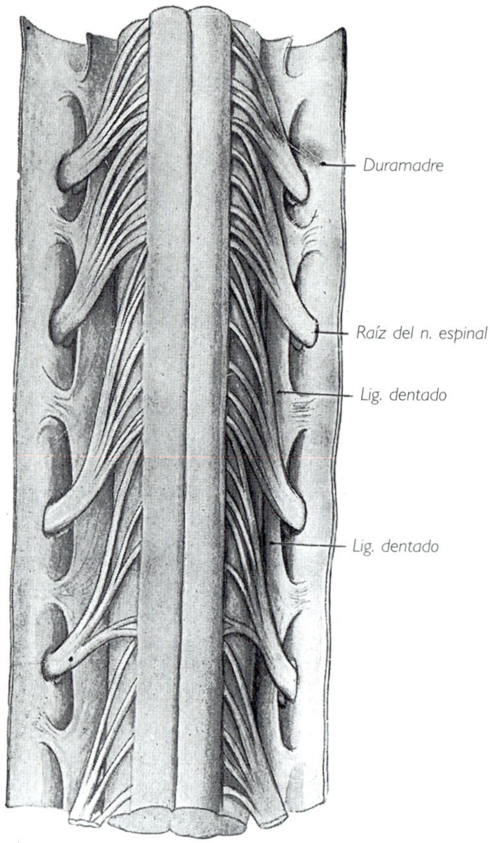

Fig. 84 ▪ Ligamentos dentados. La duramadre espinal se ha seccionado verticalmente en la línea media, posteriormente a la médula espinal, para mostrar la médula espinal, las raíces posteriores de los nervios espinales y los ligamentos dentados.

De su superficie externa nacen las prolongaciones que unen la piamadre a la duramadre, a través del espacio subaracnoideo, la aracnoides y el espacio subdural.

Anterior y posteriormente, estas prolongaciones conjuntivas son muy delgadas.

A cada lado de la médula espinal existe una lámina fibrosa, vertical y transversal, que se extiende a lo largo de toda la médula espinal, entre su cara lateral y la superficie interna de la duramadre. Esta lámina se denomina *ligamento dentado* (figs. 79 y 84).

El *ligamento dentado* está situado entre las raíces anteriores y las raíces posteriores de los nervios espinales. Se une a la piamadre por su borde medial. Su borde lateral se halla festoneado o dentado. El vértice de cada dentelladura se inserta en la cara interna de la duramadre, en el punto medio del intervalo comprendido entre la emergencia de dos nervios espinales vecinos. En el intervalo entre dos de estos vértices, el borde lateral del ligamento está libre en el espacio subaracnoideo y describe curvas cóncavas lateralmente, de manera que cada arco corresponde a los orificios de emergencia de las raíces de un mismo nervio espinal. Superiormente, la primera digitación del ligamento dentado se inserta en la cara medial de la porción lateral del hueso occipital, inferior y posteriormente al orificio interno del conducto del nervio hipogloso, y superior y posteriormente al orificio de la duramadre, que se encuentra atravesado por la arteria vertebral y el primer nervio espinal. Inferiormente, el ligamento dentado termina entre el duodécimo nervio torácico y el primer nervio lumbar.

PIAMADRE CRANEAL O PIAMADRE ENCEFÁLICA. La piamadre craneal o piamadre encefálica sigue a la piamadre espinal. Se halla mucho más vascularizada y es menos adherente que ésta, por lo cual se separa fácilmente del encéfalo.

La piamadre craneal reviste directamente la superficie externa del encéfalo. Se hunde en todas las anfractuosidades de dicha superficie y tapiza todas sus paredes. Ya hemos descrito las telas coroideas de los ventrículos tercero y cuarto, constituidas por los repliegues que la piamadre envía, por una parte, a la fisura transversa del cerebro y, por otra, entre la médula oblongada y el cerebelo.

C. **Aracnoides**

La aracnoides es una delgada membrana conjuntiva, comprendida entre la duramadre y la piamadre (figs. 78 y 79). Está adherida en toda su extensión a la cara interna de la duramadre. La aracnoides presenta, por esta razón, la misma configuración que la duramadre, de la cual se halla separada por el espacio subdural.

1. Espacio subdural. Este espacio, muy estrecho y casi virtual, constituye una cavidad limitada por un endotelio que tapiza la superficie interna de la duramadre y la superficie externa de la aracnoides. Está atravesado por las venas y nervios que proceden del sistema nervioso central, por las arterias que se dirigen a los centros nerviosos y también, en la médula espinal, por las trabéculas conjuntivas y los ligamentos dentados, que se extienden desde la piamadre hasta la duramadre. Vasos, nervios y trabéculas conjuntivas están rodeados, en el espacio subdural, por una vaina endotelial que une el endotelio de la aracnoides al de la duramadre.

2. Espacio subaracnoideo o espacio leptomeníngeo. La hoja visceral de la aracnoides se extiende superficialmente a la piamadre sobre la superficie externa del encéfalo.

Mientras que la piamadre se insinúa de forma precisa en las anfractuosidades y cubre los salientes o circunvoluciones del encéfalo, la hoja visceral de la aracnoides se adhiere a la duramadre y pasa con ella sobre la mayor parte de las depresiones.

El resultado es un ensanchamiento de los espacios subaracnoideos, de mayor a menor magnitud según la profundidad y la extensión de las depresiones a nivel del encéfalo.

Las cavidades más amplias, donde se acumula una mayor cantidad de líquido cerebroespinal, se denominan *cisternas.* Las más pequeñas reciben el nombre de *corrientes.*

En ciertos lugares, como en la fisura longitudinal del cerebro o el surco basilar, el espacio subaracnoideo se alarga y constituye los conductos subaracnoideos.

Algunas veces se extienden en forma de lagunas y se denominan *confluentes* (Magendie).

En la convexidad del cerebro no existe ninguna cisterna. Por el contrario, en su base el líquido cerebroespinal se recoge y forma, en el *compartimiento cerebral,* las cisternas siguientes:

a) CISTERNA QUIASMÁTICA. Está situada anteriormente al quiasma óptico, entre éste y el pico del cuerpo calloso.

Esta cisterna se continúa lateralmente con la cisterna de la fosa lateral del cerebro, que recibe tres grandes corrientes: la corriente central, la corriente lateral y la corriente paralela; estas corrientes siguen exactamente los surcos lateral y central y terminan en el espacio subaracnoideo en relación con el segmento inferior del surco lateral.

Como describía H. Rouvière, se puede hablar de un confluente anterior o lateral.

b) CISTERNA INTERPEDUNCULAR. La cisterna interpeduncular, central o anterior y media (Rouvière), se extiende de anterior a posterior desde el quiasma óptico hasta el puente. Este vasto receptáculo corresponde a la fosa interpeduncular. Contiene una parte del círculo arterial del cerebro y está atravesada por el infundíbulo y el nervio oculomotor.

Lateralmente comunica con las cisternas de las fosas laterales del cerebro, derecha e izquierda, y anteriormente con la cisterna quiasmática.

La cisterna interpeduncular constituye un amplio receptáculo, bastante profundo. Un tabique transversal incompleto pero bastante resistente, que se extiende desde un nervio oculomotor hasta el otro y que contiene en medio el receso infundibular del tercer ventrículo, la subdivide en dos compartimientos secundarios, uno anterior y otro posterior. Este último se halla a su vez atravesado por un tabique incompleto que se extiende horizontalmente desde el receso infundibular hasta la bifurcación de la arteria basilar, limitando de esa manera dos estratos, uno profundo y otro superficial. La inserción de estos tabiques y de fuertes láminas aracnoideas sobre los gruesos vasos de la base origina una especie de círculo fibroso que circunscribe el círculo arterial del cerebro.

c) CISTERNA CUADRIGÉMINA O CISTERNA DE LA VENA CEREBRAL MAGNA. Se sitúa superiormente a los colículos. Presenta una forma casi romboidal. El ángulo anterior truncado corresponde al esplenio del cuerpo calloso; el ángulo posterior, al *vermis* del cerebelo; los ángulos laterales, a los conductos supraaracnoideos de los pedúnculos.

Contiene la terminación de las arterias cerebrales posteriores y la vena cerebral magna. La cisterna pericallosa y los conductos de una parte de la cara medial de los hemisferios cerebrales y de la cara superior del cerebelo desembocan en este reservorio. Mediante los conductos circumpedunculares, por los que discurre el nervio troclear, desemboca en la cisterna magna.

Se denomina *cisterna ambiens* al conjunto de conductos y su reservorio superior; esta cisterna, en forma de collar moldeado sobre el borde libre de la tienda del cerebelo, se sitúa a lo largo de la parte media de la fisura transversa del cerebro.

El tejido subaracnoideo de la cisterna cuadrigémina se introduce, abundante y denso, entre las dos hojas de la tela coroidea del tercer ventrículo, y proporciona una vaina adventicia a la vena cerebral magna, ya rodeada en su origen por un repliegue de la aracnoides.

La aracnoides que cubre la cisterna es notable por su espesor y resistencia, lo cual le confiere un carácter fibroso, así como por su adherencia a la tienda del cerebelo.

En el *compartimiento cerebeloso* del cráneo se encuentran tres cisternas importantes (Clavel y Latarjet):

1. La *cisterna cerebelosa superior* está situada entre la tienda del cerebelo y dicho órgano, y se halla en la línea media posterior. Está unida anteriormente a la cisterna

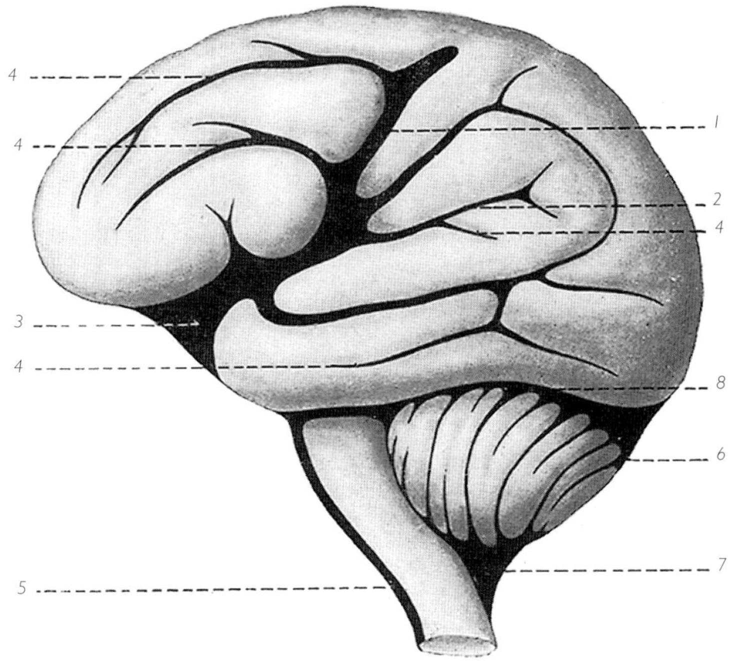

1. Corriente central.
2. Corriente lat.
3. Cisterna de la fosa lat. del cerebro, que recibe las corrientes central y lat.
4. Corrientes de la cara lat. de los hemisferios cerebrales, tributarias de la corriente central y de la cisterna de la fosa lat. del cerebro.
5. Espacio subaracnoideo medular.
6. Cisterna cerebelosa sup.
7. Cisterna magna.
8. Corriente vermiana que comunica la cisterna cerebelosa sup. con la cisterna interpeduncular.

Fig. 85 ▪ Corrientes de la cara lateral de los hemisferios cerebrales. (Según Duret.)

ambiens por una corriente media, paralela a la cara dorsal del *vermis:* la corriente vermiana. Está situada inferiormente al seno recto.

2. La *cisterna cerebelomedular posterior, cisterna cerebelobular posterior* o *cisterna magna* está situada superiormente a la médula oblongada e inferiormente al cerebelo. Es la más amplia de todas. Clavel y Latarjet la describen así: «Vista por su cara posterior, la cisterna magna tiene forma de rombo. Se adelgaza superiormente hacia el *vermis,* inferiormente en sentido posterior a la médula oblongada, y lateralmente en torno a las amígdalas cerebelosas. Presenta su dimensión máxima superiormente al agujero magno y anteriormente a la membrana atlantooccipital posterior. Es más estrecha inferior al arco posterior del atlas (istmo de la cisterna magna) que en el embudo del agujero magno. Su capacidad es de 12 a 15 cm^3; a los lados continúa, estrechándose, entre la médula oblongada y la porción condílea del agujero magno. En este punto se halla incompletamente tabicada por el ligamento dentado, que inserta su primer festón en el borde occipital».

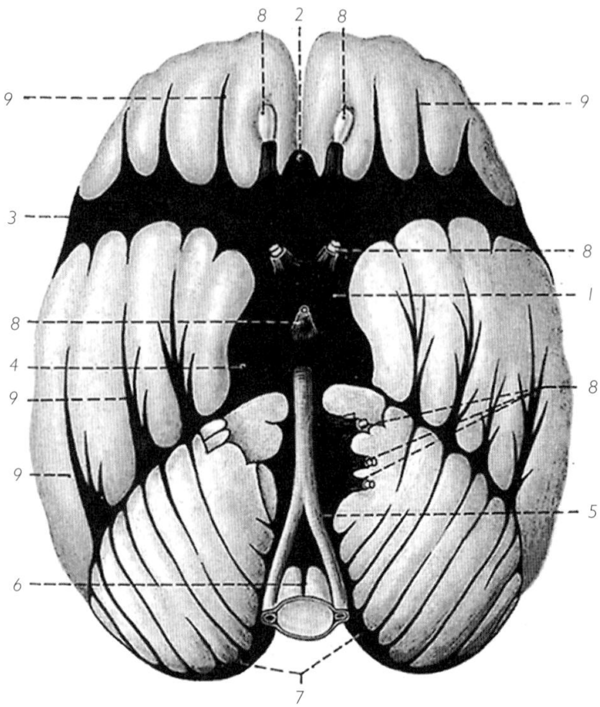

1. Cisterna interpeduncular.
2. Cisterna pericallosa.
3. Cisterna de la fosa lat. del cerebro.
4. Conductos peripedunculares.
5. Cisterna prepontina.
6. Espacio subaracnoideo ant. de la médula espinal.
7. Prolongaciones lat. de la cisterna cerebelosa inf.
8. Conductos aracnoideos que acompañan a los nervios craneales y al infundíbulo.
9. Corrientes de la base del encéfalo.

Fig. 86 ▪ Cisternas y corrientes de la base del encéfalo. (Según Duret.)

3. Se ha descrito también una *cisterna pontocerebelosa,* que ocupa la depresión comprendida entre el extremo inferior del hemisferio cerebeloso y el borde lateral del puente. La pared medial de esta cisterna está formada por el pedúnculo cerebeloso medio; su pared lateral corresponde a la cara posterior y superior de la porción petrosa del hueso temporal, a nivel del conducto auditivo interno; baña la salida de los nervios vestibulococlear y facial, y las raíces del nervio trigémino (J. Ramadier).

Para Clavel y Latarjet, las cisternas del compartimiento cerebral sirven de vía de paso para los principales troncos arteriales del cerebro y desempeñan una función en la estática cerebral.

Por el contrario, la cisterna magna no encierra vasos importantes. Su considerable desarrollo condiciona la movilidad de la cabeza y la estática de la médula oblongada, del cerebelo y de toda la masa del cerebro suprayacente; su considerable anchura permite el libre paso del líquido cerebroespinal desde el cráneo hacia la columna vertebral.

El espacio subaracnoideo medular está constituido por la vaina subaracnoidea, cilíndrica y gruesa, que rodea la médula espinal y se confunde superiormente con la cisterna magna.

Inferiormente, el espacio subaracnoideo medular desciende hasta el extremo inferior del fondo de saco dural. Se forma así una región submedular (Rouvière) del espacio subaracnoideo entre la segunda vértebra lumbar y la segunda vértebra sacra, inferiormente a la médula espinal.

Ésta es la región más apropiada para la punción lumbar, entre las vértebras lumbares cuarta y quinta.

La cisterna magna puede ser fácilmente abordada mediante la punción atlantooccipital para exploraciones radiológicas especiales (Sicard).

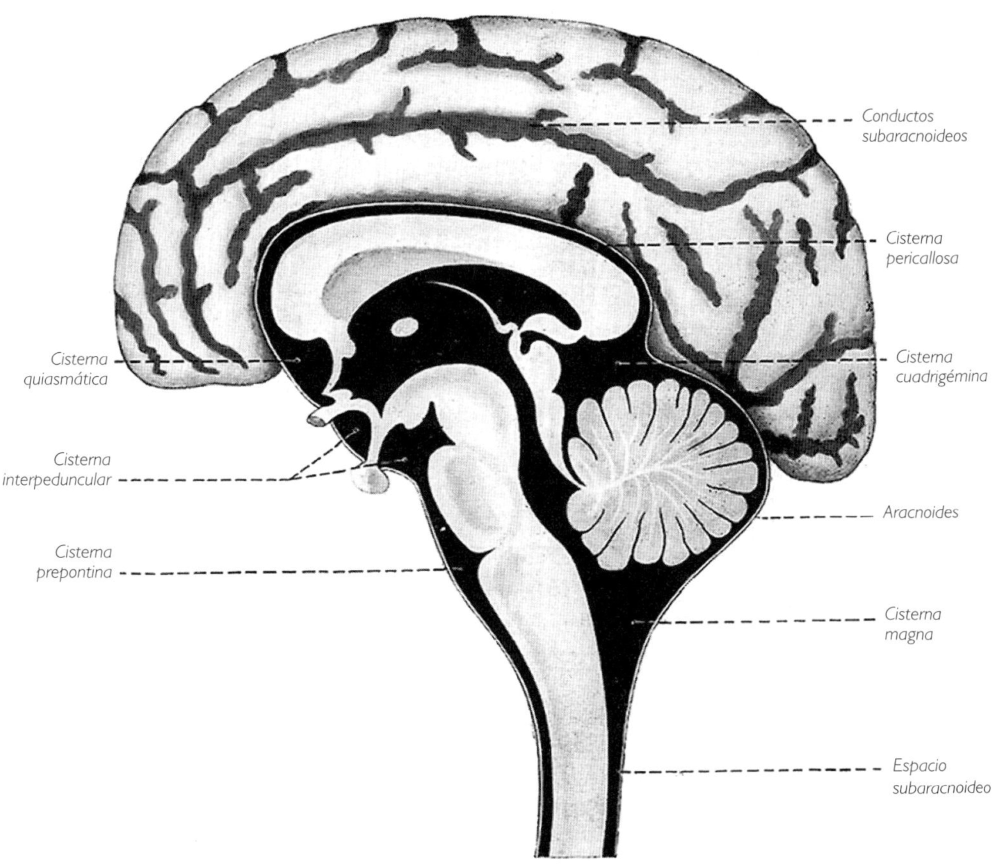

Fig. 87 ▪ Cisternas subaracnoideas. Corte sagital de los centros nerviosos. Las cisternas y los conductos subaracnoideos están en negro. (Modificada de Retzius.)

Al ras del borde posterior del agujero magno, la cisterna magna mide en el adulto algo más de 1 cm de profundidad de anterior a posterior (Laplane).

3. Líquido cerebroespinal o cefalorraquídeo. El líquido cerebroespinal o líquido cefalorraquídeo es incoloro y límpido. Normalmente, los espacios subaracnoideos contienen de 60 a 150 g de líquido.

Los espacios subaracnoideos comunican entre sí con las cavidades ventriculares.

Esto permite que el líquido cerebroespinal se renueve continuamente. Es secretado de manera permanente por diálisis, a expensas de los vasos meníngeos encefálicos y, más concretamente, por los plexos coroideos que tapizan el techo de los ventrículos tercero y cuarto y las caras de los ventrículos laterales, en el fondo de la fisura transversa del cerebro.

Discurre a continuación por los ventrículos laterales, el agujero interventricular, el tercer ventrículo, el acueducto del mesencéfalo y el cuarto ventrículo; podría presentarse un bloqueo ventricular en las zonas estrechas del agujero interventricular y del acueducto del mesencéfalo, como se observa fácilmente en una visión de conjunto de las cavidades ventriculares.

El líquido cerebroespinal emerge del sistema nervioso central por las aberturas laterales y media del cuarto ventrículo, y se extiende por la cara externa del sistema nervioso central en el tejido aracnoideo.

Por último se reabsorbe en el cráneo, posiblemente por medio de las granulaciones aracnoideas, y en la columna vertebral por medio de las vainas perivenosas y los nódulos linfáticos yuxtavertebrales: cervicales profundos, intercostales y lumbares. En condiciones normales se produce una especie de transporte de líquido del cráneo hacia la columna vertebral, que se designa con el término impropio de «circulación del líquido cefalorraquídeo».

4. Granulaciones aracnoideas. Se trata de pequeñas masas en forma de botones vellosos de tejido subaracnoideo, unidas a la aracnoides por medio de un pedículo.

Estas granulaciones suelen hallarse agrupadas en masas de extensión variable. Se desarrollan en la proximidad de los senos venosos, especialmente a lo largo del seno sagital superior. Aumentan de volumen de medial a lateral, desplazando hacia la superficie la aracnoides y la duramadre, a las cuales se adhieren para sobresalir, por lo general en una laguna lateral o en un seno. Muy a menudo las granulaciones aracnoideas erosionan la pared ósea, en la cual excavan pequeñas depresiones irregulares.

A. Vasos y nervios de las meninges

a) VASOS DE LAS MENINGES ESPINALES. Las *arterias* proceden de las ramas espinales que proporcionan, a nivel de los agujeros intervertebrales, las arterias vertebrales, intercostales posteriores, lumbares y sacras laterales.

Las *venas* se dirigen a los plexos venosos vertebrales internos.

b) VASOS DE LAS MENINGES CRANEALES. La *duramadre* recibe finas ramificaciones de las *arterias meníngeas* que discurren en su espesor. Estas arterias son, a cada lado, las siguientes: ❑ las arterias meníngeas anteriores, ramas de las arterias etmoidales anteriores; ❑ las arterias meníngeas medias y la arteria meníngea menor, ramas de la arteria maxilar; ❑ las arterias meníngeas posteriores, que proceden de las arterias vertebrales y de la arteria faríngea ascendente.

Las *venas* de la duramadre craneal desembocan en los senos de la duramadre y en las *venas meníngeas.* Éstas son satélites de las arterias y drenan fuera del cráneo en las venas oftálmicas anteriormente y en el plexo pterigoideo y en la vena maxilar inferiormente. Sin embargo, las venas meníngeas medias se abren asimismo por su extremo superior en el seno sagital superior, anastomosando las circulaciones venosas intracraneal y extracraneal. Las lagunas laterales se desarrollan a lo largo de las venas meníngeas y en la proximidad de los senos sagital superior y transverso (v. *Senos de la duramadre,* tomo 1).

La aracnoides y el tejido subaracnoideo están irrigados por finas ramificaciones de los vasos que discurren en dicho tejido.

La piamadre presenta una vascularización muy densa. Está esencialmente constituida por dos redes, una arterial y otra venosa; la segunda suele ser más superficial que la primera.

Ambas redes se forman por anastomosis entre las divisiones de las arterias que se dirigen a los centros nerviosos y entre las divisiones de las venas que proceden de ellos.

Los *vasos linfáticos* de las meninges se conocen de forma insuficiente. Existe en la piamadre una red linfática (Arnold, Fohmann). Se supone que esta red drena en los espacios subaracnoideos, o bien que es drenada por los conductos linfáticos que emergen de la cavidad craneovertebral junto con los gruesos vasos sanguíneos.

La duramadre posee también una red linfática que desemboca en el espacio subaracnoideo (Hakim y Gebara).

c) NERVIOS DE LAS MENINGES ESPINALES, RAMO MENÍNGEO O RAMO RECURRENTE. Las meninges espinales están inervadas por los ramos meníngeos o ramos recurrentes.

Cada *ramo meníngeo* de los nervios espinales está formado a su vez por dos ramos: uno nace del ganglio correspondiente del tronco simpático o del ramo comunicante gris; el otro, del nervio espinal. Cada ramo meníngeo penetra en el conducto vertebral por el agujero intervertebral correspondiente, donde se sitúa anteriormente a las raíces del nervio espinal.

La duramadre craneal recibe ramos meníngeos: ❑ *a)* de los filetes nerviosos etmoidales del nervio nasociliar para la fosa craneal anterior; ❑ *b)* de los tres ramos del nervio trigémino para la fosa craneal media; uno de estos ramos meníngeos, que nace del nervio oftálmico, denominado *ramo tentorio* o *ramo meníngeo recurrente,* se ramifica en la tienda del cerebelo, y ❑ *c)* del nervio vago y del nervio hipogloso para la fosa craneal posterior.

La aracnoides craneal y la piamadre craneal están inervadas por los plexos nerviosos que acompañan a los vasos.

II. VASOS DEL SISTEMA NERVIOSO CENTRAL

VASOS DE LA MÉDULA ESPINAL

A. Arterias

Las arterias de la médula espinal proceden de la red arterial perimedular contenida en la piamadre. Esta red está formada por las arterias espinales anteriores y posteriores y por las ramas espinales (fig. 88).

a) ARTERIAS ESPINALES ANTERIORES. Nacen de las arterias vertebrales en las proximidades de la arteria basilar. Estas ramas se dirigen inferior y medialmente y se unen en la línea media en una sola arteria, la *arteria espinal anterior,* que desciende verticalmente en sentido anterior a la fisura media anterior de la médula espinal.

b) ARTERIAS ESPINALES POSTERIORES. Las arterias espinales posteriores proceden bien de las arterias vertebrales cuando éstas bordean las caras laterales de la médula oblongada o de las arterias cerebelosas posteroinferiores. Se dirigen inferiormente, a los lados de la cara posterior de la médula oblongada, y se dividen en dos ramas, una anterior y otra posterior. La rama anterior desciende anteriormente a las raíces posteriores de los nervios espinales; la rama posterior es más voluminosa y discurre posteriormente a estas raíces.

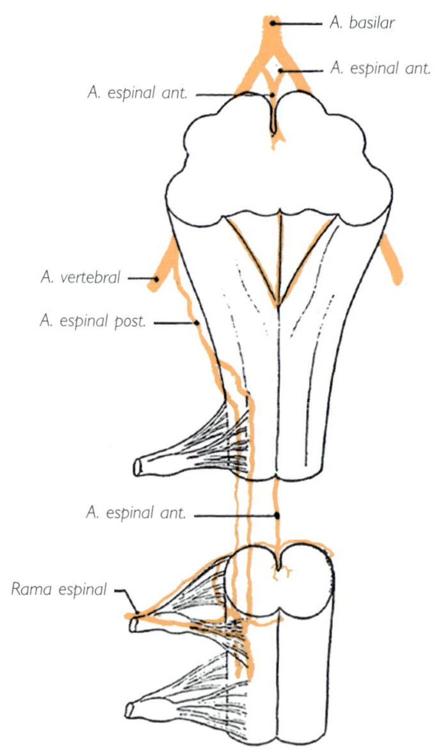

Fig. 88 ▪ Esquema que muestra la disposición de las arterias de la médula espinal.

Las arterias espinales anteriores y posteriores son delgadas; se anastomosan con ramificaciones de las ramas espinales que las reemplazan y continúan su recorrido hasta el extremo inferior de la médula espinal.

c) RAMAS ESPINALES. Las ramas espinales nacen, a lo largo de la columna vertebral, de las arterias vertebrales, intercostales posteriores, lumbares y sacras laterales. Penetran en el conducto vertebral por los agujeros intervertebrales, y cada una de ellas se divide en dos ramas que acompañan a las dos raíces de cada nervio espinal.

La *rama anterior* se extiende hacia la fisura media anterior, donde se divide en dos ramas, una ascendente y otra descendente, que se anastomosan con las ramificaciones correspondientes de las ramas espinales situadas superior e inferiormente y continúan inferiormente hacia la arteria espinal anterior.

La *rama posterior* sigue a la raíz posterior hasta la médula espinal y se divide en ramificaciones ascendentes y descendentes, situadas en la prolongación de las ramas terminales de las arterias espinales posteriores.

Las ramas arteriales longitudinales, contenidas en la piamadre, dan origen a ramas transversales que se anastomosan entre sí en la piamadre y forman una *red perimedular* alrededor de la médula espinal. De esta red nacen las arteriolas que penetran en la médula perpendicularmente a su superficie. Las más voluminosas de estas ramificaciones intramedulares son las arterias de la fisura media anterior, las arterias medias posteriores que bordean el septo medio posterior y las ramas radiculares que penetran en la médula espinal con las raíces de los nervios.

B. **Venas**

Las venas de la médula espinal desembocan en los plexos venosos de la piamadre.

C. **Vasos linfáticos**

No existen vasos linfáticos en los centros nerviosos. La linfa circula en las vainas perivasculares que desembocan en los espacios subaracnoideos.

VASOS DEL ENCÉFALO

A. **Arterias**

CÍRCULO ARTERIAL DEL CEREBRO. Las arterias del encéfalo provienen de cuatro troncos arteriales: las *arterias vertebrales* y las *arterias carótidas internas.*

Las *arterias vertebrales* penetran en el cráneo por el agujero magno. Se dirigen superior y anteriormente, y se unen en la línea media, a la altura del surco bulbopontino, para formar la *arteria basilar* (fig. 89).

La *arteria basilar* asciende a lo largo de la línea media y se divide un poco superiormente al puente en dos ramas, las *arterias cerebrales posteriores*.

Las *arterias carótidas internas* penetran en la cavidad craneal a la altura del extremo anterior del seno cavernoso, medialmente a la apófisis clinoides anterior (fig. 81). Cada una de ellas origina una rama colateral, la *arteria oftálmica,* y se divide poco después, lateralmente al quiasma óptico, en cuatro ramas terminales: la *arteria cerebral anterior,* la *arteria comunicante posterior,* la *arteria coroidea anterior* y la *arteria cerebral media* (fig. 89).

La *arteria cerebral anterior* se orienta anterior y medialmente, pasa superior al nervio óptico y se une anteriormente al quiasma óptico con la arteria del lado opuesto mediante una breve anastomosis transversal denominada *arteria comunicante anterior.*

La *arteria comunicante posterior* se dirige posteriormente, cruza la cara inferior del tracto óptico y se anastomosa con la arteria cerebral posterior, rama de la arteria basilar.

Las ramas terminales de las arterias vertebrales y las arterias carótidas internas, así como las anastomosis que las unen entre sí, describen en la base del cerebro y en torno a la silla turca una figura poligonal conocida con el nombre de *círculo arterial del cerebro.* Los lados del círculo arterial están constituidos por las arterias cerebrales anteriores, las arterias comunicantes posteriores y las arterias cerebrales posteriores; su ángulo anterior, truncado, corresponde a la arteria comunicante anterior (fig. 89).

Esta disposición asegura la circulación cerebral en caso de obliteración de uno de los troncos carotídeos o vertebrales.

ARTERIAS DEL ROMBENCÉFALO

1. Arterias de la médula oblongada. La médula oblongada recibe sus arterias de las arterias vertebrales, de la parte superior de la arteria espinal anterior formada por las arterias espinales anteriores, y de las arterias espinales posteriores, ramas de las arterias vertebrales.

De estas arterias nacen numerosas ramas, que pueden dividirse en cuatro grupos: ❑ *a)* las *arterias medias anteriores* o *arterias de los núcleos* penetran en la médula oblongada por la fisura media anterior y se dirigen hasta la sustancia gris del suelo ventricular; ❑ *b)* las *arterias medias posteriores* se hunden en el surco medio posterior de la parte subventricular de la médula oblongada; ❑ *c)* las *arterias radiculares* siguen el trayecto de las raíces nerviosas, y ❑ *d)* finalmente, las *arterias accesorias* abordan la médula oblongada por un punto cualquiera fuera de los surcos (Duret).

2. Arterias pontinas. Las arterias pontinas pueden proceder directamente de la arteria basilar o bien de dos colaterales de ésta, que son, a cada lado, la arteria cerebelosa inferior anterior y la arteria cerebelosa superior.

Las ramificaciones pontinas de estas arterias se dividen en tres grupos: ❑ *a)* las *arterias medias,* ramas de la arteria basilar, se dirigen de anterior a posterior hasta el suelo del cuarto ventrículo; ❑ *b)* las *arterias radiculares,* procedentes de la arteria basilar, de la arteria cerebelosa inferior anterior y de la arteria cerebelosa superior, siguen el trayecto de las raíces nerviosas en el interior del puente, y ❑ *c)* las *arterias accesorias* (Duret) presentan los mismos orígenes que las precedentes y terminan en la periferia del puente.

3. Arterias del cerebelo. El cerebelo está irrigado por tres pares de arterias: las arterias cerebelosas inferiores posteriores, las arterias cerebelosas inferiores anteriores y las arterias cerebelosas superiores (fig. 89).

Las *arterias cerebelosas inferiores posteriores* nacen de las arterias vertebrales, rodean de anterior a posterior las caras laterales de la médula oblongada y se distribuyen en la parte posterior de la cara inferior del cerebelo.

Las *arterias cerebelosas inferiores anteriores* nacen de la parte media de la arteria basilar, se dirigen lateralmente y se ramifican sobre la cara anterior del cerebelo (flócu-

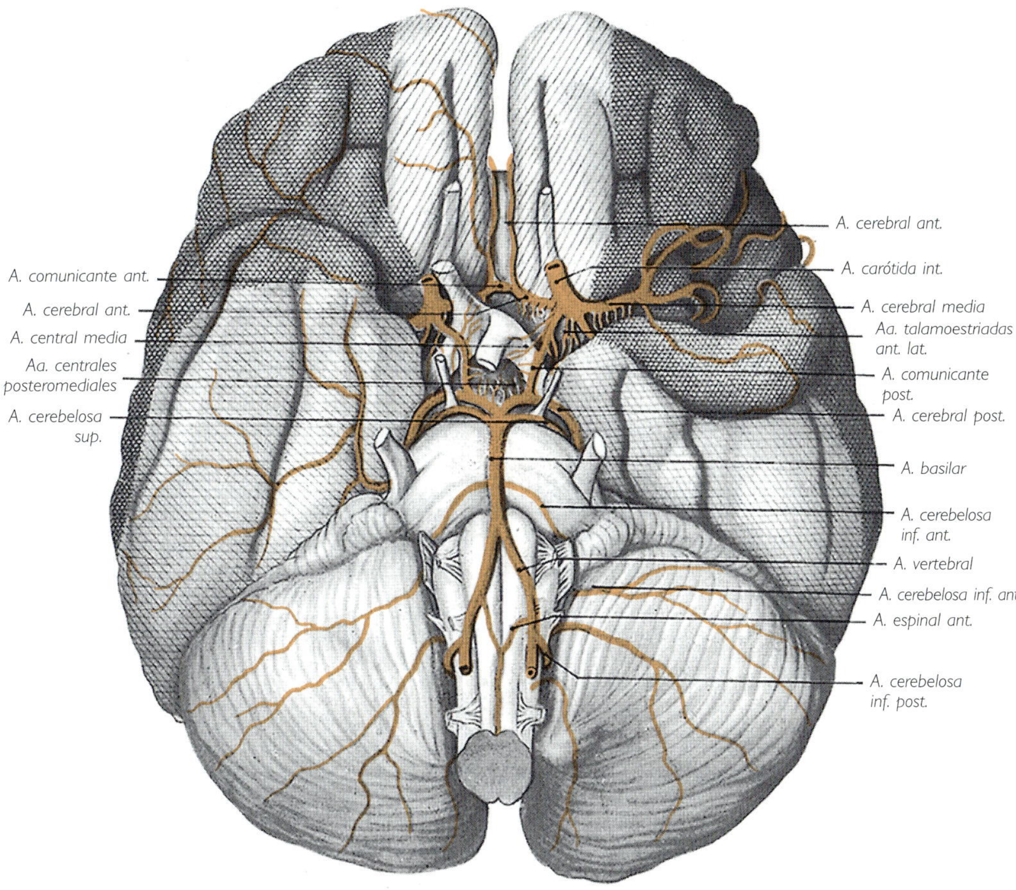

Fig. 89 ▪ Círculo arterial del cerebro y arterias de la cara inferior del encéfalo. El territorio de la arteria cerebral anterior está representado con trazos oblicuos, el de la arteria cerebral posterior en cuadriculado claro, y el de la arteria cerebral media en cuadriculado oscuro.

lo y nódulo) y también, casi siempre, en la parte anterior de su cara inferior. Proporcionan la arteria laberíntica, que puede nacer directamente de la arteria basilar (Sauvain).

Las *arterias cerebelosas superiores* nacen del extremo superior de la arteria basilar, cerca de su bifurcación, rodean las caras laterales de los pedúnculos cerebrales y se ramifican en la cara superior del cerebelo*.

* En el curso de su trayecto, la arteria derecha entra en contacto con el nervio trigémino más frecuentemente que la arteria izquierda, lo cual puede constituir la causa de que las neuralgias sean más frecuentes en el lado derecho que en el izquierdo (Dandy; Lazorthes, de la Soujeole, Espagno).

Las arterias cerebelosas se anastomosan entre sí en la superficie del cerebelo, en el espesor de la piamadre. De esta red arterial parten numerosísimas arteriolas que entran en el cerebelo perpendicularmente a su superficie.

ARTERIAS DEL MESENCÉFALO. Las *arterias de los pedúnculos cerebrales* proceden del extremo anterior de la arteria basilar y de las arterias cerebrales posteriores. Las *arterias centrales posteromediales* penetran en los pedúnculos cerebrales por los agujeros de la sustancia perforada posterior; las *arterias radiculares* siguen el trayecto de las raíces del nervio oculomotor y del nervio troclear. Todas ellas se extienden hasta la sustancia gris que rodea el acueducto del mesencéfalo.

Existen, finalmente, arterias accesorias que nacen de las arterias cerebrales posteriores y penetran en el pedúnculo cerebral en un punto cualquiera de su superficie.

Las *arterias coliculares* o *arterias cuadrigéminas* se dividen a cada lado en arterias coliculares anterior, media y posterior. ❑ Las *arterias coliculares anteriores* y *medias* nacen de las arterias cerebrales posteriores, rodean los pedúnculos cerebrales y terminan en los colículos superiores y en la mitad anterior de los colículos inferiores. ❑ Las *arterias coliculares posteriores* nacen de las arterias cerebelosas superiores. Están destinadas a la mitad posterior de los colículos inferiores, al velo medular superior y a los pedúnculos cerebelosos superiores.

ARTERIAS DEL PROSENCÉFALO. Las arterias del prosencéfalo proceden del círculo arterial del cerebro y de las diferentes arterias cerebrales. Se dividen en tres categorías:

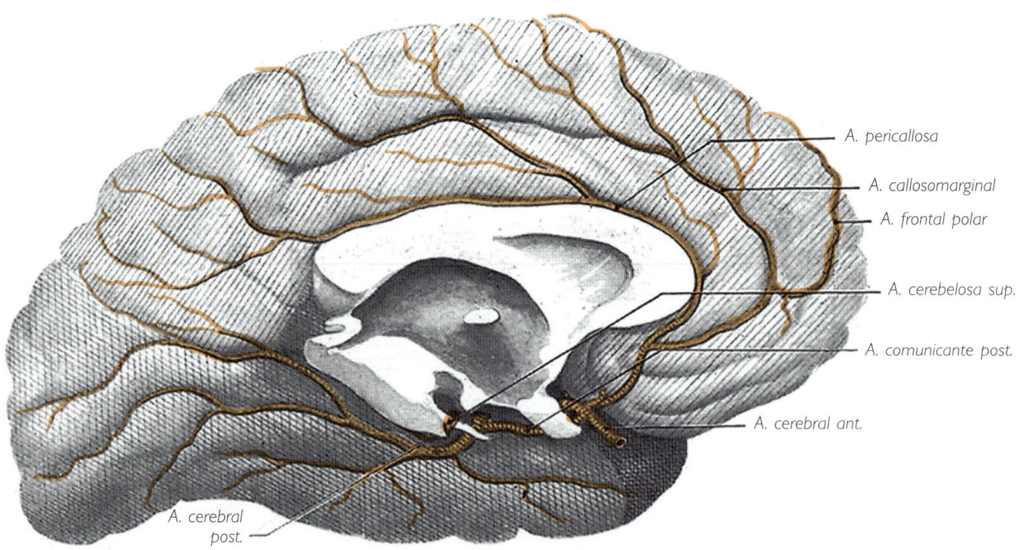

Fig. 90 ■ Arterias de la cara medial del hemisferio cerebral. El territorio de la arteria cerebral anterior está representado mediante rayas oblicuas; el de la arteria cerebral posterior, con un cuadriculado claro; el de la arteria cerebral media, con un cuadriculado oscuro.

❑ *a) arterias corticales* o *de las circunvoluciones;* ❑ *b) arterias centrales* o *de los núcleos basales,* y ❑ *c) arterias coroideas.*

1. Arterias corticales. Las arterias que penetran en las circunvoluciones cerebrales son las ramificaciones terminales de las arterias cerebral anterior, cerebral media y cerebral posterior.

Estas tres arterias cerebrales se ramifican sobre los hemisferios cerebrales. Discurren tanto en la superficie de las circunvoluciones como en la profundidad de las fisuras y de los surcos. Las ramificaciones arteriales están situadas en el tejido subaracnoideo, siempre que su calibre no exceda 1 mm de diámetro (Charpy). Después penetran en la piamadre, donde se anastomosan para constituir la *red arterial de la piamadre.*

De esta red parten las arterias de las circunvoluciones.

Éstas penetran en general perpendicularmente a la superficie cortical. Se dividen en *arterias cortas* y en *arterias largas:* las arterias cortas terminan en la sustancia gris; las *arterias largas* se extienden hasta la sustancia blanca central, pero nunca penetran en los cuerpos estriados.

De forma contraria a la descripción ofrecida por Duret y generalmente admitida hasta hace poco, según la cual las arterias de las circunvoluciones no presentan entre sí otras anastomosis que las existentes en la red capilar, es innegable que estas arterias se anastomosan en la superficie de las circunvoluciones. No son, pues, arterias terminales.

Entre el territorio de las arterias corticales y el de las arterias centrales, que se describirán más adelante, el tejido nervioso se halla mal irrigado; ❑ esta zona intermedia constituye un punto de localización de reblandecimientos seniles (Charcot).

a) TRAYECTO Y TERRITORIO DE LAS ARTERIAS CORTICALES. La *arteria cerebral anterior* se dirige anterior y medialmente hasta la fisura longitudinal del cerebro (fig. 89). Pasa superior al nervio óptico y se une con la del lado opuesto mediante la arteria comunicante anterior. La arteria cerebral anterior bordea a continuación la rodilla del cuerpo calloso y se ramifica en la cara medial del hemisferio cerebral correspondiente en tres ramas principales: arteria frontobasal medial o arteria orbitofrontal medial, arteria callosomarginal y arteria pericallosa.

Sus ramas irrigan: ❑ *a)* la cara medial del hemisferio, desde el extremo anterior del lóbulo frontal hasta el surco parietooccipital (fig. 90); ❑ *b)* la zona de la cara lateral del lóbulo frontal ocupada por las circunvoluciones frontales superior y media y por el tercio o cuarto superior de la circunvolución precentral (fig. 91), y ❑ *c)* la mitad medial de la porción orbitaria del lóbulo frontal (fig. 89).

La *arteria cerebral media* se dirige lateralmente, cruza la sustancia perforada anterior y se introduce y discurre en el surco lateral, sobre el lóbulo de la ínsula, hasta su terminación.

Foix y Lévy describen así su modo de ramificación:

Tan pronto como nace, la arteria cerebral media da origen a las *arterias centrales anterolaterales* o *arterias lenticuloestriadas,* que penetran en la sustancia perforada anterior

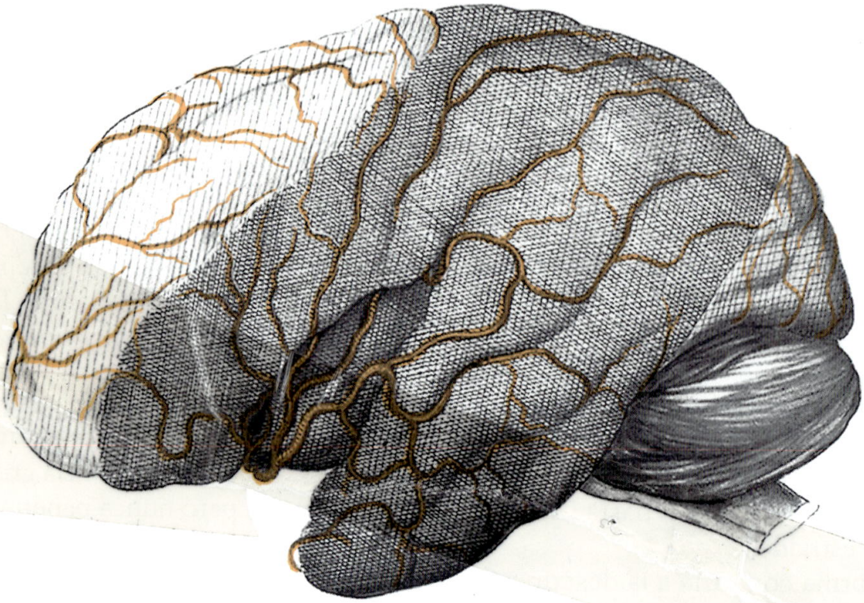

Fig. 91 ▪ Arterias de la cara superolateral del hemisferio cerebral. El territorio de la arteria cerebral anterior está representado mediante rayas oblicuas; el de la arteria cerebral posterior, con un cuadriculado claro; el de la arteria cerebral media, con un cuadriculado oscuro.

e irrigan el putamen, el tercio lateral del globo pálido, el cuerpo del núcleo caudado y la parte correspondiente de la cápsula interna (v. más adelante).

Cerca de su origen, la arteria cerebral media también da origen a una *arteria frontobasal lateral* o *arteria orbitofrontal lateral* y a la *arteria temporal anterior,* destinada a la parte anterior de las circunvoluciones temporales superior y media. A continuación nacen las ramas ascendentes, que se originan bien separadamente, bien por medio del *tronco común de las ramas ascendentes,* que son cuatro: la *arteria de la circunvolución frontal inferior,* la *arteria del surco precentral,* la *arteria del surco central* y la *arteria parietal anterior,* destinada a la parte anterior del lóbulo parietal. Cada una de estas arterias irriga a la vez la parte adyacente de las dos circunvoluciones entre las cuales discurre.

Un poco posterior a las ramas ascendentes, la arteria cerebral media da origen a la *arteria parietal posterior* para la parte posterior del lóbulo parietal y a la *arteria temporal posterior* (afasia de Wernicke), destinada a la parte posterior de las circunvoluciones temporales superior y media.

Finalmente, después de originar todas estas ramas, la arteria cerebral media se continúa con la *arteria de la circunvolución angular,* que constituye su rama terminal.

En suma, el territorio cortical de la arteria cerebral media comprende la circunvolución frontal inferior, los dos tercios o tres cuartos inferiores de la circunvolución precentral, toda la cara lateral del lóbulo parietal, la parte anterior del lóbulo occipital, la cara lateral del lóbulo temporal (fig. 91) y la parte lateral de la porción orbitaria del lóbulo frontal, así como el lóbulo de la ínsula (fig. 89).

La *arteria cerebral posterior,* rama de bifurcación de la arteria basilar, se dirige lateralmente, rodea la cara inferior del pedúnculo cerebral y se ramifica en la cara inferior del lóbulo temporal y en el lóbulo occipital (figs. 89 y 90).

2. Arterias centrales. Estas arterias son terminales. Están destinadas a los núcleos basales y a la pared inferior del tercer ventrículo. Se dividen en tres grupos: arterias centrales anteriores, arterias centrales medias (destinadas a la pared inferior del ventrículo medio) y arterias centrales posteriores.

a) ARTERIAS CENTRALES ANTERIORES. Las arterias centrales anteriores nacen de la parte inicial de las arterias cerebrales anterior y media (fig. 89). Proceden de la cara superior de su tronco de origen, ascienden un poco verticalmente y penetran en los orificios de la sustancia perforada anterior. Se dividen, según su distribución, en *arterias anteriores, mediales* y *laterales.*

Las *arterias centrales anteromediales* proceden de la arteria cerebral anterior y se distribuyen en el extremo anterior del cuerpo estriado.

Los *ramos mediales de las arterias centrales anterolaterales* son ramas de la arteria cerebral media y se ramifican en el putamen del núcleo lentiforme (fig. 92); el segmento medial se halla irrigado por ramos de la arteria coroidea anterior (Kolisko, Déjerine, Foix).

Los *ramos laterales de las arterias centrales anterolaterales* proceden también de la arteria cerebral media y se dirigen al putamen del núcleo lentiforme. Algunas lo atraviesan de inferior a superior, mientras que otras ascienden sobre su cara lateral (fig. 92).

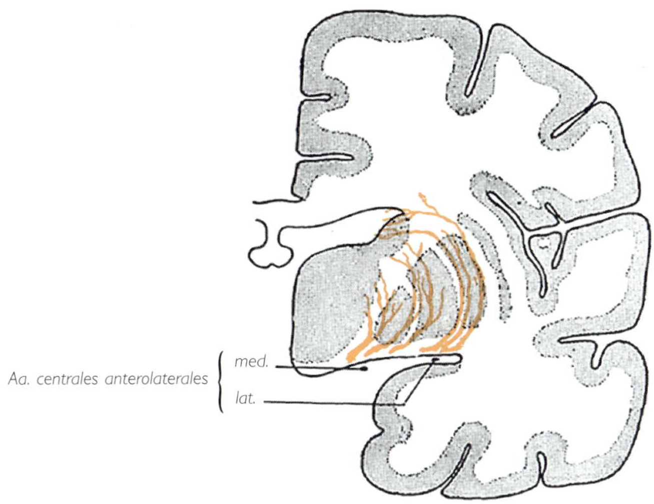

Fig. 92 ▪ Arterias centrales anterolaterales (esquemático).

Cuando llegan al borde superior del núcleo lentiforme, las anteriores atraviesan el brazo anterior de la cápsula interna y terminan en el núcleo caudado: son las *arterias lenticuloestriadas.* Las posteriores, denominadas *arterias lenticulotalámicas,* cruzan el brazo posterior de la cápsula interna y se ramifican en el tálamo. Entre las arterias lenticuloestriadas hay una notable por su volumen, que asciende por la cara lateral del núcleo lentiforme. Charcot la denomina *arteria de la hemorragia cerebral,* porque es habitualmente localización de hemorragias.

b) ARTERIAS CENTRALES MEDIAS (fig. 89). Son finas arteriolas que nacen de la arteria comunicante posterior y se distribuyen en diferentes partes del suelo ventricular (quiasma óptico, *tuber cinereum,* cuerpo mamilar), en los tractos ópticos y en la parte inferomedial del tercio anterior del tálamo.

c) ARTERIAS CENTRALES POSTERIORES. Las arterias centrales posteriores proceden de la arteria cerebral posterior. Se dividen en arterias centrales posteromediales y arterias centrales posterolaterales. ❑ Las *arterias centrales posteromediales* penetran en la sustancia perforada posterior y alcanzan la parte posteromedial del tálamo; ❑ las *arterias centrales posterolaterales* nacen de la arteria cerebral posterior y se ramifican sobre los cuerpos geniculados y en los dos tercios posteriores de la parte inferior del tálamo (Foix y Nicolesco).

El tálamo también recibe ramos de la arteria coroidea anterior (v. más adelante).

3. Arterias coroideas. Estas arterias están destinadas a la tela coroidea, a los plexos coroideos del tercer ventrículo y a los plexos coroideos de los ventrículos laterales. Existen tres a cada lado: la *arteria coroidea anterior,* la *arteria coroidea posterior lateral* y la *arteria coroidea posterior medial.*

La *arteria coroidea anterior* (fig. 89) constituye una rama terminal de la arteria carótida interna; se dirige posterior y lateralmente, penetra en la parte anterior de la fisura transversa del cerebro y continúa en los plexos coroideos de los ventrículos laterales hasta la proximidad del agujero interventricular. Proporciona ramas a las vellosidades del plexo coroideo, a las paredes del ventrículo lateral, al putamen, al tálamo y, sobre todo, al *brazo posterior* y a la *porción retrolentiforme de la cápsula interna* (Masquin y Trelles).

La *arteria coroidea posterior lateral* nace de la arteria cerebral posterior lateralmente a su unión con la arteria comunicante posterior. Se dirige hacia la parte posterior de la fisura transversa del cerebro, posteriormente al tálamo, y sigue el borde medial del plexo coroideo del ventrículo lateral hasta el agujero interventricular.

La *arteria coroidea posterior medial* nace de la arteria cerebral posterior. Se dirige de posterior a anterior, pasa lateralmente a la glándula pineal y se distribuye en la tela coroidea y en los plexos coroideos del tercer ventrículo.

B. **Venas**

VENAS DEL ROMBENCÉFALO

1. Venas de la médula oblongada. Forman en la superficie de la médula oblongada una red que drena en las redes venosas del puente superiormente, en la parte superior de los plexos venosos vertebrales inferiormente y en los plexos venosos del conducto hipogloso a los lados.

2. Venas del puente. Las venas del puente vierten en una red venosa pontina; el contenido de esta red deriva hacia la vena comunicante posterior (v. *Venas del cerebro*), en las venas cerebelosas, en los senos petrosos y en el seno transverso.

3. Venas del cerebelo. Se distinguen: venas anteriores (superiores e inferiores) y venas laterales que, generalmente, se dirigen a los senos petrosos superiores. Las venas posteriores son tributarias de los senos transversos (Lazorthes y Poulhès).

Existen en la tienda del cerebelo, en el 50 % de los casos aproximadamente, lagunas venosas que suelen ser simples divertículos de los senos transversos o del seno recto, pero que se sitúan a veces en el trayecto de las venas cerebelosas o temporales (Trolard, Labbé, Delmas y Kowsarian).

■ **VENAS DEL PROSENCÉFALO Y DEL MESENCÉFALO.** Las venas del prosencéfalo y del mesencéfalo presentan varias características particulares: ❑ *a)* en general, su trayecto es independiente del de las arterias; discurren principalmente en la superficie de las circunvoluciones y todas drenan en los senos de la duramadre; ❑ *b)* se anastomosan ampliamente entre sí; ❑ *c)* sus paredes son muy delgadas, y ❑ *d)* son avalvulares.

Las venas del cerebro se dividen en tres grupos: *venas profundas; venas de la base,* y *venas de las circunvoluciones.*

1. Venas profundas. La sangre venosa de los núcleos basales y de las paredes ventriculares es recogida por dos troncos voluminosos denominados *venas cerebrales internas* (fig. 93).

Las *venas cerebrales internas* tienen su origen en el extremo anterior de la tela coroidea del tercer ventrículo.

Cada una de ellas está formada por la unión de tres vasos: la *vena del septo pelúcido,* procedente del septo pelúcido; la *vena talamoestriada superior* o *vena terminal,* que discurre en el surco talamoestriado, y la *vena coroidea superior,* que se extiende de posterior a anterior en el plexo coroideo del ventrículo lateral.

Las venas cerebrales internas discurren de anterior a posterior entre las dos hojas de la tela coroidea del tercer ventrículo, a cada lado de la línea media. Llegan a la base de la tela coroidea del tercer ventrículo, donde se unen en un solo tronco medio, la *vena cerebral magna,* que mide 1 cm de largo aproximadamente y se incurva de inferior a superior sobre el esplenio del cuerpo calloso, penetrando en el extremo anterior del seno recto (fig. 93).

Las venas cerebrales internas reciben en su trayecto las venas del tálamo, del fórnix, del hipocampo, del espolón calcarino, la vena cerebelosa media superior y las venas basales.

2. Venas de la base. Venas basales. En la base del encéfalo y a lo largo de la fisura transversa del cerebro discurren dos troncos venosos denominados *venas basales.*

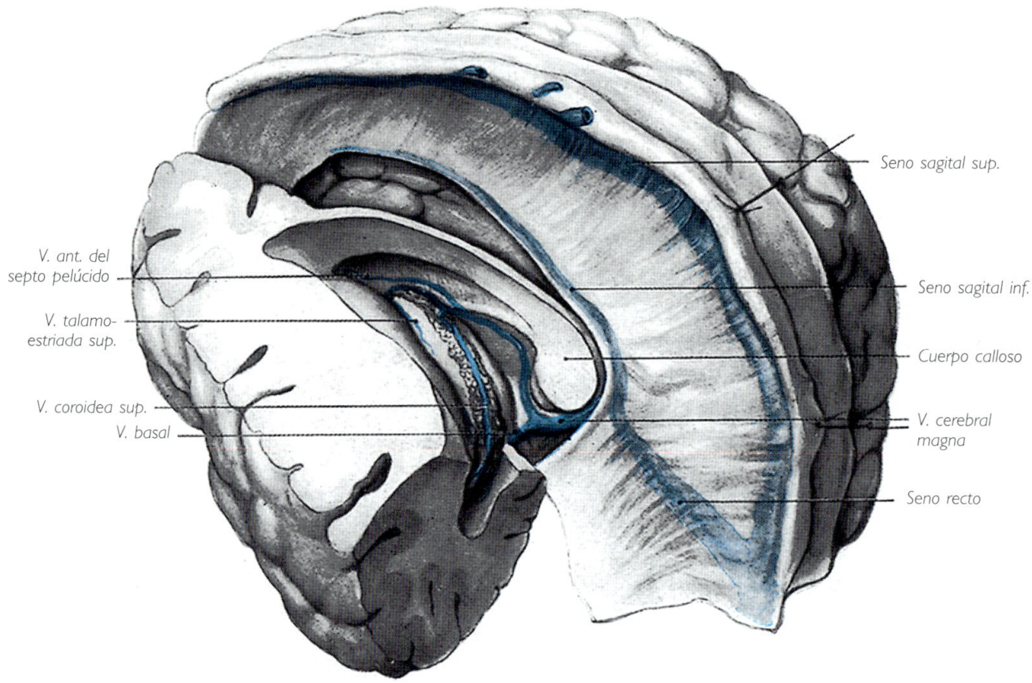

Fig. 93 ▪ Vena cerebral magna. El hemisferio cerebral izquierdo se ha resecado en parte para mostrar la vena cerebral magna y sus ramas de origen. Se conserva la hoz del cerebro, en la cual se aprecian los senos sagitales y el seno recto.

Cada una de ellas está formada por la unión, frente a la sustancia perforada anterior, de la vena cerebral anterior, que es satélite de la arteria del mismo nombre, y de la *vena cerebral media profunda,* que acompaña a la arteria cerebral media en el surco lateral (fig. 94). Rodea posteriormente la cara lateral del mesencéfalo y vierte en la vena cerebral magna.

Las venas basales recogen la sangre venosa de la pared inferior del tercer ventrículo, de la parte inferior de los cuerpos estriados, del extremo posterior del tálamo, de los cuerpos geniculados y de la parte inferior y medial del lóbulo temporal.

Las venas cerebrales anteriores se anastomosan anteriormente al quiasma óptico mediante una rama transversal denominada *vena comunicante anterior.* ❑ Las venas basales están también unidas por una *vena comunicante posterior* que se extiende transversalmente en sentido superior al puente. De esta disposición resulta la formación, en la base del encéfalo, de un círculo venoso casi superpuesto al círculo arterial del cerebro (fig. 94).

3. Venas de las circunvoluciones. Las *venas de las caras superolateral y medial* de los hemisferios cerebrales son unas ascendentes y otras descendentes. ❑ Las *venas ascen-*

dentes se dirigen al seno sagital superior (fig. 95). Éstas se dividen en cuatro sistemas (Lazorthes y Poulhès): un *sistema frontal* que comprende de dos a ocho pequeñas venas que drenan en el seno, formando con él un ángulo agudo abierto anteriormente; un *sistema central* de venas medianas o gruesas, perpendiculares al seno o que forman con él un ángulo agudo abierto posteriormente, como las venas del sistema siguiente; un *sistema parietooccipital,* el más importante de todos; por último, un *sistema occipital,* formado por una o dos pequeñas venas. Las venas del sistema central suelen anastomosarse con el seno sagital superior, con la vena cerebral media superficial y también con el seno esfenoparietal o el seno cavernoso (v. más adelante, *Vena anastomótica superior*). ❑ Las *venas descendentes* de la cara superolateral o venas del *sistema temporal* terminan en los senos esfenoparietal, cavernoso, petroso superior y transverso; ❑ las de la cara medial se dirigen al seno sagital inferior y a la vena cerebral magna.

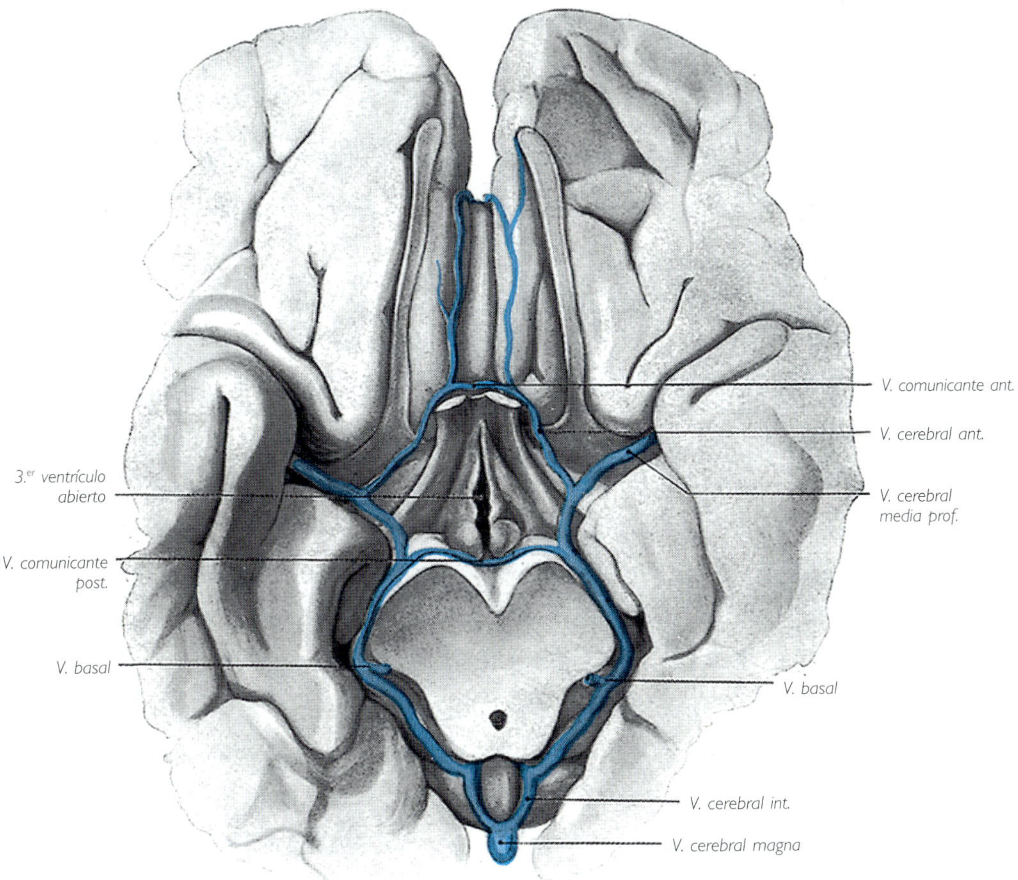

Fig. 94 ▪ Venas de la base del encéfalo. (Parcialmente, según Hédon.)

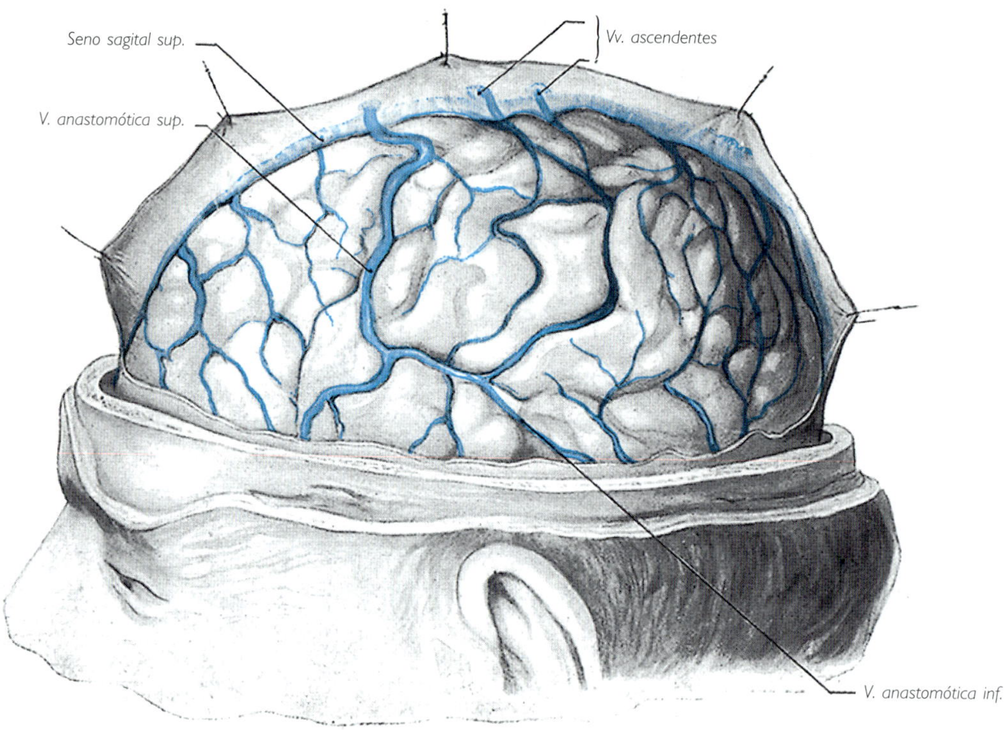

Fig. 95 ▪ Venas de la cara superolateral del cerebro.

Las *venas de la cara inferior* drenan anteriormente en el seno sagital superior, posteriormente en los senos petroso superior y transversos, y medialmente en las venas basales y en las venas cerebrales internas.

4. Venas anastomóticas. En definitiva, existen en cada hemisferio cerebral dos territorios venosos principales: uno superior, tributario del seno sagital superior, y otro inferior, dependiente de los senos y de las venas de la base.

Numerosas anastomosis unen las venas de cada uno de estos territorios y las de ambos territorios entre sí. Señalaremos, entre estas últimas: *a)* la *vena anastomótica superior,* que desciende anterior al surco central, bordea el surco lateral y une el seno sagital superior con el seno cavernoso directamente o por medio del seno esfenoparietal (fig. 95), y *b)* la *vena anastomótica inferior,* inconstante y situada posteriormente a la vena anastomótica superior, que une esta vena o el seno sagital superior al seno transverso.

También existen anastomosis entre las venas de los dos hemisferios cerebrales. Las más importantes son las venas comunicantes de la base.

Además, las venas profundas y las venas de la base están anastomosadas por sus vénulas de origen en los cuerpos estriados (Hédon). Por último, se han observado anastomosis transhemisféricas que unen los sistemas de las venas profundas o de las venas cerebrales internas con las venas de las circunvoluciones (Duret, Testut).

C. **Vasos linfáticos**

No existen vasos linfáticos en el sistema nervioso central. La linfa de los centros nerviosos discurre por las vainas perivasculares, comprendidas en la pared de los vasos entre las capas muscular y adventicia. Estas vainas se alojan en los espacios subaracnoideos, de los cuales parecen ser divertículos.

His ha descrito, externamente a la capa adventicia, en concreto entre ésta y la superficie nerviosa, vainas periadventiciales cuya presencia no ha sido demostrada. El contenido de estas vainas vierte en un espacio comprendido entre la piamadre y el sistema nervioso central; este espacio drenaría a su vez hacia la red linfática de la piamadre.

VASOS Y NERVIOS DE LA HIPÓFISIS

A. **Arterias**

El diafragma de la silla sólo deja pasar el infundíbulo; los espacios subdural y subaracnoideo no se prolongan inferiormente al diafragma de la silla, y la piamadre ya no constituye la membrana conductora de los vasos.

Las arterias de la hipófisis proceden directamente de la arteria carótida interna, que proporciona a cada lado una *arteria hipofisaria.* Esta arteria da origen a una rama para el nervio oculomotor y otra para la pared posterior del seno cavernoso y la duramadre del *clivus;* atraviesa a continuación la pared medial del seno cavernoso y se divide en dos ramas: una destinada a la adenohipófisis y otra a la neurohipófisis. La rama de la adenohipófisis se introduce por la parte superomedial de la hipófisis.

B. **Venas**

Se dirigen al seno cavernoso.

C. **Vasos linfáticos**

No se conocen.

D. **Nervios**

Los nervios de la hipófisis proceden: ❑ por una parte, del ganglio simpático cervical superior por medio del plexo carotídeo; ❑ por otra parte, de los núcleos parasimpáticos de la pared del tercer ventrículo (núcleo supraóptico, núcleos tuberales laterales y núcleos paraventriculares), destinados al infundíbulo y al lóbulo nervioso.

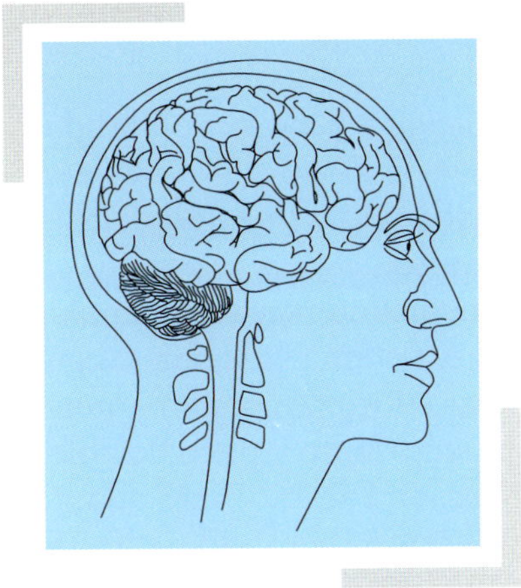

ANATOMÍA FUNCIONAL DEL SISTEMA NERVIOSO CENTRAL

I. INTRODUCCIÓN

La sistematización de las estructuras nerviosas no es otra cosa que el estudio topográfico y funcional de las masas de sustancia gris y de los haces de sustancia blanca cuyo conjunto está macroscópicamente limitado bajo la denominación de *sistema nervioso central.* Este sistema nervioso central está formado por un tejido que obedece la ley fundamental que se encuentra en la base de la estructura de todos los tejidos del organismo, es decir, que esencialmente está constituido en su parte noble por células, aquí altamente diferenciadas: las neuronas.

La neurona está morfológicamente adaptada a sus funciones de elaboración y conducción del impulso nervioso. Para ello, el cuerpo celular o pericarion («alrededor del núcleo») se reserva la función trófica e impulsa hacia la periferia una serie de prolongaciones dedicadas únicamente a la conducción. Sin embargo, la complejidad del sistema nervioso central y la multiplicidad y la longitud de las vías que lo forman requieren la comunicación, de un extremo a otro y en series ordenadas, de diversas neuronas. La sustancia gris se caracteriza de forma precisa por el hecho de constituir la localización donde se acumulan los cuerpos celulares y también el lugar donde las neuronas se comunican entre sí. Constituye, pues, el verdadero centro anatómico y funcional. La sustancia blanca, formada por la unión de numerosas prolongaciones celulares, representa funcionalmente un aparato de transmisión, bien entre los diferentes centros grises del sistema nervioso central, bien entre éstos y el sistema nervioso periférico.

El interés de estas transmisiones interneuronales, fundamento de la sistematización, se comprenderá mejor si se piensa en los diversos medios que utilizan las estructuras del organismo para llevar a cabo su solidaridad anatómica y funcional, esto es, su perfecta integración.

Estos medios responden cada uno a fines especiales y cada vez más importantes desde un punto de vista jerárquico.

En la base se encuentra el medio interno, representado por los líquidos intersticiales y los líquidos que circulan por el sistema vascular, sangre y linfa. Dado que es relativamente constante, este medio es suficiente para mantener la unidad de la constitución fisicoquímica. Es un procedimiento lento y poco flexible, ya que es demasiado general.

La integración hormonal es, en cambio, más adaptable y graduable, y tiene una mayor posibilidad de modificación. El modo de acción químico de las secreciones endocrinas es lo suficientemente rápido para dar a los diferentes elementos de la vida vegetativa o autónoma su unidad de acción, susceptible por tanto de repercutir sobre la vida somática.

Estos dos procedimientos de integración, a través del medio humoral y del medio hormonal, poseen un carácter automático e impersonal que es insuficiente para mantener toda la estructura de un ser complejo. Unir rápidamente y coordinar la acción de las diferentes partes del organismo es el papel del sistema nervioso. Este papel le permite percibir los estímulos del mundo exterior e interior y provocar respuestas rápidas a estos estímulos; estas respuestas pueden ser motoras, secretoras, sensoriales o psíquicas.

Es el sistema nervioso el que, finalmente, realiza la integración activa y personal del organismo.

Así, se comprende fácilmente que sólo el sistema nervioso puede conseguir la perfección que define la base jerárquica de los seres vivos, y que aquellos que poseen el sistema nervioso más desarrollado y delicadamente sistematizado se encuentren en el vértice de dicha jerarquía.

Debemos añadir que la regulación humoral, la regulación hormonal y la regulación nerviosa no son independientes una de otra. Las glándulas endocrinas vierten las hormonas en el medio interno y a su vez están unidas al sistema nervioso (reflejos neuroendocrinos y neurohormonales). Más adelante veremos cómo el sistema nervioso se encuentra bajo la influencia funcional del medio interno, incluso los fenómenos psíquicos, sobre todo en el terreno afectivo, que no son dependientes de la actividad humoral y hormonal. Finalmente, tal como se explicará más adelante, algunas formaciones internas del sistema nervioso central pueden ser asimiladas por su funcionamiento neurocrino a las glándulas endocrinas.

En realidad, las diferencias funcionales entre estas diferentes formas de integración son menores de lo que en un principio se podría suponer.

■ **PATRIMONIO NEURONAL.** Mientras que la constitución de los diferentes tejidos del organismo es generalmente homogénea, la del tejido nervioso es esencialmente heterogénea. Un corte de hígado, tomado de una u otra porción de la masa hepática, es siempre idéntico; histológicamente, todas las zonas del bazo, de un músculo, de un hueso, etc. son comparables. Por el contrario, cada parte del sistema nervioso central posee no sólo una arquitectura, sino también una microestructura propias.

Es especialmente importante recordar esta noción. Permite comprender que, de los 16.000 millones de neuronas que forman el sistema nervioso central, cada una desempeña una función especial. Cuando una de estas células es destruida, la función que realizaba desaparece para siempre.

Las sustituciones son posibles, pero sólo representan un «apaño». Ninguna regeneración real permite el reemplazo de la neurona desaparecida, como demuestra la inexistencia, en el cuerpo celular, del centrosoma indispensable para la división celular.

Esta ley de la inmutabilidad de la célula nerviosa, de la ausencia de todo poder de regeneración y de modificación estructural, no se aplica a las células nerviosas menos especializadas, como las células vegetativas o autónomas; esto no está en desacuerdo con una ley general y exacta para el resto del sistema nervioso central. Nacemos con un capital de neuronas y nuestro patrimonio en esta materia no aumenta con la edad, bien al contrario tan sólo puede disminuir. De esto no se desprende que su uso esté estrictamente determinado. La educación, verdadera gimnasia, mantiene la excitabilidad de nuestras neuronas, aumenta su conductibilidad, facilita sus uniones sinápticas, crea los circuitos nerviosos mejor adaptados a la función que se desea realizar y, en una palabra, forma un mecanismo cuya precisión está en función del entrenamiento progresivo al que hemos tenido la voluntad de someternos. Estudios recientes sugieren incluso que la disminución del número de neuronas a lo largo de la vida, lejos de causar un perjuicio al funcionamiento del sistema nervioso, podría incluso ser beneficioso para éste: el campo dendrítico, es decir, el espacio en el que se desarrollan las ramificaciones de los cuerpos celulares, aumenta, haciendo que las relaciones entre neuronas sean a la vez más numerosas y más finas.

De este modo la inteligencia, que es un don individual y gratuito, tendrá a su disposición, para manifestarse, un instrumento del que será responsable respecto de sí misma.

El estudio de la sistematización propiamente dicha que vamos a iniciar se basa en las bases ontogénicas y filogenéticas, que muestran la significación y el valor de las estructuras anatómicas, soporte de esta sistematización.

BASES ONTOGÉNICAS DE LA SISTEMATIZACIÓN

El embrión humano de 5 semanas de edad posee un sistema nervioso todavía muy simple, en el que se puede distinguir el esbozo de sus futuras divisiones. Es un tubo irregular, dehiscente en sus extremos, que descansa sobre la notocorda y la sobrepasa en su extremo anterior. La porción del tubo neural que se relaciona con la notocorda recibe el nombre de *médula espinal* a nivel de los somitos del tronco y de *cordencéfalo* a nivel de los somitos cefálicos; la porción que desborda la notocorda y parece replegarse anterior e inferiormente a ella y que, por tanto, es precordal se denomina *acrencéfalo* (fig. 96). De este modo, los centros nerviosos situados en el interior de la porción cefálica se dividen en dos: cordencéfalo y acrencéfalo. Mientras que el primero comporta centros segmentarios como la médula espinal, el segundo, primitivamente abierto hacia el exterior, es el asiento de centros suprasegmentarios y no tiene una constitución metamérica.

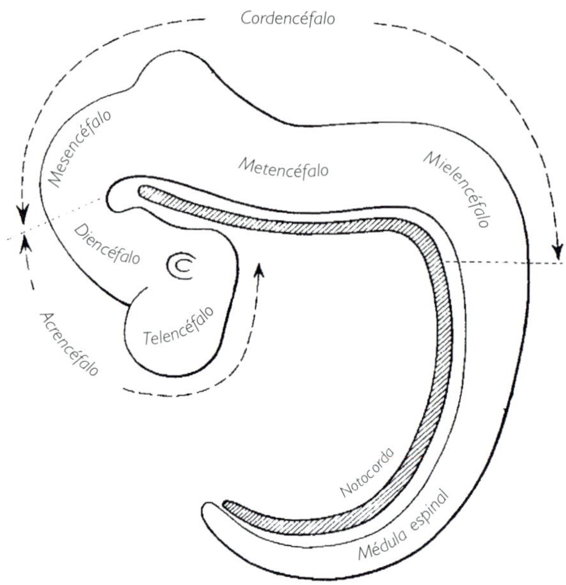

Fig. 96 ▪ Constituyentes del cordencéfalo y del acrencéfalo. Visión lateral esquemática del tubo neural de un embrión de 5 semanas.

En toda su extensión, la pared del tubo medular y del cordencéfalo se engruesa y muestra prominencias que hacen relieve hacia la cavidad ependimaria (fig. 97). Estas prominencias aparecen claramente en un corte perpendicular al eje del tubo neural; los relieves posteriores o placas alares son la zona de localización de los centros sensitivos, mientras que los relieves anteriores o placas basales lo son de los centros motores; el surco que separa los relieves anteriores de los posteriores se denomina *surco limitante* y agrupa a su alrededor los centros vegetativos o autónomos que presiden el funcionamiento de las vísceras.

Esta organización elemental y general de la médula espinal y del cordencéfalo apenas está modificada a nivel de la cabeza por la existencia de las formaciones branquiales, cuya inervación se superpone a la inervación propiamente segmentaria.

De este modo, desde la 5.ª semana de vida embrionaria ya se localizan las diferentes porciones del sistema nervioso central:

La médula espinal agrupa los centros segmentarios de los nervios espinales, sensitivos y motores, destinados al tronco y a los miembros. El encéfalo, así denominado porque se sitúa en el interior del cráneo, continúa a la médula espinal y muestra dos grandes porciones: cordencéfalo y acrencéfalo.

El cordencéfalo posee una estructura segmentaria, como la de la médula espinal. Está formado por el mielencéfalo, el metencéfalo y el mesencéfalo. El mielencéfalo (médula oblongada) y el metencéfalo (puente) constituyen el rombencéfalo. En este estadio, el cerebelo no es más que una expansión de la placa alar (por tanto, sensitiva) del metencéfalo. El mesencéfalo termina este conjunto.

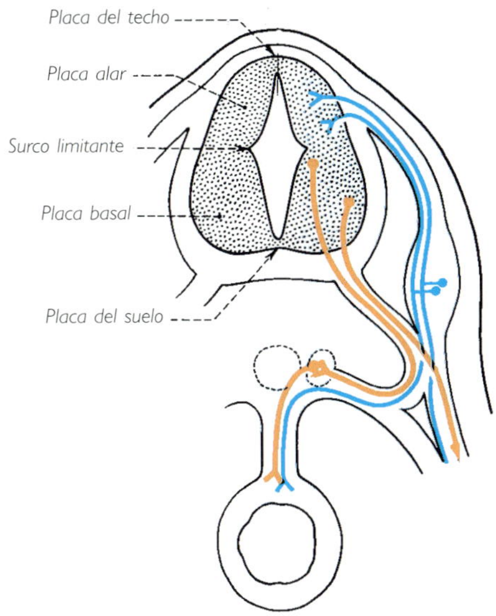

Fig. 97 ▪ Organización elemental del tubo neural, de la médula espinal y del cordencéfalo. Corte transversal esquemático de un joven embrión humano.

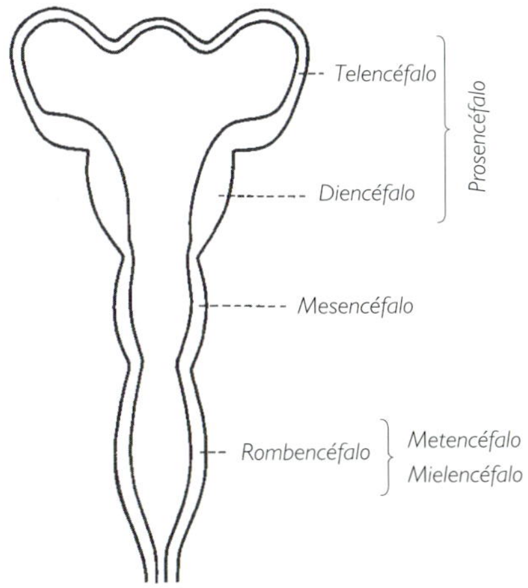

Fig. 98 ▪ Organización del encéfalo en el estadio de cinco vesículas.

El acrencéfalo o encéfalo del extremo cefálico, denominado también *prosencéfalo* o *cerebro anterior,* está constituido por tres vesículas: en el centro, el diencéfalo; lateralmente, las dos evaginaciones del telencéfalo. Las paredes del diencéfalo se expandirán ulteriormente para formar el tálamo y su prolongación hacia la faringe: hipotálamo y neurohipófisis. Las vesículas laterales del prosencéfalo, que apenas son esbozos en este estadio, son el origen de los hemisferios cerebrales. Representan las formaciones terminales del sistema nervioso central.

BASES FILOGENÉTICAS

Sin querer presentar aquí una descripción de la anatomía comparada del sistema nervioso central que sobrepasaría el marco de esta obra, nos parece bastante útil recordar las grandes etapas de la evolución de los centros nerviosos de los vertebrados; de este modo, el lector comprenderá más fácilmente lo que significa su organización en el hombre.

En todos los vertebrados, el sistema nervioso central está formado por la médula espinal, situada en el interior del conducto vertebral, y por el encéfalo, alojado en el cráneo. La médula espinal disminuye en importancia a medida que se asciende en la jerarquía de los vertebrados, mientras que la porción anterior del encéfalo, es decir, el acrencéfalo, aumenta de volumen y acrecienta su papel funcional. Este fenómeno de desarrollo progresivo del acrencéfalo en los vertebrados se denomina *cerebralización.* En los vertebrados inferiores (los peces) (fig. 99), la médula espinal y el cordencéfalo son las estructuras predominantes, que presiden la mayor parte de las actividades reflejas del animal. Algunas de las informaciones que reciben sus centros sensitivos o sensoriales se transmiten al cerebelo, órgano regulador, o al techo del mesencéfalo, órgano terminal del cordencéfalo. El techo del mesencéfalo responde a estos mensajes por medio de las vías descendentes que alcanzan las formaciones motoras de su lugar de partida. El techo del mesencéfalo asume así las funciones de un verdadero cerebro, situado superiormente a los centros segmentarios.

El encéfalo precordal continúa anteriormente al mesencéfalo; su vesícula diencefálica, que es impar y media, es ante todo un centro autónomo; su telencéfalo se presenta como un cerebro únicamente olfatorio, de donde procede la denominación de *rinencéfalo.* El rinencéfalo percibe los olores y sus núcleos motores, los núcleos estriados, responden a los estímulos olfatorios mediante impulsos descendentes hacia el hipotálamo, que es un centro autónomo del diencéfalo.

En los reptiles (fig. 100), el encéfalo está organizado como el de los peces: las vías sensitivas procedentes de la médula espinal y del cordencéfalo sobrepasan, sin embargo, el nivel del mesencéfalo y alcanzan el diencéfalo. Estas vías engruesan las paredes constituyendo un centro sensitivo, el tálamo. Éste entra en relación con los núcleos estriados próximos, que todavía pertenecen al sistema del rinencéfalo (cerebro olfatorio). Tálamo (centro sensitivo), núcleos estriados (centro motor) e hipotálamo (centro autónomo) forman ahora un nuevo centro superior, jerárquicamente superior al centro superior mesencefálico de los peces: se trata del paleoencéfalo.

Junto al paleoencéfalo, ligado al sistema sensitivo y motor del cuerpo del animal, subsiste el rinencéfalo o cerebro primordial, de donde proviene su nombre de *arquiencéfalo;* mantiene su predominio en los reptiles y gobierna sus manifestaciones globales e instintivas.

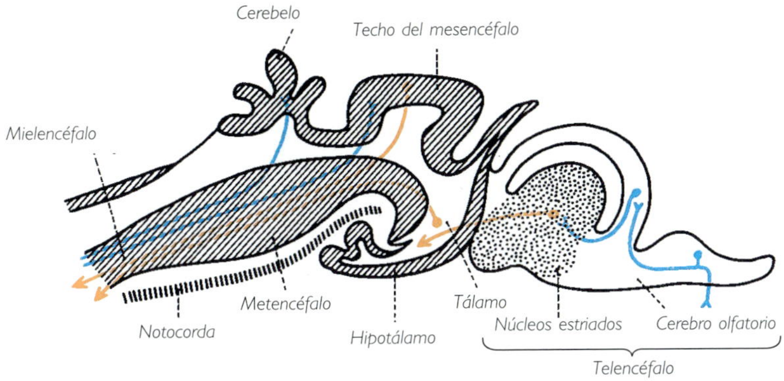

Fig. 99 ▪ Esquema de las diferentes porciones cordencefálicas y acrencefálicas del encéfalo de un seláceo. Obsérvese la importancia del cordencéfalo (mielencéfalo, metencéfalo y mesencéfalo).

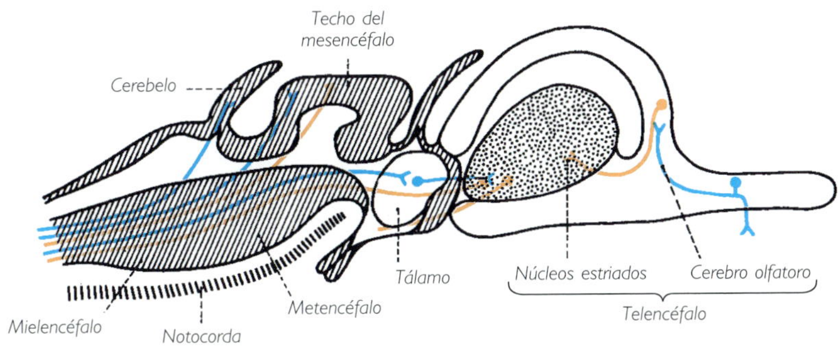

Fig. 100 ▪ Esquema de las diferentes porciones cordencefálicas y acrencefálicas del encéfalo de un reptil. Obsérvese la importancia adquirida por el acrencéfalo. Compárese con la figura 98.

En los mamíferos (fig. 101), aparece un nuevo cerebro, el *neoencéfalo*, representado por los hemisferios cerebrales. El neoencéfalo recibe los mensajes sensitivos que pasan por el tálamo y envía a su vez mensajes motores a las formaciones subyacentes a través de vías descendentes; los centros filogenéticamente más antiguos del paleoencéfalo y del mesencéfalo desempeñan las funciones de centros automáticos o reflejos. El rinencéfalo conserva su papel de cerebro de los comportamientos instintivos y primarios y, en menor grado, el de centro olfatorio.

Los tres esquemas sucesivos proporcionados muestran los diversos grados de evolución del sistema nervioso central: en los peces, el cordencéfalo es importante, el cerebelo reducido y el acrencéfalo sobre todo olfatorio; en los reptiles, destaca el desarrollo del paleoencéfalo; finalmente, en los mamíferos, el neoencéfalo es el elemento preponderante y encuentra en el hombre su mayor expresión.

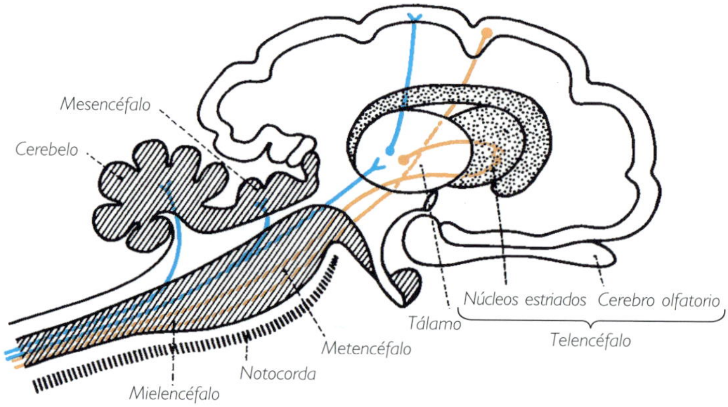

Fig. 101 ▪ Encéfalo de un mamífero. Esquema destinado a mostrar el importante desarrollo del telencéfalo recubierto por el palio. Compárese con las figuras 99 y 100.

VISIÓN DE CONJUNTO DE LA ORGANIZACIÓN FUNCIONAL DEL SISTEMA NERVIOSO CENTRAL

El resumen precedente sobre el desarrollo del sistema nervioso y su evolución progresiva en la serie de los vertebrados nos permite esbozar su organización general en el hombre.

A. **Organización primordial segmentaria e intersegmentaria de los centros nerviosos**

Pese a las numerosas complicaciones que pueden ocultar el diseño general a un observador inexperto, el estudio de un individuo puede entenderse como la superposición, en sentido craneocaudal, de una serie de segmentos metaméricos, a la vez viscerales y somáticos.

La organización metamérica es aparente a nivel del tórax pero se encuentra ligeramente encubierta en las dos regiones de inserción de los miembros, siendo menos clara a nivel del miembro superior; la existencia del aparato branquial del embrión sobreañadido al sistema de somitos cefálicos, modifica en parte este plan fundamental.

A esta organización metamérica, aparente u oculta, del organismo corresponde la del sistema nervioso; sus centros receptores o sensitivos y efectores o motores se escalonan, dando regularmente nacimiento a los nervios periféricos (espinales o craneales, cerebroespinales o autónomos) cuyo origen, por pares superpuestos, impone la concepción de centros nerviosos metaméricos, pese a lo intrincado de sus territorios periféricos respectivos.

Este individuo metamérico constituye, no obstante, un todo anatómico y funcional, gracias a las uniones intersegmentarias homolaterales y heterolaterales que se establecen a nivel de la médula espinal y del tronco del encéfalo.

Estas conexiones no son suficientes para llevar a cabo la unidad de todos los elementos constitutivos de este sistema nervioso central simple y plurisegmentario, ya que cada una de ellas no sobrepasa un pequeño número de segmentos. Las estructuras de asociación, de las que la formación reticular es el prototipo, coordinan entre sí estas estructuras y permiten de ese modo un funcionamiento más armonioso y mejor adaptado.

Si sólo existieran estas estructuras, reducirían al individuo a una serie de automatismos reflejos, cuya complejidad y delicadeza podrían crear la ilusión de la espontaneidad o de la selectividad refleja de las respuestas a los estímulos que las provocan. Pero, en realidad, este comportamiento del organismo no sería más que el de una máquina sorda, ciega, inconsciente y desprovista de iniciativa, en una palabra, el que aparece en aquellos animales susceptibles, gracias a una organización suprasegmentaria poco elevada, de sobrevivir a una descerebración infratalámica.

Este comportamiento sería igual al de un organismo cuyo sistema nervioso estuviera reducido a los derivados del cordencéfalo (médula espinal y tronco del encéfalo). La existencia del acrencéfalo, que sobrepasa anteriormente la notocorda, modifica de manera profunda el comportamiento propio de las estructuras subyacentes. Es éste el que, por división, da de posterior a anterior el diencéfalo y el telencéfalo, cuya fusión determina una masa única, el cerebro.

Diencéfalo y telencéfalo no son simples uniones anatómicas y fisiológicas. No se superponen a los elementos cordencefálicos como las piezas de un edificio que aparecen de forma sucesiva en el tiempo y el espacio. Desde el inicio de la ontogénesis, se encuentran unidos al tronco del encéfalo y a la médula espinal mediante vías nerviosas que modifican profundamente su funcionamiento. Por ello, e incluso después de una sección medular, es imposible asistir a la liberación de las funciones metaméricas teóricas, ya que éstas han sido modificadas, de manera definitiva, por la dependencia de las estructuras propiamente cerebrales a la que están abocadas.

B. **Organización suprasegmentaria. La vida personal del individuo**

Las estructuras metaméricas son las únicas que poseen, a través de sus nervios craneales y espinales, las conexiones directas con los elementos anatómicos del organismo. Por lo tanto, las estructuras suprasegmentarias no pueden establecer, con estos diversos elementos, más que relaciones mediadas a través de estructuras segmentarias subyacentes. Las sensaciones que reciben y las órdenes que ellas envían están, gracias al estado de latencia que puede preceder a estas manifestaciones, mejor elaboradas y mejor coordinadas (sincinesis que permite, por ejemplo, la flexibilidad y la armonía necesarias para la marcha).

Vemos aparecer los movimientos voluntarios delicados, las manifestaciones afectivas y, finalmente, en el vértice del edificio funcional, las manifestaciones psíquicas.

En este ascenso progresivo que permite la edificación de una vida personal que domina la vida del individuo o vida genérica, se pueden observar dos etapas.

La primera etapa está representada por el paleoencéfalo, denominación bajo la que hay que incluir el tálamo y los núcleos estriados. Mediante sus núcleos y centros autónomos hipotalámicos, el paleoencéfalo gobierna la coordinación de las actividades nerviosas subyacentes, bien motoras para los automatismos más delicados y mejor adaptados, bien sensitivosensoriales para la integración de los impulsos ascendentes, bien afectivas a través de sus manifestaciones más expresivas como son la risa y el llanto, bien autónomas para la regulación de las grandes funciones viscerales (metabolismo, respiración, circulación, excreción, regulación térmica, reproducción).

Aun siendo suprasegmentarias, estas actividades coordinadoras, reguladoras e integradoras no poseen las características que permiten reconocer la personalidad de un ser.

El dominio de la personalidad, bajo todas sus formas y sus diferentes expresiones, tiene como sede la corteza cerebral; es la segunda y última etapa de la vida genérica. Pero todavía hay que distinguir, en cada ser, la personalidad inconsciente e involuntaria, que se manifiesta por el humor, las reacciones espontáneas, el comportamiento instintivo o sexual, y la personalidad consciente y voluntaria.

La primera encuentra su base en la corteza cerebral más primitiva, el *alocórtex;* la segunda, en la corteza cerebral más reciente, el *neocórtex,* tanto más desarrollado cuanto más elevado se encuentre el ser en la jerarquía animal.

Como veremos, todas las vías ascendentes, tras un relevo en el tálamo donde de algún modo son filtradas, se proyectan hacia esta corteza donde, mediante una serie de elaboraciones sucesivas, pasan de la sensación epicrítica a la percepción y a la gnosis.

De todas las vías descendentes, unas gobiernan sólo los movimientos voluntarios y van directamente a los centros motores periféricos (núcleos de los nervios craneales motores y del asta anterior de la médula espinal), a los que transportan órdenes motoras previamente elaboradas en las zonas denominadas *práxicas* (vía piramidal); otras actúan mediante vías indirectas (vías extrapiramidales corticales) bien sobre los automatismos asociados, bien sobre los centros motores y los centros autónomos subyacentes mediante el mecanismo de la inhibición.

No obstante, no hay acto voluntario que no presuponga la necesidad de la representación previa y de la plena conciencia de ese acto. Las zonas de proyección cortical, rodeadas de sus territorios de praxia y de gnosis, están a su vez incluidas en el vasto territorio cortical de la deliberación, que gradualmente permitirá la realización de las más altas manifestaciones de la vida psíquica.

Si estuviera permitido tener una concepción *behaviorista* de esta función nerviosa estrictamente humana, haría falta situar las estructuras que la sustentan en la multiplicidad de áreas corticales y comisuras cortas o largas, intra o interhemisféricas. Si no se considera la corteza cerebral como un mosaico de estructuras yuxtapuestas y se observan estas estructuras tal como son, es decir, interdependientes, controlándose mutuamente y asociándose para participar en la actividad del conjunto que actúa como un todo, la totalidad de la corteza cerebral aparece como un inmenso campo de acción, campo que por otra parte se une a los centros afectivos subyacentes. Gracias a la utilización de las imágenes presentes o pasadas percibidas por la corteza cerebral y gracias a las combinaciones interneuronales, al parecer numerosísimas, podemos imaginar una representación tosca de los mecanismos que sirven de soporte a la elaboración del pensamiento. Pero, ¿qué inteligencia humana, incluso la más humilde, consentiría reconocerse tras este burdo bosquejo anatómico?

Recordemos finalmente, para demostrar lo bien fundado de esta concepción de conjunto de la sistematización de las estructuras nerviosas cerebroespinales, que se aplica con la misma validez a las estructuras intraaxiales del sistema nervioso autónomo.

A lo largo de casi toda la médula espinal se escalonan los centros metaméricos simpáticos y parasimpáticos que gobiernan las funciones vasomotoras, pilomotoras y sudoríparas. Al lado de estos centros propiamente metaméricos, encontramos, tanto en la médula espinal como en el tronco del encéfalo, centros plurisegmentarios: cilioespinal, cardíaco, pulmonar, esplácnicos abdominales, anales, vesicales, cardioneumoentérico, salivar superior e inferior, lacrimomuconasal y pupilar. Estos diversos centros segmentarios y plurisegmentarios están unidos entre sí por vías cortas interoceptivas intersegmentarias que discurren alrededor de la cavidad ependimaria, desde el cono terminal hasta desembocar en el acueducto del mesencéfalo en el tercer ventrículo.

Estos diferentes centros están sólo directamente en relación con los órganos efectores. Superiormente a ellos y controlando su funcionamiento, se encuentran las formaciones autónomas agrupadas alrededor del tercer ventrículo. Éstas, además de su acción sobre los centros metaméricos subyacentes, gobiernan las diferentes funciones generales (metabolismos, etc.), a menudo mediante las glándulas endocrinas.

Nos encontramos ante un verdadero cerebro vegetativo o autónomo. Si este cerebro autónomo no se eleva hasta el nivel de la vida consciente y voluntaria, es que, en definitiva, esta ascensión no tenía utilidad real para el organismo e incluso era peligrosa para el individuo; la vida vegetativa necesita una cierta autonomía de sus órganos.

La corteza cerebral se reserva, no obstante, un derecho de control sobre este cerebro vegetativo o autónomo, puede modificar su funcionamiento y experimentar su influencia. De este modo aparece, al mismo tiempo, la unidad del sistema nervioso central y la interdependencia relativa de sus dos grandes mecanismos: cerebroespinal y vegetativo o autónomo.

C. **Organización general de las vías nerviosas. Grandes vías**

Los centros forman la sustancia gris del sistema nervioso central y las vías la sustancia blanca.

Las vías que provienen de la periferia transportan mensajes: se denominan *ascendentes* o *aferentes.* Otras, en sentido inverso, transportan órdenes de los centros superiores hacia los órganos periféricos: son las vías eferentes o motoras.

Entre las vías ascendentes, las vías de la sensibilidad exteroceptiva, así denominadas porque reciben las informaciones del mundo exterior, cuando llegan a la corteza cerebral se hacen conscientes. Las vías de la sensibilidad propioceptiva nos informan de nuestra postura y de nuestros movimientos, nacen en los huesos, articulaciones y músculos. Estas vías transportan un tipo de sensibilidad generalmente inconsciente, pero indispensable para permitir a nuestro cuerpo adaptarse en cada instante a sus actividades motoras. La sensibilidad de las vísceras o interoceptiva discurre a través de vías menos numerosas y más difusas.

Debemos destacar que estas vías de la sensibilidad se originan en cada uno de los tres tejidos embrionarios primordiales: ectoblasto (revestimiento), mesoblasto (esqueleto) y endoblasto (vísceras).

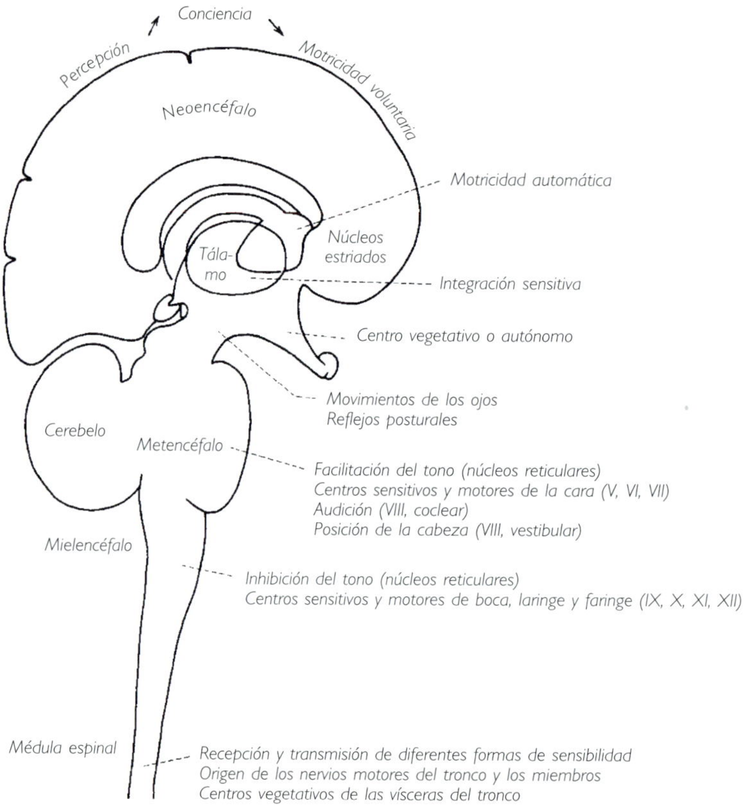

Fig. 102 ■ Esquema de conjunto de la organización funcional del sistema nervioso central.

A estos tres tipos de sensibilidad, es decir, consciente, inconsciente y visceral, les corresponden tres tipos de motricidad. De la corteza cerebral parte la gran vía de la motricidad voluntaria, por tanto, consciente; se trata de la vía piramidal corticoespinal que dirige y asegura la ejecución de los actos motores. Un segundo tipo de motricidad, aunque inconsciente, sirve para regularizar la ejecución de los movimientos voluntarios y asegurar su automatismo: este papel corresponde a las vías extrapiramidales. Las vísceras tienen su propia motricidad y sus propias vías.

La figura 102 resume las funciones principales de cada uno de estos grandes niveles del sistema nervioso central. Si se compara esta figura con las figuras 99, 100 y 101, debe destacarse el desarrollo en el ser humano del nivel terminal, el de las actividades conscientes en relación con los niveles subyacentes, niveles de regulación y de distribución.

NOCIONES GENERALES SOBRE LAS NEURONAS Y LAS UNIONES INTERNEURONALES

La neurona es el elemento fundamental de toda arquitectura nerviosa. Es la base de todas nuestras concepciones en materia de neuroanatomía, neurofisiología o neuropatología.

Su valor reside en la aceptación de las proposiciones formuladas por Ramón y Cajal.

La neurona es una unidad morfológica: carece de continuidad con otras neuronas, su cuerpo celular y sus prolongaciones están simplemente en contacto con otras neuronas, es decir, son contiguas.

La neurona es una unidad trófica: las prolongaciones de su cuerpo celular degeneran si se separan de él y sólo su cuerpo puede regenerarlas.

La neurona es una unidad patológica: la muerte de una neurona tan sólo la afecta a ella.

La neurona es una unidad funcional: tiene el monopolio del transporte del impulso nervioso.

A. **La neurona**

La neurona es una célula que se ha diferenciado en el sentido de sus tres funciones: excitabilidad, conductibilidad y trofismo.

Los numerosos detalles de su estructura, aunque apasionantes, son de una utilidad menor cuando se trata de determinar las grandes líneas de la sistematización.

En este capítulo tan sólo nos limitaremos a dar una imagen de la neurona reducida a sus elementos esenciales, que son (fig. 103):

1. El *cuerpo de la neurona,* es decir, una masa de protoplasma más o menos abundante, cromófila, rica en lipoides y fibrillas, que rodea a un grueso núcleo con su nucléolo; de aquí el nombre de *pericarion* («alrededor del núcleo») que también se le ha dado (fig. 103).
2. Partiendo del protoplasma perinuclear y constituyendo expansiones de su sustancia, se encuentran *prolongaciones* que, dependiendo de su forma y su función, dividimos en prolongaciones protoplasmáticas o dendritas y prolongación cilindroaxial, cilindroeje o axón.

La dendrita raramente es única y suele hallarse ramificada. El axón es único y posee un calibre regular. Secuencialmente emite ramos o colaterales.

Por regla general, dendritas y axón emergen en polos opuestos del cuerpo celular. El conjunto de la neurona está recorrido de un extremo a otro por filamentos muy delgados, las neurofibrillas, que para algunos autores desempeñan un papel esencial en la transmisión del impulso nervioso.

Las dimensiones de la neurona son muy variables: algunas, como las neuronas de la porción lumbosacra de la médula espinal, pueden alcanzar casi 1 m de longitud.

La neurona, tal como acabamos de describirla, presenta variaciones morfológicas características según la región del sistema nervioso central que se considere y la función especial que desarrolle a ese nivel.

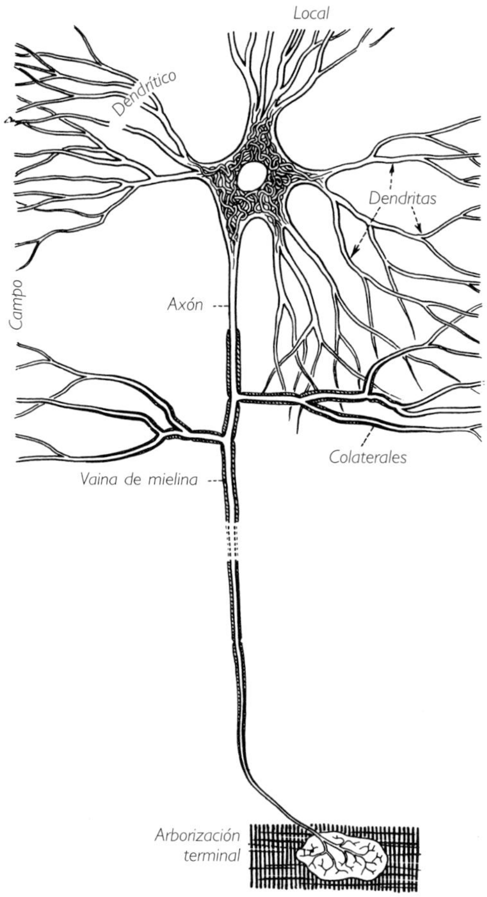

Fig. 103 ▪ Neurona.

El cuerpo celular puede ser triangular, redondeado o estrellado; las dendritas están dispuestas en forma de penacho, de ramitas o de radios. Los axones, así como las dendritas, se rodean de una vaina de neuroglia o de una vaina lipídica rica en fósforo (vaina de mielina) cuando emergen de la sustancia gris para pasar hacia la sustancia blanca y hacia el nervio periférico. Todas estas particularidades influyen en la producción del impulso nervioso, en su naturaleza sensitiva o motora, somática o vegetativa, y en la velocidad de transmisión de dicho impulso. Tendremos ocasión de volver a ocuparnos de estas diferencias estructurales que acabamos de señalar.

La figura 104 se limita a dar una idea de los principales tipos de neuronas que constituyen las vías nerviosas.

Al esquema anatómico se superpone de manera exacta un esquema funcional.

Este esquema se resume en la ley de la polarización dinámica, que puede formularse así: «En la dendrita, el impulso nervioso va del extremo libre al cuerpo celular, siendo pues celulípeto; en el axón, el impulso nervioso va del cuerpo celular al extremo de éste, por lo que es celulífugo». Cada neurona presenta, por tanto, dos polos: un polo receptor situado en el extremo de la dendrita o dendritas y un polo efector situado en el extremo del axón o de sus colaterales (fig. 105).

Las vías nerviosas, incluso las más simples, están casi siempre constituidas por varias neuronas situadas en conexión por sus extremos como los eslabones de una cadena (teoría catenaria). Es evidente que estas cadenas neuronales sólo pueden funcionar si obedecen a la ley de la polarización dinámica (fig. 106).

No obstante, esta ley no es la consecuencia de la constitución de la célula nerviosa, sino que resulta de la posición de las neuronas en relación con las superficies sensibles y a los órganos efectores, así como de sus relaciones recíprocas en la cadena neuronal. Esta noción, así como la que considera que el impulso nervioso no debe obligatoriamente atravesar el cuerpo celular, permite explicar el fenómeno en apariencia incomprensible del reflejo axónico o antidrómico (fig. 107), en el que el impulso vuelve a la periferia tomando prestado un segmento de dendrita normalmente dedicado tan sólo a la conducción celulípeta.

Anteriormente hemos señalado que hablar de sustancia gris equivale a hablar de cuerpos celulares, y que hablar de sustancia blanca es lo mismo que hablar de haces

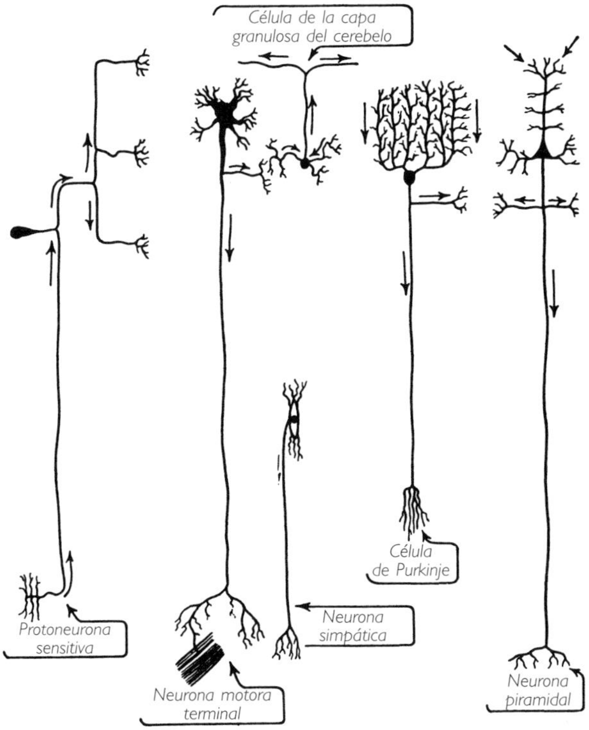

Fig. 104 ▪ Diferentes tipos de neuronas (según Bayley, modificado).

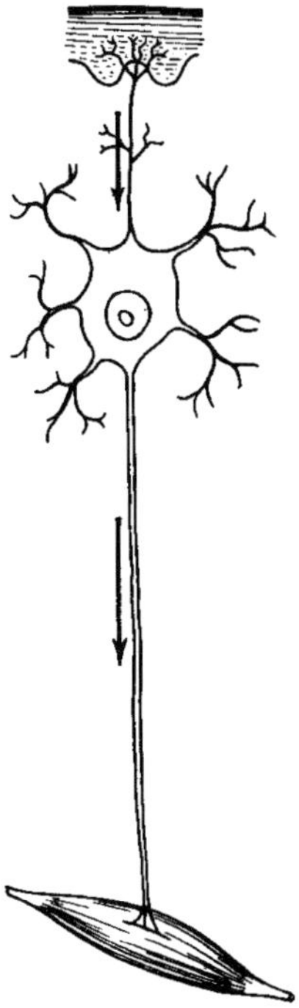

Fig. 105 ▪ Sentido del impulso nervioso en los distintos elementos de la neurona.

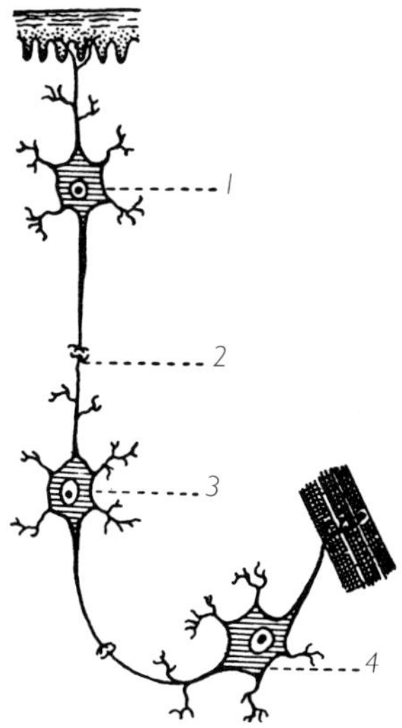

Fig. 106 ▪ Esquema de la teoría catenaria.
1. Neurona receptora.
2. Sinapsis.
3. Neurona de conexión.
4. Neurona efectora.

de prolongación, ya sean axonales o dendríticos. ¿De dónde provienen estas notables diferencias, apreciables macroscópicamente? Los cuerpos celulares no presentan ninguna cubierta; están desnudos. Su protoplasma contiene una sustancia cromófila (cuerpos de Nissl) y a veces incluso un pigmento negro. Además, la red capilar que los irriga es especialmente tupida, lo que determina que el conjunto de masas de aglomerados celulares presente un tono liláceo característico, que se ha convenido en denominar *sustancia gris*. Todas las prolongaciones que parten de los cuerpos celulares en el momento que franquean los límites de la sustancia gris se rodean de una vaina de mielina; se trata de una sustancia blanca nacarada, de lo que resulta que el conjunto de fibras agrupadas unas contra otras en haces intraaxiales o en nervios periféricos muestren esa coloración característica que les ha valido el nombre de *sustancia blanca* (fig. 108).

B. **Uniones interneuronales**

¿Por qué mecanismo se realiza el paso del impulso de una neurona a otra? ¿Cómo se efectúa su unión?

Antiguamente se creía que estas neuronas, cuyo origen embrionario demuestra la independencia celular, se fusionaban entre sí a través de sus prolongaciones para constituir finalmente una especie de red neurofibrilar difusa (Gerlach).

Hoy en día está totalmente admitido que cada neurona de una cadena dada conserva su autonomía y que su unión con la neurona vecina se establece por contigüidad y no por continuidad de sustancia. Así ha podido legitimarse la vieja teoría, hoy en día abandonada pero tan ingeniosa e hipotética, que, tomando la neurona como una forma ameboide, imaginaba la desconexión periódica de los puntos de contacto de estas uniones, lo que determinaba la interrupción del paso del impulso nervioso, de manera semejante a la sucesión entre vigilia y sueño.

El paso de un impulso nervioso de una neurona a otra o de la neurona terminal al órgano inervado depende de dos clases de elementos: uno anatómico, la *sinapsis,* y otro químico, los *mediadores* o *sustancias transmisoras.*

1. Sinapsis. Es el punto de contacto entre dos neuronas y constituye una barrera que el impulso nervioso debe franquear. Se comprende fácilmente que la sinapsis y el conjunto de sinapsis del sistema nervioso deben ejercer un papel funcional considerable.

La constitución de la sinapsis permite comprenderlo. La unión entre dos neuronas permite reconocer la terminación nerviosa del axón dilatada en forma de bulbo (terminación presináptica o botón presináptico) y la superficie de contacto que le ofrece la neurona siguiente (dendrita o cuerpo de neurona); esta superficie se denomina *superficie postsináptica.* La terminación presináptica y la superficie postsináptica están separadas por el espacio sináptico o hendidura sináptica, de 20 μm, que el impulso

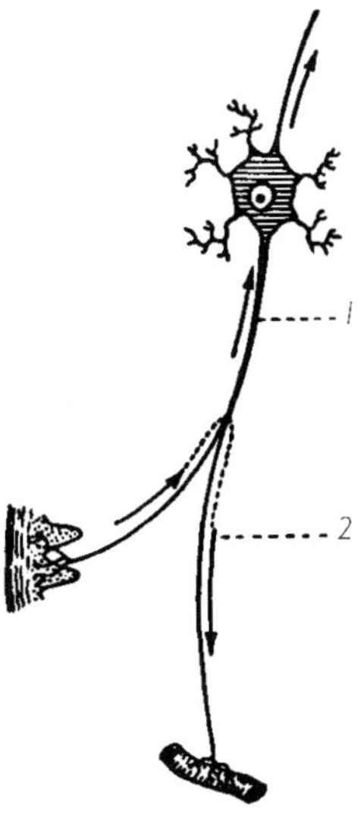

Fig. 107 ▪ Esquema del reflejo axónico.
1. Sentido del estímulo celulípeto normal.
2. Sentido del estímulo en el reflejo axónico.

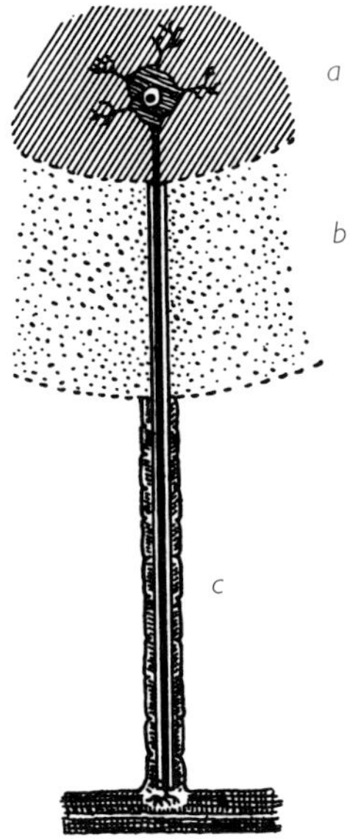

Fig. 108 ▪ Vainas del axón.
a) Sustancia gris, axón desnudo.
b) Sustancia blanca, vaina de mielina.
c) Nervio periférico, vaina de Schwann.

nervioso debe atravesar para pasar de una neurona a otra. Este paso no es inmediato; requiere un tiempo denominado *demora sináptica,* que es de 0,5 milésimas de segundo.

Las uniones sinápticas son muy numerosas, existiendo varios centenares en una misma neurona. Cada neurona está así sometida a múltiples influencias, unas que actúan en el sentido de la facilitación y otras en el de la inhibición de la neurona considerada (fig. 109).

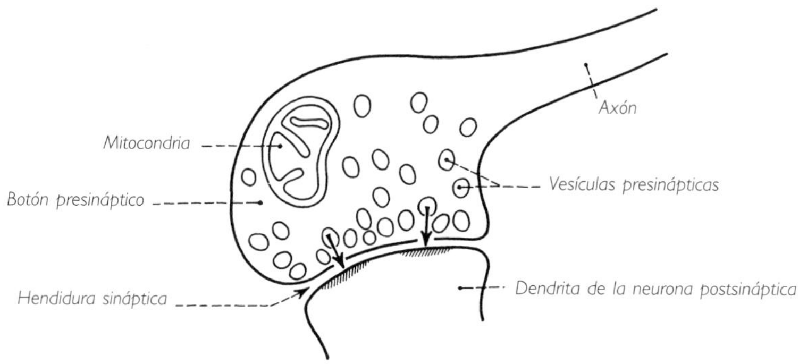

Fig. 109 ▪ Esquema de una sinapsis entre un axón y una dendrita (según K. Krujevic). Obsérvese el paso de las vesículas sinápticas en la hendidura sináptica.

2. Mediadores químicos o sustancias transmisoras. El impulso que llega al botón presináptico es, no obstante, demasiado débil para franquear la hendidura sináptica; las sustancias transmisoras o mediadores químicos son los que van a permitirlo. Estas sustancias son elaboradas en el cuerpo de la neurona y transportadas a través del axón hasta el botón sináptico, donde se almacenan en forma de vesículas. La llegada del impulso nervioso comporta la liberación de los mediadores químicos, que permiten su paso a través de la hendidura sináptica hasta la neurona postsináptica. Inmediatamente después son destruidos y reabsorbidos, lo que previene toda prolongación de su acción.

Se conocen sobre todo las sustancias transmisoras de los nervios periféricos, es decir, la acetilcolina y la noradrenalina, cuya existencia ha sido constatada a nivel de las terminaciones nerviosas denominadas, por esta razón y según el caso, *colinérgicas* o *adrenérgicas.* La acetilcolina es la sustancia transmisora de la unión neuromuscular, de la unión de las fibras posganglionares del parasimpático y el órgano inervado.

La noradrenalina se encuentra en el punto de terminación de la fibra posganglionar de la porción simpática.

La porción simpática y la porción parasimpática manifiestan su acción antagonista a nivel del órgano que inervan en común a través de sus sustancias transmisoras particulares (fig. 110).

La naturaleza de los mediadores químicos del sistema nervioso central es menos conocida: la acetilcolina y la noradrenalina no ejercen una acción caracterizada sobre las neuronas centrales. Éstas, por el contrario, tendrían como sustancia transmisora de excitación el ácido glutámico y como sustancia inhibidora el ácido γ-aminobutírico. Grandes concentraciones de estos dos ácidos han sido detectadas en el cerebro.

3. Relaciones entre las neuronas. El impulso nervioso se propaga de neurona a neurona, bien en sentido ascendente o descendente, bien a través de grupos o de series de neuronas. Como uno solo de ellos es insuficiente para influir sobre la neurona vecina, son necesarias varias sinapsis que deben activarse simultáneamente. Algunas ejercen una acción específica excitadora, mientras que otras son inhibidoras.

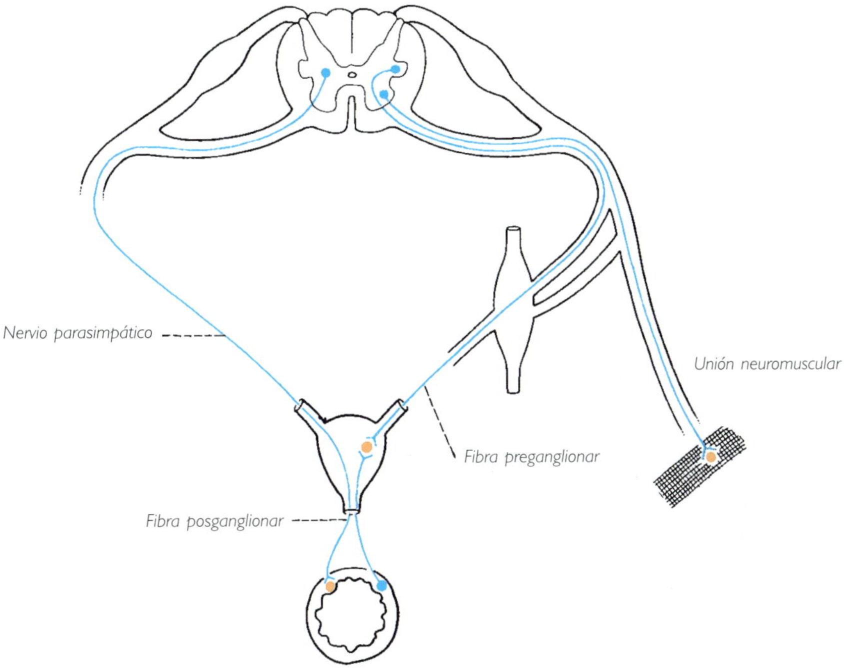

Fig. 110 ▪ Esquema de las uniones neuronales. El punto rojo indica que el mediador es la acetilcolina; el punto azul, que es la adrenalina.

La disposición de una red de neuronas alternativamente excitadas e inhibidas es susceptible de convertir en ritmo una señal dada por una de ellas. Supongamos una red formada por cuatro hileras de neuronas, de tal manera que la primera está constituida por la neurona A que envía la señal y la cuarta hilera está formada por la neurona D terminal. Entre las dos, se sitúan dos hileras de neuronas B y C; las neuronas de la segunda hilera, B, alineadas en serie, son todas excitadas sucesivamente en el sentido de la flecha horizontal de la figura 111; las neuronas de la tercera hilera, en razón de la naturaleza de las sinapsis aferentes, son alternativamente excitadas e inhibidas. Está claro que el impulso nervioso de excitación será continuo en la segunda hilera, pero presentará una serie de excitaciones e inhibiciones en la tercera hilera que se

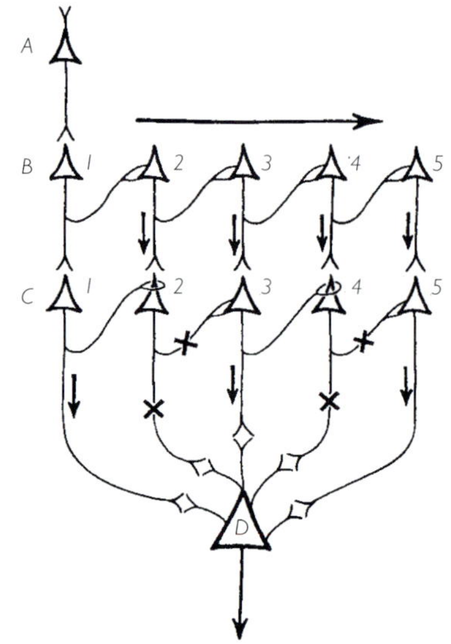

Fig. 111 ▪ Esquema de las relaciones interneuronales.
A, neurona inicial; B, neuronas excitadas en serie; C, neuronas alternativamente inhibidas y excitadas; D, neurona terminal. Las cruces significan que la sinapsis considerada es inhibidora.

transformarán a nivel de la neurona terminal D en las variaciones de intensidad de excitación. Estas variaciones determinan el ritmo propio de esta neurona.

Sería conveniente recordar estos datos preliminares sobre las neuronas, sus sinapsis, las sustancias transmisoras y las relaciones neuronales, para interpretar correctamente la sistematización del sistema nervioso central, es decir, su organización. No obstante, la multiplicidad de elementos que entran en juego asegura a los mecanismos nerviosos una flexibilidad y una variedad de posibilidades que el esquema anatómico por sí solo es incapaz de poner de manifiesto.

II. MÉDULA ESPINAL

La médula espinal representa la porción filogenética más antigua y funcionalmente la más simple del sistema nervioso central. Todos los elementos suprayacentes, cuyo conjunto constituye el encéfalo, sólo tienen la significación de complementos y perfeccionamientos sucesivos que han ido apareciendo a medida que el individuo asciende en la escala de los vertebrados.

Es posible imaginar un animal que sólo estuviera constituido por una serie de segmentos comparables entre sí y superpuestos. Cada uno de estos segmentos (los gusanos y los artrópodos nos ofrecen el ejemplo más demostrativo) poseería una parte de tegumentos, músculos, esqueleto, vasos, vísceras y sistema nervioso suficiente para permitir una vida teóricamente autónoma. Un determinado segmento del individuo recibe el nombre de *metámera:* la embriología hace desfilar la sucesión ante nuestros ojos cuando desgrana los somitos del conjunto del embrión. La médula espinal permite, de forma tan fácil como la columna vertebral con sus vértebras, demostrar esta constitución metamérica desde un punto de vista macroscópico por la emergencia regular de las raíces de las parejas de nervios espinales. No obstante, aunque estos segmentos medulares son teóricamente autónomos, en la práctica no funcionan si no están unidos entre sí, de manera que la médula espinal, a pesar de su fragmentación ideal en neurómeras, constituye un todo solidario. La exposición de la sistematización de la médula espinal ganará pues en lógica y verosimilitud si se basa en la concepción de la médula espinal considerada en principio como órgano metamérico o segmentario, y luego como órgano plurimetamérico o plurisegmentario.

No obstante, este órgano plurisegmentario se encuentra de forma progresiva bajo la dependencia de estructuras superiores de las que recibe o a las que envía fascículos de conexión. En una palabra y para dar a esta exposición el máximo de claridad, estudiaremos sucesivamente en la médula espinal sus elementos segmentarios, sus elementos intersegmentarios y, finalmente, sus elementos de unión con los estratos suprayacentes o suprasegmentarios.

ASPECTO MORFOLÓGICO. La médula espinal tiene el aspecto de un tallo cilíndrico ligeramente aplanado en sentido anteroposterior y engrosado a cierta distancia de sus dos extremos. Estos engrosamientos son las intumescencias cervical y lumbosacra, que corresponden a la emergencia de las raíces nerviosas destinadas a los miembros superior e inferior (figs. 112 y 113).

Superiormente, se continúa sin límite preciso con la médula oblongada; inferiormente, termina formando el cono medular rodeado por las parejas de nervios lumbosacros de la cola de caballo.

La médula espinal está dividida en dos mitades simétricas, derecha e izquierda, por una fisura media anterior, bastante ancha y profunda, y por un surco medio posterior, muy estrecho y sin profundidad alguna. Cada mitad está a su vez subdividida por la emergencia de las raíces de los nervios espinales a lo largo de los surcos anterolateral y posterolateral. Éstos delimitan, de anterior a posterior y a partir de la línea media, los cordones anterior, lateral y posterior.

El cordón posterior está a su vez subdividido por el surco intermedio posterior, que es muy fino, en dos fascículos secundarios: el fascículo grácil, que es medial al surco intermedio posterior, y el fascículo cuneiforme, lateral a este surco.

Un corte transversal de la médula espinal muestra que está formada por dos porciones: la sustancia blanca, periférica y densa, que corresponde a los haces nerviosos ascendentes, descendentes y de asociación, y la sustancia gris, que es central y corresponde a los centros nerviosos medulares, hallándose atravesada en su parte central por el conducto central (fig. 114).

De un lado a otro de la línea media, la sustancia gris presenta la forma de una media luna, en la que las astas (anterior o motora y posterior o sensitiva) se encuentran unidas por la columna intermedia. Las bandas de sustancia gris son la comisura gris anterior y la comisura gris posterior, que unen las medias lunas derecha e izquierda anterior y posteriormente al conducto central.

ASPECTO MORFOLÓGICO

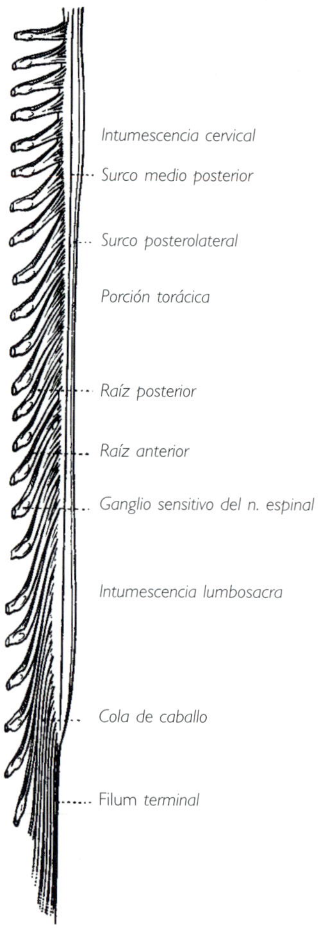

Fig. 112 ▪ Médula espinal (las raíces se han retirado en el lado derecho de la figura).

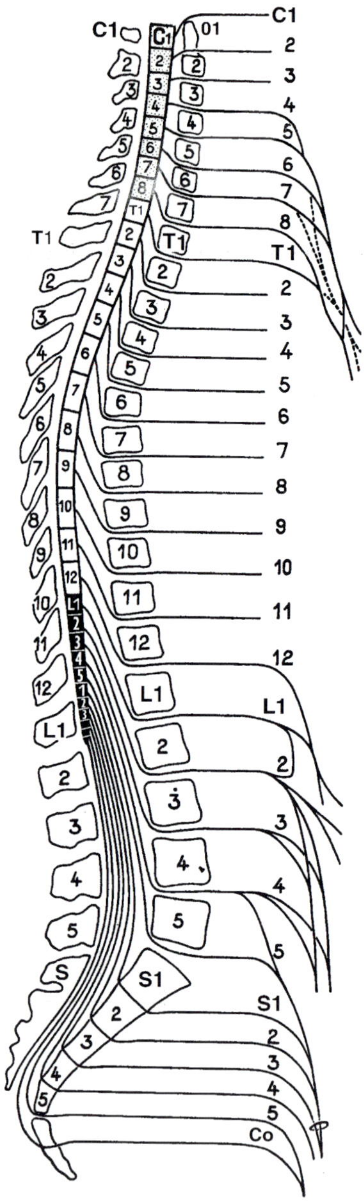

Fig. 113 ▪ Médula espinal en un corte sagital medio de la columna vertebral. Segmentos medulares y sus relaciones con las vértebras. Origen de los plexos braquial y lumbosacro.

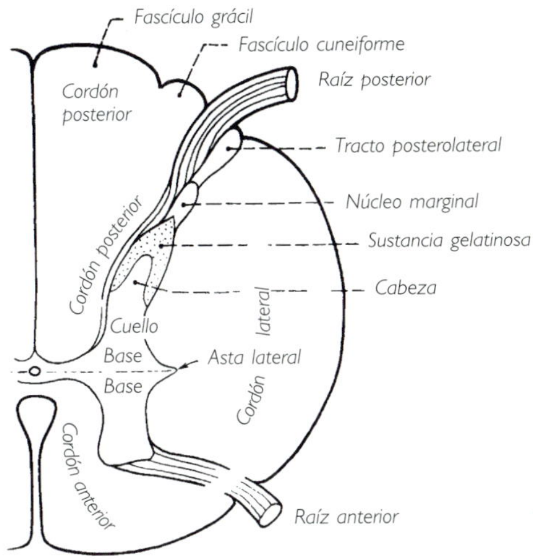

Fig. 114 ▪ Sustancia blanca y sustancia gris en un corte transversal de la porción torácica de la médula espinal.

El asta posterior es estrecha y alargada, y comprende tres partes: la base, que la une a la comisura gris posterior; el cuello, que es más delgado, y la cabeza, de forma afilada. Esta última se encuentra cubierta por una caperuza de sustancia gris: se trata de la sustancia gelatinosa, a su vez cubierta por una estrecha capa o estrato zonal, el núcleo marginal. Una lámina blanca, el tracto posterolateral (Lissauer), se interpone entre el surco posterolateral y el núcleo marginal.

La columna intermedia une las astas anterior y posterior, y presenta en la porción torácica un saliente: el asta lateral.

El asta anterior es gruesa y está formada por dos partes: la base, que está soldada a la comisura gris anterior y a la columna intermedia, y la cabeza, que es ancha e irregular y presenta un contorno dentado del cual emergen las fibras nerviosas motoras.

Cada una de las tres partes del eje gris medular está constituida por núcleos sensitivos, autónomos o motores. Destaquemos en la base del asta posterior el más voluminoso: el núcleo torácico posterior (Clarke), cuyo saliente es claramente visible en la porción torácica.

La sustancia blanca se subdivide también en tres cordones: los cordones de la médula espinal, que corresponden a los que aíslan los surcos de la superficie de la médula espinal y reciben los mismos nombres.

Los cordones anteriores, derecho e izquierdo, se unen mediante la comisura blanca anterior, situada inmediatamente anterior a la comisura gris anterior. No existe una verdadera comisura blanca posterior; los cordones posteriores se encuentran separados uno de otro por un delgado tabique de neuroglia del tabique medio posterior que prolonga el surco medio posterior hasta la comisura gris posterior.

La estructura de la médula espinal presenta algunas diferencias según la porción que se considere. Las figuras 116 y 117 muestran:

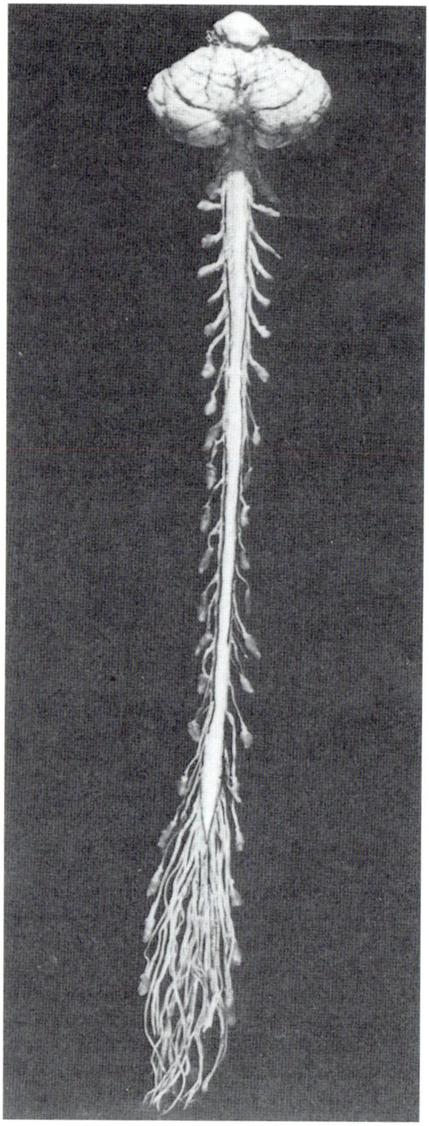

Fig. 115 ▪ Visión de la médula espinal. Superiormente, el tronco del encéfalo y el cerebelo; inferiormente, la cola de caballo.

1. El aumento progresivo de la sustancia blanca de la médula espinal desde la porción sacra hasta la porción cervical; este aumento está relacionado con el número cada vez mayor de haces ascendentes y descendentes.
2. Un volumen más notable de sustancia gris en las porciones cervical y toracolumbar, que corresponden a los puntos de entrada o de salida de las raíces de los nervios espinales destinados a los miembros.
3. La existencia del asta lateral en la porción torácica y de una columna autonómica lateral en la porción sacra.

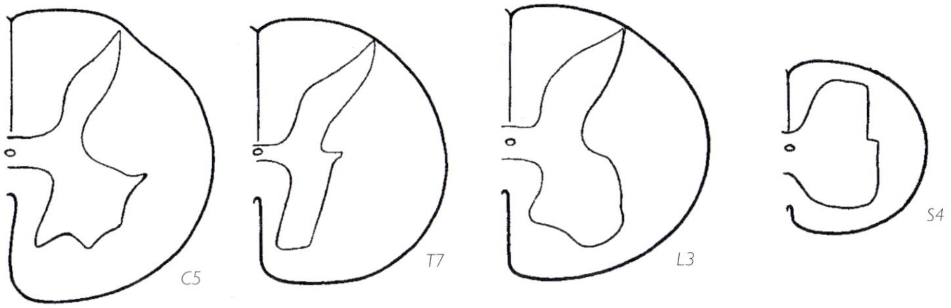

Fig. 116 ▪ Configuración de la sustancia gris a diferentes niveles de la médula espinal.

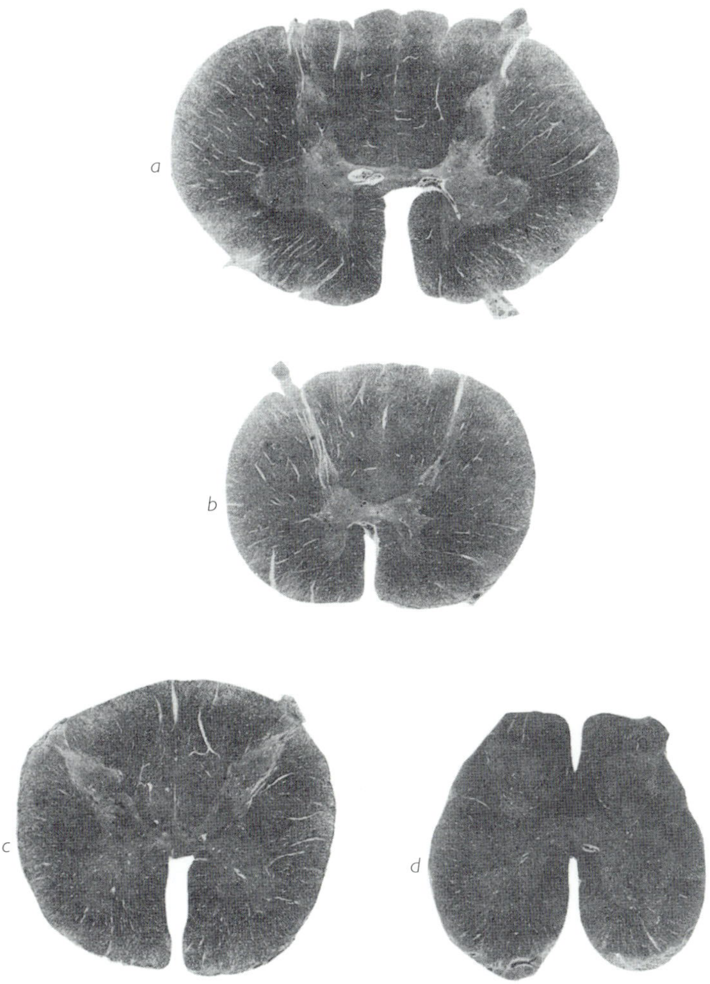

Fig. 117 ▪ Cortes de la médula espinal.
a) A nivel del 7.° segmento cervical.
b) A nivel del 6.° segmento torácico.
c) A nivel del 4.° segmento lumbar.
d) A nivel del 3.er segmento sacro.

MÉDULA SEGMENTARIA

1. Esquema del reflejo elemental. La metámera medular con la pareja de nervios espinales a los cuales da nacimiento, aislada de las metámeras supra y subyacentes, desempeña, exclusivamente a través de su sustancia gris, el papel de un centro reflejo elemental. Los impulsos mielópetos o centrípetos le llegan por la raíz posterior, mientras que los impulsos mielófugos o centrífugos emergen de ella por la raíz anterior.

Todo estímulo periférico requiere, para llegar a la sustancia gris de la médula espinal, el soporte de una neurona mielópeta denominada *neurona sensitiva* o, más exactamente, *protoneurona sensitiva,* pues es el primer eslabón de la gran cadena de la sensibilidad. El cuerpo de esta protoneurona está situado fuera del sistema nervioso central, en el ganglio sensitivo del nervio espinal, que es un engrosamiento de la raíz posterior. Además de esta posición excéntrica, la protoneurona presenta la característica de tener la forma de una célula en T. No obstante, esta célula, morfológicamente unipolar, es bipolar por su constitución. Su prolongación celulípeta proviene de la periferia, su prolongación celulífuga alcanza la médula espinal a través de la raíz posterior y termina esquemáticamente en el asta posterior (figs. 121 y 122).

Este estímulo, captado en la periferia, es conducido hasta el centro medular y provoca una respuesta. La protoneurona sensitiva se comunica con otra neurona encargada de devolver a la periferia, en forma de reacción motora o secretora, la excitación que ha recibido de la protoneurona sensitiva. Esta nueva neurona mielófuga, calificada como motora, está situada en el asta anterior. Su axón sale por la raíz anterior. De este modo, el nervio espinal, una vez constituido por la fusión de las dos raíces, será un nervio mixto formado por fibras nerviosas sensitivas y fibras nerviosas motoras, cuyas conducciones discurren en sentido opuesto.

Estas fibras sólo se separan para formar las raíces que les pertenecen. De la misma manera, se separan en la periferia para alcanzar los órganos efectores o los tegumentos, que representan, respectivamente, sus puntos de llegada o de salida. Ésta es, pues, la constitución del arco reflejo más sencillo o elemental, cuyo centro funcional está configurado por la sustancia gris de un segmento metamérico medular (fig. 118, A).

Si el arco reflejo se presentase con esta extrema simplicidad, sus manifestaciones se traducirían por reacciones faltas de flexibilidad, de una brutalidad y de una rigidez exageradas, características incompatibles incluso con los fenómenos biológicos más elementales. Se ve entonces aparecer una nueva neurona, situada en su totalidad en la sustancia gris, que sirve de conexión o amortiguador entre la neurona sensitiva y la neurona motora, es decir, que conecta el asta posterior con el asta anterior. Esta nueva neurona se denomina *neurona de conexión, neurona de asociación* o *neurona intercalar.* En esta neurona, capaz de conservar el recuerdo del impulso que la ha atravesado, moderar su intensidad y disminuir su velocidad, se puede ver un esbozo de cerebro elemental (Lhermitte). Verdaderamente desempeña un papel central, ya que sin contacto con la periferia, al contrario de lo que sucede con las neuronas motora y sensitiva, representa la primera consecución de un aparato de control y de reserva, even-

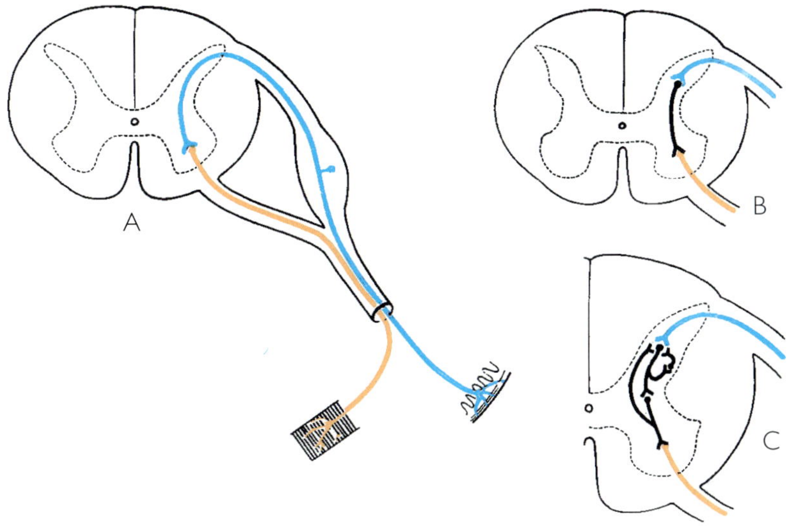

Fig. 118 ▪ Esquemas de los diferentes tipos de reflejos medulares.
A. Arco reflejo medular simple con dos neuronas: sensitiva y motora. B. Arco reflejo medular con una neurona de conexión intercalada entre la neurona sensitiva y la neurona motora. C. Neuronas intercalares múltiples con función de ajuste.

tualmente capaz de funcionar de forma autónoma, función que veremos realizar a la perfección en las superestructuras del sistema nervioso central (fig. 118, B y C).

De este modo, este esquema tan sencillo del reflejo elemental muestra ya los elementos esenciales de todo el sistema nervioso central que, cualquiera que sea su complejidad, presentará siempre dos clases de elementos: *a)* neuronas receptoras o efectoras, y *b)* neuronas de asociación que, por su multiplicidad y numerosas interacciones recíprocas, forman las estructuras propiamente intraaxiales.

Podemos pasar, pues, a establecer la topografía funcional de la sustancia gris, es decir, de los centros que la constituyen (fig. 119).

Estos centros, repartidos simétricamente a derecha e izquierda, dibujan las dos astas anteriores y posteriores de la médula espinal; están situados a uno y otro lado de una línea transversal que pasa por el conducto central de la médula espinal, verdadero centro embriológico. El asta posterior está formada por los centros sensitivos; el asta anterior por los centros motores. Desde este momento, se debe destacar que los centros vegetativos o autónomos (viscerosensitivos y visceromotores) se encuentran agrupados alrededor del conducto central. Volveremos a encontrarlos más tarde, dispuestos a lo largo de todo el sistema nervioso central, en esta misma situación característica periependimaria, y más particularmente allí donde persiste la huella del surco limitante (fig. 97).

2. Neuronas mielópetas o neuronas aferentes. El nervio espinal no lleva siempre hacia la médula espinal la misma clase de estímulos. Algunos se recogen en los

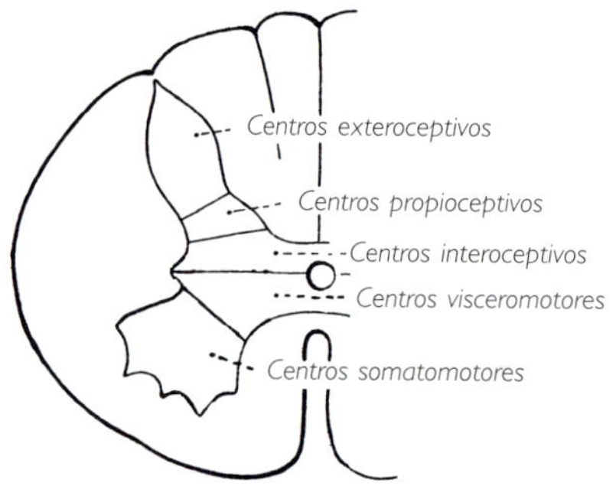

Fig. 119 ▪ Diagrama de la distribución de los diversos centros sensitivos y motores en el interior de la sustancia gris de la médula espinal.

tegumentos, pero también transporta aquellos que tienen su punto de origen en los músculos, tendones, huesos, articulaciones, etc., así como todos aquellos cuyo origen se encuentra en el aparato visceral. En una palabra, y apoyándonos en la embriología, en toda metámera hay tres clases de impulsos nerviosos centrípetos, dependiendo de si su origen reside en los derivados del ectodermo, del mesodermo o del endodermo. Sherrington denomina, respectivamente, *sensaciones exteroceptivas, propioceptivas* e *interoceptivas* a estas sensaciones individualizadas fisiológica y anatómicamente desde su origen, donde son captadas por órganos especializados denominados *receptores.*

Los receptores cutáneos o *exteroceptores,* así denominados porque son el origen de las vías exteroceptivas, son sensibles a los estímulos de origen externo: táctiles, térmicos, dolorosos o de presión. Se distribuyen a diferentes niveles en el espesor de la piel.

La capa más superficial, es decir, la epidermis, contiene fibras arborizadas con extremos libres, que son consideradas los órganos del dolor. A su lado, otras arborizaciones que presentan discos *(discos de Merkel)* son sensibles al tacto ligero. Otros órganos del tacto, los *corpúsculos de Meissner,* se sitúan en contacto con el estrato papilar. Sus fibras en hélice, rodeadas de una cápsula, responden a la deformación de la papila en el tacto más intenso. Los corpúsculos de Meissner se encuentran en gran número en la palma de las manos, en la planta de los pies, en los órganos genitales y en el pezón.

En la dermis se sitúan los receptores de los estímulos térmicos: los *corpúsculos de Ruffini* para el calor y los *corpúsculos de Krause* para el frío.

Más profundamente, en la hipodermis, antes de o entre el panículo adiposo abundante en esta capa de la piel, se encuentran los exteroceptores sensibles a la presión: *a)* pequeños *corpúsculos de Golgi,* que son redondeados y perciben las presiones poco intensas, y *b)* grandes *corpúsculos de Pacini,* que tienen forma de balón de rugby, están constituidos por laminillas concéntricas y son sensibles sólo a las presiones fuertes.

De esta manera, esquemáticamente, la piel puede dividirse, de superficie a profundidad, en tres pisos con órganos especializados en cada uno: dolor y tacto, temperatura y presión (fig. 120).

Los *propioceptores* están situados en la vecindad de los huesos, de las articulaciones y de los músculos o de sus tendones. Son numerosos en el periostio, la cápsula articular y los ligamentos, y adoptan formas diversas, que muchas veces son análogas a las que presentan algunos exteroceptores: terminaciones libres, corpúsculos de Ruffini y de Pacini, son sensibles al dolor y a la presión o a la tensión.

Los propioceptores de los músculos y tendones nos informan sobre su estado actual; son los husos neuromusculares los que, comprimidos por las fibras musculares, miden el grado de contracción. Los corpúsculos tendinosos de Golgi, que se estiran en el proceso de alargamiento tendinoso, proporcionan también indicaciones sobre el esfuerzo desarrollado.

Los *interoceptores* se hallan anexos a los vasos y las vísceras. Los interoceptores arteriales forman anillos y espirales en la adventicia y son sensibles al dolor o a la dilatación. Los de las vísceras forman bien plexos, bien arborizaciones libres, que se excitan por la distensión o irritación visceral.

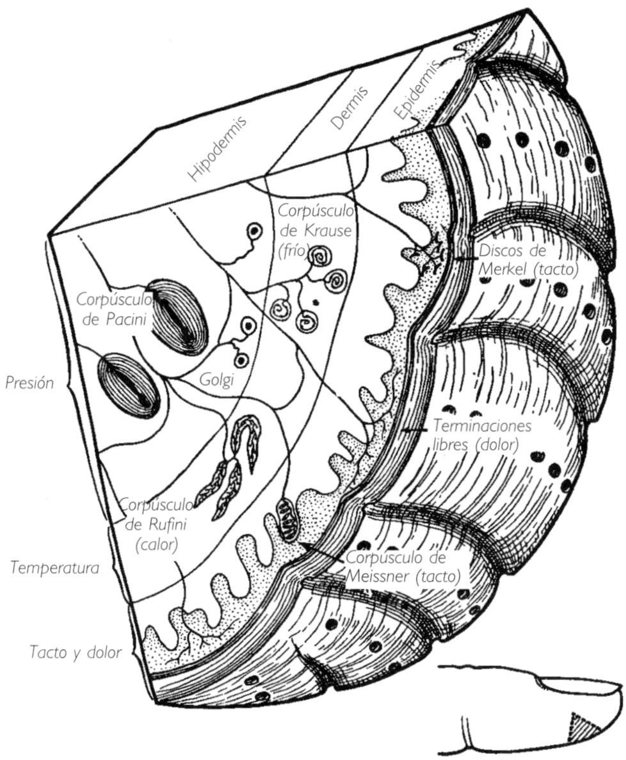

Fig. 120 ▪ Corte esquemático de la piel del dedo. Situación de los distintos tipos de exteroceptores.

Cada una de las sensaciones así caracterizadas va a parar a una región determinada del asta posterior.

Podemos pues dividir la sustancia gris posterior en tres subcentros:

1. El centro de los impulsos exteroceptivos, que se halla situado en la cabeza del asta posterior.
2. El centro de los impulsos propioceptivos, situado en el cuello del asta posterior.
3. El centro de los impulsos interoceptivos, que corresponde a la porción yuxtaependimaria de la base.

Los primeros y segundos subcentros constituyen la *zona somatosensorial* y el tercero la *zona viscerosensorial.*

Veamos ahora el detalle. Elijamos en el ganglio sensitivo del nervio espinal una neurona en T, cuya prolongación celulípeta tiene nacimiento en un territorio cualquiera del tegumento. Transporta una sensación exteroceptiva (pinchazo, dolor, calor, frío, contacto, etc.) que alcanza el asta posterior de la médula espinal a través de la prolongación celulífuga.

El axón alcanza la cabeza del asta posterior. Ésta forma, con su núcleo marginal, su sustancia gelatinosa y el núcleo propio del cuello, una unidad funcional.

A esta unidad llegan los impulsos provocados por los estímulos peligrosos para el organismo; estos impulsos están pues cargados de información y señales de alerta.

La cabeza del asta posterior los filtra: es la función de la sustancia gelatinosa, la cual sólo deja llegar al núcleo propio del cuello aquellos influjos cuya intensidad es lo bastante fuerte (fig. 121).

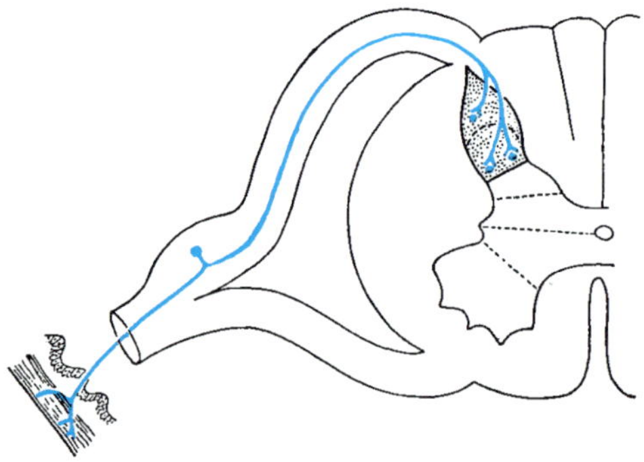

Fig. 121 ▪ Diagrama de la protoneurona exteroceptiva.

Tomemos ahora una neurona en T que sirve de vehículo a las sensaciones propioceptivas (originarias en los músculos, huesos, periostio, tendones y ligamentos periarticulares). Su axón penetra en el cordón posterior, bordeando la cara interna de la cabeza del asta posterior; después, permaneciendo siempre en el cordón posterior, se bifurca en una rama descendente bastante corta y una rama ascendente mucho más larga, que asciende hasta la médula oblongada o bulbo raquídeo (por lo que se denomina *bulbópeta*) y que no debe ser descrita dentro de un estudio de la médula espinal metamérica. Sin embargo, a la altura de su bifurcación, esta neurona propioceptiva envía cortas colaterales, que terminan en el cuello del asta posterior a nivel de dos acumulaciones celulares que constituyen el núcleo torácico posterior y el núcleo de Bechterew. Podemos pues concluir que, si la cabeza del asta posterior es el centro medular de las impresiones exteroceptivas, el cuello constituye el centro medular de una parte de las sensaciones propioceptivas (sensaciones inconscientes), mientras que la otra parte de estas sensaciones (sensaciones conscientes) asciende hasta la médula oblongada a través de la larga rama ascendente del axón bifurcado. Debe señalarse que este mismo axón bulbópeto puede, en cada segmento medular, dar origen a una corta colateral que termina alrededor de una neurona motora del asta anterior y que constituye el haz colateral reflejo. Con ello quedaría formado excepcionalmente el circuito reflejo más simple, ya que carece de neurona intercalar (fig. 122).

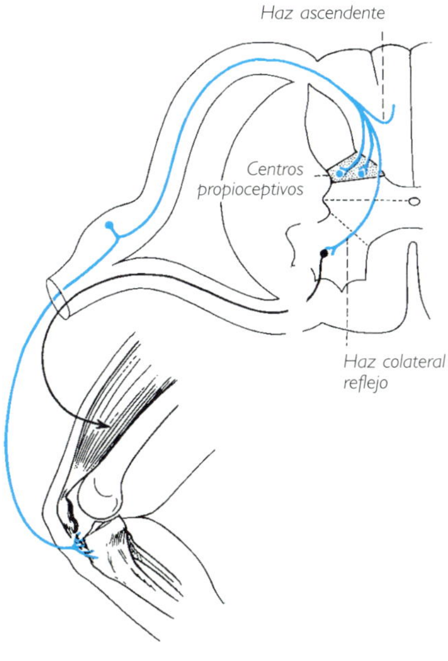

Fig. 122 ▪ Diagrama de la protoneurona propioceptiva.

Finalmente, consideremos la neurona en T como soporte del impulso interoceptivo y que tiene bajo su control todo el territorio visceral. Imaginemos, para simplificar, que esta neurona en T, aunque perteneciente a la porción simpática, reside también en el ganglio sensitivo del nervio espinal. En este caso, su prolongación celulípeta va directamente, sin interrupción, desde el punto de salida visceral hasta el cuerpo celular. Atraviesa pues, sucesivamente y sin relevos, los ganglios previscerales, el tronco simpático y, a través del ramo comunicante blanco, alcanza el nervio espinal y la raíz posterior. El axón de esta misma neurona en T simpática bordea el asta posterior para terminar en la parte yuxtaependimaria de su base, uniéndose así directamente a la zona visceromotora, también yuxtaependimaria, que es inmediatamente anterior (fig. 123).

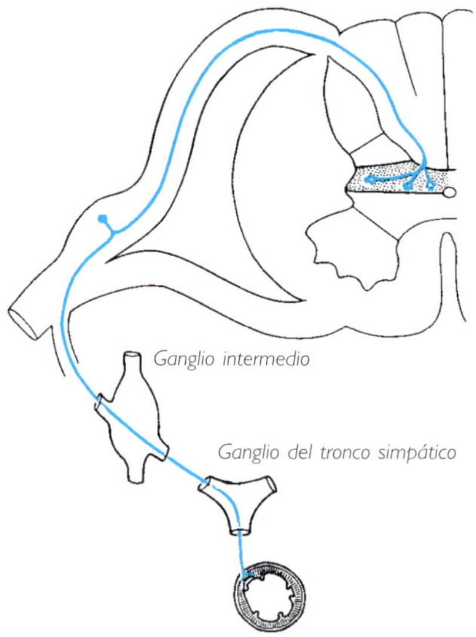

Fig. 123 ▪ Diagrama de la protoneurona interoceptiva.

En resumen, un segmento metamérico de la médula espinal con su pareja de nervios espinales recibe por su raíz posterior, y como primer elemento del reflejo elemental, tres impulsos centrípetos, conducidos los tres por una neurona en T ganglionar. Estas tres vías nerviosas, caracterizadas por su diferente punto de origen periférico y mezcladas en el nervio espinal* y en su raíz posterior, encuentran su individualidad cuando penetran en la médula espinal. En efecto, cada una de ellas termina en una porción especial del asta posterior que constituye su centro medular: cabeza para las sensaciones exteroceptivas, cuello para las sensaciones propioceptivas (zona somatosensorial) y base yuxtaependimaria para las sensaciones interoceptivas (zona viscerosensorial).

Los territorios cutáneos dependientes de los centros segmentarios del asta posterior reciben el nombre de *dermatomas.*

Los dermatomos describen bandas circulares, de disposición metamérica, alrededor del tronco, y longitudinales siguiendo el eje de los miembros (fig. 124).

---

* Se admite que las fibras exteroceptivas representan el 70 %, las propioceptivas el 28 % y las interoceptivas el 2 % de los constituyentes de la raíz posterior de la médula espinal.

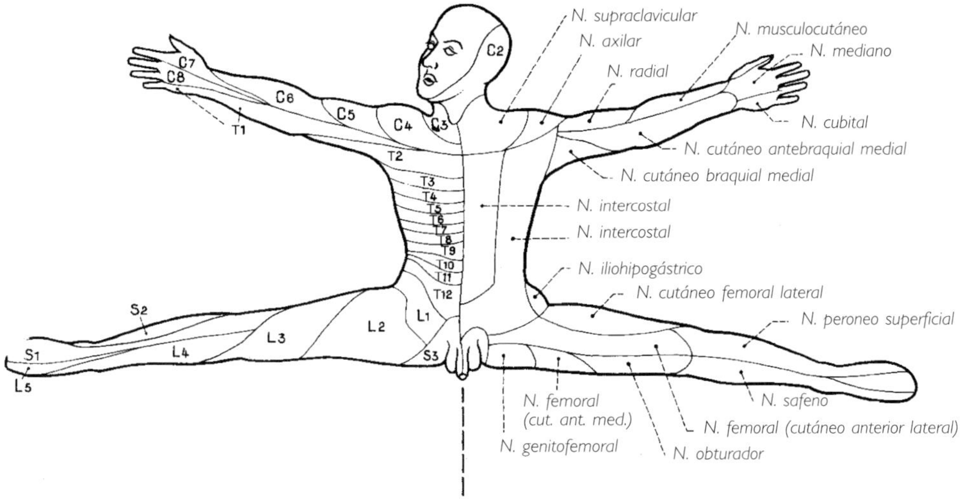

Fig. 124 ▪ A la derecha, dermatomos (según Déjerine). A la izquierda, territorio de los nervios periféricos.

Cada dermatomo está inervado por un nervio segmentario. No obstante, dado que éste intercambia fibras comunicantes con los nervios segmentarios supra y subyacentes para formar el nervio periférico, resulta que este último está constituido por fibras propias segmentarias y fibras de los segmentos vecinos (fig. 125).

Así pues, los territorios sensitivos de los nervios periféricos no concuerdan completamente con los dermatomos.

La lesión de un ganglio, como se observa en el herpes zoster, tiene su expresión a nivel del dermatomo, mientras que la del nervio periférico se manifiesta a nivel del territorio cutáneo correspondiente.

3. Neuronas mielófugas o efectoras. Si la raíz posterior aporta a la médula espinal tres clases de impulsos centrípetos, la raíz anterior sólo es recorrida por dos tipos de axones motores. Unos están encargados de la inervación de los músculos estriados, mientras que los otros representan todo el contingente efector del sistema autónomo. Estas dos vías tienen su origen en los dos territorios del asta anterior ya delimitados con la denominación de *zona somatomotora* y *zona visceromotora.*

La sistematización de la *neurona efectora somática* o *neurona somatoefectora* es muy sencilla. Su cuerpo celular se sitúa en la cabeza del asta anterior y su axón sale por la raíz anterior. No obstante, debe señalarse la existencia de algunos axones que, en vez de utilizar la raíz anterior, alcanzan el nervio espinal a través de la raíz posterior, lo que conviene señalar, pues su conocimiento es importante para comprender algunas respuestas fisiológicas paradójicas.

Esquemáticamente, estas neuronas efectoras se agrupan en dos núcleos: un núcleo anterolateral, encargado de la inervación de los músculos parietales e infrahioi-

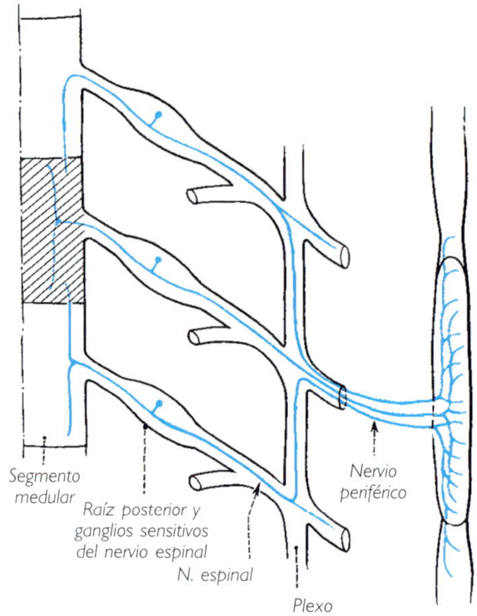

Fig. 125 ▪ Constitución del nervio periférico e inervación de un territorio cutáneo.

deos y de la pared toracoabdominal, y un núcleo anteromedial que inerva los músculos axiales, agrupados alrededor de la columna vertebral y muy especialmente los músculos de los canales vertebrales, es decir, los músculos erectores de la columna (fig. 126).

La verdadera *neurona efectora visceral* está situada fuera del sistema nervioso central, bien en un ganglio del tronco simpático, bien en un ganglio intermedio. Por consiguiente, sólo su neurona intercalar se sitúa en la médula espinal, y muy especialmen-

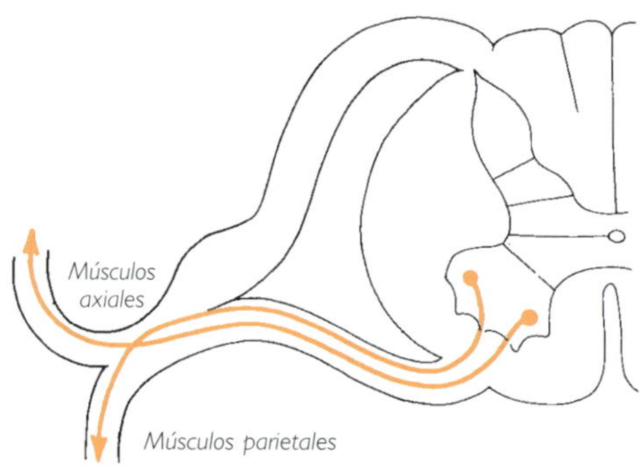

Fig. 126 ▪ Diagrama de la neurona efectora somática.

te en la zona visceromotora. Esta neurona envía hasta los ganglios del tronco simpático o autónomos un largo axón mielinizado. Deberá recorrer la raíz anterior, parte del nervio espinal y el ramo comunicante blanco antes de poder efectuar su sinapsis con la verdadera neurona motora simpática periférica. La gran diferencia entre las vías reflejas cerebroespinal y vegetativa reside en que la neurona motora periférica cerebroespinal está localizada en la médula espinal (cabeza del asta anterior), mientras que la neurona periférica vegetativa o autónoma es extraaxial y se sitúa en un ganglio del tronco simpático. Esto explica la diferencia de coloración de las fibras simpáticas preganglionares y posganglionares, ya que la neurona intercalada o conectora simpática, calificada de preganglionar, tiene vaina de mielina (ya que es intraaxial), mientras que la neurona simpática efectora, calificada de posganglionar, es amielínica (fig. 127).

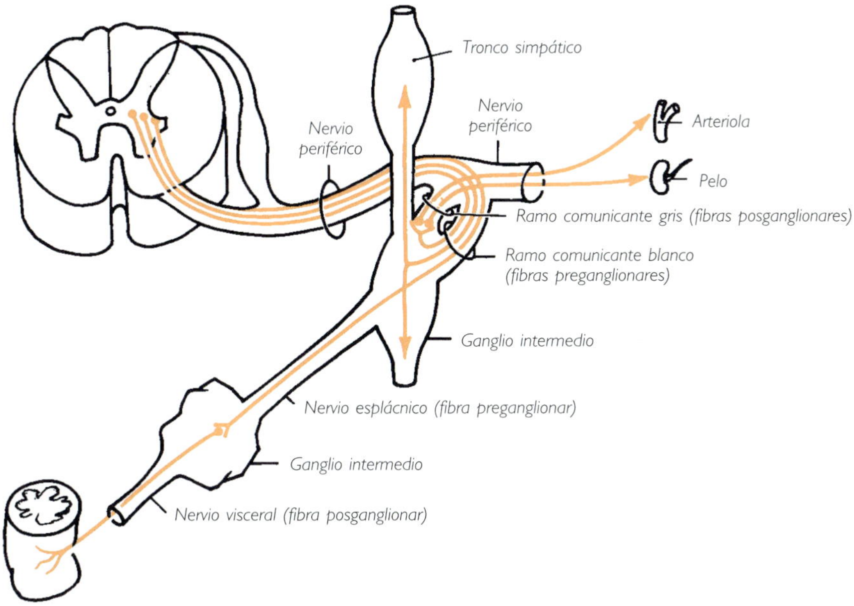

Fig. 127 ▪ Neurona efectora visceral.

4. Laminación de la sustancia gris. Actualmente el concepto de *agrupaciones celulares* funcionales en la sustancia gris de la médula espinal tiende a ser sustituido por la noción más precisa de *láminas espinales.* Rexed describe nueve láminas espinales en el gato, cuya correspondencia con las formaciones clásicas puede establecerse de la siguiente manera (fig. 128):

- *Lámina espinal I.* Terminación de las fibras del asta posterior, núcleo marginal.
- *Lámina espinal II.* Sustancia gelatinosa.
- *Láminas espinales III y IV.* Núcleo propio del cuello.

❑ *Lámina espinal V.* Núcleos reticulares. Esta lámina está marcada por el paso de las vías motoras corticoespinales hacia los núcleos del asta anterior (v. lámina IX).

❑ *Lámina espinal VI.* Neuronas de asociación medular, origen de los fascículos propios.

❑ *Lámina espinal VII.* Núcleo torácico posterior y núcleos vegetativos o autonómicos del asta lateral. Esta lámina está desarrollada en la porción torácica de la médula espinal. Sus neuronas son bien motoneuronas γ (tono muscular), bien neuronas intercalares destinadas a los reflejos propioceptivos.

❑ *Lámina espinal VIII.* Terminación de las vías extrapiramidales, desarrollada sobre todo en las porciones cervical y lumbar de la médula espinal.

❑ *Lámina espinal IX.* Centros motores del asta anterior (motoneuronas α, contracción rápida de los músculos esqueléticos).

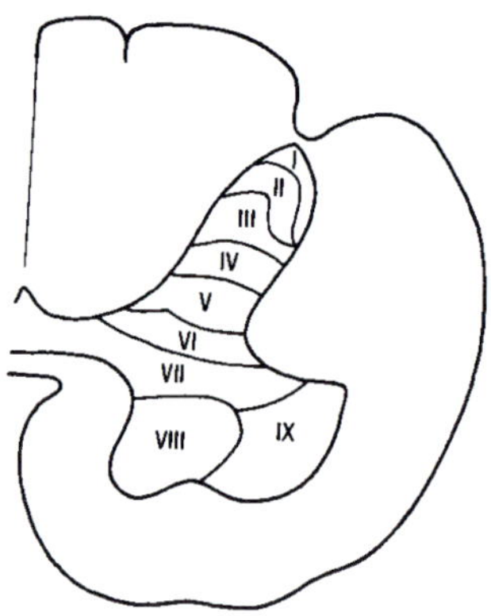

Fig. 128 ▪ Laminación de la sustancia gris de la médula espinal (según Rexed).

▪ **MÉDULA INTERSEGMENTARIA.** La médula segmentaria, tal como acabamos de esquematizarla, tan sólo posee un valor ideal, al igual que los reflejos a los cuales sirve de soporte. Funcionalmente y por tanto desde un punto de vista anatómico, las metámeras vecinas están unidas unas a otras de tal modo que cualquier reflejo es, en la práctica, plurisegmentario y puede difundirse a lo largo de toda la médula espinal si el estímulo que lo provoca posee suficiente intensidad. Este concepto, de un gran interés práctico, comporta necesariamente la existencia de vías que denominamos *vías de asociación intersegmentaria.* Además, estas vías pueden ser no sólo homolaterales sino también bilaterales.

Pero aún hay más: la solidaridad funcional de varias metámeras medulares tiene como consecuencia la organización de la sustancia gris en centros anatómicos individualizados que exceden el límite de una única metámera. Éste es el doble problema de las vías de asociación y de los centros medulares plurisegmentarios que vamos a tratar a continuación.

1. Vías de asociación. En primer lugar, debe señalarse que no existe ninguna protoneurona sensitiva cuyo axón, al penetrar en la médula espinal, no se bifurque en un ramo ascendente y otro descendente, terminando estos ramos en numerosas colaterales en la sustancia gris homolateral e incluso heterolateral. De esta manera, y por el mecanismo más simple, se realiza la difusión del impulso centrípeto reflejo en las metámeras supra y subyacentes al punto de penetración del axón, que tan sólo es metamérico desde un punto de vista conceptual.

Las vías de asociación propiamente dichas se caracterizan por el hecho de que nunca salen de la médula espinal, ya que sólo sirven para enlazar entre sí los diferentes pisos de su sustancia gris; su cuerpo celular está siempre situado en la sustancia gris. Finalmente, los haces a los cuales dan origen siguen un trayecto más corto que las fibras largas que van al encéfalo o que vienen de él, y casi siempre se encuentran adosados a esta sustancia gris. Estas células se denominan *células cordonales* (fig. 129). Diseminadas tanto en el asta posterior como en el asta anterior, aunque de preferencia en el asta posterior, ya que deben difundir los impulsos mielópetos, emiten un axón que, cuando llega a la sustancia blanca, se divide inmediatamente en un ramo ascendente y un ramo descendente más corto. Después de un trayecto que no sobrepasa las cuatro o

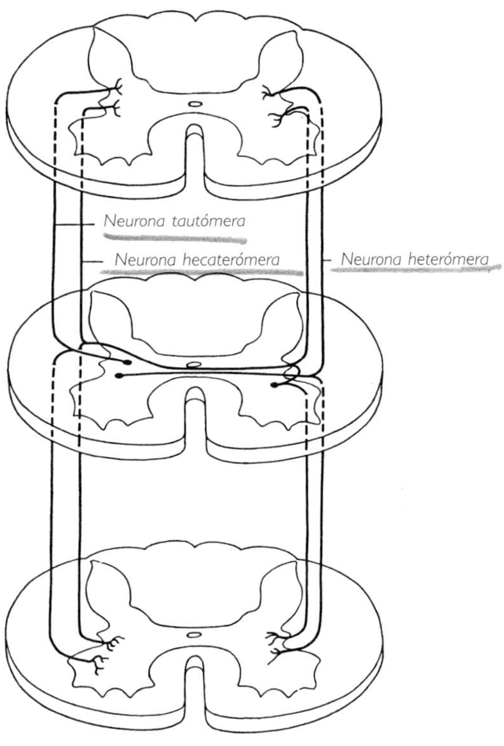

Fig. 129 ▪ Esquema de las células cordonales.

cinco metámeras, estas fibras se adentran de nuevo en la sustancia gris, donde terminan no sin antes haber dado algunas colaterales que tienen el mismo destino. Estas fibras pueden permanecer en el mismo lado de la médula espinal, pueden pasar al lado contrario o pueden utilizar ambos lados de la médula espinal a la vez. En relación con esta disposición, las primeras se denominan *fibras tautómeras,* las segundas *heterómeras* y las terceras *hecaterómeras.* Topográficamente, contribuyen a formar los fascículos propios anterior y lateral de los cordones anterior y lateral. En el cordón posterior, forman el fascículo propio posterior (P. Marie) si son ascendentes y, si son descendentes, constituyen el fascículo semilunar o fascículo interfascicular (Schultze) en las porciones cervical y torácica superior de la médula espinal, el fascículo interfascicular en la porción torácica inferior, el fascículo septomarginal (Flechsig) en la porción lumbar, y el fascículo semilunar (Gombault y Philippe) en la porción sacra y en el cono terminal (fig. 130).

No obstante, para comunicar los diversos niveles medulares entre sí, no sólo existen las células cordonales. La sustancia gris está sembrada de pequeñas células con axones cortos y muy ramificados, que nunca salen de esta sustancia gris. Éstas son las deno-

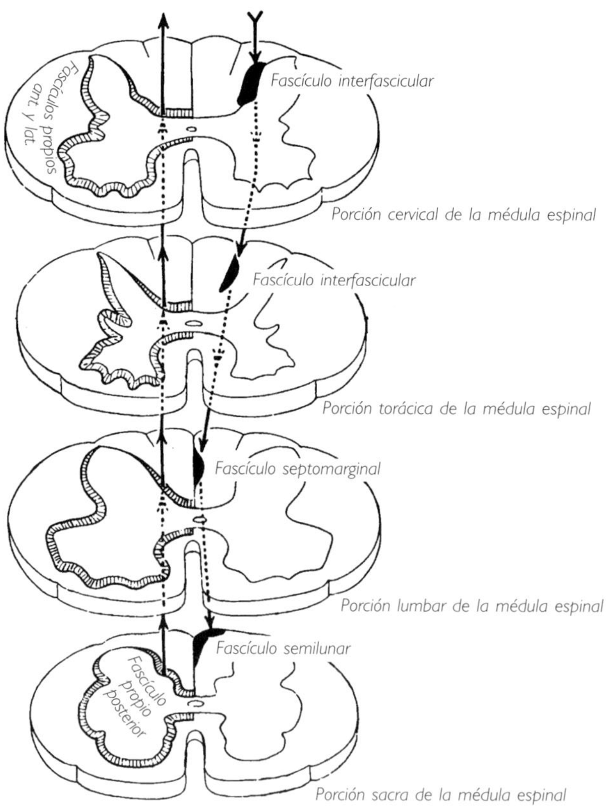

Fig. 130 ▪ Topografía de los fascículos de asociación ascendentes y descendentes.

minadas *células de Golgi de tipo II* que, por la multiplicidad de sus anastomosis, constituyen una vía de asociación difusa muy importante. Esta abundancia de células con sus numerosas prolongaciones da a la sustancia gris una apariencia finamente granulosa, lo que le ha valido el nombre de *sustancia puntiforme, molecular* y también *neurópilo.*

2. Centros medulares plurisegmentarios. La distribución plurisegmentaria de las raíces que constituyen los plexos (cervical, braquial y lumbosacro) y la existencia de vías de asociación intersegmentaria tienen como consecuencia la individualización en la sustancia gris medular de centros funcionales que comprenden varias metámeras y que sólo pueden estudiarse en cortes longitudinales. Por ello, conviene exponer su topografía.
a) CENTROS DEL ASTA ANTERIOR. Conocemos ya la significación funcional de los dos grupos nucleares del asta anterior de la médula segmentaria tal y como aparecen en los cortes transversales: los núcleos anteromediales envían sus axones a los músculos perivertebrales; los núcleos anterolaterales, a los músculos parietales y a los músculos de los miembros.

En los cortes longitudinales de la médula espinal, estos núcleos forman columnas que se extienden a lo largo de varios segmentos medulares. Cada columna puede considerarse el centro de inervación periférica de un músculo determinado y, por tanto, cada músculo tiene sus centros escalonados en varios segmentos. Dado su interés clínico, exponemos a continuación la situación de los centros correspondientes a los diversos grupos musculares corporales:

- Entre los segmentos C^1 y C^8 se escalonan los centros musculares de la nuca y del cuello; los de los músculos del tórax van de C^5 a T^{12}; los de las paredes abdominales y pelvianas, de T^5 a la porción coccígea.
- Los centros de gobierno de los músculos del miembro superior se disponen en columnas seriadas, como los tubos de una flauta de Pan, mientras que las columnas motoras de los músculos de la mano se hallan en una situación más baja que la de los músculos de la raíz del miembro.
- Las columnas de los músculos del hombro se escalonan entre C^4 y C^7; las correspondientes al brazo, entre C^5 y C^8; las del antebrazo, entre C^6 y C^8, y las de la mano, entre C^7 y T^1.
- Los centros de los músculos del miembro inferior tienen una disposición análoga a nivel de la intumescencia lumbar que alcanza el cono terminal.
- Los centros de los músculos de la celda anterior del muslo (plexo lumbar) van de L^2 a L^4; los de las nalgas y la cara posterior del muslo, de L^4 a S^3.

Por último, debe señalarse que los centros de los músculos flexores y aductores de un segmento de miembro están situados posteriormente a los correspondientes a los músculos extensores y abductores (figs. 131 y 132).

En el asta anterior de la porción cervical de la médula espinal existe un centro motor muy característico y cuyo estudio es necesario presentar en este momento. Se trata de la columna de origen del nervio accesorio (porción espinal). No hay duda de que este nervio debe describirse con los nervios espinales, a causa de su origen espinal y su terminación en dos músculos (trapecio y esternocleidomastoideo) que son los

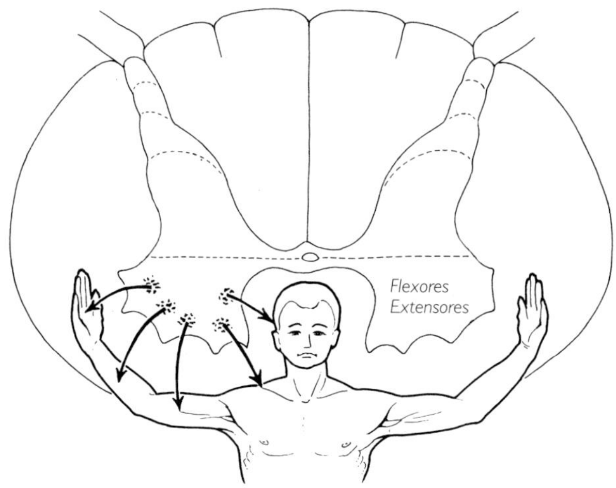

Fig. 131 ■ Localizaciones motoras en la intumescencia cervical de la médula espinal. (Según Kappers, modificado.)

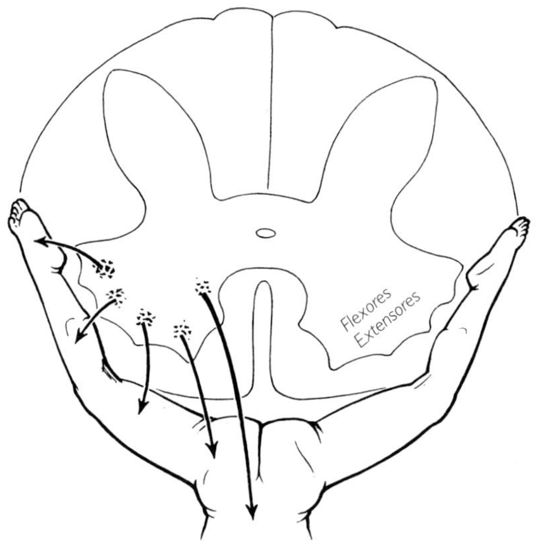

Fig. 132 ■ Localizaciones motoras en la intumescencia lumbosacra de la médula espinal.

músculos de la pared cervical. Su complicado trayecto extraaxial, en el curso del cual se une al nervio vago o, más exactamente, a la parte inferior del nervio vago, ha hecho que algunos autores lo hayan asociado con dicho nervio y calificado equivocadamente de porción vagal del nervio accesorio. Sin embargo, hay que reconocer su constitución especial entre los nervios espinales, lo cual acaso se deba a que es un nervio específicamente cefalógiro. Destaquemos, en primer lugar, su emergencia particular,

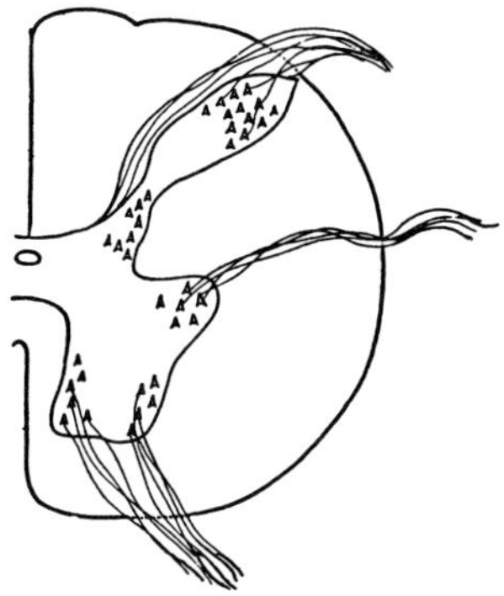

Fig. 133 ▪ Núcleo del nervio accesorio, porción espinal. Las fibras emergen del cordón lateral de la médula espinal anteriormente a las raíces posteriores.

anterior a las raíces posteriores de los nervios cervicales clásicos (fig. 133), y seguidamente su trayecto paradójico, que lo lleva a atravesar el piso cerebeloso del cráneo antes de alcanzar los músculos que inerva. Pero, si se admite que el origen y el territorio de terminación de un nervio son los únicos criterios de su situación sistemática, el nervio accesorio es realmente un nervio espinal. A esto se refería Willis cuando le dio el calificativo de «nervio espinal». Perfectamente individualizado en un recorrido continuo, su núcleo de origen motor ocupa, en el asta anterior de la porción cervical de la médula espinal, la posición del núcleo anterolateral, extendiéndose desde el primer nervio cervical hasta el sexto.

Ahora bien, este núcleo anterolateral corresponde, a lo largo de toda la médula espinal, a las fibras motoras destinadas a la inervación de los músculos de la pared, y no puede negarse el hecho de que los músculos trapecio y esternocleidomastoideo son los músculos parietales de la región cervical.

Al contrario de lo que se creía desde los tiempos de Willis, el nervio accesorio no es solamente un nervio motor, sino también un nervio sensitivo. Laruelle ha demostrado la existencia de pequeños ganglios en la unión de los filetes radiculares con el tronco de su raíz medular. A estas fibras se han de agregar las fibras vegetativas o autonómicas originadas en la región intermediolateral.

El nervio accesorio (porción espinal) se comporta, en definitiva, como un nervio espinal cualquiera, que simplemente realiza un recorrido por la fosa craneal posterior, mientras que las raíces motoras de los pares cervicales clásicos han conservado para sí la inervación de los músculos infrahioideos.

b) Centros del asta posterior. La individualización de las columnas grises somatosensoriales plurisegmentarias en el asta posterior no ha sido tan bien sistematizada como la de las columnas somatomotoras. Sin embargo, se pueden concebir columnas que corresponden a los núcleos de la cabeza del asta posterior, que el estudio de la médula segmentaria nos ha permitido reconocer. No obstante, no sabemos si su disposición en columnas longitudinales corresponde a la existencia de centros sensitivos plurisegmentarios. No obstante, el núcleo torácico posterior, que representa la primera estación de relevo de la vía sensitiva propioceptiva inconsciente, ha podido aislarse claramente por su estructura (grandes células redondeadas o fusiformes), por el relieve que produce en el cordón posterior y por su limitación en sentido longitudinal, ya que tan sólo se extiende como tal columna entre C^8 y L^2. Tal como veremos más adelante, éstos son exactamente los límites entre los cuales se sitúa la columna vegetativa o autonómica denominada *núcleo intermediolateral.* Ahora bien, el núcleo torácico posterior es una estación de relevo de las sensaciones propioceptivas inconscientes, que puede considerarse, por su topografía, el centro propioceptivo del tronco.

Una vez admitidas estas nociones topográficas, seguimos desconociendo si este núcleo torácico posterior tiene, en algunos de sus segmentos, una sistematización fisiológica plurisegmentaria. Sin embargo, es probable que cada raíz sensitiva de la médula espinal corresponda en el asta posterior a varias metámeras y que así se constituya, para cada raíz, un núcleo alargado en relación con sus dos ramas de bifurcación, la rama ascendente y la rama descendente. Todos estos núcleos deben superponerse unos sobre otros a lo largo de toda la médula espinal. En cuanto a los núcleos de Bechterew, situados en los dos extremos de la médula espinal (esto es, en la porción sacra y en la porción cervical) representarían los centros propioceptivos de los miembros.

Se puede resumir este estudio diciendo que prácticamente no existe ningún arco reflejo simple (unisegmentario), ya que cada protoneurona se bifurca a su entrada en la médula espinal y su impulso es además difundido por medio de las fibras de asociación.

c) CENTROS PERIEPENDIMARIOS VEGETATIVOS O AUTÓNOMOS. En la exposición que hemos realizado del esquema del reflejo elemental hemos demostrado la existencia, en la sustancia gris periependimaria de la médula espinal, de un territorio de significación vegetativa o autonómica; este territorio está dividido en una zona anterior visceromotora y una zona posterior viscerosensitiva.

Digamos por de pronto (y esto se aplica a todos los estratos del sistema nervioso central, desde el diencéfalo hasta el extremo del cono terminal) que es posible, desde ahora, identificar en la sustancia gris las áreas vegetativas gracias a sus caracteres histológicos propios. Macroscópicamente se reconocen por una cierta translucidez. Histológicamente, la neurona vegetativa se diferencia de la neurona de tipo somático por su pequeño tamaño, por su forma alargada y fusiforme y opositopolar, y por la emergencia frecuente del axón, de una delgadez característica, a partir de una cara lateral de la célula (fig. 134). El conjunto de estas neuronas agrupadas unas al lado de otras a modo de «banco de peces» es característico.

La médula espinal vegetativa o autónoma (figs. 135 y 136) rodea el conducto central, sin discontinuidad, desde C^1 hasta el cono terminal. Esta columna envía expansiones anteriores y posteriores que penetran en el territorio de las astas anterior y posterior. Además, emite una expansión lateral que constituye el asta lateral con el núcleo intermediolateral. Esta asta lateral sólo está bien individualizada entre C^8 y L^2. Hay que destacar que se trata precisamente del segmento de la médula espinal que da origen a

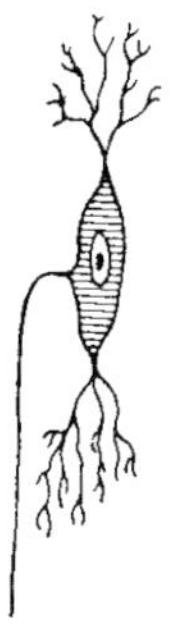

Fig. 134 ▪ Neurona vegetativa.

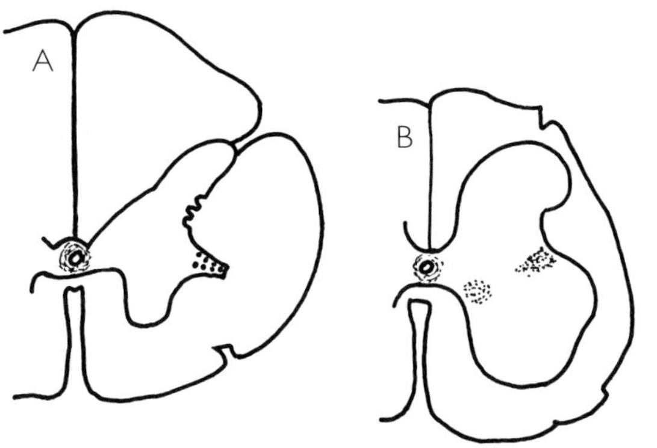

Fig. 135 ▪ Centros vegetativos de la porción torácica (A) y de la porción sacra (B) de la médula espinal. En punteado, la sustancia intermedia central, el asta lateral, el núcleo intermediolateral y los núcleos parasimpáticos sacros.

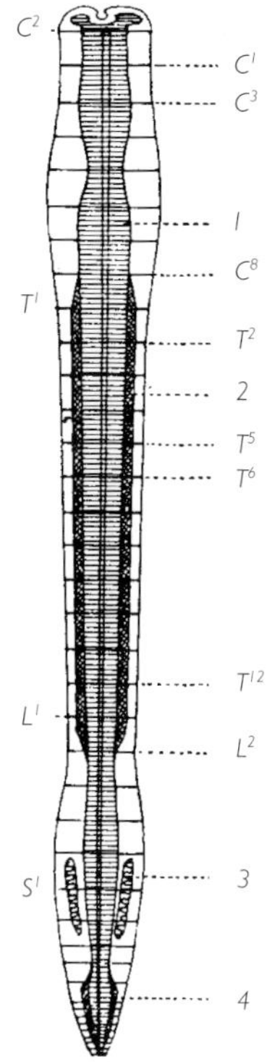

Fig. 136 ▪ Centros vegetativos o autonómicos de la médula espinal en un corte frontal.
1. Sustancia intermedia central.
2. Asta lateral.
3. Núcleos parasimpáticos sacros.
4. Núcleo intermediolateral.

los ramos comunicantes blancos, lo que haría suponer que es el punto de origen de los nervios esplácnicos. También es curioso subrayar que, como el asta lateral, el núcleo torácico posterior se extiende entre los mismos límites de C^8 a L^2.

En esta larga masa de sustancia gris vegetativa de la médula espinal que acabamos de topografiar, distinguimos una sustancia gris fundamental y los agrupamientos nucleares, que quedan por enumerar.

La zona estrictamente periependimaria o sustancia intermedia central presenta dos columnas laterales paraependimarias y un núcleo comisural posterior. Estos diversos elementos constituirían, para Ken Kuré, el origen central del parasimpático espinal, cuya existencia ha sido bastante tiempo desconocida.

Entre las otras columnas celulares y en primer lugar, debe citarse la columna que corresponde al núcleo intermediolateral (fig. 137). En esta columna se ha aislado: de C^8 a T^2, el centro de la porción simpática craneofacial, especialmente el centro ciliospinal de Budge para la dilatación del iris, y el centro cardíaco acelerador; de T^3 a

MÉDULA INTERSEGMENTARIA

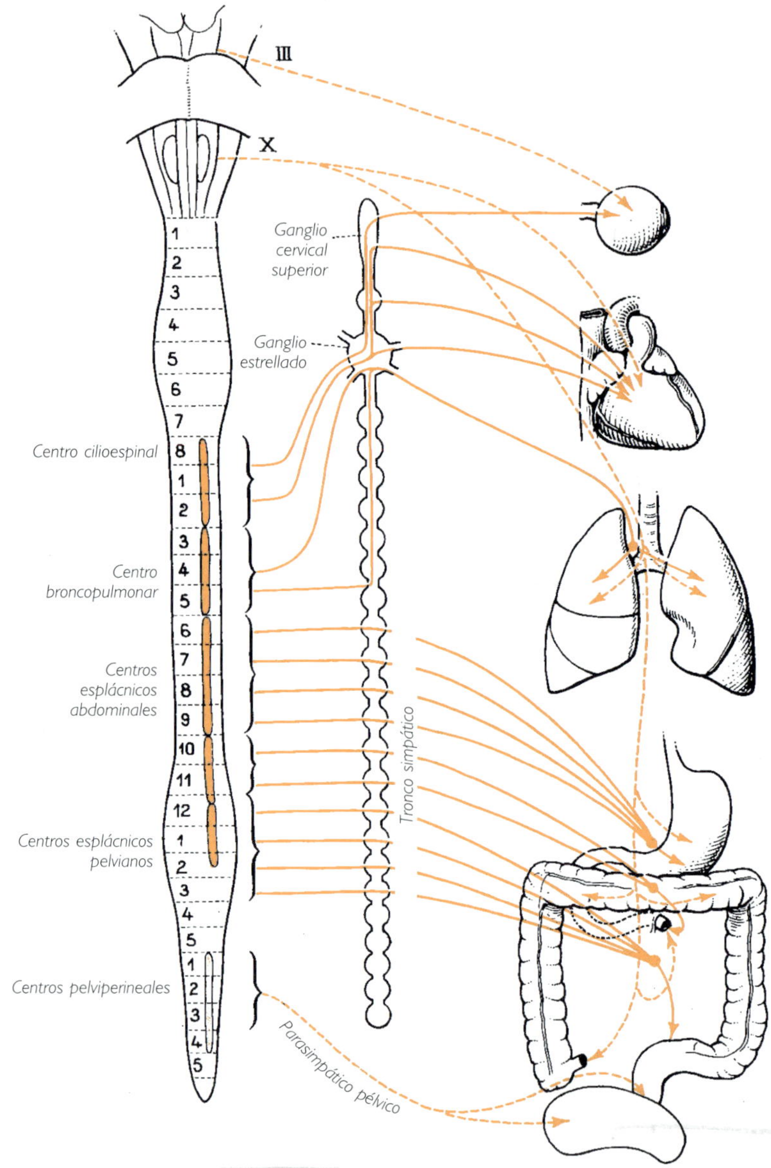

Fig. 137 ▪ Diagrama de los centros vegetativos o autónomos medulares.
En trazos completos, la porción simpática; en trazos discontinuos, la porción parasimpática.

T^5, el centro pulmonar; de T^6 a L^2, el centro de los nervios esplácnicos abdominales y pelvianos. Asimismo, y dispuestos metaméricamente, esta misma columna contiene, escalonados de C^8 a L^2, la totalidad de los centros pilomotores, sudoríparos y vasomotores.

La porción sacra de la médula espinal es un poco más compleja. En efecto, en ella se encuentran:

1. Una columna intermediolateral, formación simpática que sería la simple continuación de la columna intermediolateral de la porción torácica y que se extendería desde S^3 hasta el cono terminal.

2. Los núcleos parasimpáticos sacros, que forman una columna que representaría el centro parasimpático pelviano. Situada entre S^1 y S^3 y en el lado medial del asta anterior, esta columna demostraría su naturaleza parasimpática por la similitud de su estructura con la del núcleo posterior del nervio vago. Funcionalmente, constituiría el centro antagonista del simpático para los órganos pelviperineales o también el centro de coordinación de algunos actos complicados, como la micción, la defecación y la erección.

Se han aislado otros centros simpáticos en la porción lumbosacra de la médula espinal (centro anal, vesical y de la eyaculación). Su descripción topográfica complicaría este texto, de forma superflua, pues están insuficientemente identificados.

LA MÉDULA ESPINAL CONSIDERADA COMO LUGAR DE TRÁNSITO DE LAS VÍAS MEDULOENCEFÁLICAS Y ENCEFALOMEDULARES. La aparición progresiva de las superestructuras encefálicas comporta obligatoriamente una unión con los diversos pisos medulares. Las fibras nerviosas que realizan estas conexiones se agrupan, según su destino, en haces blancos que se sitúan forzosamente en la periferia de la médula espinal. Estos haces, según se sitúen anteriores a la raíz anterior, entre la raíz anterior y la raíz posterior, o posteriores a la raíz posterior, constituyen conjuntos heterogéneos aislados, bajo la denominación de *cordones anterior, lateral* y *posterior.* En estos cordones encontramos los fascículos ascendentes o encefalópetos y los fascículos descendentes o encefalófugos.

1. Fascículos ascendentes. La exposición de su sistematización y de su topografía, teniendo en cuenta que estos fascículos conducen hacia el encéfalo las sensaciones captadas en la periferia por los nervios espinales, será más lógica si se basa en la división, que anteriormente hemos realizado, de estas sensaciones fundamentales en tres grandes grupos: sensaciones exteroceptivas, propioceptivas e interoceptivas.

a) VÍAS EXTEROCEPTIVAS. Sabemos que las sensaciones que tienen su origen en los tegumentos llegan, gracias a una protoneurona sensitiva, al asta posterior de la médula espinal, donde terminan bien en el núcleo marginal, bien en la sustancia gelatinosa, bien en el núcleo propio (v. fig. 121). Es a este nivel donde se efectúa su sinapsis con la segunda neurona (deutoneurona), en adelante totalmente intraaxial en su trayecto. Esta deutoneurona une la cabeza del asta posterior con la formación gris intraencefálica que señalaremos ya como punto al que van a parar todas las vías ascendentes denominadas sensitivas: el tálamo.

Hasta aquí hemos admitido una sola protoneurona exteroceptiva; sin embargo, los receptores sensitivos cutáneos son múltiples y especializados.

Ciertas formas de sensibilidad son difusas y no diferenciadas; Head las denomina *protopáticas,* aunque sería más apropiada la denominación de *nociceptivas,* ya que aportan informaciones de dolor, temperaturas extremas y diversos peligros percibidos a nivel de la piel. Otra modalidad de sensibilidad más fina y delicada, denominada *sensibilidad epicrítica,* permite tener la noción espacial y discriminativa de las impresiones táctiles; sus fibras tienen el valor de fibras sensoriales del tacto.

Morfológicamente, las fibras nociceptivas y epicríticas son diferentes y pueden diferenciarse: las primeras son delgadas y poco mielinizadas, mientras que las segundas son gruesas y fuertemente mielinizadas.

Hay que advertir que las fibras protopáticas van a terminar en el núcleo marginal y en la sustancia gelatinosa, que actúan a modo de filtro, antes de dirigirse hacia sus fascículos respectivos. La velocidad del impulso es más lenta que la de la sensibilidad epicrítica, y tiende a difundirse por las numerosas colaterales que emiten. Vamos a ver como cada una de estas formas de sensibilidad presenta un trayecto especial.

SENSIBILIDAD EXTEROCEPTIVA NOCICEPTIVA (fig. 138). *Vía de la temperatura y del dolor.* Esta vía parte de la cabeza del asta posterior, atraviesa dicha asta, pasa por la comisura gris anterior y alcanza el cordón lateral de la hemimédula opuesta, anteriormente al tracto corticoespinal lateral. A continuación se acoda en ángulo recto y se vuelve ascendente, y sin interrupción alguna asciende por la médula espinal, la médula oblongada, el puente y el pedúnculo cerebral hasta el tálamo, desde donde, después de hacer relevo, alcanza la corteza cerebral. Su situación y su trayecto le han valido la denominación de *tracto espinotalámico lateral.*

Vía táctil protopática o tracto espinotalámico anterior (fig. 139). Se origina siempre en la cabeza del asta posterior, y atraviesa la comisura gris anterior para situarse anteriormente al tracto que acabamos de describir. Asciende hasta el tálamo, mezclando sus fibras en la médula oblongada con las de la sensibilidad epicrítica. A partir de ese momento, las dos vías táctiles (nociceptiva y epicrítica) estarán fusionadas.

Los dos tractos, es decir, el tracto espinotalámico lateral (sensibilidad térmica y dolorosa) y el tracto espinotalámico anterior (sensibilidad táctil protopática), una vez llegados al cordón lateral, se sitúan uno anterior al otro en el siguiente orden: sensibilidad táctil anterior, sensibilidad dolorosa posterior a ésta y sensibilidad térmica en la parte más posterior. Su conjunto constituye el tracto espinotalámico (Déjerine).

SENSIBILIDAD EXTEROCEPTIVA EPICRÍTICA (SENSIBILIDAD DISCRIMINATIVA) (fig. 139). Las vías exteroceptivas siguen, en la médula espinal, un trayecto diferente al de las vías de la sensibilidad protopática nociceptiva. En efecto, no se dirigen hacia la cabeza del asta posterior para hacer sinapsis, sino que constituyen inmediatamente, en el cordón posterior, el fascículo grácil (Goll) y el fascículo cuneiforme (Burdach). Estos dos fascículos ascienden directamente hasta la médula oblongada, donde hacen relevo con su deutoneurona. Así pues, la vía epicrítica es una larga vía bulbópeta.

La denominación de *grácil* y *cuneiforme* que se da a estos dos fascículos no responde a una diferencia funcional sino a un origen diferente: el fascículo grácil está formado

LA MÉDULA ESPINAL CONSIDERADA COMO LUGAR DE TRÁNSITO DE LAS VÍAS MEDULOENCEFÁLICAS

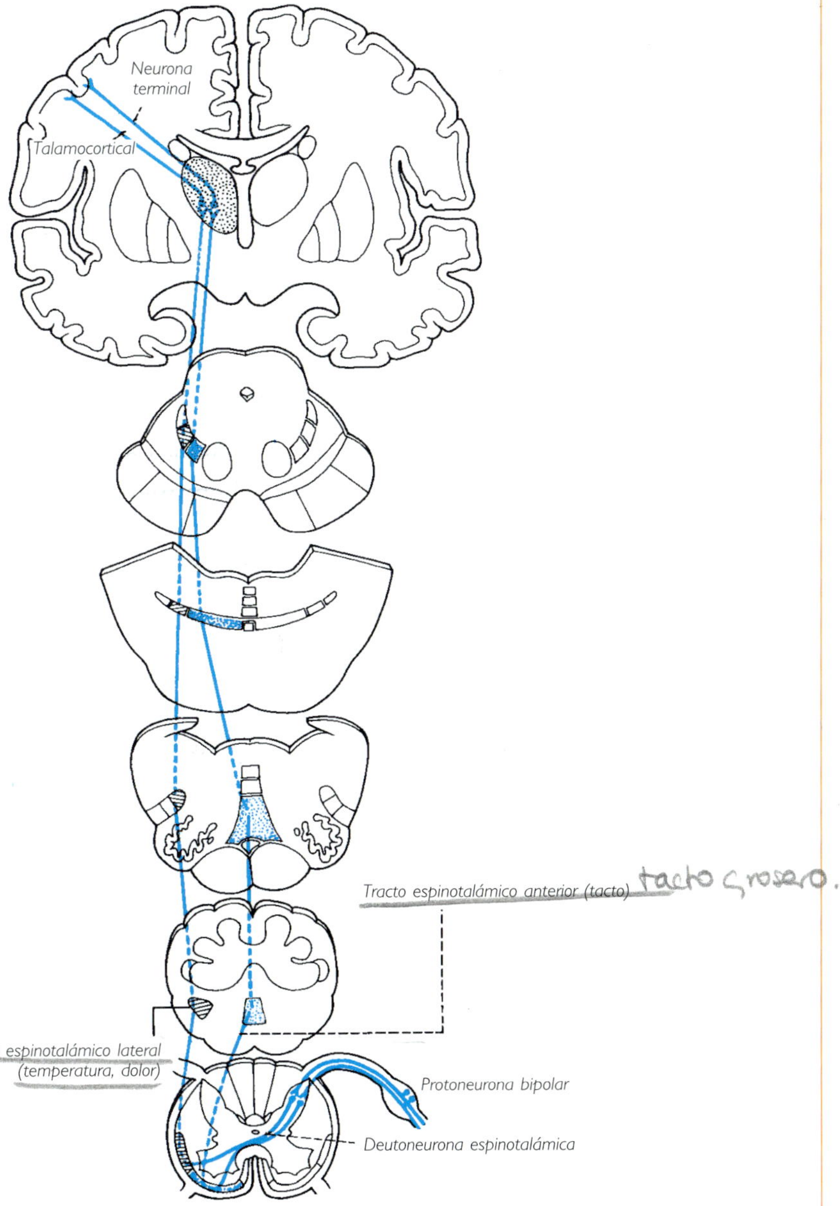

Fig. 138 ■ Esquema de las vías exteroceptivas nociceptivas. / Protopáticos .

por las fibras epicríticas que provienen de las porciones sacra, lumbar y torácica inferior de la médula espinal, mientras que el fascículo cuneiforme está formado por las fibras epicríticas que se originan en las porciones torácica superior y cervical de la médula espinal.

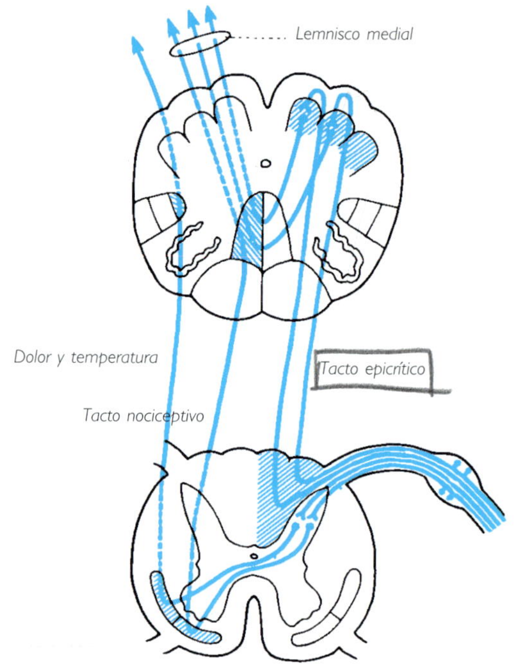

Fig. 139 ▪ Vías de la sensibilidad táctil: tacto nociceptivo protopático (tracto espinotalámico anterior), tacto epicrítico discriminativo (fascículo grácil, medial; fascículo cuneiforme, lateral).

El cordón posterior comprende además, asociado a las fibras exteroceptivas, un contingente de fibras de la sensibilidad propioceptiva de las que hablaremos más adelante. Esta sistematización explica la disociación paradójica de la siringomelia. La destrucción de la sustancia gris periependimaria, que interrumpe las dos comisuras grises, comporta una anestesia de los dos modos de sensibilidad, táctil y termoanalgésica, mientras que sólo persiste la sensibilidad epicrítica cuya vía, situada posteriormente a la comisura gris, no se ve afectada por el proceso destructivo.

b) VÍAS PROPIOCEPTIVAS. Se admite que las sensaciones propioceptivas son de dos órdenes: conscientes e inconscientes. Esta concepción se basa tanto en la fisiología como en la observación clínica, y se ve confirmada por los datos de la sistematización anatómica. Al estudiar la médula segmentaria, hemos visto que las sensaciones propioceptivas, hasta aquí indiferenciadas, llegan gracias a su protoneurona hasta la altura del cuello del asta posterior (fig. 122). No obstante, a este nivel su destino es doble:

unas, denominadas *mielópetas* por los autores clásicos, terminan bien en los núcleos de Bechterew bien en el núcleo torácico posterior; las otras, denominadas *bulbópetas,* ascienden sin interrupción hasta los núcleos grácil y cuneiforme, situados en la médula oblongada. Así, aparecen en realidad dos vías encargadas de las dos formas de sensaciones propioceptivas, conscientes e inconscientes, señaladas con anterioridad. Las deutoneuronas en sinapsis con las protoneuronas mielópetas transportan la sensibilidad propioceptiva inconsciente (fig. 140), mientras que las deutoneuronas en sinapsis con las protoneuronas bulbópetas transportan la sensibilidad propioceptiva consciente (fig. 141).

La deutoneurona situada en el núcleo torácico posterior emite un axón que, por el camino más corto, situado en su mismo lado de la médula espinal, alcanza la superficie del cordón lateral anterior al punto de penetración de la raíz posterior. Constituye el tracto espinocerebeloso posterior. Éste alcanza el cerebelo por la vía más directa, es decir, el pedúnculo cerebeloso inferior. La deutoneurona situada en el núcleo de Bechterew atraviesa mediante su axón la línea media a través de la comisura gris anterior. Forma, anteriormente al tracto antes mencionado, el tracto espinocerebeloso anterior. Éste alcanza también el cerebelo, pero lo hace a través de una vía larga a través del pedúnculo cerebeloso superior. No obstante, cualquiera que sea su trayecto y origen, estos dos tractos espinocerebelosos tienen, por su terminación común en la parte más antigua del cerebelo o paleocerebelo, la característica fisiológica de conducir las impresiones propioceptivas inconscientes: el tracto posterior conduce las del tronco, y el tracto anterior las de los miembros.

Las fibras bulbópetas transportan la sensibilidad profunda y son consideradas las vías propioceptivas conscientes (su destrucción provoca el síndrome tabético). Recorren, lo mismo que las fibras epicríticas, toda la extensión de la médula espinal, sin hacer relevo, salvo a través de sus colaterales. El conjunto de sus fibras constituye la mayor parte de los cordones posteriores. Estas fibras reciben durante este trayecto la denominación de *fascículos grácil* y *cuneiforme,* calificativos puramente topográficos destinados a distinguir las fibras más mediales (fascículo grácil) de las fibras más laterales (fascículo cuneiforme). Estos axones hacen sinapsis con sus deutoneuronas sólo en la parte inferior de la médula oblongada, en dos núcleos denominados también *núcleo grácil* y *núcleo cuneiforme.* Se distribuyen por el lemnisco medial para ir a parar, después de entrecruzarse, al tálamo. Desde ese punto, algunas alcanzan la corteza parietal, lo que explica que las sensaciones que ellos transportan puedan hacerse conscientes. Sigue sin saberse cuál es la razón sistemática que transporta hasta la médula oblongada la localización de su primera sinapsis. No obstante, hay que señalar que estos núcleos, grácil y cuneiforme, aunque sólo existen en el tercio inferior de la médula oblongada, son sólo excrecencias del cuello del asta posterior (a este nivel, la cabeza recibe las impresiones exteroceptivas transmitidas por la raíz sensitiva del nervio trigémino). Así, en una visión sistemática de conjunto, constituyen una simple excepción topográfica, ya que el cuello y la cabeza del asta posterior en la médula oblongada conservan la misma significación que en la médula espinal.

LA MÉDULA ESPINAL CONSIDERADA COMO LUGAR DE TRÁNSITO DE LAS VÍAS MEDULOENCEFÁLICAS

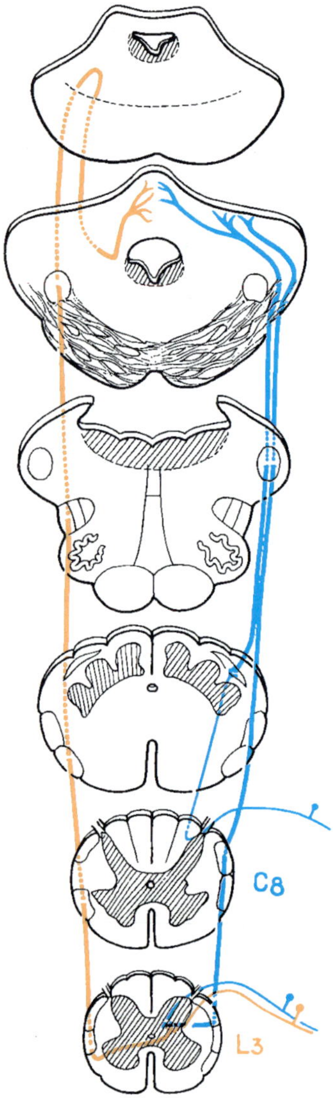

Fig. 140 ▪ Vías propioceptivas inconscientes. Tracto espinocerebeloso posterior, directo (en azul); tracto espinocerebeloso anterior, cruzado (en rojo).

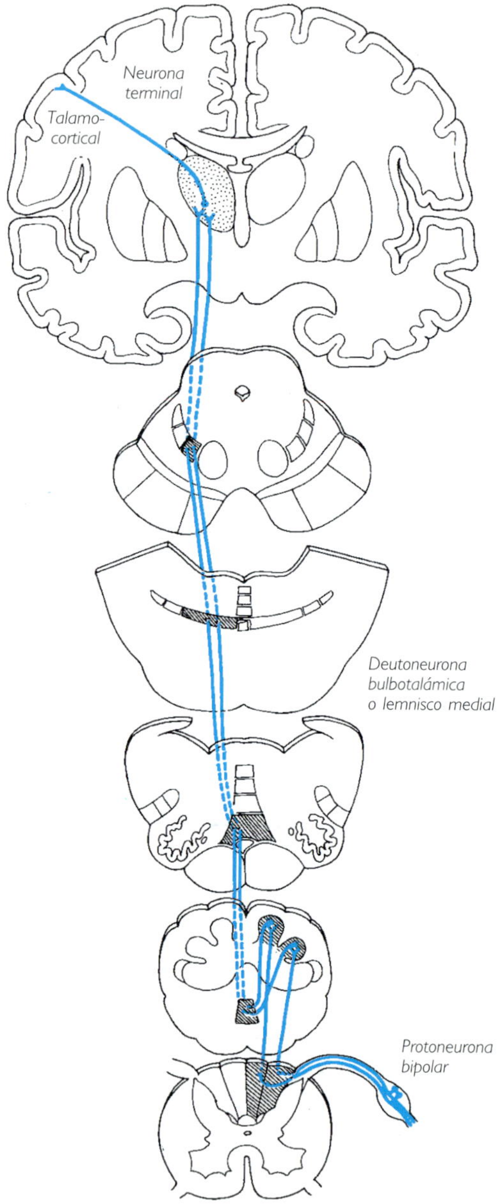

Fig. 141 ▪ Vía de la sensibilidad propioceptiva consciente.

c) VÍAS INTEROCEPTIVAS. En este caso no podemos hablar de vías topográficamente individualizadas. Se admite que la sustancia gris fundamental vegetativa periependimaria donde termina la protoneurona interoceptiva está formada (fig. 123) por una multitud de neuronas simpáticas en las que las fibras intrínsecas de la sustancia gris pueden recorrer varios segmentos sucesivos, confiriendo así a esta «sustancia gris de la médula espinal una función conductora propia» (Laruelle). Así, de forma gradual, las impresiones interoceptivas alcanzarán a su vez, como las exteroceptivas y las propioceptivas conscientes, su punto final que, también aquí, estaría representado por el tálamo.

No obstante, los impulsos interoceptivos transportan también impresiones nociceptivas: los *dolores viscerales.*

Sus impulsos, señales de alerta, aprovechan las vías del dolor, es decir, el tracto espinotalámico lateral, para llegar al tálamo antes de ser proyectados en la corteza cerebral.

Esta transferencia de las neuronas interoceptivas a las neuronas exteroceptivas opera bien a nivel del ganglio sensitivo del nervio espinal, bien a nivel del asta posterior. En el primer caso, unas células particulares, denominadas *células en cesto de Dogiel,* aseguran la unión entre las neuronas en T interoceptivas y exteroceptivas, en el segundo caso, la unión se realiza por mediación de las colaterales de las fibras interoceptivas que bordean la cabeza del asta posterior.

Se explica así que los dolores viscerales puedan ser referidos a la piel, los del corazón, a los dermatomas de C^8 a T^8; los del estómago, a los de T^6 a T^9; los del intestino, a los de T^7 a T^{10}; los de las glándulas genitales y el útero, a los de T^{10} a T^{12}; los de los riñones, a los de T^{11} a L^1 y, finalmente, los del recto a los de S^2 a S^4 (fig. 124).

2. Fascículos descendentes. Estos fascículos son denominados también *encefalófugos,* ya que emanan de todos los pisos del encéfalo: corteza cerebral, cuerpo estriado, pedúnculos cerebrales, puente, cerebelo y médula oblongada. Su descripción en estos momentos es dificultosa, ya que todavía desconocemos los diversos centros que les dan origen. Sin embargo, debe señalarse que estas fibras descendentes están divididas en dos grandes grupos, según si pertenecen a las vías de la motricidad voluntaria o a las vías de la motricidad semivoluntaria o automática. Las primeras constituyen las denominadas *vías piramidales;* las segundas las *vías extrapiramidales.*

a) VÍAS PIRAMIDALES O TRACTOS CORTICOESPINALES (fig. 142). Originadas en la corteza cerebral, la mayor parte de las fibras llegan a la médula espinal y la recorren en toda su extensión. Sin embargo, inferiormente a la médula oblongada, el haz que constituyen se disocia y se presenta bajo la forma de dos cintas distintas. Una, la más importante, se denomina *tracto corticoespinal lateral* o *vía piramidal cruzada,* ya que ha cruzado la línea media a la altura de la médula oblongada. Discurre por el cordón lateral de la médula espinal, anterior a la cabeza del asta posterior, medial al tracto espinocerebeloso posterior y posterior al tracto espinotalámico lateral. Disminuye de volumen de superior a inferior ya que, a lo largo de su trayecto medular, abandona las

LA MÉDULA ESPINAL CONSIDERADA COMO LUGAR DE TRÁNSITO DE LAS VÍAS MEDULOENCEFÁLICAS

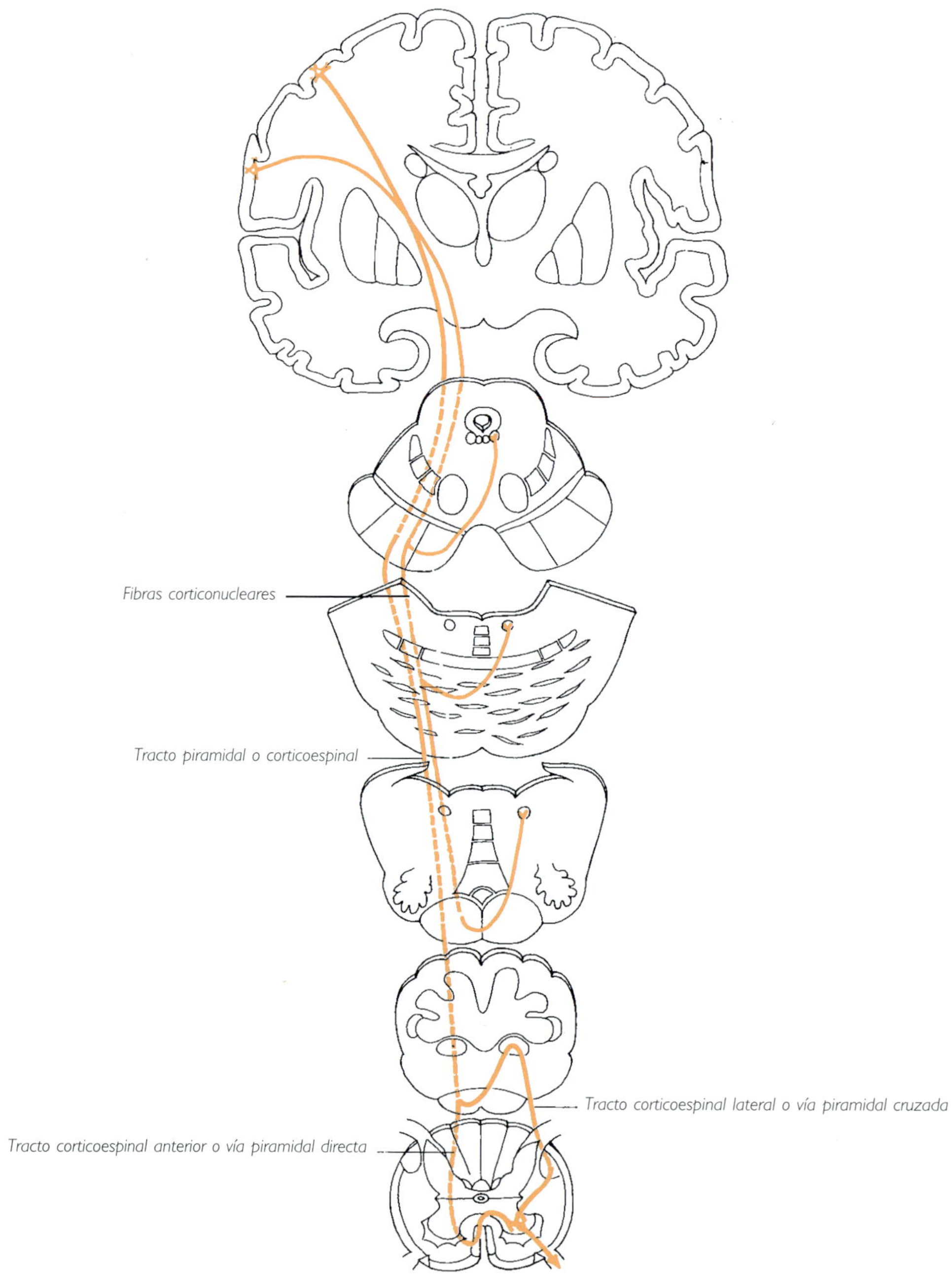

Fig. 142 ■ Tracto corticoespinal o tracto piramidal del lado derecho, acompañado hasta el nivel de la médula oblongada por fibras corticonucleares.

fibras que van a ir a parar a la cabeza del asta anterior homolateral. A este nivel se articulan con la neurona somatomotora periférica que ya conocemos. Así, se establece una gran vía motora cortical, cuya característica sistemática es la de estar constituida sólo por dos neuronas: la primera es la neurona cortical, que merece la denominación de *protoneurona motora;* la segunda está situada en la cabeza del asta anterior y se denomina *deutoneurona.* Esta última es la única neurona efectora, ya que sólo ella tiene destino periférico y contacto directo con el órgano efector, en este caso el músculo estriado.

Un segundo tracto, denominado *tracto corticoespinal anterior* o *vía piramidal directa* ya que no se entrecruza en la médula oblongada, desciende por el cordón anterior de la médula espinal. Limita ambas vertientes de la fisura media anterior. Como el otro tracto, con el que comparte origen y terminación, se adelgaza de superior a inferior, aunque sus fibras, para alcanzar la cabeza del asta anterior, pasan la línea media a través de la comisura blanca anterior. Si uno se circunscribe sólo al estudio de la médula espinal, la vía piramidal cruzada sería directa y la vía piramidal directa sería cruzada. Vemos que estos dos tractos están en realidad igualmente cruzados si consideramos su origen cortical y su terminación medular.

Citemos por último un grupo de fibras piramidales que permanecen homolaterales (fascículo piramidal homolateral de Déjerine). Estas fibras ocupan, en el cordón anterior de la médula espinal, la misma situación que las fibras olivoespinales situadas junto a la raíz anterior en el momento de su emergencia de la médula espinal (v. *Fibras olivoespinales,* pág. 211).

En el capítulo dedicado al tronco del encéfalo, expondremos la topografía de las fibras de las vías piramidales destinadas a los núcleos motores de los nervios craneales (fibras corticonucleares).

SOMATOTOPÍA DE LAS GRANDES VÍAS. Las grandes vías que transitan a través de la médula espinal forman, como acabamos de ver, los fascículos grácil y cuneiforme en el cordón posterior, y los tractos espinotalámicos y corticoespinales en el cordón anterior y lateral.

En el interior de estos haces, las fibras que los constituyen están agrupadas según una topografía que refleja la imagen del cuerpo, lo cual se denomina *somatotopía* (fig. 143). Esta disposición la encontramos sin modificación desde la médula espinal hasta la corteza cerebral. La representamos más adelante cuando hablamos del tálamo (v. pág. 293) y de la corteza cerebral (v. pág. 354).

b) VÍAS EXTRAPIRAMIDALES. Estas vías se originan de todos los niveles del encéfalo, a partir de centros que controlan y regularizan los impulsos piramidales, terminando en el asta anterior de la médula espinal. Estas vías participan en la producción de los movimientos automáticos o semivoluntarios que acompañan a los movimientos voluntarios. Su conjunto se denomina *sistema extrapiramidal.*

Durante mucho tiempo se ha considerado que el origen más alto de las vías de este sistema se encontraba en los cuerpos estriados. No obstante, se sabe que la corteza cerebral tiene estos núcleos bajo su dependencia y que envía, independientemente de las de los tractos corticoespinales, otras fibras hacia los centros subyacen-

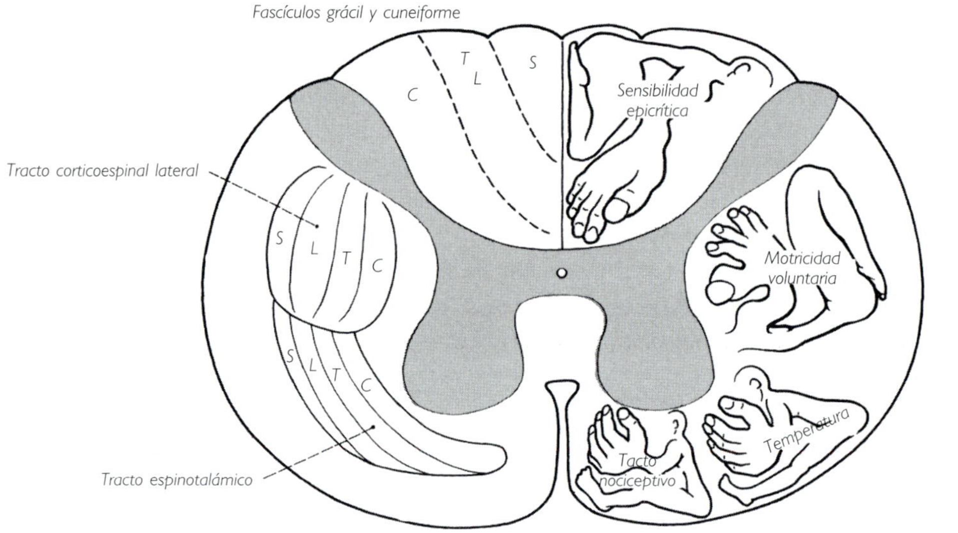

Fig. 143 ▪ Somatotopía de las grandes vías ascendentes y descendentes en la médula espinal (compárese con las figs. 216, 267 y 272) (según Curt Elze, modificado).

tes, incluidos los de la médula espinal. En la médula espinal encontraremos los fascículos siguientes (fig. 144):

1. Las *fibras adversivas* o fibras parapiramidales, que provienen de la corteza cerebral y constituirán una parte del cordón anterior al lado de las fibras del tracto corticoespinal anterior.

2. Los *tractos reticuloespinales.* ❑ La formación reticular es un sistema difuso que se extiende a lo largo de todo el tronco del encéfalo, constituido por una red de neuronas y de fibrillas conectadas con los núcleos basales y el cerebelo. La formación reticular ejerce sobre el asta anterior de la médula espinal una acción facilitadora o una acción inhibidora. La parte pontina de la formación es un centro facilitador cuyas fibras de proyección medular, el tracto pontorreticuloespinal o tracto reticuloespinal medial, acompañan al tracto corticoespinal anterior. La parte bulbar de la formación reticular constituye el centro inhibidor; su fascículo de proyección, denominado *tracto bulborreticuloespinal* o *tracto reticuloespinal lateral,* acompaña al tracto corticoespinal lateral.

3. Aplicado a la vertiente anterior del tracto corticoespinal lateral, se ve un conjunto de fibras denominadas *tracto rubroespinal.* Nace en el núcleo rojo de los pedúnculos cerebrales, después de haberse entrecruzado con el del lado opuesto en el tronco del encéfalo; no desciende más allá de la parte superior de la porción cervical de la médula espinal.

4. Un nuevo fascículo, también de origen peduncular, nace de los colículos o tubérculos cuadrigéminos. Después de entrecruzarse con el del lado contrario, aborda la médula espinal anteriormente a la cara anterior de la cabeza del asta anterior. Se de-

nomina *tracto tectoespinal* («tecto» porque tiene su origen en el techo del mesencéfalo). Termina en la porción cervical de la médula espinal.

5. Un centro pontino, el núcleo vestibular del nervio vestibulococlear, da origen a fibras descendentes. Estas fibras se agrupan en la médula espinal constituyendo dos cintillas: los *tractos vestibuloespinales.* De ellos uno es directo, se denomina *tracto vestibuloespinal lateral* y discurre junto a las fibras olivospinales; el otro es cruzado, se denomina *tracto vestibuloespinal medial,* es más delgado y se sitúa al lado del tracto tectoespinal.

6. La médula oblongada posee un único centro emisor, la oliva, con un sólo fascículo: las *fibras olivoespinales.* Son satélites del tracto vestibuloespinal y, como este último, están situadas en el cordón anterior pero más laterales, junto a la emergencia de la raíz anterior.

Todos estos diversos fascículos no recorren la médula espinal, como acabamos de ver, en toda su extensión: las fibras adversivas parapiramidales acompañan al tracto corticoespinal anterior; los tractos reticuloespinales disminuyen su importancia inferiormente a la porción cervical de la médula espinal; el tracto rubroespinal termina en la porción cervical de la médula espinal; los tractos vestibuloespinales descienden hasta la porción sacra de la médula espinal; el tracto tectoespinal y las fibras olivoes-

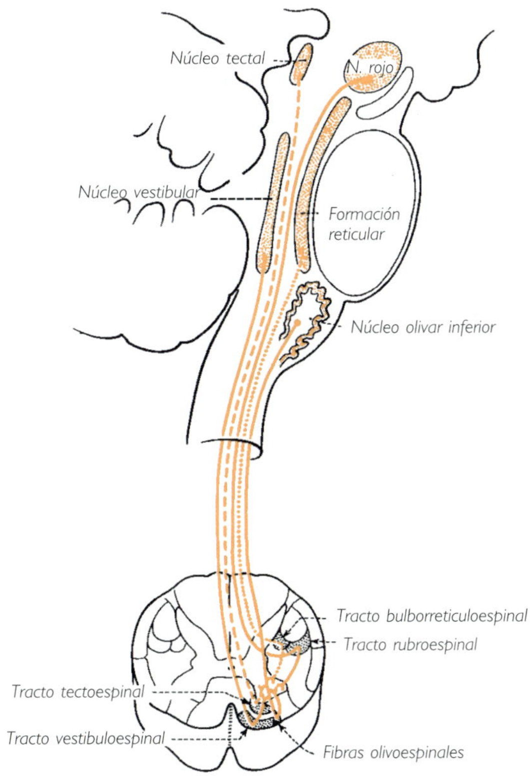

Fig. 144 ▪ Vías extrapiramidales en la médula espinal. Origen de las vías principales en un corte sagital de la médula espinal.

pinales no sobrepasan la porción cervical de la médula espinal. Sea cual sea su longitud, su destino es común ya que todos van a terminar, y no pueden tener otro destino, alrededor de las células motoras del asta anterior de la médula espinal.

c) VÍAS DESCENDENTES VEGETATIVAS. Más adelante veremos (v. pág. 260) que en el tronco del encéfalo existen fascículos descendentes que transportan impulsos vegetativos desde el hipotálamo hasta centros vegetativos del mesencéfalo, del puente y de la médula oblongada. Se admite que tales fascículos se continúan en la médula espinal bajo la forma de fibras dispersas en los fascículos propios. Terminan en el asta lateral, asegurando así la coordinación de los centros viscerales suprayacentes y de los centros vegetativos medulares.

En suma, y para concluir el estudio de los fascículos descendentes, tanto sean corticales como subcorticales encargados de la motricidad voluntaria o de los movimientos automáticos o reflejos o incluso vegetativos, los vemos a todos converger, como múltiples afluentes desembocando en un estuario común, alrededor de las células somatomotoras del asta anterior (vía final común). Así pues, estas células pueden transmitir a los músculos que inervan impulsos motores de origen y valor funcional diversos. Esto es lo que nos demuestra la semiología de las interrupciones electivas de una u otra de estas vías descendentes con conservación de la integridad de la neurona motora efectora.

Al final de este capítulo mostramos un corte de la médula espinal donde hemos representado, en una visión esquemática, las principales vías y los principales centros (fig. 145). Creemos que el estudio de este complicado esquema se facilitará mediante el conocimiento previo que el lector posea en adelante, gracias a los diversos esquemas analíticos del origen, terminación y topografía de estas vías sensitivas y motoras.

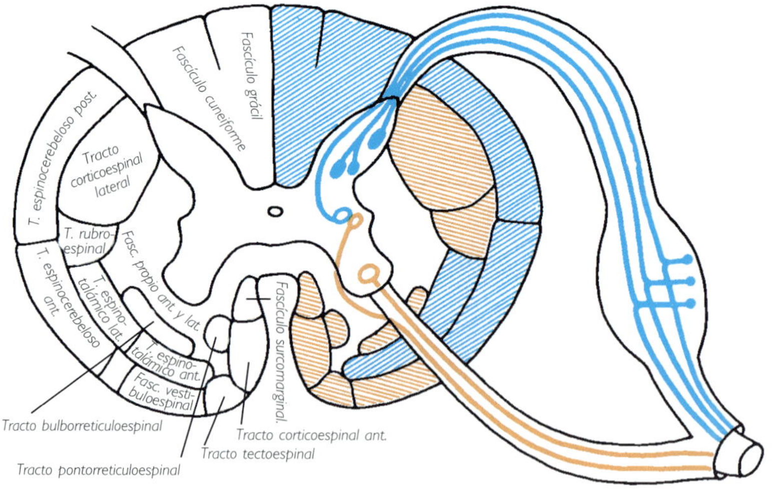

Fig. 145 ▪ Esquematización de conjunto de la médula espinal. En azul, médula sensitiva. En rojo, médula motora.

III. ENCÉFALO

INTRODUCCIÓN

Antes de iniciar el estudio de esta parte del sistema nervioso central, creemos necesario definir algunos términos adoptados por la terminología clásica. El conocimiento preciso de su significado es muy útil, primero para entender exactamente el pensamiento de los autores y después porque estos calificativos reafirman en una sola palabra una idea general, cuya comprensión aclara oportunamente el valor sistemático de los elementos anatómicos a los cuales se aplican.

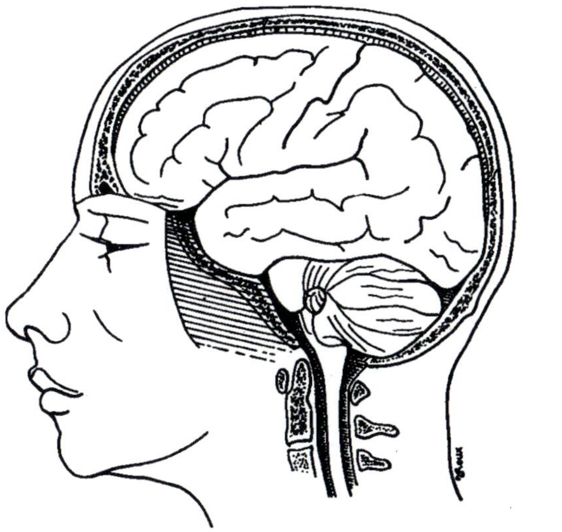

Fig. 146 ▪ Visión lateral del encéfalo en la cavidad craneal.

Denominamos *encéfalo* a toda la porción del sistema nervioso central situada en la cavidad craneal, es decir, todo el sistema nervioso central excepto la médula espinal, que está alojada en el conducto vertebral. El encéfalo está dividido en dos grupos de elementos unidos entre sí por un estrecho pedúnculo; en este caso, los pedúnculos cerebrales. El grupo inferior está separado del grupo superior por el tentorio o tienda del cerebelo, y ambos grupos comunican entre sí a través de un estrecho orificio: la escotadura de la tienda o incisura del tentorio. Esta escotadura está limitada por el borde libre de la tienda del cerebelo y constituye el lugar de paso de los pedúnculos cerebrales. Médicos y cirujanos son conscientes de la importancia de este tabicamiento rígido en los fenómenos de compresión intracraneal. El grupo inferior comprende, axialmente y de inferior a superior, la médula oblongada, el puente, los pedúnculos ce-

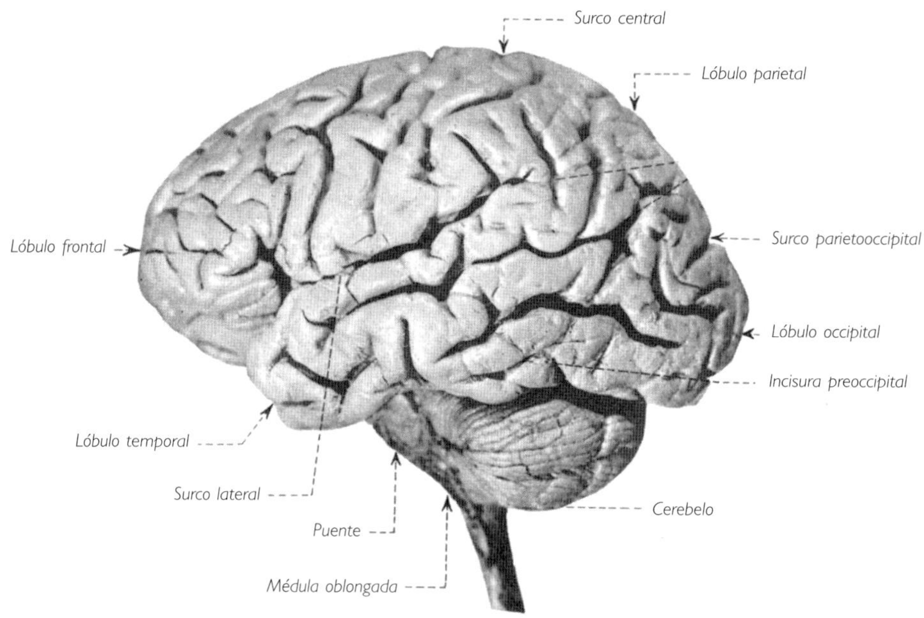

Fig. 147 ▪ Visión lateral izquierda del encéfalo.

rebrales y el cerebelo. Pocas regiones del sistema nervioso central han dado lugar a tan gran confusión terminológica.

De acuerdo con Déjerine, denominaremos *tronco del encéfalo* al conjunto de médula oblongada, puente y pedúnculos cerebrales. Reservamos el término de *istmo,* basándonos en el sentido etimológico de la palabra, a la parte del encéfalo que, al atravesar la escotadura de la tienda, une la porción cerebelosa a la porción propiamente cerebral, es decir, los pedúnculos cerebrales junto con los colículos y los pedúnculos cerebelosos superiores. Este istmo no es otra cosa que el *mesencéfalo* de los embriólogos. En cuanto al término *mesocéfalo* aplicado bien al puente bien sólo a los pedúnculos cerebrales o, como hace Gley, a los pedúnculos cerebrales, a los colículos, a la cápsula interna y al tálamo, nos parece adecuado suprimirlo del lenguaje anatómico. Por último, y de acuerdo con lo anteriormente expresado, proponemos denominar *cerebro primitivo* al techo del mesencéfalo, ya que representa el lugar donde se realiza el primer esbozo de telencefalización. En efecto, precede en el tiempo y en el espacio, mediante sus lóbulos ópticos, al paleoencéfalo y al neoencéfalo, que lo sustituyen de forma sucesiva en el ejercicio de las funciones telencefálicas.

El tronco del encéfalo está cubierto posteriormente por el cerebelo, al que se unen estos diversos elementos por los pedúnculos cerebelosos.

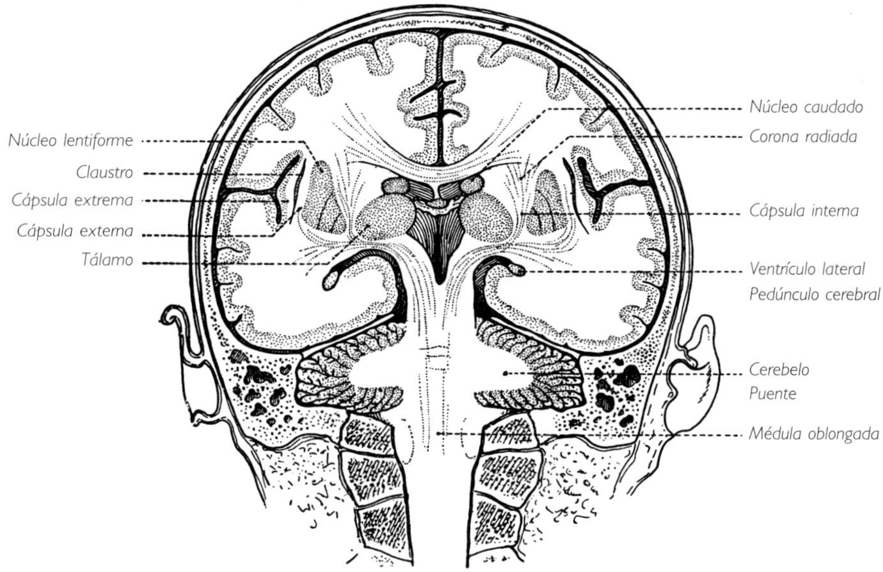

Fig. 148 ▪ Corte frontal del encéfalo en la cavidad craneal.

El grupo superior situado superiormente a la tienda del cerebelo recibe la denominación de cerebro *propiamente dicho.* Este cerebro está dividido en tres partes: una impar y media denominada *cerebro intermedio* o *diencéfalo* (o *talamoencéfalo,* por ser el tálamo su elemento principal) y otras dos partes, pares y simétricas, que forman los *hemisferios cerebrales* o *telencéfalo.*

Desde el punto de vista ontogénico, filogenético y sistemático, el diencéfalo se fusiona a los núcleos estriados derivados de los hemisferios cerebrales (núcleo lenticular y núcleo caudado) para constituir el *paleoencéfalo.* Los hemisferios cerebrales, sin los núcleos estriados, reciben la denominación de *neoencéfalo,* cuyo elemento más importante es la corteza gris, también denominada *córtex cerebral, corteza cerebral* o *palio.* Esta corteza puede dividirse, a su vez, en dos porciones según el momento de su aparición y su significación funcional. La más antigua está enrollada alrededor del umbral del hemisferio cerebral y se denomina *arquicórtex;* la más reciente, que es infinitamente más extensa y de un valor funcional mucho mayor, comprende el resto de la corteza y la denominaremos *neocórtex.*

Estas formaciones fundamentales, macroscópicas y funcionales, en las que se inscribe la sistematización del encéfalo, pueden resumirse en la tabla 1.

Tabla 1. División del encéfalo

A. *Piso anterior* (celda subtentorial)	Tronco del encéfalo	Médula oblongada Puente Pedúnculo cerebral, mesencéfalo	
	Cerebelo		
B. *Piso superior o cerebro propiamente dicho* (celda supratentorial)	Diencéfalo	Tálamo	Paleoencéfalo (núcleos talámicos y estriados)
	Telencéfalo o hemisferios cerebrales	Núcleos estriados	
		Córtex	Alocórtex Neocórtex

TRONCO DEL ENCÉFALO Y CEREBELO

A. Tronco del encéfalo

ASPECTO MORFOLÓGICO. El tronco del encéfalo es un puente de unión entre la médula espinal y el cerebro propiamente dicho; se sitúa casi por completo inferior a la tienda del cerebelo y no es visible en toda su extensión, sino sólo en sus caras anterior (figs. 149 y 150) y laterales. Su cara posterior, oculta por el cerebelo y los pedúnculos cerebelosos, sólo puede estudiarse si se retiran previamente estos elementos.

Está constituido en su conjunto por voluminosos cordones blancos de dirección longitudinal y se halla interrumpido en mitad de su recorrido por un espeso haz de fibras blancas de dirección transversal que lo rodean como una corbata. Los cordones longitudinales pasan bajo esta corbata como por debajo de un puente (Varolio). La médula oblongada es la parte del tronco del encéfalo situada inferior a este puente; los pedúnculos cerebrales constituyen la parte situada superiormente (fig. 151).

1. Cara anterolateral (fig. 152). La *médula oblongada* o *bulbo raquídeo* se continúa sin línea de demarcación con la porción cervical de la médula espinal, de la que se muestra como una dilatación. Por tanto, los detalles de sus caras anterior y laterales serán los mismos que los de la médula espinal: fisura media anterior y surcos anterolateral y posterolateral.

El surco anterolateral, en el que posteriormente hace relieve la oliva u oliva inferior, es el lugar de emergencia de las raíces del nervio hipogloso; del surco posterola-

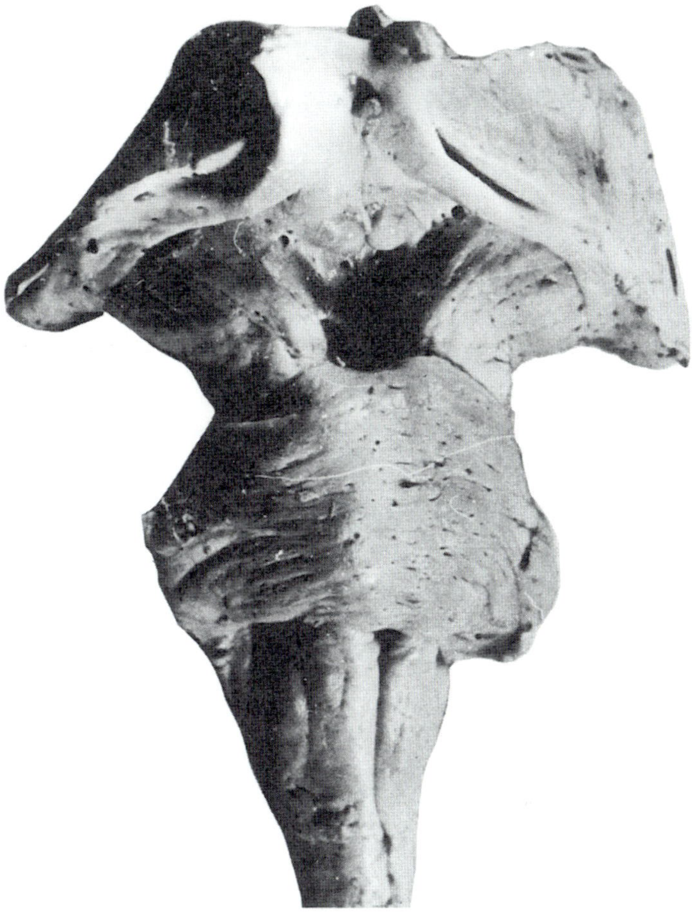

Fig. 149 ▪ Cara anterior del tronco del encéfalo.

teral salen, de superior a inferior, las raíces de los nervios glosofaríngeo, vago y accesorio.

El cordón anterior de la médula espinal adopta, a nivel de la médula oblongada, la denominación de *pirámide de la médula oblongada* o *pirámide bulbar;* el cordón lateral conserva el mismo nombre.

La médula oblongada está separada del puente por el surco bulbopontino, con una fosita media o agujero ciego de la médula oblongada en la terminación de la fisura media anterior y dos fositas laterales situadas en el extremo superior del cordón lateral, por donde salen las raíces de los nervios facial, intermedio y vestibulococlear. En el surco bulbopontino se ve siempre emerger, superiormente a la pirámide de la médula oblongada, el nervio oculomotor.

A la altura del puente la cara anterior muestra, deprimiendo la estriación de las fibras transversales del puente, en la línea media, un canal longitudinal denominado

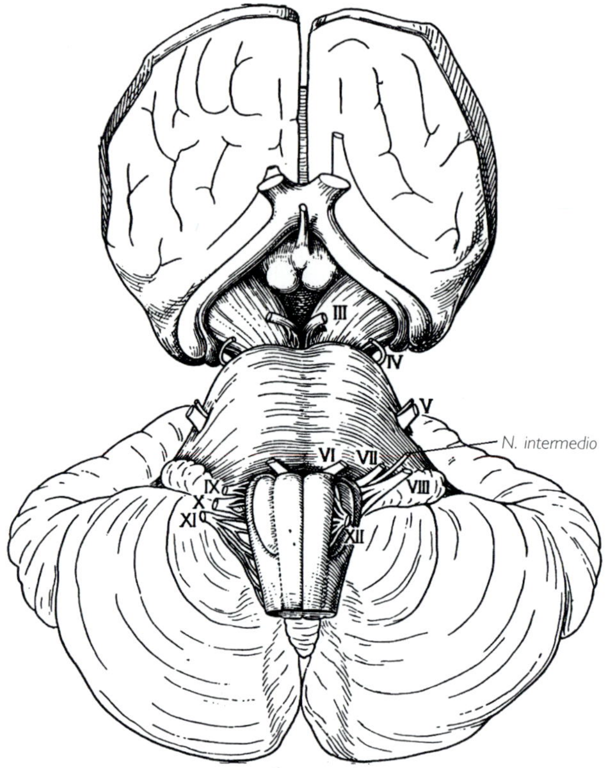

Fig. 150 ■ Cara anterior del tronco del encéfalo. Posteriormente a la médula oblongada y al puente se sitúa el cerebelo; superiormente al quiasma óptico, la cara inferior de los hemisferios cerebrales.

surco basilar a causa de sus relaciones con la arteria basilar; a los lados se encuentra una fosita de la que salen las dos raíces (motora medialmente y sensitiva lateralmente) del nervio trigémino. A partir de este punto, la cara anterior se continúa con la cara lateral que, en adelante, recibe el nombre de *pedúnculo cerebeloso medio.* Éste se dirige de anterior a posterior y disminuye de volumen a medida que se aproxima al cerebelo.

Los *pedúnculos cerebrales* están separados del puente por el surco pontopeduncular; se presentan anteriormente bajo la forma de dos cordones blancos (pies pedunculares derecho e izquierdo) que van divergiendo de inferior a superior, ya que cada uno de ellos debe penetrar en el hemisferio cerebral correspondiente. Limitan así, entre sus bordes mediales, una superficie triangular de vértice inferior; esta superficie es de color grisáceo y está perforada por pequeños orificios vasculares, por lo que recibe el nombre de *sustancia perforada posterior.* Este espacio está limitado anteriormente por el relieve de dos cuerpos mamilares o tubérculos mamilares. El surco que separa la sustancia perforada posterior del borde medial de los pedúnculos cerebrales es el lugar de salida de los filetes nerviosos del nervio oculomotor.

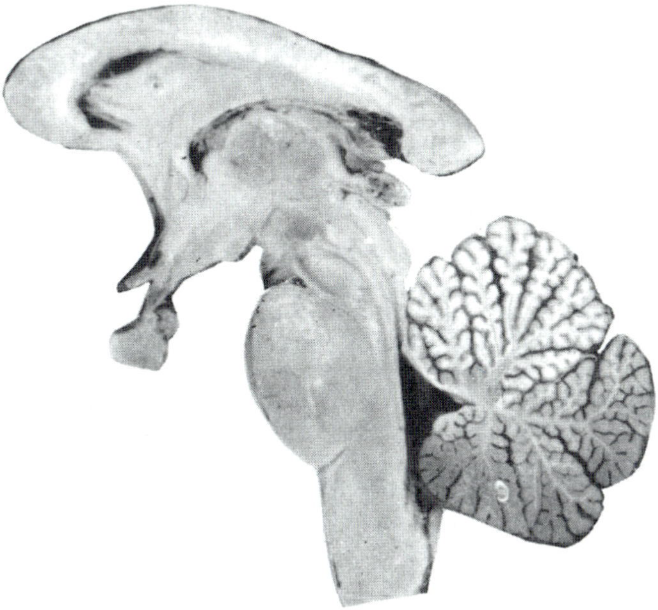

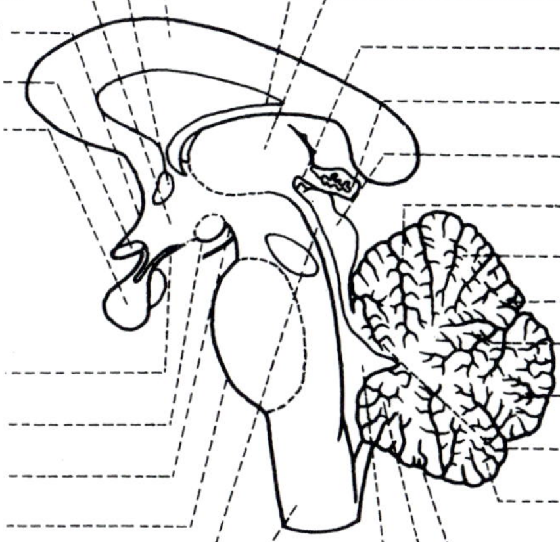

Fig. 151 ▪ Tronco del encéfalo y diencéfalo. Cuarto ventrículo y cerebelo. Corte sagital medio.

Se puede considerar que los pedúnculos cerebrales terminan en el momento en que se insinúan bajo la fronda transversal constituida por el tracto óptico extendido entre el quiasma óptico y los cuerpos geniculados laterales.

En una visión lateral, los pedúnculos cerebrales muestran de anterior a posterior: el relieve del pie del pedúnculo cruzado por el nervio troclear; la superficie triangular, ligeramente abombada, del lemnisco lateral y, finalmente, superior a esta superficie, el relieve de los colículos.

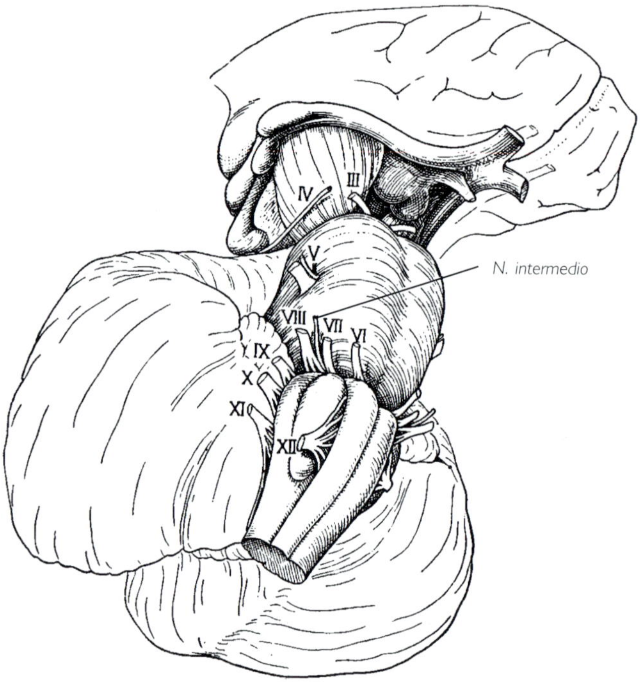

Fig. 152 ▪ Visión lateral del tronco del encéfalo. Véase el comentario a la figura 150.

2. Cara posterior (figs. 153 y 154). Esta cara sólo puede ser observada en sus extremos, es decir, en la mitad inferior de la médula oblongada y en casi toda la extensión de los pedúnculos cerebrales. En el resto de su extensión, es decir, en la mitad superior de la médula oblongada y del puente, está cubierta por el cerebelo y sus tres pares de pedúnculos cerebelosos, cuyo estudio fue incluido en el capítulo dedicado al cerebelo. En su tercio inferior, la médula oblongada presenta, en su cara posterior, elementos parecidos a los estudiados en la médula espinal, es decir, un surco medio posterior y dos fascículos posteriores. Éstos, a su vez, están divididos en un *fascículo grácil,* que es medial, y un *fascículo cuneiforme* que es lateral, por un pequeño surco paramediano.

La cara posterior de los *pedúnculos cerebrales* está constituida por una lámina nerviosa, denominada *lámina tectal* o *lámina cuadrigémina,* que recubre el acueducto del

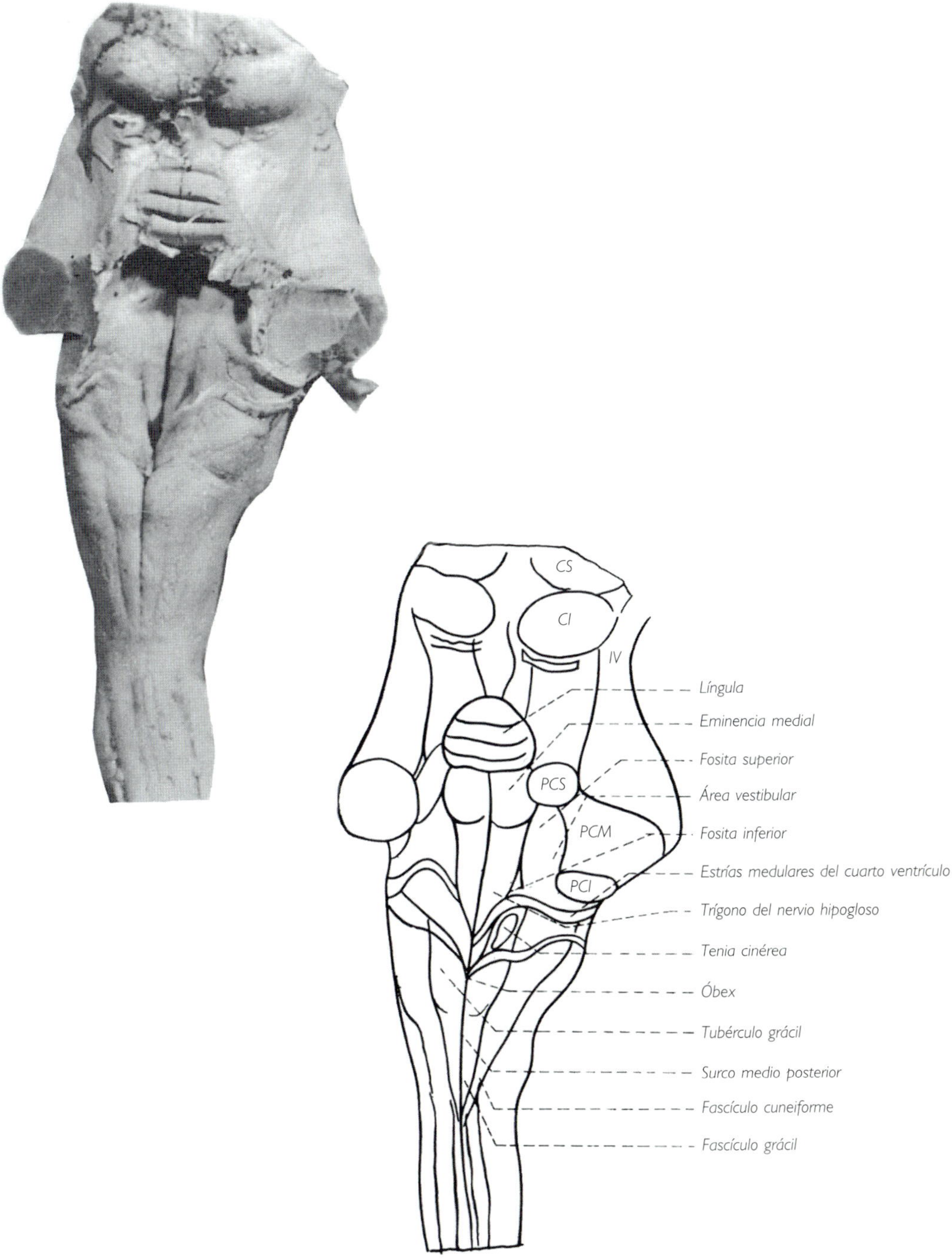

Fig. 153 ▪ Tronco del encéfalo. Visión posterior que muestra la fosa romboidea tras la sección de los pedúnculos cerebelosos. CI, colículo inferior; CS, colículo superior; PCI, pedúnculo cerebeloso inferior; PCM, pedúnculo cerebeloso medio; PCS, pedúnculo cerebeloso superior.

mesencéfalo o acueducto cerebral. Esta lámina está formada por la unión de los colículos o tubérculos cuadrigéminos. Éstos son dos superiores y dos inferiores. Cada uno de estos colículos está unido lateralmente a una eminencia nerviosa dependiente del tálamo denominada *cuerpo geniculado lateral* y *cuerpo geniculado medial* dependiendo de su relación con el colículo superior o con el coliculo inferior respectivamente. El cordón nervioso en relieve que realiza esta unión se denomina, según el caso, *brazo del colículo superior* o *brazo del colículo inferior.*

Los cuatro colículos están separados unos de otros por un surco cruciforme, cuyo extremo anterior sirve de lecho a la glándula pineal o epífisis y cuyo extremo posterior da inserción al frenillo del velo medular anterior. A cada lado de este frenillo se sitúa el origen aparente del nervio troclear.

Seccionando, a uno y otro lado del tronco del encéfalo, el punto de penetración de los tres pedúnculos cerebelosos en el tronco del encéfalo, se puede retirar en bloque el cerebelo y una parte de sus pedúnculos. Entonces es posible examinar el *suelo del cuarto ventrículo* o *fosa romboidea,* cuya mitad inferior pertenece a la médula oblongada y cuya mitad superior pertenece al puente.

Los detalles morfológicos que presentan sólo nos interesan en tanto que reflejan la presencia de algunos núcleos de nervios craneales que se encuentran inmediatamente adyacentes.

El cuarto ventrículo presenta una dilatación romboédrica del conducto central y su suelo posee también una forma romboidal. Su eje mayor es medio y vertical; une sus desembocaduras, inferiormente hacia el conducto central de la médula espinal y superiormente hacia el acueducto del mesencéfalo, y está recorrido por el denominado *surco medio.* La fosa romboidea se encuentra así dividida en dos mitades simétricas, derecha e izquierda. En cada una de estas mitades se encuentran:

1. Bordeando el surco medio, un largo relieve fusiforme, la eminencia medial, que en la porción de la médula oblongada recibe el nombre de *trígono del nervio hipogloso* y en el puente se manifiesta sobre todo bajo la forma de un tubérculo denominado *colículo facial.* En esencia constituye un derivado de la base del asta anterior de la médula espinal y corresponde, por medio del trígono del nervio hipogloso, al núcleo de este nervio y, por medio del colículo facial, al núcleo del nervio *abducens.*
2. Rodeando el ángulo lateral de la fosa romboidea se observa un segundo relieve blanquecino limitado por un borde convexo medial y que invade tanto el triángulo bulbar como el triángulo pontino. Responde a la presencia en profundidad de varios núcleos vestibulares y su porción bulbar ha sido aislada bajo el nombre de *área vestibular.*
3. Entre estos dos relieves, paramediano y lateral, se encuentra una zona deprimida de coloración grisácea y en forma de reloj de arena. Su ensanchamiento inferior o bulbar se denomina *trígono del nervio vago* o *trígono vagal* y corresponde a los núcleos vegetativos de los nervios vago y glosofaríngeo. Su ensanchamiento superior o pontino es de color más intenso y se denomina *fosita superior.*
4. Finalmente, señalemos en el triángulo bulbar las estrías blancas que se extienden transversalmente entre el surco medio y el ángulo lateral. Se denominan, por su situación, *estrías medulares del cuarto ventrículo* (fig. 154).

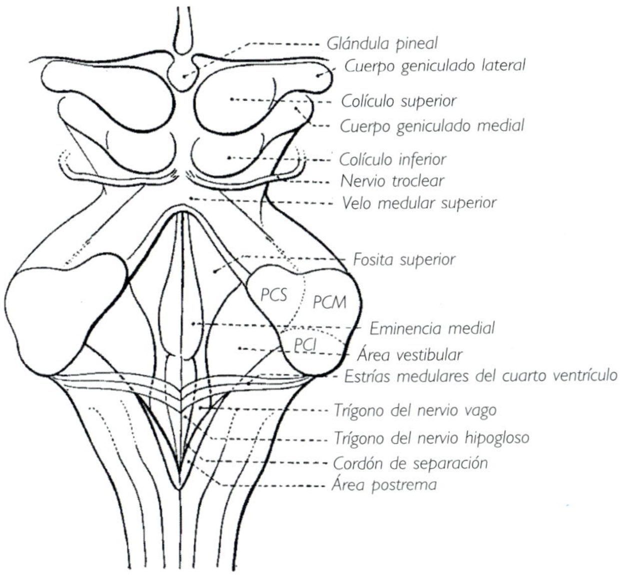

Fig. 154 ▪ Cara posterior del tronco del encéfalo y fosa romboidea. PCI, pedúnculo cerebeloso inferior; PCM, pedúnculo cerebeloso medio; PCS, pedúnculo cerebeloso superior.

Los bordes del cuarto ventrículo están formados inferiormente por el borde medial de los pedúnculos cerebelosos inferiores, y superiormente por el borde medial de los pedúnculos cerebelosos superiores o de los pedúnculos cerebelosos medios. En su punto de unión, estos bordes limitan los ángulos laterales.

Para la descripción del techo del cuarto ventrículo, remitimos al lector al capítulo dedicado al cerebelo.

Para completar esta descripción rápida del tronco del encéfalo es indispensable añadir un estudio somero de cortes perpendiculares a su eje.

Estos cortes muestran en las tres porciones del tronco del encéfalo una disposición casi semejante de sus elementos en dos regiones: una anterior o *pie,* que es lugar de paso de los grandes fascículos descendentes, y otra posterior, denominada *tegmento del puente* o *calota protuberancial,* que constituye el centro de los núcleos motores, sensitivos y vegetativos, rodeados por fascículos de fibras ascendentes y descendentes. A la altura de los pedúnculos cerebrales, una nueva formación, la *lámina tectal* o *lámina cuadrigémina,* viene a superponerse al techo del cuarto ventrículo.

Mostramos aquí cuatro cortes esquemáticos de la médula oblongada, del puente y de los pedúnculos cerebrales, cuya interpretación detallada se irá desarrollando más adelante (figs. 155 a 158).

Desde el punto de vista descriptivo, es cómodo estudiar por separado cada uno de los elementos que, superpuestos de inferior a superior, constituyen el tronco del encéfalo. No puede negarse que la médula oblongada, el puente y los pedúnculos cere-

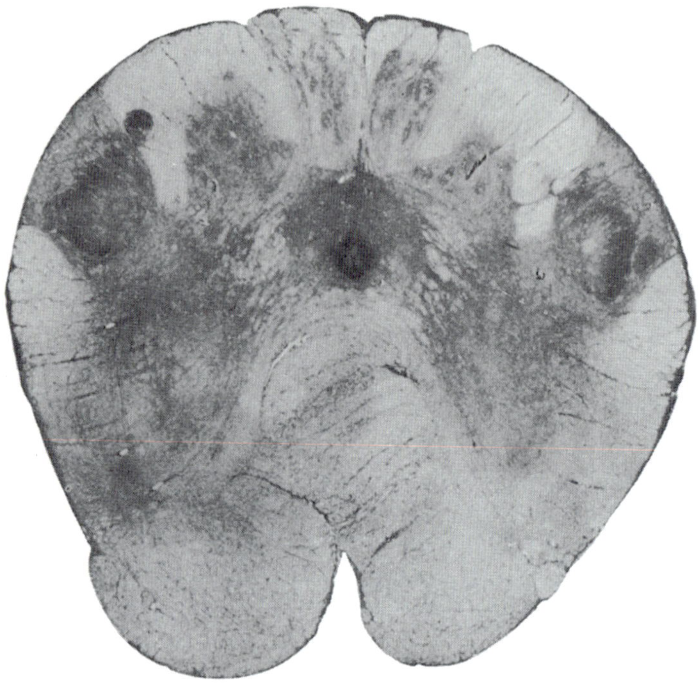

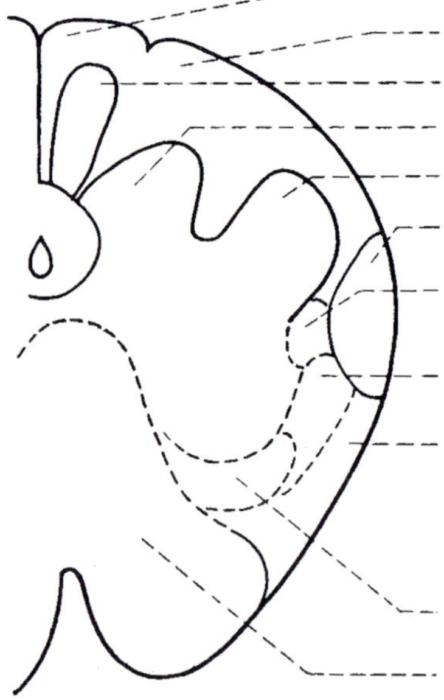

Fig. 155 ■ Corte inferior de la médula oblongada que pasa por la decusación piramidal.

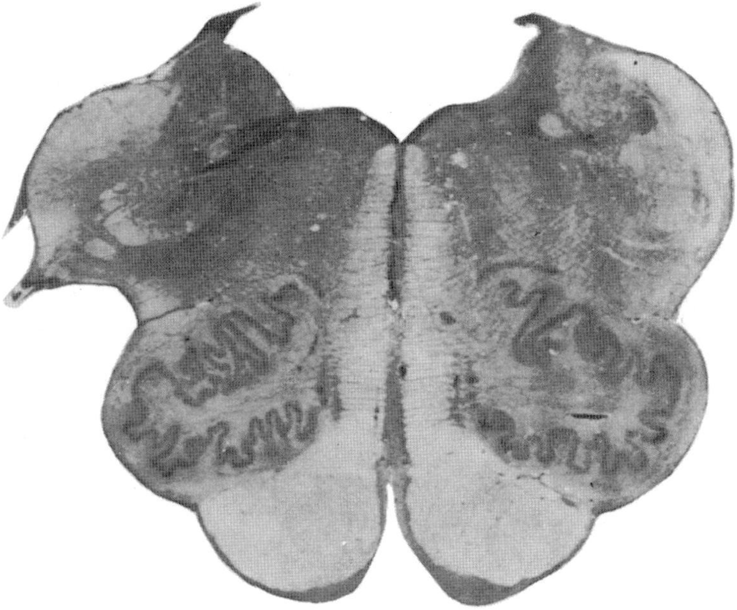

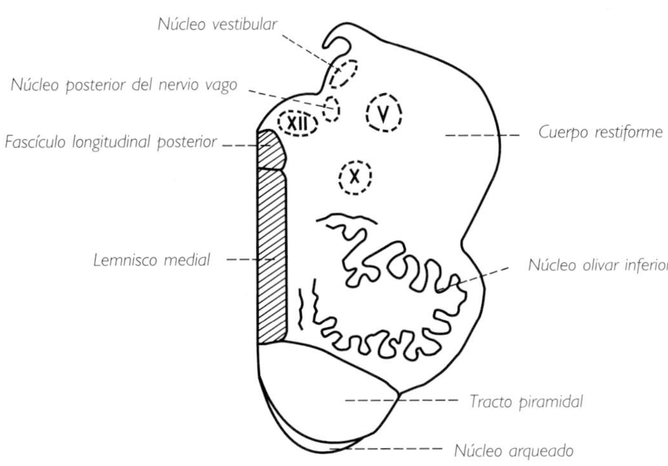

Fig. 156 ▪ Corte de la médula oblongada que pasa por el cuarto ventrículo.

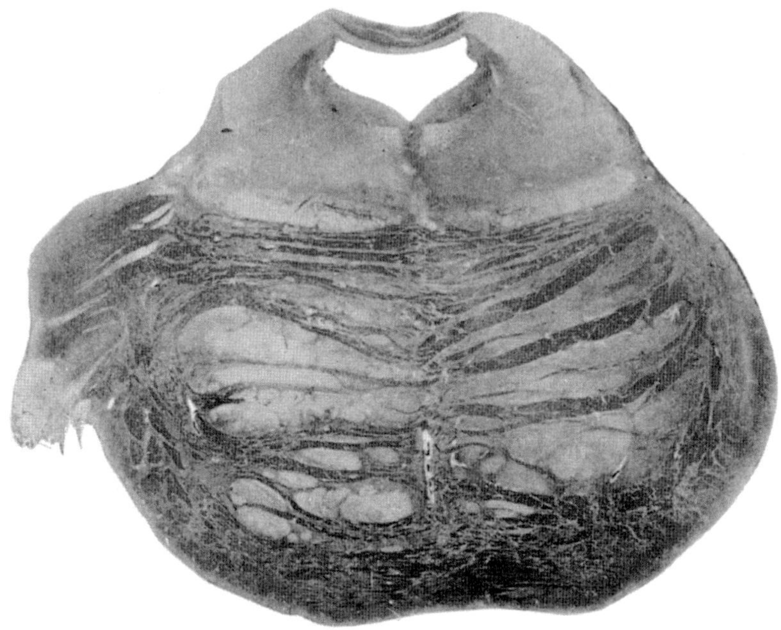

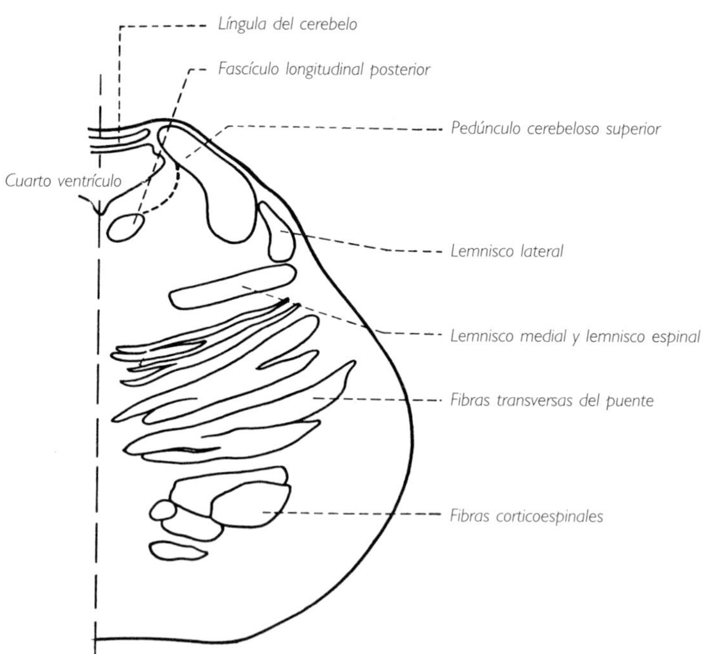

Fig. 157 ▪ Corte del puente.

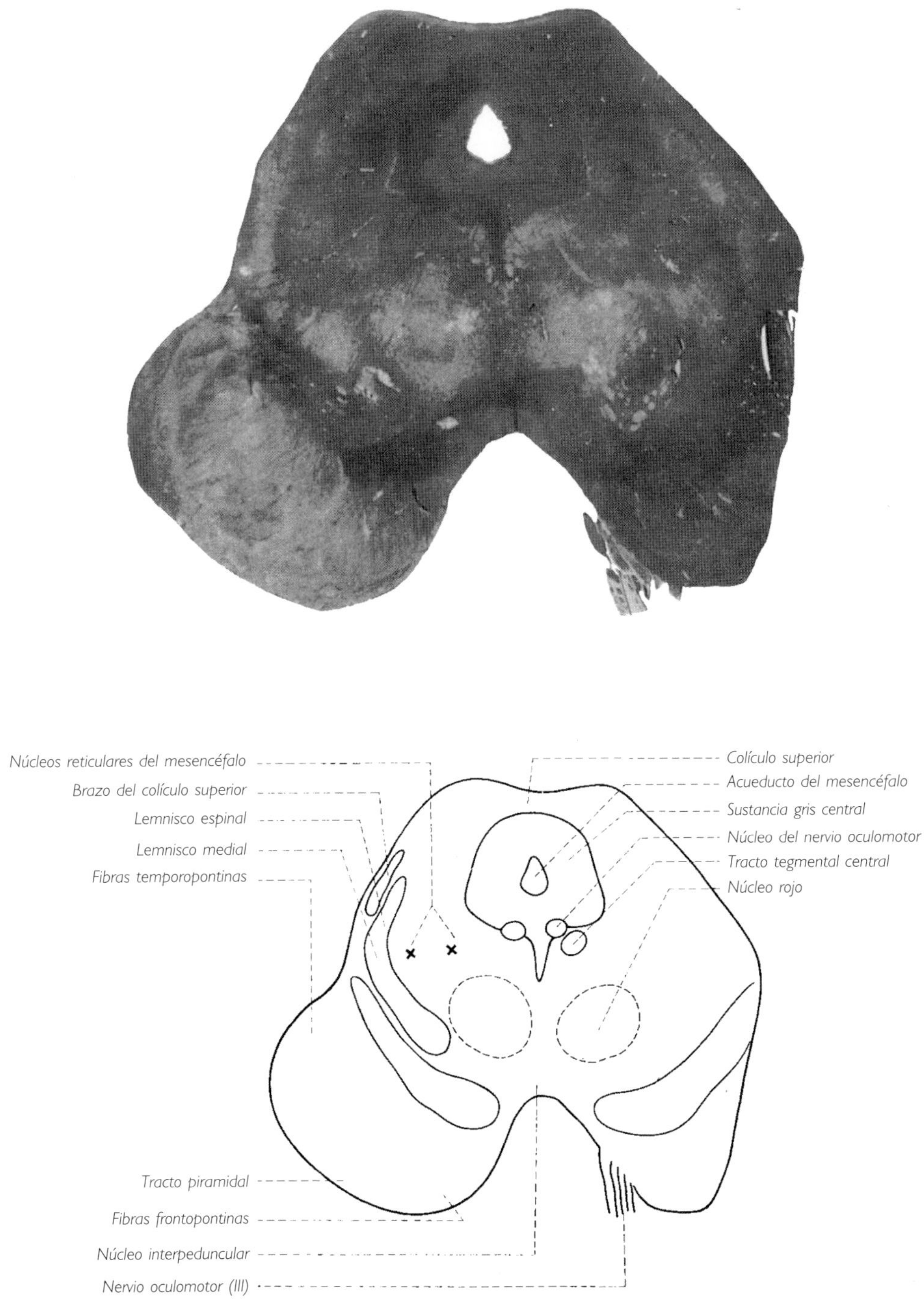

Fig. 158 ▪ Corte de los pedúnculos cerebrales que pasa por la emergencia del nervio craneal III.

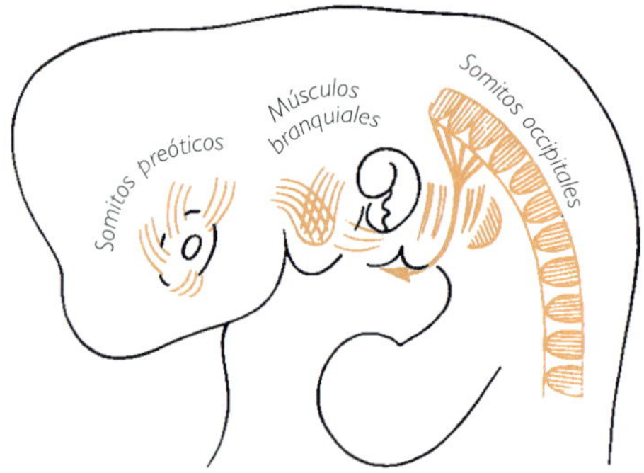

Fig. 159 ▪ Músculos somíticos y branquiales.

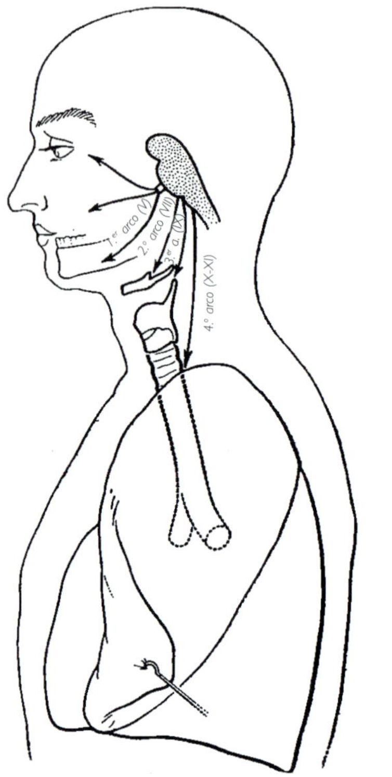

Fig. 160 ▪ Nervios branquiales y su territorio.

brales poseen cada uno por sí mismo una fisiología característica y que pueden diferenciarse con precisión los síndromes bulbares de los pontinos y los pedunculares. No es menos cierto que estas tres partes del sistema nervioso central forman, desde el punto de vista sistemático, un todo perfectamente homogéneo, cuyo estudio gana en claridad si se realiza en un solo capítulo.

A continuación examinaremos los motivos:

1. Se pueden relacionar fácilmente los núcleos de los nervios craneales con los constituyentes de la sustancia gris medular, de los que serían una prolongación, y el territorio que inervan los transforma en verdaderos centros segmentarios. En realidad, estos territorios son muy especiales, ya que en ellos encontramos yuxtapuestos los restos de los somitos cefálicos (originan los músculos del ojo y los de la lengua) y los elementos branquiales que han contribuido a la construcción de la cabeza y del cuello (fig. 159). Esta dualidad de origen de los constituyentes del extremo cefálico explica que encontremos asociados los nervios somíticos y los nervios branquiales. Así pues, describiremos nervios somíticos para los músculos del ojo (nervios craneales III, IV y VI) y de la lengua (nervio craneal XII), y nervios branquiales destinados al arco mandibular (nervio craneal V), al arco hioideo (nervio craneal VII), al arco hiotiroideo (nervios craneales IX y X) (fig. 160).

Todos los nervios que acabamos de enumerar son, en definitiva, segmentarios. No obstante, sus territorios se fusionan en el curso del desarrollo, por lo que no debe extrañarnos ver yuxtapuestos algunos de sus ramos en forma de comunicaciones. Se comprenderá así con más facilidad el recorrido extremadamente complejo de ciertas vías nerviosas. Las fibras viscerales, que en todas partes tienen tendencia a difundirse y a establecer numerosas ramificaciones en forma de plexos, pasan tanto más a menudo del territorio de un nervio craneal hacia el territorio de otro, de manera que, primitivamente separados, enseguida se fusionan y entremezclan. Veremos cómo las vías vegetativas que acompañan en particular a los nervios craneales III, VII y IX seguirán, a través de comunicaciones, los ramos del nervio trigémino antes de alcanzar su territorio de terminación. Sólo un nervio craneal, el VIII, escapa a esta disposición; más adelante explicaremos la razón de esta excepción.

2. El tronco del encéfalo, al igual que la médula espinal, posee vías de asociación propias. Algunas neuronas se agrupan en centros de asociación plurisegmentarios o intersegmentarios. De la misma manera que en la médula espinal existen unos fascículos propios asociativos, en el tronco del encéfalo encontramos, formadas por numerosos constituyentes, estructuras como el fascículo longitudinal medial, el tracto tegmental central y la formación reticular, que desempeñan un papel parecido y revisten una importancia mucho mayor, ya que el territorio del tronco del encéfalo está más altamente jerarquizado que el de la médula espinal.

3. A nivel del tronco del encéfalo vemos aparecer, por primera vez, formaciones situadas en derivación sobre las grandes vías espinocerebroespinales y que constituyen la primera tentativa de telencefalización. En el hombre, representan los restos del cerebro cordencefálico primitivo de los vertebrados inferiores: el mesencéfalo. A

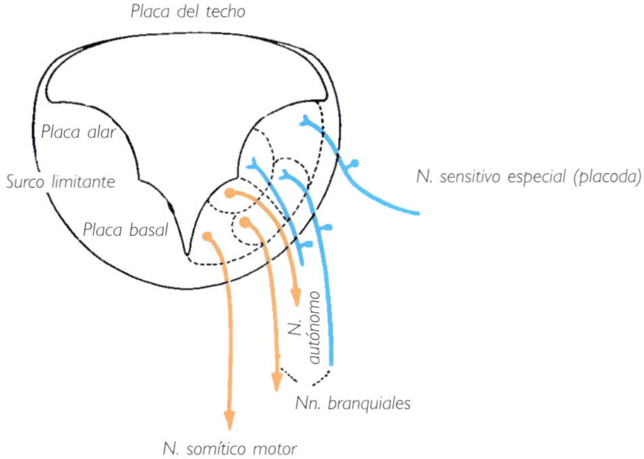

Fig. 161 ▪ Topografía de los núcleos de los nervios craneales somíticos y branquiales en un corte del mielencéfalo de un embrión humano. Compárese con el corte del tubo neural (fig. 97).

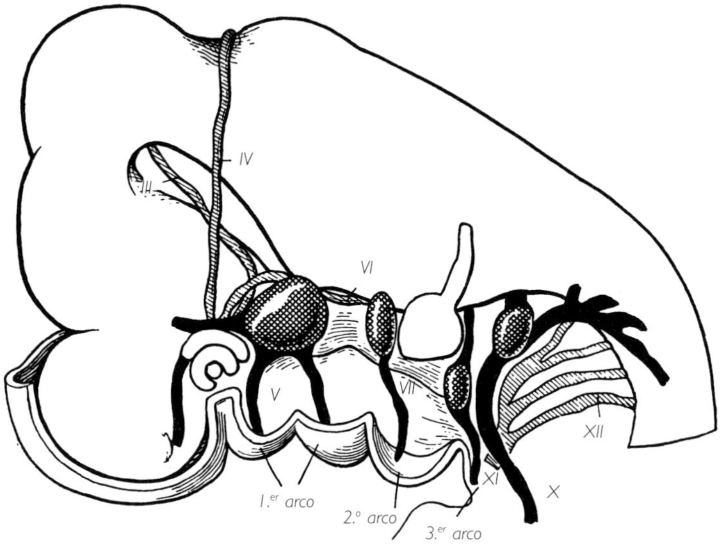

Fig. 162 ▪ Visión lateral del extremo cefálico de un embrión humano de 12 mm (según una reconstrucción de Eyries y Biss). Los nervios somíticos aparecen en gris; los nervios branquiales en negro.

este respecto, aunque hayan perdido su importancia, los colículos, el núcleo rojo y la sustancia negra constituyen un conjunto suprasegmentario.

4. Finalmente, el tronco del encéfalo es el lugar de tránsito de todas las grandes vías nerviosas que unen el cerebro y los centros subyacentes. También es el lugar de paso de las vías que unen la médula espinal con los centros del equilibrio y el cerebro con el cerebelo, que es el verdadero órgano regulador de la motricidad.

En el orden de consideraciones tratadas expondremos la sistematización del tronco del encéfalo.

CENTROS SEGMENTARIOS DEL TRONCO DEL ENCÉFALO O NÚCLEOS DE LOS NERVIOS CRANEALES. Los diez últimos nervios craneales (los dos primeros, es decir, el olfatorio y el óptico, tienen un origen, topografía y significación muy diferentes y por ello se estudiarán en capítulos aparte) se sitúan de inferior a superior de la siguiente forma: los nervios XII, XI, X y IX, en la médula oblongada; los nervios VII y VI, en el puente; los nervios V y VIII, a la vez en la médula oblongada y en el puente; los nervios IV y III, en los pedúnculos cerebrales. Su situación y valor funcional no pueden entenderse si previamente no se considera el mecanismo gracias al cual el conducto central, que es dilatado (cavidad del rombencéfalo) y dehiscente en la mayor parte de su techo, ha podido formar el cuarto ventrículo y la fosa romboidea o suelo del cuarto ventrículo. Este fenómeno ha provocado el aislamiento, en forma de columnas, de los

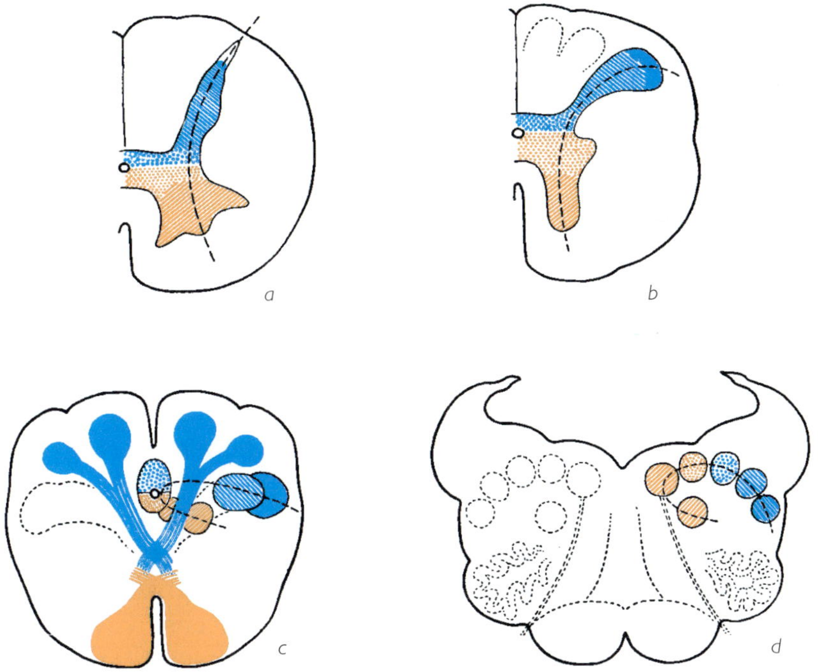

Fig. 163 ▪ Diferentes etapas de la individualización de los núcleos de los nervios craneales a partir de las diferentes regiones de la sustancia gris de la médula espinal.

diversos territorios de sustancia gris que, en la médula espinal, formaban un todo macroscópicamente continuo. Las zonas yuxta y paraependimarias afloran en la fosa romboidea, que no es más que el conducto central extendido. Aquellas zonas que derivan de las cabezas de las astas anterior y posterior quedan ocultas en la sustancia blanca. Clásicamente, para explicar el aislamiento de estas columnas, se recurre al entrecruzamiento de los fascículos motores y sensitivos, si bien es probable que, en este caso, intervengan más elementos y exista simultaneidad y no relación de causa-efecto, pues también las columnas vegetativas se aíslan en las bases de las astas sin que intervenga ningún entrecruzamiento de fascículos. A su vez, estas columnas se dividen en pequeñas masas estratificadas de superior a inferior por el paso de diversas fibras arciformes.

Esta explicación es también difícil de admitir, ya que no existen fibras arciformes susceptibles de aislar, por ejemplo, los núcleos de los nervios craneales III y IV. Es más lógico admitir que la clara individualización de los territorios situados bajo el control de cada uno de los nervios craneales ha comportado, por un fenómeno de neurobiotaxis*, la individualización de los núcleos de origen o de terminación.

*Fenómeno de atracción de las neuronas que determina la migración de las neuronas y de sus prolongaciones, agrupándolas en centros funcionales (A. Kappers).

Los cuatro esquemas de la figura 163 muestran, sin necesidad de recurrir a largas explicaciones en texto:

- En *a,* la distribución funcional en la porción cervical de la médula espinal de las porciones de la sustancia gris, de la que derivarán en el tronco del encéfalo los núcleos de los nervios craneales.
- En *b,* la lateralización en la médula oblongada inferior del asta posterior.
- En *c,* el aislamiento de los representantes de las cabezas de las astas anterior y posterior de la médula espinal, realizado por medio de la decusación piramidal y el entrecruzamiento sensitivo.
- En *d,* la segmentación definitiva de la sustancia gris, cuyos elementos se ordenan siguiendo una curva en forma de semiluna.

La convexidad de esta semiluna corresponde a los núcleos vegetativos o autónomos que permanecen próximos al surco limitante. Los cuernos de la semiluna están formados por núcleos somíticos y branquiales: el cuerno medial es motor; el cuerno lateral es sensitivo.

1. Columnas nucleares del tronco del encéfalo. Queda ahora por demostrar cómo se disponen las columnas nucleares a lo largo de toda la extensión del tronco del encéfalo. Remarquemos que todos sus elementos motores, sensitivos y vegetativos están presentes en la médula oblongada, casi todos en el puente y tan sólo algunos en los pedúnculos cerebrales.

Por tanto, y como se ha dicho anteriormente, encontraremos:

1. *Columnas motoras.* Son centros de inervación de los músculos procedentes de los somitos del extremo cefálico del embrión y de los músculos de los territorios branquiales.
2. *Columnas sensitivas.* Están destinadas a la inervación de los derivados branquiales y faríngeos y existe una columna sensitiva particular en relación con la placoda sensorial de la cabeza, la placoda auditiva.
3. *Columnas vegetativas sensitivas y motoras.*

La *columna somítica motora* prolonga la cabeza del asta anterior de la médula espinal, muy cerca de la línea media; está representada por el núcleo del nervio hipogloso (XII) en la médula oblongada, por el núcleo del nervio *abducens* (VI) en el puente, y por los núcleos de los nervios troclear (IV) y oculomotor (III) en el pedúnculo cerebral. La *columna branquial motora,* que prolonga la cabeza del asta anterior de la médula espinal anterior y lateralmente a ella, está profundamente inmersa en la sustancia blanca. Comprende, en la médula oblongada, el núcleo ambiguo con un segmento inferior destinado a los nervios craneales X y XI y un segmento superior unido al nervio craneal IX; en el puente, el núcleo del nervio facial (VII) la prolonga inferiormente y el núcleo motor del nervio trigémino (V) superiormente.

La *columna branquial sensitiva* está representada por los núcleos del tracto solitario cuyos segmentos superpuestos corresponden, de inferior a superior, a los nervios craneales X y IX y al nervio intermedio; se prolonga lateralmente por medio del vestigio de la cabeza del asta posterior de la médula espinal, el largo núcleo sensitivo del nervio trigémino (V), que es a la vez bulbar, pontino y mesencefálico (núcleo espinal del nervio trigémino, núcleo principal del nervio trigémino y núcleo mesencefálico del nervio trigémino). En cuanto a la *columna sensitiva somática**, ésta afecta a la sensibilidad especial auditiva y vestibular del nervio craneal VIII.

Quedan por localizar, en el tronco del encéfalo, las *prolongaciones de las zonas yuxtaependimarias de la médula espinal,* de las que conocemos la significación visceromotora y viscerosensitiva. Las encontramos profundas a la fosa romboidea entre los núcleos del nervio hipogloso (XII) medialmente (cabeza del asta anterior) y los núcleos del tracto solitario lateralmente (cabeza del asta posterior). Lateralmente y correspondiendo a la zona viscerosensitiva, se encuentran los núcleos sensitivos pertenecientes a los nervios craneales IX y X en su porción vegetativa; medialmente y de superior a inferior y correspondiendo a la zona visceromotora, se encuentran el núcleo salivatorio superior o núcleo salivar superior, el núcleo salivatorio inferior o núcleo salivar inferior y el núcleo posterior del nervio vago.

Esta enumeración y ordenación de los núcleos del tronco del encéfalo son indispensables para quien quiera conocer y comprender la significación sistemática de cada uno de los núcleos de los nervios craneales.

Un primer grupo está constituido por los núcleos de los nervios craneales III, IV, VI y XII, que están situados en la prolongación del asta anterior de la médula espinal. Localizados en profundidad al revestimiento ependimario de las cavidades centrales y cerca de la línea media, les corresponden: al núcleo del XII el trígono del nervio hipogloso, y al núcleo del VI el colículo facial. Los núcleos del III y IV son totalmente intrapedunculares y corresponden a la pared anterior del suelo del acueducto del mesencéfalo. Remarquemos que estos cuatro nervios craneales son exclusivamente motores y se distribuyen únicamente en los músculos estriados originados de los somitos cefálicos, los somitos preóticos (músculos motores del globo ocular) y los somitos occipitales (músculos de la lengua) (v. fig. 159). Su emergencia es anterior, excepto la del paradójico nervio troclear, que es paramediano y posterior.

Los núcleos de la parte aislada en la profundidad del asta anterior corresponden, de inferior a superior, a los nervios craneales X, IX, VII y V. Por oposición a los anteriores, estos nervios son mixtos y tienen un origen aparente lateral o lateroposterior. Además, inervan los músculos derivados de las placas laterales o músculos branquiales. En consecuencia, podemos calificar esta columna de *columna motora branquial,* en oposición a la columna de los nervios craneales III, IV, VI y XII, que es una *columna motora somítica.* Por último, cerca de su origen real se enriquecen todos muy rápidamente con fibras vegetativas. Por tanto, no son solamente nervios mixtos sino también nervios complejos, ya que son a un tiempo motores, sensitivos y vegetativos. Son mixtos porque contienen, al lado de sus fibras motoras, fibras sensitivas, cuyos núcleos de terminación conocemos como núcleos del tracto solitario, para los nervios intermedio, IX y X, y la larga columna sensitiva del nervio trigémino (V). Son complejos porque transportan fibras vegetativas centrípetas y centrífugas. El núcleo del tracto solitario y el núcleo posterior del nervio

*La palabra *somática* procede de *soma,* cuerpo; no confundir con *somito,* esbozo muscular o miotomo.

vago representan el punto de llegada de fibras vegetativas centrípetas anexas a los nervios glosofaríngeo y vago. Esto no debería extrañarnos, porque sabemos que estos núcleos prolongan en la médula oblongada la zona viscerosensitiva de la médula espinal. La larga columna vegetativa que continúa, en el tronco del encéfalo, la zona medular *visceromotora* está constituida por los siguientes centros efectores, de superior a inferior:

1. *Núcleo lagrimal.* Es un núcleo parasimpático anexo al núcleo del nervio facial; sus fibras sinapsan en el ganglio pterigopalatino gracias al nervio petroso mayor y al nervio del conducto pterigoideo.
2. *Núcleo salivatorio superior* o *núcleo salivar superior.* Es un núcleo parasimpático del nervio facial, cuyas fibras, por mediación del nervio intermedio y la cuerda del tímpano, se dirigen a los ganglios submandibular y sublingual.
3. *Núcleo salivatorio inferior* o *núcleo salivar inferior.* Es un núcleo parasimpático del nervio glosofaríngeo, cuyas fibras eferentes, por mediación de los nervios glosofaríngeo, timpánico y petroso menor, alcanzan el ganglio ótico y, a través de él, la glándula parótida.
4. *Núcleo posterior del nervio vago.* Se trata del núcleo parasimpático del nervio vago. Sus fibras, vehiculadas por el nervio craneal X, hacen sinapsis en los ganglios de los plexos cardíaco, pulmonar, celíaco y entérico.

Otro núcleo de nervio craneal, el núcleo del nervio oculomotor, aunque derivado de la base del asta anterior, está también enriquecido con un centro vegetativo denominado *núcleo accesorio del nervio oculomotor* o parasimpático del nervio oculomotor. Sus fibras alcanzan el ganglio ciliar por el tronco del nervio craneal III y por el grueso ramo inferior.

2. Topografía de los centros segmentarios. Acabamos de ver que las columnas longitudinales, sensitivas, motoras y vegetativas del tronco del encéfalo se descomponen en núcleos de origen de los nervios craneales. Este origen (origen real) se distingue del origen aparente de los nervios, es decir, del que marca la emergencia de los nervios craneales a partir de la superficie del tronco del encéfalo. Algunos nervios craneales son exclusivamente motores: son los *nervios somíticos* (III, IV, VI, XII). Otros son exclusivamente sensitivos, como el nervio vestibulococlear (VIII); otros, los *nervios branquiales* (V, VII, IX, X) son denominados *nervios mixtos* por ser sensitivos, motores y vegetativos. Destaquemos que un nervio craneal mixto o branquial posee así la constitución de un nervio espinal, mientras que los otros nervios craneales son comparables, bien a una raíz anterior de la médula espinal, bien a una raíz posterior de la médula espinal, que se prolongaría hasta la periferia.

Los nervios mixtos tienen pues, por definición, una estructura compleja, reúnen fibras aisladas de varios núcleos agrupados en una misma sección del tronco del encéfalo. Estos núcleos (origen real) tienen pues una topografía segmentaria. Su emergencia u origen aparente será segmentario y su territorio segmentario; los encabalgamientos de sus territorios serán comparables al encabalgamiento de los territorios de los nervios espinales.

Queda todavía por precisar la topografía de estos centros en una serie de cortes del tronco del encéfalo, cuya situación se indica en la figura 161.

a) CORTE 1. El corte 1 (fig. 165) pasa a través de la parte inferior de la médula oblongada antes de la formación de la fosa romboidea. A este nivel, el asta posterior es to-

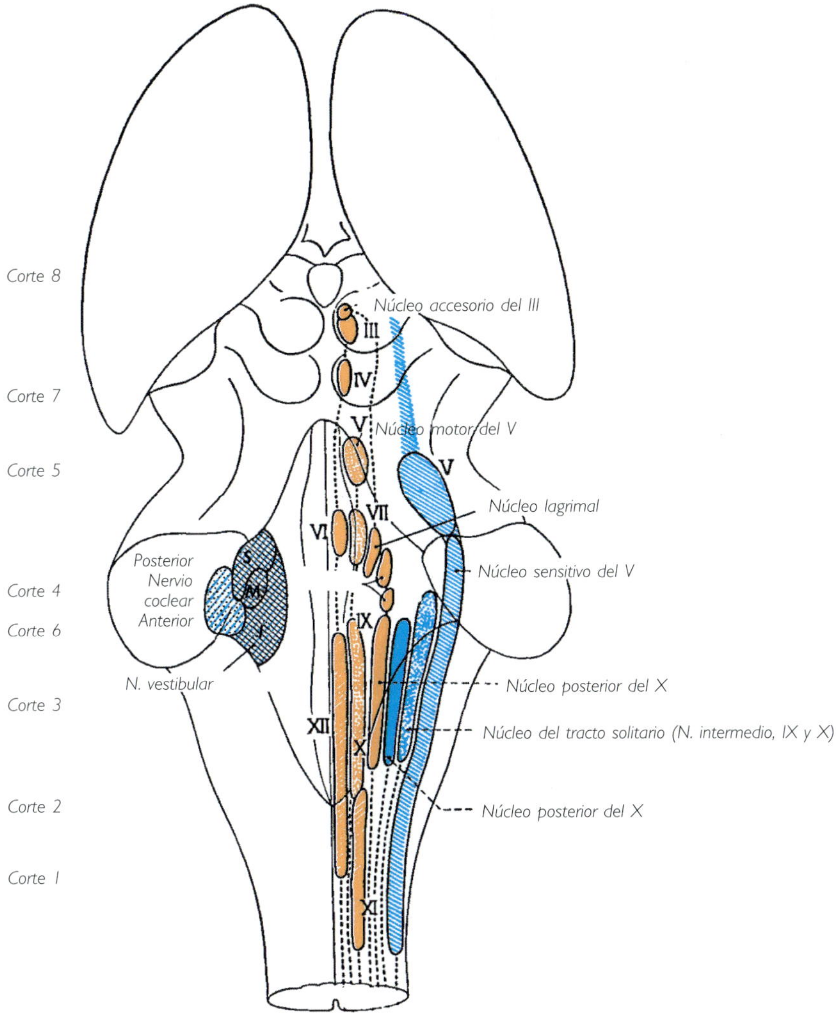

Fig. 164 ▪ Proyección sobre la cara posterior del tronco del encéfalo de los núcleos de los nervios craneales. Los punteados y rayados indican su correspondencia. Al lado de la figura se indica el nivel de los cortes descritos y comentados en las páginas siguientes.

davía homogénea pero aumentada por los abultamientos posteriores que forman los núcleos grácil, cuneiforme y cuneiforme accesorio. Constituyen la primera estación de la vía de la sensibilidad exteropropioceptiva consciente que no había encontrado su localización en la médula espinal. El núcleo grácil recibe las fibras epicríticas y propioceptivas conscientes del miembro inferior y del tronco; el núcleo cuneiforme recibe las que provienen del cuello y del miembro superior.

Sólo el asta anterior está disociada. Aquí no encontraremos para representarla más que dos núcleos: el núcleo del nervio hipogloso (XII) y la porción bulbar del núcleo del nervio accesorio. Uno y otro son paraependimarios, y el del XII es posterior con relación al del XI. El núcleo de la porción bulbar del nervio accesorio representa topográficamente, en la médula oblongada, la prolongación celular de origen de la porción espinal del nervio accesorio, pero inclinándose hacia la columna del núcleo ambiguo. En una sistematización funcional, este núcleo merece la denominación de *núcleo laríngeo,* del mismo modo que el núcleo del XII se denomina *núcleo lingual.* Por otra parte, algunos autores lo incluyen en el núcleo ambiguo, pero la laringe es un órgano lo suficientemente diferenciado para poseer un núcleo motor propio. Por tanto, no es recomendable reunir bajo el nombre de *nervio accesorio* dos centros tan distintos como el núcleo de la porción bulbar (nervio laríngeo) y la porción espinal (nervio cefalógiro). La antigua concepción que aislaba en la médula oblongada tres centros, es decir, el núcleo lingual (XII), el núcleo laríngeo (XI bulbar) y el núcleo faríngeo (IX y X reunidos formando el núcleo ambiguo), tenía el mérito de la claridad, de la simplicidad, de una perfecta concordancia con numerosas observaciones clínicas, y de cuadrar con la lógica de la anatomía sistemática.

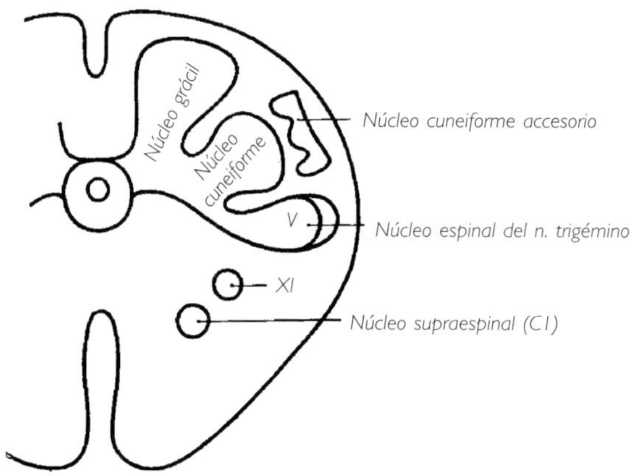

Fig. 165 ▪ Corte 1 o bulbar inferior. El núcleo espinal del nervio trigémino prolonga lateralmente los núcleos grácil y cuneiforme.

Por último, el corte 1 muestra el *núcleo espinal del nervio trigémino.* Este nervio merece un instante de atención: es, ante todo, un nervio sensitivo de la cara, pero también es el nervio que rige los movimientos de la masticación. Encontraremos el núcleo de origen de sus fibras motoras estudiando el corte 5, que pasa por el puente. Consideremos solamente su porción sensitiva, ya que presenta a nivel del corte 1 el núcleo que nos interesa en este momento.

La protoneurona sensitiva del nervio trigémino está situada en el ganglio trigeminal o ganglio del trigémino; sus fibras van a expandirse en tres direcciones, hacia tres columnas, cada una de las cuales responde a una sistematización precisa. Un nervio sensitivo del tronco o de los miembros transporta cuatro clases de sensibilidad: exteroceptiva nociceptiva, exteroceptiva discriminativa, propioceptiva e interoceptiva. No parece que el nervio trigémino posea fibras interoceptivas; los otros nervios craneales le suplen en esta función. En cambio, conduce los otros tres tipos de sensibilidad. Cada una de ellas tiene asignado un núcleo, núcleo análogo al de la cabeza del asta posterior, a los núcleos bulbares inferiores y a los núcleos propioceptivos del cuello del asta posterior. Digamos inmediatamente que la deutoneurona nociceptiva reside en la médula oblongada, la discriminativa en el puente y la propioceptiva en el mesencéfalo.

Señalaremos para el piso bulbar (corte 1) lo bien fundado de esta afirmación, que se verifica anatómicamente: el núcleo espinal del nervio trigémino está, en efecto, aplicado contra la cabeza del asta posterior; su apariencia es gelatinosa, como la sustancia gelatinosa del asta posterior de la médula espinal. Recibe un manojo de fibras análogas en su disposición a las de la raíz posterior. Finalmente, sus axones, después de haber cruzado la línea media, vienen a añadirse al tracto espinotalámico lateral (fig. 166).

Los otros dos núcleos sensitivos del nervio trigémino, como ya hemos indicado, no figuran en este corte: digamos no obstante que las fibras táctiles (de valor discrimina-

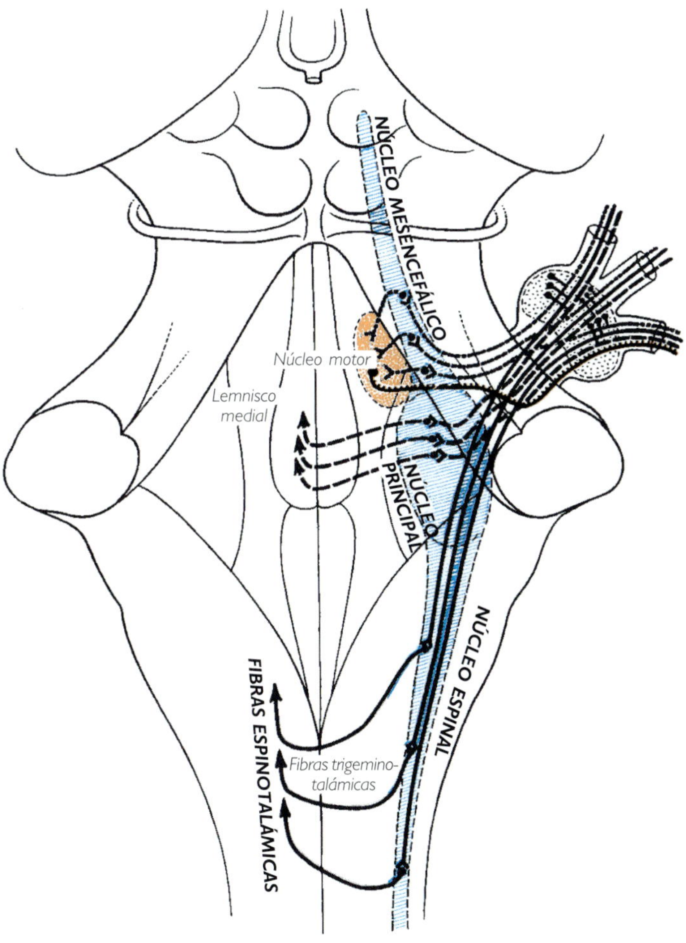

Fig. 166 ▪ Núcleos del nervio trigémino en proyección sobre la cara posterior del tronco del encéfalo.

tivo) alcanzan un núcleo situado en el puente, concretamente, el núcleo principal del nervio trigémino, que es un núcleo sensitivo equivalente a los núcleos grácil y cuneiforme de las vías discriminativas espinales. Los axones de este núcleo alcanzarán el lemnisco medial, lo cual no debe extrañarnos ya que se trata de una sensibilidad precisa. Todo esto confirma plenamente nuestra sistematización.

En cuanto a las fibras propioceptivas procedentes de los músculos faciales y de los músculos masticadores, ascienden, con el nombre de *tracto mesencefálico del nervio trigémino,* hasta un núcleo situado más superiormente, en los pedúnculos cerebrales.

En resumen, se puede concluir que la parte inferior no dehiscente de la médula oblongada sólo presenta tres núcleos de nervios craneales: dos motores, que son el del nervio hipogloso (XII) y el del nervio accesorio (XI), y uno sensitivo (V).

b) CORTE 2. El corte 2 (fig. 167) pasa por la parte media de la porción bulbar de la fosa romboidea. Anatómicamente es el más complejo y funcionalmente el más importante de todo el tronco del encéfalo. En efecto, en él encontramos representantes de los seis territorios aislados en la sustancia gris de la médula espinal.

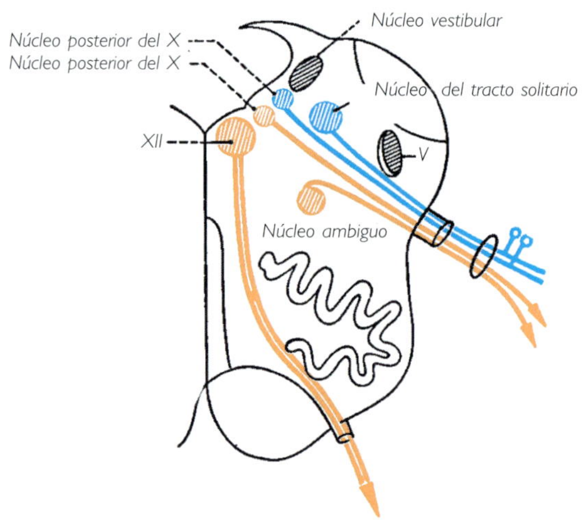

Fig. 167 ▪ Corte medio de la médula oblongada (núcleos de los nervios craneales V, VIII, X y XII).

Un núcleo nuevo, ya conocido, es el núcleo del nervio hipogloso (XII). Señalemos simplemente ahora que el relieve que forma en la fosa romboidea es el trígono del nervio hipogloso.

En la parte lateral del corte y aplicado profundamente contra los elementos propios del pedúnculo cerebeloso inferior, volvemos a encontrar el núcleo espinal del nervio trigémino.

Entre estas dos columnas y subyacentes al trígono del nervio vago, cuatro núcleos representan el origen real del nervio vago (X); el más lateral o núcleo del tracto solitario está formado por la deutoneurona de la vía sensitiva del nervio vago (en los cortes más superiores volveremos a encontrarlo, pero entonces anexo a los nervios IX e intermedio). Este núcleo, que corresponde a la cabeza del asta posterior, es un núcleo exteroceptivo; recibe la sensibilidad faríngea gustativa del X, por lo que había recibido también la denominación de núcleo gustativo.

Un segundo núcleo, situado profundamente y medial al precedente, es el punto de partida de las fibras motoras del nervio vago (y en el piso superior el de las fibras del nervio glosofaríngeo). Se denomina *núcleo ambiguo.* Corresponde a la cabeza del asta anterior. Teniendo en cuenta el destino de las fibras que parten de él, y para completar la esquematización expuesta anteriormente, se le ha dado el calificativo de *núcleo faríngeo.*

Entre el núcleo ambiguo (branquiomotor) y el núcleo del tracto solitario (branquiosensitivo) de los nervios craneales IX y X, van a situarse (subependimarios) los centros vegetativomotores y vegetativosensitivos anexos al nervio vago. Los centros vegetativosensitivos se conocen con el nombre de *núcleo del tracto solitario* y *núcleo posterior del nervio vago;* los centros vegetativoefectores están representados a este nivel por el núcleo posterior del nervio vago.

Así, hemos realizado una sistematización de los orígenes y terminaciones reales del nervio craneal X (y del IX si el corte se realiza en un plano más superior), que satisface por su simplicidad y su lógica. Sabemos, en efecto, que el nervio vago es un nervio a la vez branquiomotor y visceromotor, y a la vez branquiosensitivo y viscerosensitivo. Para cada una de estas funciones, aislamos y nombramos un centro correspondiente y cada uno de ellos encaja perfectamente por su origen a partir de la sustancia gris bulbar con la función que en un principio le atribuimos. De este modo, las fibras del núcleo ambiguo van a inervar los músculos estriados de la faringe. Las fibras del núcleo posterior del nervio vago llevan el impulso centrífugo a todo el aparato visceral que controla el nervio vago. Las fibras que van a parar al núcleo del tracto solitario a través de las neuronas situadas en el ganglio superior del nervio vago aportan las sensaciones conscientes faringolaríngeas vehiculadas por este nervio. Finalmente, las fibras destinadas a los núcleos del tracto solitario y posterior del nervio vago sirven de soporte a las sensaciones inconscientes captadas en el dominio visceral de este nervio por las neuronas vegetativas que suponemos están situadas de forma preferente en el ganglio inferior del nervio vago.

De los trabajos de Laruelle se desprende además un nuevo concepto de gran interés anatomofisiológico. En efecto, este autor ha demostrado que la porción inferior del núcleo viscerosensitivo se continúa sin interrupción con la zona viscerosensitiva de la porción cervical superior de la médula espinal. La sección del nervio vago visceral intratorácico comporta la cromólisis de esta prolongación medular. Hay que concluir que las fibras entéricas, cardíacas y pulmonares terminan en una columna intraaxial, no sólo bulbar sino también medular, que ocupa los primeros segmentos de la porción cervical de la médula espinal.

Así se explica el mecanismo de los fenómenos respiratorios. Los impulsos originados en el tejido pulmonar son conducidos a las neuronas autónomas de los núcleos del tracto solitario y posterior del nervio vago. Por una parte, los axones de este núcleo van hasta los plexos broncopulmonares y, desde estos plexos, después de un relevo, hasta los pulmones; por otra parte, se dirigen hasta las células del asta anterior de la porción cer-

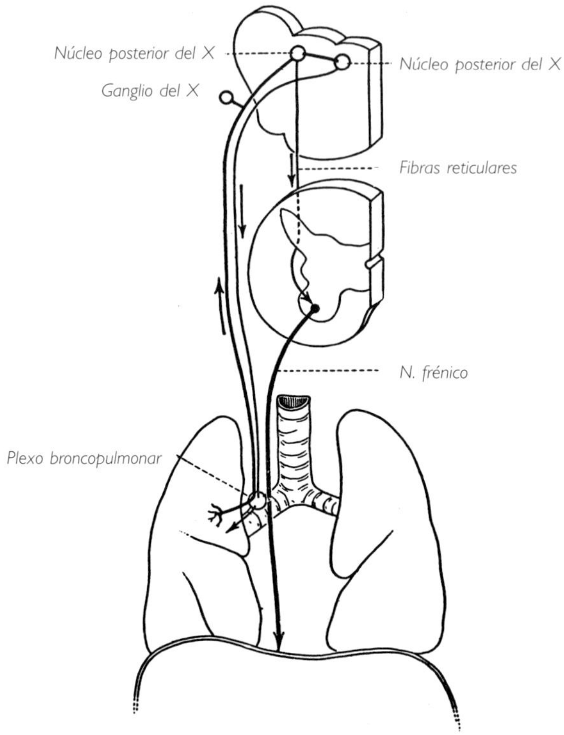

Fig. 168 ■ Mecanismo de los movimientos respiratorios.

vical de la médula espinal, de C^3 a C^6 (origen del nervio frénico). De esta manera se pone en marcha la contracción del diafragma. La conexión entre las fibras vegetativas del nervio craneal X y las del asta anterior se verificará por medio de neuronas de la formación reticular, cuya función veremos más adelante. Sin embargo, la contracción del diafragma depende del control de la voluntad por mediación del tracto piramidal, que también termina en el asta anterior. Así, es capaz de suplantar el impulso de los núcleos bulbares; de ahí la posibilidad de movimientos inspiratorios voluntarios (fig. 168).

Finalmente, destaquemos que todos estos centros vegetativos que representan los anexos parasimpáticos de los núcleos esplácnicos de los nervios craneales bulbares se agrupan, como es la regla, alrededor del surco limitante, en este caso y para la médula oblongada, en la región correspondiente al trígono del nervio vago en la fosa romboidea.

c) CORTE 3. El corte 3 (fig. 169) pasa por la parte superior de la médula oblongada; parece una repetición del anterior, pero en este caso los núcleos del nervio glosofaríngeo toman el lugar de los del nervio vago. El corte muestra que el nervio glosofaríngeo está formado por:

1. *Fibras aferentes sensitivas.* Provienen de la región del surco terminal de la lengua, donde las papilas caliciformes constituyen los receptores del órgano del gusto. El cuerpo de la protoneurona sensitiva se sitúa en los ganglios superior e inferior del nervio

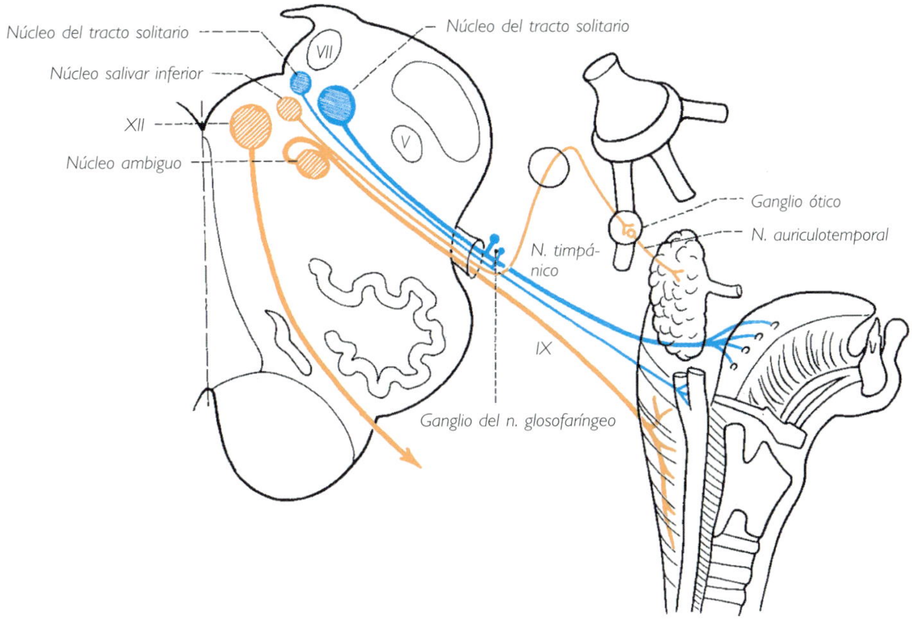

Fig. 169 ▪ Corte superior de la médula oblongada y sistematización del nervio glosofaríngeo.

glosofaríngeo; su axón penetra en la médula oblongada y termina en el núcleo del tracto solitario (núcleo gustativo).

2. *Fibras eferentes motoras.* Representan el nervio motor del tercer arco branquial. Nacen en el núcleo ambiguo y se dirigen hacia la musculatura estriada de la faringe y de la lengua.

3. *Fibras aferentes vegetativas.* Siguen el plexo del seno carotídeo y van a parar al núcleo del tracto solitario. El cuerpo de esta protoneurona está también situado a nivel de los ganglios superior e inferior del nervio glosofaríngeo.

4. *Fibras eferentes vegetativas preganglionares.* Estas últimas parten del núcleo salivar inferior que prolonga el núcleo posterior del nervio vago. Después de haber atravesado sin hacer sinapsis, ya que son eferentes, los ganglios superior e inferior del nervio glosofaríngeo, alcanzan la cavidad timpánica y la cruzan en forma de ramificaciones del nervio timpánico (Jacobson). A continuación se reúnen en el nervio petroso menor y terminan en el ganglio ótico, situado en uno de los ramos del nervio mandibular. Estas fibras que, a pesar de las denominaciones sucesivas que reciben, todavía no han hecho sinapsis la realizan ahora con una última neurona, cuyas fibras posganglionares secretoras por la vía del nervio auriculotemporal llegan a la glándula parótida.

El mismo corte muestra además, como el precedente, el núcleo espinal del nervio trigémino y el núcleo del nervio craneal VIII.

d) CORTE 4. El corte 4 (fig. 170) es pontino inferior. Volvemos a encontrar otra vez el núcleo sensitivo del nervio trigémino (V) cubierto por las fibras descendentes que lo abor-

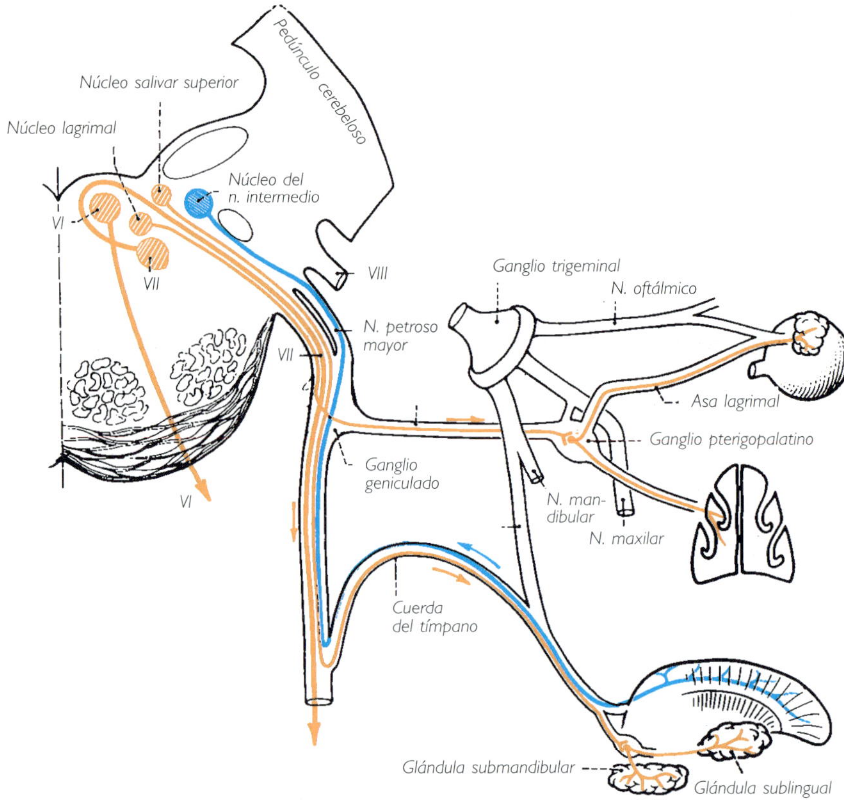

Fig. 170 ▪ Corte 4 o pontino inferior y sistematización de los nervios facial e intermedio.

dan. Como centro motor, la región del tegmento del puente o calota protuberancial sólo posee dos núcleos: los de los nervios craneales VI y VII. El núcleo del nervio craneal VI o *núcleo del nervio abducens,* que determina la lateralidad del globo ocular, prolonga la columna del nervio craneal XII, que es la columna de los nervios somíticos. Forma un pequeño relieve en el cuarto ventrículo, denominado *colículo facial.* Las fibras que parten de este núcleo se dirigen de posterior a anterior y ligeramente de superior a inferior, y salen del sistema nervioso central por la porción suprapiramidal del surco bulbopontino.

Lateral al núcleo del nervio *abducens* y situado más profundamente, se encuentra el núcleo del nervio craneal VII, el *núcleo del nervio facial.* Situado en la prolongación del núcleo ambiguo, pertenece a la columna motora branquial: el nervio facial es el nervio del segundo arco branquial. Sus axones describen, alrededor del núcleo del nervio *abducens,* un complicado bucle, tanto en el plano horizontal como en el plano vertical (rodilla del nervio facial), y toman finalmente su dirección definitiva, de posterior a anterior y de medial a lateral, para emerger por la fosita lateral de la médula oblongada. Este núcleo incluye los subcentros correspondientes al nervio facial superior (músculos orbicular del ojo, corrugador de la ceja y vientre frontal del occipitofrontal) y al nervio facial inferior (restantes músculos faciales). Teniendo en cuenta las ideas generales que hemos desarrollado anteriormente, así como la figura 170, cabe recordar que el nervio facial periférico se presenta como un nervio mixto, gracias a su acoplamiento con el nervio intermedio, y como un nervio complejo, ya que está enriquecido por las fibras del núcleo lagrimal y las fibras del núcleo salivar superior. El núcleo del nervio intermedio (extremo superior del núcleo del tracto solitario) recibe fibras branquiosensitivas, cuyas neuroras están situadas en el ganglio geniculado y que le llegan por medio del nervio intermedio. Transportan las fibras gustativas de los dos tercios anteriores de la lengua. El *núcleo salivatorio superior* o *núcleo salivar superior,* último representante bulbar de la larga columna visceromotora cuyos elementos hemos visto añadirse al núcleo posterior del nervio vago y al núcleo salivar inferior del nervio craneal IX, va a dar, siguiendo la misma regla, axones que, gracias al nervio intermedio y a la cuerda del tímpano, van a inervar las glándulas submandibular y sublingual. Finalmente, el *núcleo lagrimal,* vecino del núcleo del nervio facial, da axones que, íntimamente mezclados con los del nervio facial hasta el ganglio geniculado, continúan después por el nervio petroso mayor y el nervio del conducto pterigoideo para terminar en el ganglio pterigopalatino y, después de hacer sinapsis, inervar la glándula lagrimal y las mucosas de las cavidades nasales.

De hecho, dentro de una estricta esquematización funcional que hiciera tabla rasa de las nociones clásicas, hay dos nervios craneales independientes por sus centros y por sus territorios periféricos. Estos dos nervios son:

1. El nervio facial, que es el nervio motor de los músculos faciales, enriquecido con las fibras parasimpáticas del núcleo lagrimal, cuya función es la de lubricar la conjuntiva y las mucosas anexas a la cara.
2. El nervio intermedio, que es un nervio sensorial gustativo, enriquecido con las fibras parasimpáticas del núcleo salivar superior que, por su acción sobre las glándulas submandibular y sublingual, forman con el nervio intermedio una unidad funcional.

e) CORTE 5. En el corte 5 (fig. 171), que es ligeramente superior al precedente pero siempre transpontino, sólo encontramos los dos núcleos motores y sensitivos del nervio trigémino. El *núcleo motor del nervio trigémino,* también denominado *núcleo masticador,* tiene la misma situación que el núcleo del nervio facial situado subyacente. Si practicásemos una serie de cortes ascendiendo hasta los colículos superiores, comprobaríamos que este núcleo motor principal se prolonga por medio de un tracto celular de unos 2 cm de largo que calificamos de *núcleo accesorio* o *ascendente:* el *núcleo mesencefálico del nervio trigémino.* Los axones de este largo tracto celular y los del núcleo principal se concentran en un fascículo que atraviesa, de posterior a anterior, la masa de fibras transversales del puente, para emerger en la cara lateral del mismo, junto con las fibras de la columna sensitiva descendente. El *núcleo sensitivo del nervio craneal V* nos es familiar (v. pág. 264); lo hemos encontrado en todos los cortes precedentes desde el extremo superior de la porción cervical de la médula espinal. Sabemos que, a nivel del puente, se convierte en el núcleo del tacto, es decir, en un núcleo sensorial. Se trata de la deutoneurona exteroceptiva epicrítica de la cara; su axón, por otra parte, alcanza el lemnisco medial y, por medio de él, acaba en el núcleo ventral posterolateral del tálamo.

f) CORTE 6. El corte 6 se intercala en la figura 164 entre los cortes 3 y 4. Es, en efecto, intermedio entre las secciones bulbar superior y pontina, y pasa por el surco bulbopontino en el punto de penetración del nervio vestibulococlear. El esquema dado muestra los núcleos de este nervio en el ángulo lateral de la fosa romboidea, donde forman una eminencia denominada *tubérculo acústico.* Este tubérculo se extiende sobre las áreas bulbar y pontina de la fosa romboidea. La porción bulbar constituye el área vestibular.

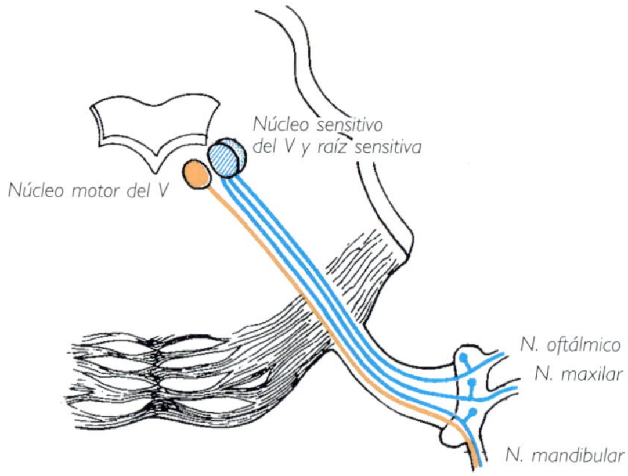

Fig. 171 ▪ Corte 5 o pontino superior. Núcleos del nervio trigémino.

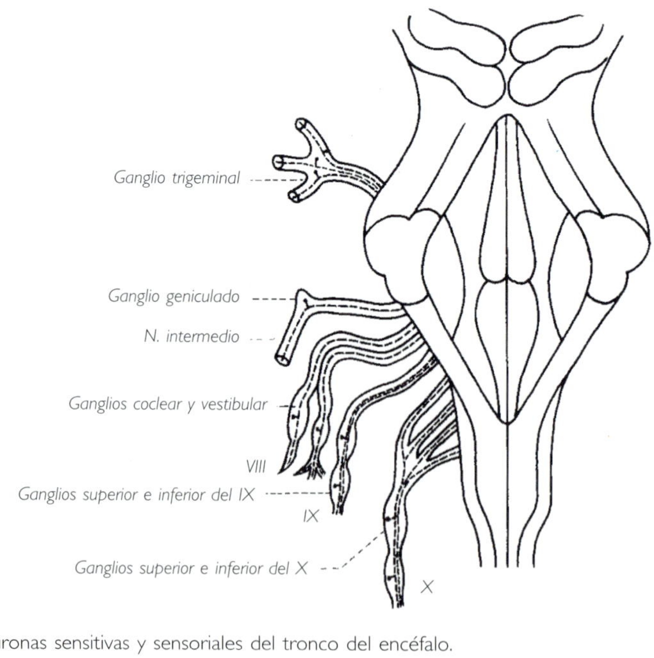

Fig. 172 ▪ Protoneuronas sensitivas y sensoriales del tronco del encéfalo.

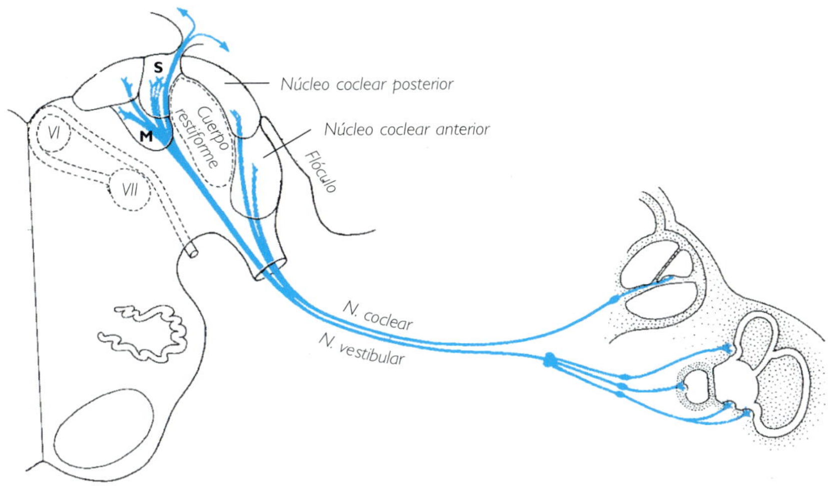

Fig. 173 ▪ Corte 6. Los núcleos del nervio vestibulococlear (VIII) con sus dos constituyentes, el nervio coclear y el nervio vestibular.

Debemos señalar que el antiguo término de *nervio acústico* o *auditivo* debe suprimirse de la terminología anatómica. Se designan con dicho vocablo dos aparatos distintos en su origen y con destinos diferentes. Sus fibras pueden estar momentáneamente adosadas hasta su entrada en el tronco del encéfalo, pero éste es su único punto en común. Por ello debemos denominar este nervio *nervio vestibulococlear.* Este término engloba dos nervios anatómica, fisiológica y clínicamente autónomos: el *nervio coclear* y el *nervio vestibular.*

El nervio coclear se incluye en el marco de los nervios sensoriales; el nervio vestibular se emparenta con el sistema de la sensibilidad propioceptiva, con la única diferencia de que, en lugar de percibir las sensaciones inconscientes que nos informan sobre la posición de los distintos segmentos del cuerpo unos respecto a otros, transmite las sensaciones de posición de la cabeza en relación a los tres planos del espacio.

Observemos que los núcleos de los nervios coclear y vestibular se disponen como los núcleos del asta posterior de la médula espinal. Los núcleos cocleares se sitúan en la parte más periférica de la sustancia gris; son los equivalentes de un núcleo de la sensibilidad exteroceptiva que nos informa sobre el mundo exterior. Los núcleos vestibulares se encuentran en la prolongación de los núcleos cocleares, como los núcleos propioceptivos del cuello del asta posterior lo están con respecto a los de la cabeza. Más adelante, veremos que no son éstas las únicas analogías.

El *nervio coclear* es un nervio sensorial para las vibraciones sonoras; es pues el único y verdadero nervio auditivo. Su protoneurona se sitúa en el ganglio coclear o ganglio espiral de la cóclea (Corti). Sus axones penetran en el sistema nervioso central por la fosita lateral de la médula oblongada, pero posterior y lateralmente a la raíz del nervio vestibular. Terminan en dos núcleos aplicados contra la cara anterolateral del pedúnculo cerebeloso inferior, denominados *núcleo coclear anterior* y *núcleo coclear posterior.* Su función es enviar, en primer lugar al tálamo y luego a la corteza, los estímulos sonoros, lo cual los opone a las vías vestibulares centrales, que son inconscientes (fig. 188).

El *nervio vestibular,* comprendido en su significación general, sería el nervio de la orientación o de la dirección, antes que del equilibrio. Para este último, el punto de origen del reflejo sería muscular, tendinoso, articular y óseo. Está constituido por los axones de las neuronas agrupadas en el ganglio vestibular (de Scarpa) y que, gracias al desplazamiento de la endolinfa, transportan las sensaciones captadas a nivel de la mácula del utrículo (posición de la cabeza) y de las crestas ampulares de los conductos semicirculares (movimientos de la cabeza). Este nervio aborda el sistema nervioso central a nivel de la fosita lateral de la médula oblongada, anterior a la raíz coclear. Se dirige posterior y medialmente hacia la fosa romboidea. Allí, y después de dividirse siguiendo la regla de un ramo ascendente corto y un ramo descendente largo, termina en tres masas grises, denominadas *núcleo vestibular medial, núcleo vestibular inferior* y *núcleo vestibular lateral.* Hay que destacar que estos núcleos son los únicos que corresponden al tubérculo acústico del cuarto ventrículo. Más adelante veremos (y ésta es la noción más importante que se debe recordar) que estos núcleos, por sus deutoneuronas, sólo dan nacimiento a las vías cerebelosas o a las vías reflejas subcorticales (figs. 185 y 187).

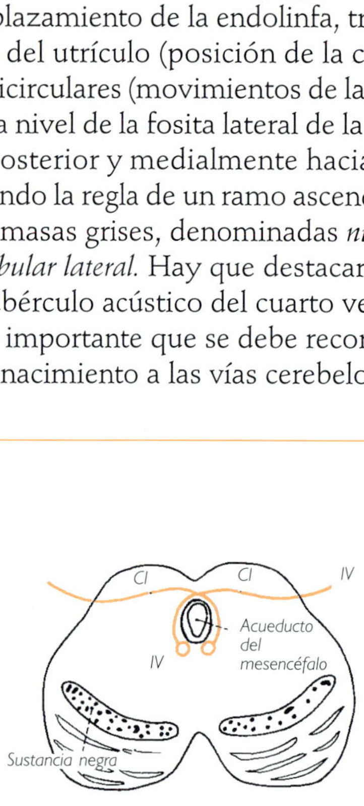

Fig. 174 ▪ Corte inferior del pedúnculo cerebral. Núcleo del nervio craneal IV. CI, colículo inferior.

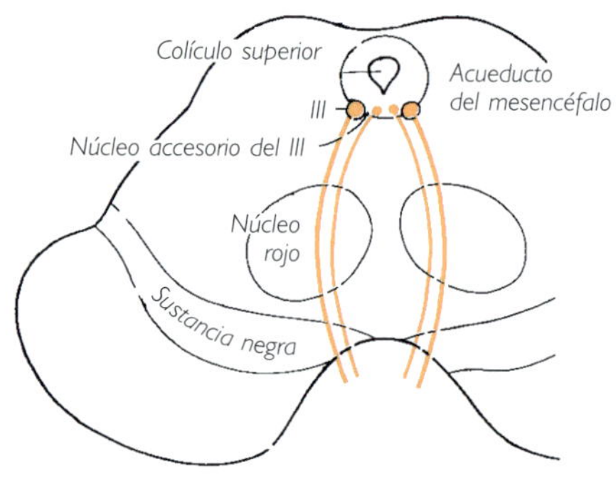

Fig. 175 ▪ Corte superior del pedúnculo cerebral. Núcleo del nervio craneal III.

g) CORTES 7 Y 8. Estos cortes incluyen los pedúnculos cerebrales, que contienen los núcleos de los dos últimos nervios craneales somíticos: los *nervios oculomotor* (III) y *troclear* (IV). Ambos núcleos están situados en la cara anterior del acueducto del mesencéfalo e inmersos en la sustancia gris periependimaria. Los dos prolongan la columna motora que, desde la base del asta anterior, ha dado lugar, de inferior a superior, al núcleo del nervio hipogloso (XII) en la médula oblongada y al núcleo del nervio *abducens* (VI) en el puente. El más inferior, es decir, el núcleo del nervio troclear, se encuentra a la altura del colículo inferior; el núcleo del nervio oculomotor corresponde al colículo superior. Los dos son únicamente motores. Sólo las fibras del nervio craneal III tienen una emergencia anterior, después de un trayecto posteroanterior de convexidad lateral. Los axones del nervio troclear, tras un trayecto muy complicado, salen del sistema nervioso central al lado del frenillo del velo medular superior del lado opuesto al núcleo de origen. La emergencia del nervio craneal IV es pues doblemente excepcional, ya que es posterior y cruzada.

El *núcleo del nervio oculomotor* ha permitido, al igual que el núcleo del nervio facial, el establecimiento de localizaciones motoras. De este modo, de anterior a posterior, se han aislado los centros para los músculos elevador del párpado superior, recto superior, recto medial, oblicuo inferior y recto inferior. Si se piensa que los movimientos de los ojos son a veces convergentes, no es sorprendente encontrar, partiendo de estos núcleos al lado de fibras directas, un contingente de fibras cruzadas aisladas de los centros de los músculos recto medial, oblicuo inferior y recto inferior.

Finalmente, entre los dos núcleos oculomotores existe un centro vegetativo importante, el núcleo accesorio del nervio oculomotor (núcleo pupilar) (Edinger-Westphal). Sus fibras, adosadas al tronco del nervio oculomotor, van a hacer sinapsis, por su raíz parasimpática, en el ganglio ciliar. A partir de este ganglio y gracias a los nervios ciliares cortos, llevan la motricidad a la musculatura intrínseca del ojo (v. fig. 222). Por su acción sobre el músculo esfínter de la pupila y las fibras circulares del músculo ciliar, estas fibras han recibido el nombre de *fibras iridoconstrictoras y de la acomodación,* lo cual las opone a las fibras *iridodilatadoras,* cuyo centro medular ya hemos descrito (v. pág. 55).

La tabla 2 resume el valor de los constituyentes de cada nervio craneal.

Tabla 2. Componentes de los nervios craneales

Nervios	*Sensorial*	*Somítico motor*	*Branquial*				
			Sensitivo	*Motor*	*Visceral sensitivo*	*Visceral motor*	*Nervio utilizado*
I. Olfatorio	×						
II. Óptico	×						
III. Oculomotor		×				×	
IV. Troclear		×					
V. Trigémino 1. Oftálmico			×				
2. Maxilar			×				
3. Mandibular			×	×			

Nervios	*Sensorial*	*Somítico motor*	*Branquial*				
			Sensitivo	*Motor*	*Visceral sensitivo*	*Visceral motor*	*Nervio utilizado*
VI. *Abducens*		×					
VII. Facial			×	×		×	V (1, 2, 3)
VIII. Vestibulococlear	×						
IX. Glosofaríngeo			×	×	×	×	V
X. Vago			×	×	×	×	
XI. Accesorio			×	×			
XII. Hipogloso		×					

CENTROS INTERSEGMENTARIOS Y SUPRASEGMENTARIOS DEL TRONCO DEL ENCÉFALO. Así pues, el tronco del encéfalo se muestra formado por la yuxtaposición de centros segmentarios, los núcleos de los nervios craneales, que no difieren verdaderamente de los centros segmentarios medulares, a los que continúan, excepto por su mayor complejidad.

De la misma manera que los centros medulares están relacionados entre sí anatómica y funcionalmente por un sistema de conexiones intersegmentarias, los núcleos de los nervios craneales están unidos unos a otros mediante un sistema análogo. No debe sorprendernos que este sistema sea mucho más complejo que el hasta ahora descrito en la médula espinal. Además, la filogenia nos demuestra que, al relacionar los centros de mayor importancia, este sistema representa en todos los vertebrados, desde los más simples hasta los más evolucionados, una organización primitiva fundamental que asegura la actividad de fondo de la totalidad del sistema nervioso central. Este sistema difuso, que recibe y envía influjos a cualquier parte, se denomina *formación reticular.*

Junto a esta formación reticular, hay que situar ciertas estructuras que tienen la significación de centros reflejos superiores: son los núcleos del techo del mesencéfalo situados profundamente a los colículos. En los vertebrados inferiores, desempeñaban el papel de verdaderos cerebros; el desarrollo del telencéfalo en los vertebrados superiores, que ha anexionado la terminación de las vías sensoriales, los ha desposeído de esta primacía y ha reducido su papel al de centros reflejos de las vías auditivas y ópticas.

La unión entre los elementos a menudo alejados del tronco del encéfalo y del diencéfalo está asegurada por los fascículos que describiremos seguidamente.

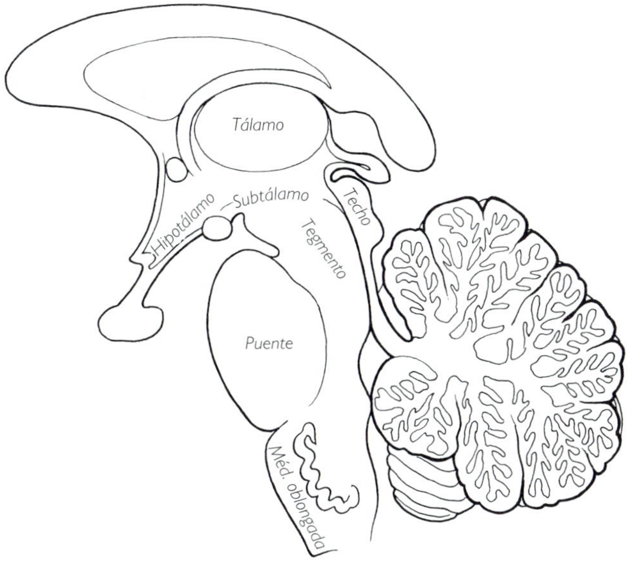

Fig. 176 ▪ Tegmento del tronco del encéfalo, área de localización de las formaciones reticulares del tronco del encéfalo, y techo del mesencéfalo, en un corte sagital medio del tronco del encéfalo y del diencéfalo.

A continuación examinaremos los centros intersegmentarios y suprasegmentarios así como los fascículos que acabamos de mencionar con las siguientes denominaciones:

- *Formación reticular, núcleo rojo y sustancia negra.* Situados en el tegmento del mesencéfalo y la oliva.
- *Núcleos del techo del mesencéfalo o centros reflejos del techo del mesencéfalo.*
- *Fascículos de asociación del tronco del encéfalo:* fascículo longitudinal medial, fascículo longitudinal posterior, fascículo mamilotegmental y tracto tegmental central.

1. Formación reticular. Se extiende desde la médula espinal hasta el diencéfalo, en el que se continúa; ocupa, en el tegmento o calota del tronco del encéfalo, la mayor parte del espacio que, en las figuras de las páginas precedentes, queda libre entre los núcleos de los nervios craneales y las grandes vías ascendentes y descendentes.

La denominación de *formación reticular* se debe a su estructura característica: se trata de un retículo, una densa red de fibras orientadas longitudinal y transversalmente que encierra grupos celulares como una red que aprisiona peces en sus mallas.

Su considerable número de sinapsis explica el carácter difuso de la actividad de la formación reticular y su importancia funcional en el sistema nervioso central.

En efecto, desempaña un papel particular, «no específico». No transmite mensajes particulares, ya sea sensitivos, motores o vegetativos. Recibe numerosas informaciones, las agrupa, las asocia en una información general difusa que proporciona al sistema nervioso central lo que podríamos denominar un *estado de fondo,* gracias al cual se ejercen sin dificultad las actividades más precisas atribuidas a las estructuras segmentarias específicas o suprasegmentarias de recepción y de gobierno superior.

Las formaciones reticulares coordinan también funciones aisladas. Por tanto, no es extraño verlas implicadas en la producción de mecanismos complejos, como la deglución, salivación, respiración, etc., que no pueden realizar separadamente los centros segmentarios.

A esta formación reticular se asocian dos estructuras situadas en el mesencefálo, el *núcleo rojo* y la *sustancia negra,* que antes se estudiaban de forma independiente de la formación reticular y que deben lógicamente unirse a esta formación.

a) NÚCLEOS RETICULARES. Se presentan como aglomerados celulares que se diferencian por su citología, sus conexiones y su topografía: los núcleos reticulares de la médula oblongada prolongan la formación reticular de la médula espinal; a su vez se continúan mediante los núcleos reticulares del puente, a los que siguen los núcleos reticulares mesencefálicos, que se extienden hasta la formación reticular del diencéfalo (fig. 177).

En este conjunto difuso se reconoce una organización principal: los núcleos reticulares centrales. Están comprendidos entre los núcleos reticulares laterales lateralmente y los núcleos reticulares medianos y paramedianos medialmente.

NÚCLEOS RETICULARES CENTRALES. Ocupan la mayor parte del tegmento de la médula oblongada, del puente y del mesencéfalo; de ahí el nombre de *núcleos tegmentales* que se da a algunos de ellos. Están atravesados por un gran tracto, el *tracto tegmental central.*

Su masa está fragmentada en núcleos secundarios (núcleo reticular central en la médula oblongada inferior, núcleo gigantocelular en la médula oblongada superior, núcleos reticulares caudal y oral del puente, núcleos reticulares en los pedúnculos cerebrales), pero cada uno de ellos puede ser dividido en una porción lateral y una porción mediana, que son funcionalmente diferentes.

La *porción lateral,* denominada *sensorial* por Brodal, presenta numerosas dendritas transversales que la ponen en relación con las colaterales sensitivas del tracto espinotalámico, del lemnisco medial, del núcleo mesencefálico del nervio trigémino, del tracto solitario y de los núcleos cocleares y vestibulares; en suma, con todo el conjunto sensitivo de la médula espinal y del tronco del encéfalo (fig. 178).

La *porción mediana* es la más voluminosa y está caracterizada por sus grandes células. Se denomina *porción motora* o, mejor, *efectora;* está comunicada con la parte sensorial y se encuentra en el origen de los impulsos ascendentes y descendentes que siguen las vías longitudinales.

Las corrientes ascendentes se dirigen hacia la parte alta del mesencéfalo, la formación reticular talámica y el núcleo centromediano del tálamo, alcanzando, por medio de estas formaciones, él hipotálamo y la corteza cerebral. Los impulsos de estas neuronas siguen bien una vía polisináptica longitudinal, formada por múltiples relevos intrarreticulares, bien una vía larga, el tracto tegmental central, que forman en parte.

Este sistema ascendente, a pesar de la naturaleza de sus aferencias sensitivas y sensoriales, no es, como ya se ha indicado, un conductor de impulsos específicos sensitivos, sino un sistema inespecífico, transmisor de impulsos difusos susceptibles bien de

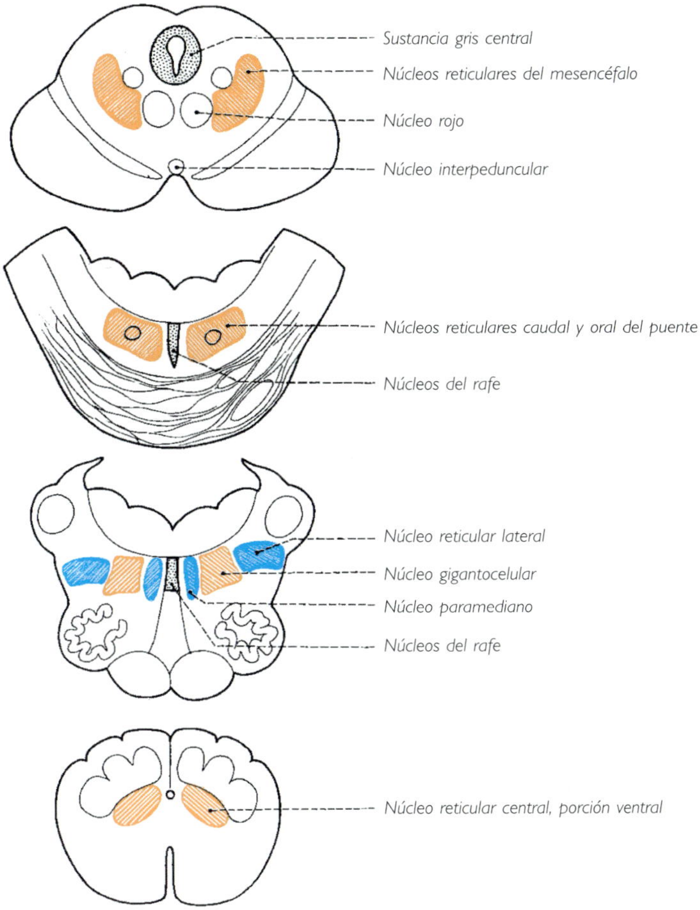

Fig. 177 ▪ Núcleos de la formación reticular.

determinar reflejos a nivel del tronco del encéfalo, en razón de sus relaciones con los núcleos de los nervios craneales vecinos, bien de activar los centros superiores talámicos, hipotalámicos y corticales, poniéndolos en estado de alerta o de vigilancia (Magoun y Moruzzi).

Más adelante veremos el papel que tienen algunos de estos núcleos no sólo en los fenómenos de vigilancia, sino también en los del sueño.

Los impulsos descendentes se encuentran en el origen de los dos tractos reticuloespinales, que ya hemos estudiado en la médula espinal (v. pág. 210).

De los núcleos centrales de la médula oblongada parte el tracto bulborreticuloespinal, que ejerce una cierta inhibición sobre los núcleos del asta anterior de la médula espinal, razón por la cual se denomina *inhibidor.*

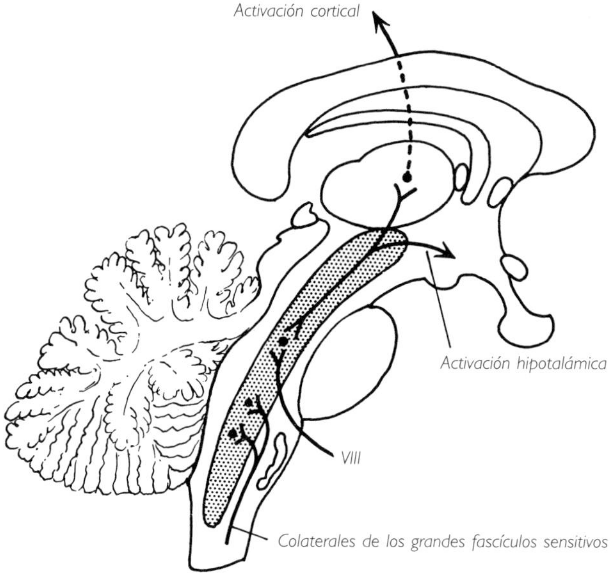

Fig. 178 . Formación reticular activadora.

A partir de los núcleos pontinos y mesencefálicos se destaca el tracto pontorreticuloespinal, que facilita la acción de los núcleos del asta anterior de la médula espinal, por lo que se denomina *fascículo facilitador*.

Estos núcleos centrales efectores están sometidos a la influencia de la corteza cerebral (áreas motoras y cingulares) y de los núcleos estriados de los que reciben impulsos descendentes por la vía de las fibras corticorreticulares y estriorreticulares (fig. 180).

Así, al ponerse en marcha el estado de vigilancia de la corteza cerebral por la formación reticular ascendente, la corteza responde a su vez con la puesta en estado de vigilancia de los centros reticulares efectores.

NÚCLEOS RETICULARES LATERAL Y PARAMEDIANO. Estos núcleos rodean, en la médula oblongada, a los núcleos centrales; el núcleo reticular lateral se extiende posterior a la oliva, mientras que el núcleo reticular paramediano se encuentra medial al núcleo reticular central (fig. 181).

Aseguran la mayor parte de las relaciones de la formación reticular con el cerebelo, constituyendo un circuito corto retículo-cerebelo-reticular. Se ponen en acción a través de las colaterales bulbares de los tractos espinotalámicos y envían sus fibras eferentes hacia el conjunto de la corteza cerebelosa, que los refleja hacia el núcleo reticular paramediano y, de ahí, de nuevo hacia el cerebelo.

Destaquemos que, junto a este circuito reticulocerebeloso corto, existe un circuito más largo en el que están implicados el tracto tegmental central y la oliva, que se mantiene, a su vez, por la actividad de los núcleos reticulares centrales.

NÚCLEOS RETICULARES MEDIANOS. Como su nombre indica, están situados cerca de la línea media; son los núcleos del rafe de la médula oblongada y del puente, de la sustancia gris central alrededor del acueducto del mesencéfalo y, además, del núcleo tegmental posterior (Gudden).

Estos núcleos reciben sus aferencias del hipotálamo y del rinencéfalo por medio del fascículo telencefálico medial y están unidos a los núcleos vegetativos del tronco del encéfalo. Desempeñan un papel importante en los mecanismos vegetativos del tronco del encéfalo (fig. 182).

En resumen, la formación reticular del tronco del encéfalo asegura: *a)* ❑ la coordinación de los núcleos de los nervios craneales (centros de la masticación, de la deglución, de la respiración, etc.) por medio de sus colaterales de vecindad; *b)* ❑ la vigilancia de los centros superiores; en respuesta a esta vigilancia, se ejerce un control inhibidor o facilitador sobre los centros suprayacentes (núcleos reticulares centrales); *c)* ❑ las relaciones y el control del cerebelo (núcleos reticulares lateral y paramedia-

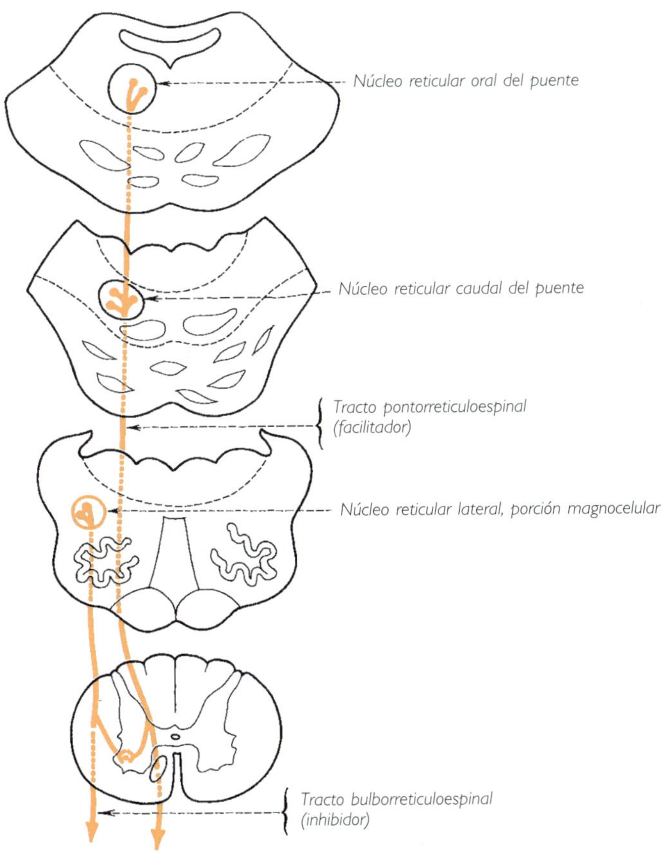

Fig. 179 ▪ Origen de los tractos reticuloespinales a partir de los núcleos reticulares centrales.

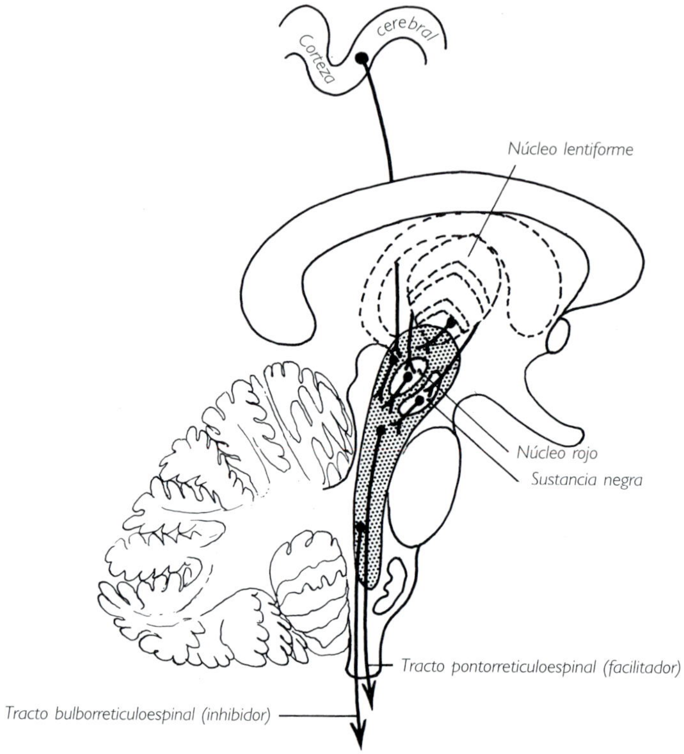

Fig. 180 ▪ Formación reticular descendente.

no), y *d)* ❑ la unión entre los centros hipotalámicos o rinencefálicos y el tronco del encéfalo (núcleos del rafe y núcleos reticulares mesencefálicos).

b) FORMACIÓN RETICULAR: VIGILIA Y SUEÑO. Hemos visto que ciertas formaciones reticulares del tronco del encéfalo constituyen el centro activador del sistema nervioso central, manteniéndolo en estado de vigilancia y vigilia.

La vigilia alterna con el sueño y los trabajos de estos últimos años han demostrado que estas mismas formaciones reticulares son también el origen de los impulsos inhibidores que provocan el sueño; precisemos que existen dos clases de sueño sucesivas: el sueño lento y el sueño paradójico. Mientras que la actividad eléctrica del cerebro disminuye en el transcurso del primero, aumenta en el curso del segundo como durante el estado de vigilia, lo que justifica la denominación de *sueño paradójico.*

En el mecanismo del sueño están implicados numerosos núcleos reticulares (figura 183). Los núcleos del rafe del puente, la parte superior de los núcleos pontinos (núcleo reticular rostral del puente o núcleo reticular oral del puente) inhiben los mecanismos del despertar, el diencéfalo y la corteza cerebral. Estos núcleos serían el origen del adormecimiento, del sueño lento, relativamente superficial y en el que no se sueña.

Los núcleos del rafe de la médula oblongada y los núcleos pontinos inferiores (núcleo reticular caudal del puente) ejercen más tarde su acción, activando los núcleos motores del globo ocular (se observan entonces bajo los párpados los movimientos del globo ocular). Un pequeño núcleo del puente, el *locus cerúleo,* participaría en la producción de los sueños que acompañan al sueño paradójico (Jouvet).

En el mecanismo del sueño, una primera oleada de impulsos parte de los centros del sueño lento, una segunda oleada parte de los centros del sueño paradójico. Cuando estos impulsos agotan sus efectos, los estímulos sensoriales son capaces de determinar de nuevo un efecto activador que alcanza la corteza por medio de la formación reticular diencefálica, que la devuelve a la vida activa consciente: el despertar.

Así, al igual que, a lo largo de las vías férreas que enlazan grandes centros terminales, se escalonan los postes de señalización, cambios de agujas y de derivación, es-

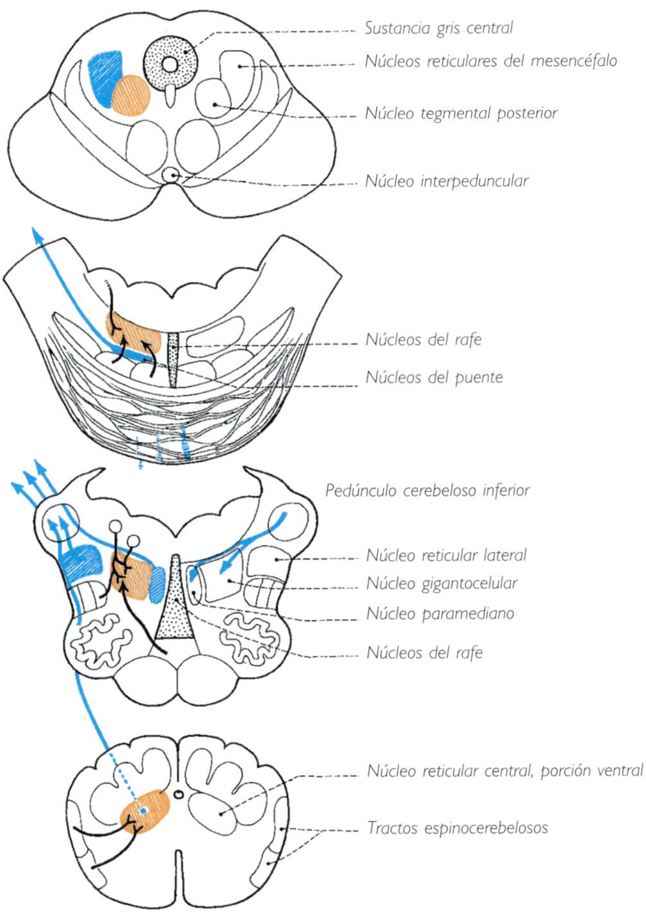

Fig. 181 ▪ Conexiones cerebelosas de los núcleos reticulares del tronco del encéfalo.

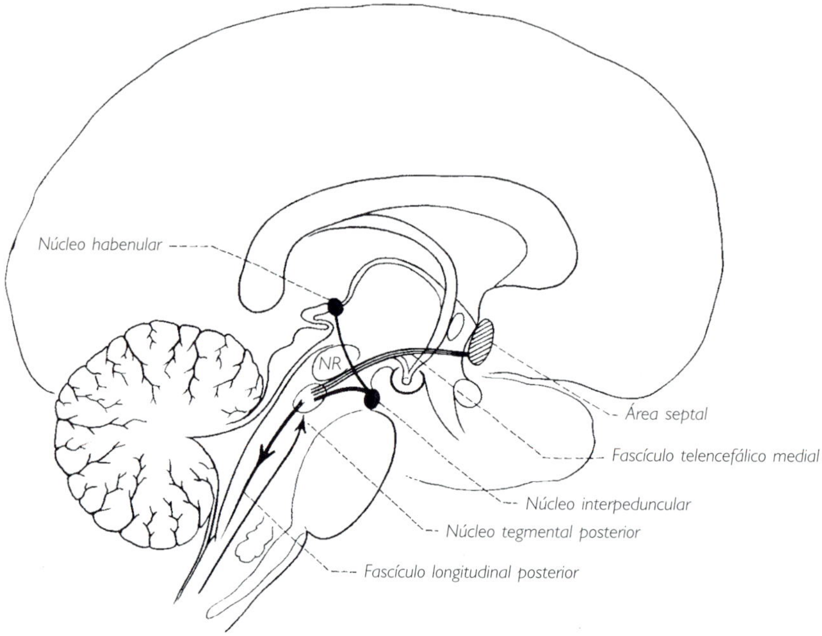

Fig. 182 ▪ Núcleo tegmental posterior. Relaciones con el hipotálamo y los centros vegetativos del tronco del encéfalo. NR, núcleo rojo.

taciones de clasificación, depósitos ferroviarios, estaciones secundarias donde no se paran los trenes rápidos, pero que no obstante, son advertidos del paso de estos trenes y los señalan, del mismo modo, a lo largo de las grandes vías nerviosas axiales, se extienden las formaciones reticulares.

Estas formaciones no conducen impulsos específicos, es decir, mensajes sensitivos o motores; su papel es otro: dirigen a los centros sensitivos señales de alerta o de despertar, establecen uniones entre los centros vegetativos y finalmente regulan la actividad de los centros motores vecinos o subyacentes. Este papel múltiple y complejo no puede ser reservado a un único engranaje, pero sí a un conjunto de ellos, cuyo papel consiste en asociar y combinar los datos procedentes de todas partes. Así, el cerebelo, el cuerpo estriado, el núcleo rojo, los núcleos del techo del mesencéfalo, los núcleos vestibulares, la corteza cerebral y las colaterales de las grandes vías proporcionan las informaciones a la formación reticular. Ésta las traduce en una información única para los pisos de recepción y de ejecución. Esta concepción de la formación reticular le da hoy día una importancia funcional de primer plano.

c) NÚCLEO ROJO. Se sitúa en el tegmento del mesencéfalo (fig. 184). Al igual que el paleocerebelo se enriquece con un neocerebelo y el paleoencéfalo con un neoencéfalo, del mismo modo el núcleo rojo está compuesto por dos porciones:

1. *Porción magnocelular* o paleorrubro. Es reducida en el hombre; sólo ofrece, en su estructura y sus conexiones, la imagen de su función primitiva suprasegmentaria fundamental.

2. *Porción parvocelular* o neorrubro. Es con mucho la más importante.

En tanto que órgano paleomesencefálico, la porción magnocelular da origen al tracto rubroespinal. Este tracto, después de entrecruzarse (decusación tegmentaria anterior [de Forel]), desciende por los pisos subyacentes hasta la porción cervical de la médula espinal (vías extrapiramidales subcorticales) y termina en los centros motores periféricos que encuentra en su recorrido.

La porción parvocelular, que es más importante, será un centro de relevo para las vías reflejas cerebelosas y estriadas que constituyen la parte esencial de las vías extrapiramidales corticales. Enviará sus fibras a la formación reticular que la rodea y de la cual forma parte funcional. Por todo esto, interviene en la sinergia de los diferentes movimientos del cuerpo, los reflejos laberínticos, las actitudes y las posturas, fenómenos todos ellos automáticos o semiautomáticos.

d) SUSTANCIA NEGRA. Representa topográficamente el elemento nervioso que separa el tegmento del mesencéfalo de la base del pedúnculo cerebral. Desde un punto de vista funcional es tan importante como el núcleo rojo. Situada en el trayecto de las vías extrapiramidales corticales y subcorticales, sus neuronas se comunican mediante sus fibras con las de la formación reticular. Este núcleo desempeña el mismo papel y produce la misma sintomatología que el globo pálido: es un centro de los movimientos asociados que acompañan al movimiento voluntario.

e) COMPLEJO OLIVAR INFERIOR O NÚCLEOS OLIVARES INFERIORES. Es necesario decir algunas palabras sobre el núcleo olivar principal: este núcleo en forma de bolsa plisa-

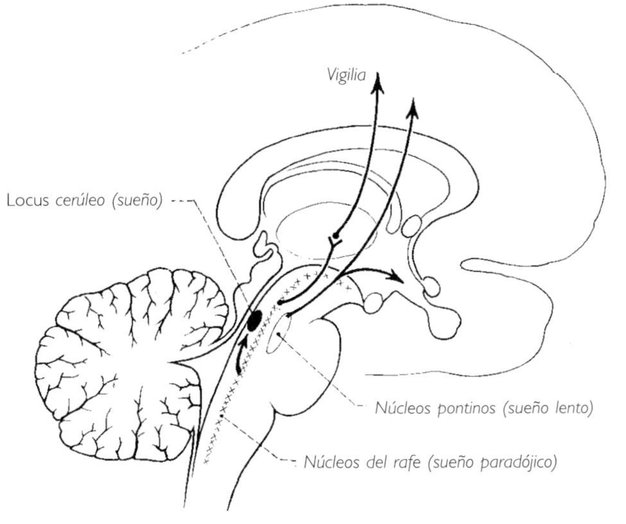

Fig. 183 ▪ Centros del sueño y la vigilia localizados en la formación reticular del tronco del encéfalo.

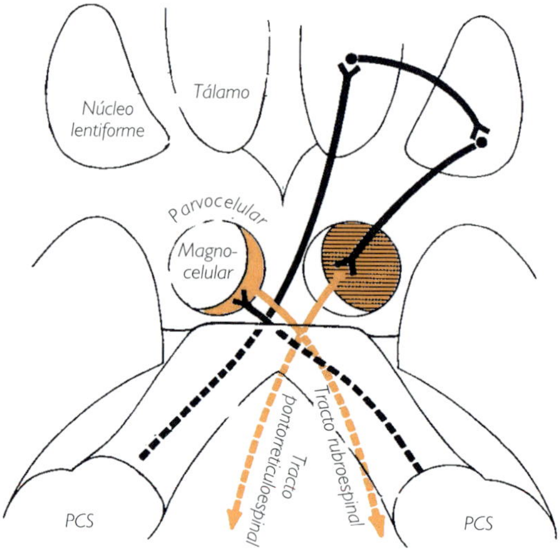

Fig. 184 ▪ Diagrama de las porciones magnocelular y parvocelular del núcleo rojo y de sus conexiones con las vías cerebelosas. PCS, pedúnculo cerebeloso superior.

da, muy desarrollado en el hombre, es parte de la formación reticular. Recibe la mayor parte de sus aferencias de las formaciones reticulares del tronco del encéfalo a través del tracto tegmental central. El núcleo olivar principal y los núcleos olivares accesorios medial y posterior que lo acompañan proyectan sus fibras eferentes sobre el neocerebelo, que las reenvía al núcleo rojo y a los núcleos estriados y, a través de éstos, a las formaciones reticulares; así se constituye un gran circuito de retorno extrapiramidal en el que el complejo olivar inferior es una pieza clave. Puede añadirse que este complejo se encuentra unido a la médula espinal por fibras ascendentes y descendentes que reciben el nombre de *fibras olivoespinales* y *tracto espinoolivar* (v. figs. 186 y 190).

2. Centros reflejos del mesencéfalo: núcleos del techo. Un plano frontal que pase por el acueducto del mesencéfalo separa, posteriormente al acueducto del mesencéfalo, una lámina nerviosa denominada *techo del mesencéfalo.* Está constituido por los dos pares superpuestos de los colículos superior e inferior.

En los vertebrados inferiores, este techo está muy desarrollado y forma los lóbulos ópticos, que constituyen el punto de llegada de las vías ópticas, de las vías acústicas, de fibras sensitivas procedentes de la médula espinal y de fibras de los núcleos de los nervios craneales sensitivos.

En los mamíferos, todas estas fibras ascendentes se prolongan hasta el tálamo y el metatálamo. En este caso, las fibras tan sólo envían algunas colaterales a los colículos que representan los lóbulos ópticos atrofiados. Los colículos son los vestigios de un encéfalo primordial.

En el ser humano vemos cómo los colículos superiores reciben colaterales de las fibras ópticas corticípetas y el conjunto de fibras pupilares, mientras que los colículos inferiores reciben colaterales de las fibras cocleares corticípetas. De estos centros parten las fibras descendentes conocidas como *tractos tectopontinos, tectobulbares y tectoespinales.* Estas vías se entrecruzan en el pedúnculo cerebral (decusación tegmental posterior [de Meynert]) y terminan en los núcleos de los distintos nervios motores del tronco del encéfalo y de la médula espinal. Los colículos en lo sucesivo no son más que centros reflejos subcorticales, interpuestos en derivación sobre las vías ópticas y cocleares.

3. Fascículos de asociación del tronco del encéfalo. Además de las grandes vías ascendentes y descendentes que describiremos a continuación, el tronco del encéfalo presenta las vías longitudinales que le son propias y que apenas rebasan sus límites superior e inferior. Su papel consiste sobre todo en relacionar rápidamente entre sí los distintos núcleos del tronco del encéfalo que actúan sinérgicamente o que tienen que responder a las incitaciones reflejas entre un determinado núcleo sensitivo y otro motor. El más voluminoso y más complejo de estos fascículos es el denominado *fascículo longitudinal medial.*

a) FASCÍCULO LONGITUDINAL MEDIAL. Está compuesto por fibras ascendentes y descendentes, homolaterales y heterolaterales, transmite los impulsos procedentes de diversas fuentes hacia los núcleos de los nervios motores del globo ocular y de la nuca implicados en los movimientos oculares y cefalógiros (fig. 185). Los constituyentes del fascículo longitudinal medial son:

1. Fibras del núcleo de la comisura posterior y del núcleo intersticial situados en la vecindad del diencéfalo. Aportan a los núcleos motores del ojo los estímulos estriados y reticulares que han hecho relevo en estos núcleos. Estas fibras representan el componente extrapiramidal del fascículo longitudinal medial.

2. Fibras internucleares que asocian los núcleos de los nervios oculomotor (III), troclear (IV), *abducens* (VI) y el núcleo del nervio accesorio (XI). El núcleo del nervio *abducens* (VI) está además comunicado con el del nervio oculomotor (III) (músculo recto medial del otro lado) por un fascículo especial denominado *intercalar.*

3. Fibras homolaterales y heterolaterales de los núcleos vestibulares. Aseguran el enlace de los centros del equilibrio con los centros motores de los globos oculares, que se hacen solidarios de los movimientos de la cabeza en el espacio. Volveremos más adelante a tratar de las vías vestibulares.

4. Fibras procedentes de otros centros del tronco del encéfalo, bien de los núcleos del techo del mesencéfalo bien del núcleo del nervio facial (VII) (músculos faciales).

Vemos que estas fibras, aunque dispares, constituyen una vía de asociación de capital importancia entre los diversos centros funcionales que gobiernan la sinergia de los movimientos de los ojos.

El fascículo longitudinal medial discurre a lo largo de toda la cara anterior del acueducto del mesencéfalo y después de la fosa romboidea hasta el cordón anterior de la médula espinal.

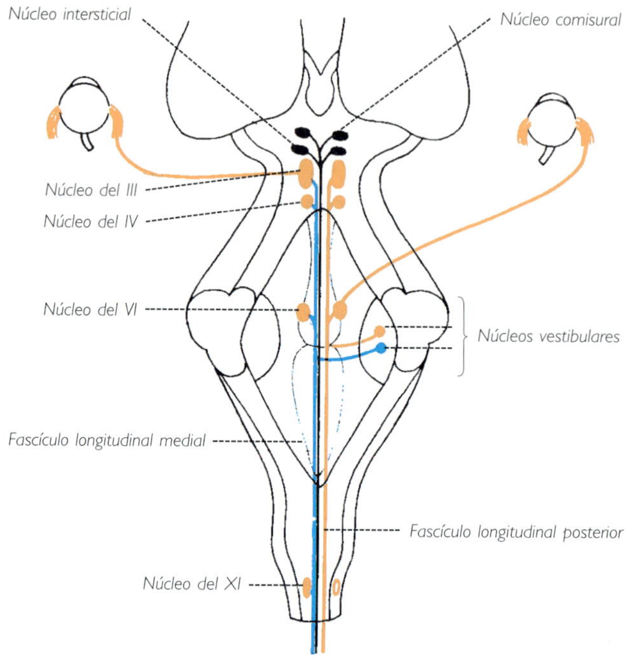

Fig. 185 ▪ Fascículo longitudinal medial. Origen, constitución y comunicaciones.

b) FASCÍCULO LONGITUDINAL POSTERIOR. Nace de los núcleos posteriores del hipotálamo; sus fibras se agrupan en un fascículo, al principio lateral y después superiormente al fascículo longitudinal medial, y se distribuyen en los núcleos vegetativos de los nervios vago (X), glosofaríngeo (IX) e intermedio, asegurando el gobierno vegetativo del conjunto del tronco del encéfalo.

c) FASCÍCULO MAMILOTEGMENTAL. Es más corto; se origina en los cuerpos mamilares y asegura la realización de los reflejos olfatorios por medio de la formación reticular (núcleo tegmental posterior) (fig. 179).

d) TRACTO TEGMENTAL CENTRAL (fig. 186). Se denomina así porque atraviesa el tegmento del tronco del encéfalo de un extremo al otro. Representa la vía larga de las formaciones reticulares centrales, al lado de las vías cortas polisinápticas. Está constituido por fibras yuxtapuestas ascendentes y descendentes.

Las fibras ascendentes se dirigen hasta el diencéfalo, se dispersan en la formación reticular talámica y alcanzan el núcleo centromediano del tálamo; así pues, el destino de estas fibras es reticular. Por medio de las formaciones talámicas, estas fibras activan el hipotálamo y la corteza cerebral. El tracto tegmental central aparece así como el fascículo activador por excelencia de la vida consciente y de los centros vegetativos superiores.

Las fibras descendentes del tracto tegmental central tienen su origen en los núcleos lentiforme y caudado, en el núcleo rojo y en las formaciones reticulares del tronco del encéfalo que atraviesan; terminan en la oliva. Este núcleo envía sus fibras eferentes hacia la corteza del hemisferio cerebeloso del lado opuesto, tomando como vía el pedúnculo cerebeloso inferior. El cerebelo devuelve este impulso hacia el tálamo y el núcleo rojo a través del pedúnculo cerebeloso superior.

Así pues, el tracto tegmental central es a la vez la vía de los impulsos activadores de las formaciones cerebrales suprayacentes y de los impulsos activadores del cerebelo.

e) VÍAS VESTIBULARES DEL TRONCO DEL ENCÉFALO. Entre las fibras del fascículo longitudinal medial, se ha reservado un lugar especial a las vías intraaxiales del nervio vestibular (fig. 187). Originadas en los núcleos vestibular medial, vestibular superior y, sobre todo, en el núcleo vestibular lateral, sus fibras siguen la regla de dividirse en fibras descendentes y ascendentes.

Las *fibras descendentes,* que son homolaterales o heterolaterales, se continúan hasta la porción cervical de la médula espinal. Ya han sido descritas con el nombre de *tracto vestibuloespinal* y sabemos que terminan alrededor de las células de las astas anteriores de la médula espinal (v. fig. 146).

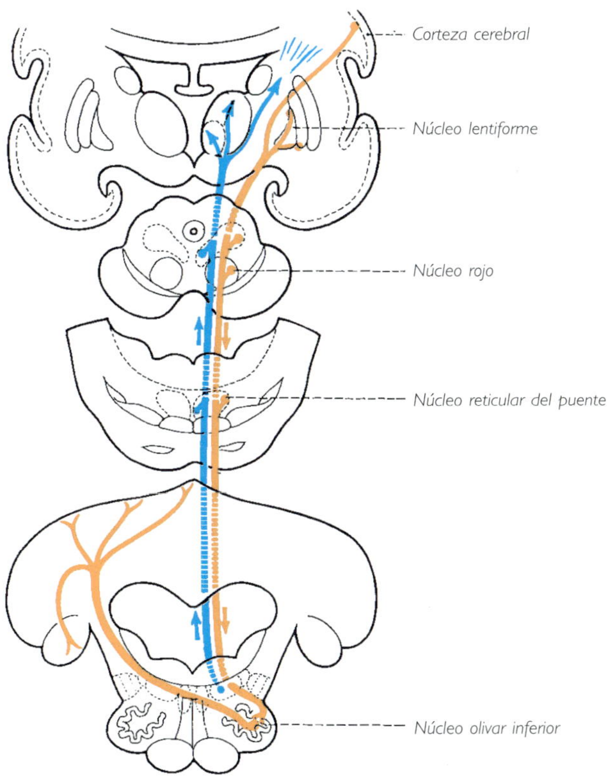

Fig. 186 ▪ Tracto tegmental central. En azul, fibras ascendentes; en rojo, fibras descendentes.

Las *fibras ascendentes* son también homolaterales y heterolaterales; utilizan el fascículo longitudinal medial para alcanzar los núcleos de los nervios craneales motores de los globos oculares. Se comprende la importancia de estas fibras en la realización de los reflejos oculocefalógiros de origen laberíntico. Algunos autores admiten la existencia de fibras vestibulares ascendentes que alcanzarían el tálamo (núcleo centromediano), y que servirían, gracias a una vía descendente que partiría del núcleo lentiforme (pálido), para la realización de los reflejos posturales y oculógiros. Otros autores incluso admiten que las fibras vestibulares alcanzarían la corteza cerebral (temporal y frontal), haciendo así conscientes las sensaciones de posición de la cabeza en el espacio.

Finalmente, señalemos un último fascículo que, aunque no utiliza el fascículo longitudinal medial, está formado por fibras vestibulocerebelosas que, partiendo siempre de los núcleos vestibulares, alcanzan el cerebelo a través del pedúnculo cerebeloso inferior. Representa la vía cerebelosa del equilibrio reflejo, cuyo circuito estudiaremos en la próxima sección (fig. 202).

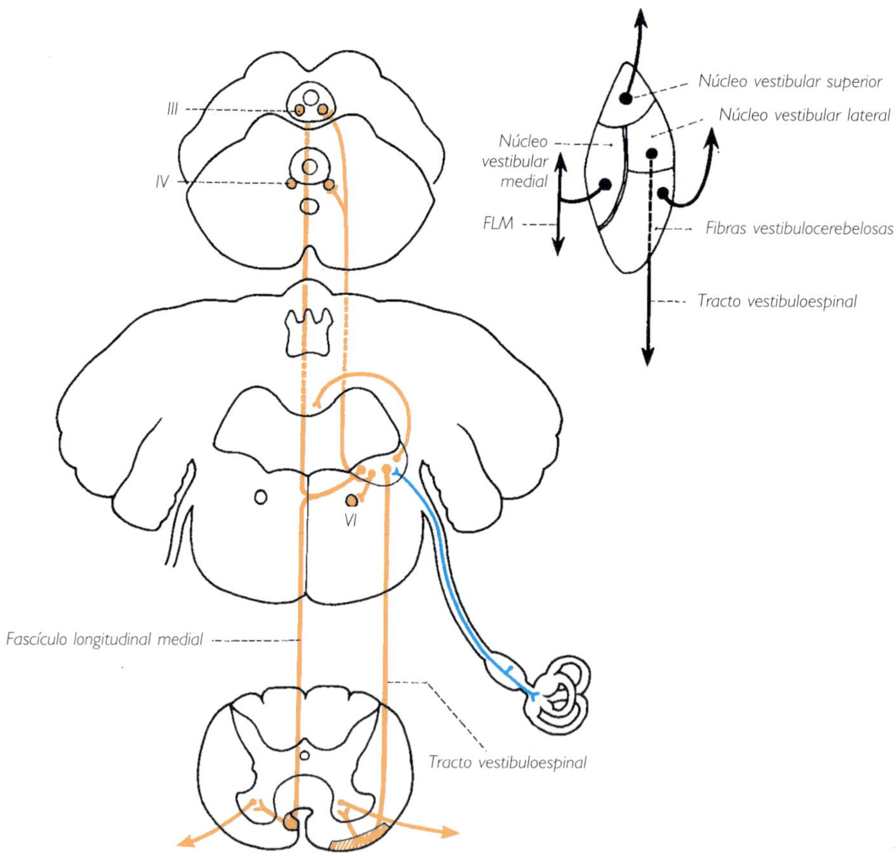

Fig. 187 ▪ Vías vestibulares. FLM, fascículo longitudinal medial.

EL TRONCO DEL ENCÉFALO, LUGAR DE TRÁNSITO DE LAS GRANDES VÍAS AXIALES. El tronco del encéfalo, situado entre el cerebro y la médula espinal, está atravesado obligatoriamente por todas las vías corticoespinales y espinocorticales. A lo largo de su paso por los tres pisos del tronco del encéfalo, estas largas vías se enriquecen con fibras procedentes de los núcleos sensitivos de los nervios craneales si son ascendentes, y con diversas vías extrapiramidales si son descendentes.

1. Vías ascendentes

a) VÍAS DE LA SENSIBILIDAD EXTEROCEPTIVA. La principal vía está representada por el *lemnisco medial.* Se origina en la parte inferior de la médula oblongada, en los núcleos grácil y cuneiforme. Estos núcleos, que son voluminosas excrecencias del asta posterior (fig. 165), representan pues el lugar donde se realiza el relevo entre las protoneuronas de las *sensibilidades profunda, consciente* y *epicrítica,* y su deutoneurona. Desde su emergencia, estas fibras se entrecruzan pasando anteriores al conducto central y tomando en adelante una dirección ascendente para alcanzar sin interrupción el tálamo, donde terminan.

Esta cinta, durante su trayecto por la médula oblongada, se sitúa posterior a la vía piramidal y forma junto a la línea media un voluminoso fascículo de forma más o menos rectangular. A nivel del puente, se extiende y constituye dos cintillas frontales aplicadas directamente contra las fibras del puente. Más tarde, y a medida que asciende en el pedúnculo cerebral correspondiente, cada cintilla se pega a la cara posterior de la sustancia negra. Así pues, esta gran vía sensitiva es siempre posterior en relación con la gran vía motora. Durante su trayecto por el tronco del encéfalo, la cinta recibe, a modo de afluentes, las deutoneuronas de los núcleos sensitivos de los nervios craneales IX, X y V y del nervio intermedio, y los integra en su masa (figs. 189 a 192).

La segunda vía larga ascendente y continua en el tronco del encéfalo es el lemnisco espinal, representa la continuación de los tractos espinotalámicos lateral y anterior. Está constituido por las fibras del tracto espinotalámico lateral, que llevan las sensaciones de temperatura y dolor, y del tracto espinotalámico anterior, que conducen el tacto protopático (figs. 189 a 192).

El *tracto espinotalámico anterior* tiene una corta existencia autónoma, pues no tarda en unirse, en la médula oblongada, con las fibras del tracto espinotalámico lateral. Sus fibras acaban en el núcleo ventral posterolateral del tálamo, junto con las fibras del lemnisco medial (figs. 138 y 140).

El *tracto espinotalámico lateral* constituye la vía del dolor y de la temperatura; sus fibras se incorporan al lemnisco espinal, en su origen se encuentra en relación con el tracto espinocerebeloso anterior y el tracto rubroespinal, formando así parte de lo que se había denominado *fascículo heterogéneo* por la diversidad de sus componentes. Sus fibras acaban en el núcleo ventral posterolateral del tálamo (fig. 217).

b) VÍAS COCLEARES (fig. 188). La protoneurona de la vía coclear termina, como ya hemos señalado, en los núcleos cocleares anterior y posterior situados sobre la cara anterolateral del pedúnculo cerebeloso inferior.

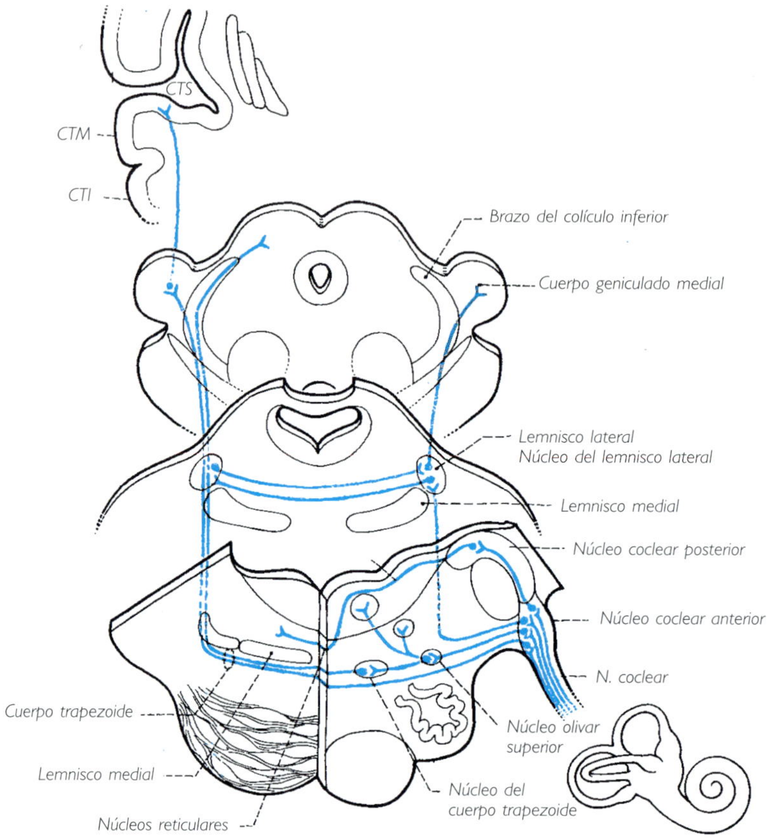

Fig. 188 ▪ Esquema de las vías cocleares. CTI, circunvolución temporal inferior; CTM, circunvolución temporal media; CTS, circunvolución temporal superior.

De hecho, Eyries ha demostrado que, en el ser humano, todas las fibras cocleares van a parar únicamente al núcleo coclear anterior, siendo el núcleo coclear posterior tan sólo un núcleo secundario.

Así pues, es en el núcleo coclear anterior donde se producen los primeros relevos. Desde este núcleo parten las deutoneuronas acústicas y las vías reflejas que él mismo gobierna.

La deutoneurona de la vía coclear propiamente dicha constituye un fascículo anterior, denominado *cuerpo trapezoide,* cuyas fibras atraviesan la línea media para formar, lateralmente al lemnisco medial (deutoneurona de la sensibilidad exteroceptiva epicrítica), el *lemnisco lateral,* también deutoneurona de una vía de la sensibilidad exteroceptiva especializada, ya que es sensorial auditiva.

El lemnisco lateral asciende a través del puente y los pedúnculos cerebrales hasta el cuerpo geniculado medial, donde la vía coclear efectúa su último relevo antes de terminar en la corteza cerebral temporal.

Durante su trayecto, el lemnisco lateral envía a los colículos inferiores algunas colaterales que, a través del brazo del colículo inferior, se dirigen a los núcleos del techo.

Sin embargo, un cierto número de fibras originadas en el núcleo coclear anterior no cruzan la línea media, manteniéndose pues homolaterales. Unas (haz coclear homolateral) pertenecen a la vía auditiva y son alcanzadas por las fibras del cuerpo trapezoide procedentes del lado opuesto, constituyendo con ellas el lemnisco lateral. Éste comprende, pues, fibras homolaterales y heterolaterales. Los dos lemniscos laterales, derecho e izquierdo, intercambian fibras de asociación en la parte superior del puente. De este modo, cada centro cerebral auditivo estaría unido a los dos órganos auditivos por fibras directas y cruzadas. Otras fibras originadas en el núcleo coclear anterior terminan en una pequeña formación nuclear, el núcleo olivar superior, desde el que parten de nuevo hacia el núcleo del nervio facial y el núcleo del nervio *abducens.*

Finalmente, el núcleo coclear anterior envía un último grupo de fibras hacia el *núcleo coclear posterior*. Estas fibras, después de hacer relevo en este núcleo, forman los fascículos superficiales visibles en la fosa romboidea: las estrías medulares. Las estrías medulares penetran, después de haber cruzado la línea media, en los núcleos reticulares centrales. Es la vía cocleorreticular (Eyries).

El lector habrá podido constatar la complejidad de las vías cocleares: su parte principal sensorial es la más simple y constituye el lemnisco lateral.

La parte refleja de las vías cocleares está constituida por los fascículos de asociación pontinos, que se encuentran en el origen de los reflejos de acomodación auditiva (núcleo del nervio facial que inerva el músculo del estribo), de los reflejos oculares (núcleo del nervio *abducens,* movimiento de lateralidad de la mirada), de la estimulación reticular (núcleo coclear posterior), de colaterales mesencefálicas y, finalmente, en el origen de reflejos tónicos de la musculatura (núcleos del techo).

Estos fascículos desempeñan, como veremos, un importante papel en la producción de los fenómenos que acompañan a la recepción de los sonidos.

c) VÍAS DE LA SENSIBILIDAD PROPIOCEPTIVA O VÍAS CEREBELOSAS (SENSIBILIDAD PROFUNDA INCONSCIENTE). Uno de estos fascículos, el tracto espinocerebeloso posterior, es directo (vía propioceptiva del tronco) y sólo atraviesa la médula oblongada; después de este corto trayecto se incorpora totalmente al pedúnculo cerebeloso inferior. Sólo el tracto espinocerebeloso anterior, que es cruzado (vía propioceptiva de los miembros), atraviesa toda la médula oblongada y el puente, constituyendo uno de los elementos del complejo denominado *fascículo heterogéneo.* Llegado al pedúnculo cerebral, alcanza el pedúnculo cerebeloso superior, al que rodea, volviendo a descender luego para terminar en el cerebelo (fig. 203).

2. Vías descendentes

a) VÍAS DE LA MOTRICIDAD VOLUNTARIA. La más importante es la gran vía piramidal: el *tracto piramidal.* Se origina en la circunvolución precentral y, después de haber atravesado el estrecho desfiladero de la cápsula interna, viene a concentrarse en la base del pedúnculo cerebral, donde ocupa las tres quintas partes mediales. A este nivel

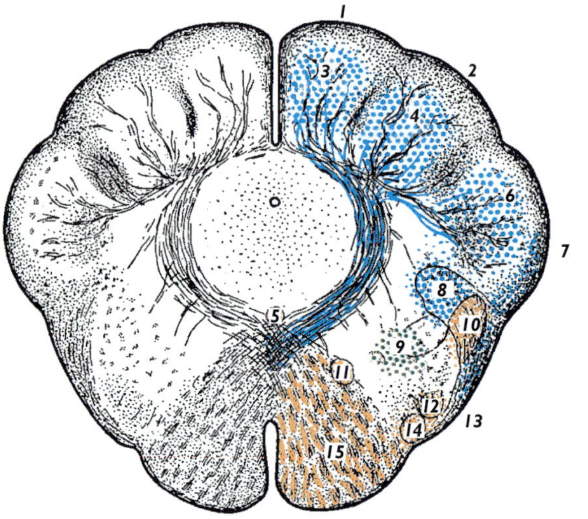

1. Fascículo grácil
2. Fascículo cuneiforme
3. Núcleo grácil
4. Núcleo cuneiforme
5. Fascículo longitudinal medial
6. Núcleo espinal del V
7. Tracto espinocerebeloso posterior
8. Tracto espinotalámico
9. Tracto reticuloespinal
10. Tracto rubroespinal
11. Tracto tectoespinal
12. Tracto vestibuloespinal
13. Tracto espinocerebeloso anterior
14. Fibras olivoespinales
15. Tracto piramidal

Fig. 189 ▪ Corte transversal de la médula oblongada inferiormente al cuarto ventrículo.

se encuentran aisladas medialmente las fibras destinadas a los núcleos motores de los nervios craneales. Estas fibras, denominadas *corticonucleares,* son distintas por su origen cortical (parte inferior de la circunvolución precentral); están agrupadas en su trayecto en la cápsula interna, donde se concentran en la rodilla de la cápsula interna; abandonan de superior a inferior a nivel del tronco del encéfalo fibras cruzadas destinadas a los núcleos motores de los nervios craneales III, IV, V, VI, VII, IX, X, XI y XII. Debe señalarse que las fibras destinadas a los núcleos oculocefalógiros (III, IV, VI y XI) siguen un trayecto especial. Abandonan la base del pedúnculo, pasan por el tegmento del mesencéfalo y del puente, y alcanzan la médula oblongada, uniéndose al lemnisco medial para dirigirse de superior a inferior y terminar, previo entrecruzamiento, en los núcleos oculógiros (III, IV y VI) y en el núcleo cefalógiro (XI espinal).

Junto a las fibras corticonucleares se encuentran las fibras corticoespinales, que completan el *tracto piramidal* propiamente dicho. Éste se origina en los cuatro quintos superiores de la circunvolución precentral; discurre luego a través del brazo posterior de la cápsula interna por su porción talamolenticular para venir a ocupar más tarde los dos quintos mediales del pie peduncular. Cuando llega al puente, atraviesa las fibras transversales de éste, que lo disocian en numerosos fascículos. Finalmente, en la médula oblongada se concentra de nuevo en un tracto individualizado que, situado en la parte más anterior del corte, forma, en la superficie de la médula oblongada, un relieve longitudinal paramediano que se ha denominado *pirámide bulbar.* A nivel del tercio inferior de la médula oblongada, la mayor parte de estas fibras se entrecruzan en bloque a través de la línea media (decusación piramidal), mientras que el resto se sitúa en el mismo lado.

En consecuencia, hemos encontrado en la médula espinal dos fascículos piramidales: el *tracto corticoespinal anterior* (vía piramidal directa), que es muy delgado, se continúa directamente en el cordón anterior de la médula y constituye la parte más pequeña de fibras de la pirámide bulbar, y el *tracto corticoespinal lateral* (vía piramidal cruzada). Ya hemos indicado, a propósito de la médula espinal, cómo todas estas fibras, en un último análisis, son fibras cruzadas, si se considera su origen cortical y su modo de terminación en la cabeza de las astas anteriores de la médula espinal (figs. 189 a 192 y 287).

Como el tracto piramidal sólo cruza la línea media a nivel de la médula oblongada, su lesión a lo largo del tronco del encéfalo comporta siempre una hemiplejía heterolateral. Las fibras corticonucleares a nivel de la rodilla de la cápsula interna cruzan la línea media en todos sus pisos, por lo que una lesión unilateral de los pedúnculos cerebrales o del puente se acompaña de una parálisis directa para la porción de fibras corticonucleares que haya cruzado previamente la línea media, y heterolateral para el tracto piramidal y el resto de fibras corticonucleares que aún no se han cruzado. Así se explica la fisionomía tan particular de los *síndromes del tronco del encéfalo:*

- *En el piso peduncular,* se asocia a la parálisis directa del nervio craneal III y a una hemiplejía cruzada de la cara y de los miembros (síndrome de Weber).
- *En el piso pontino* habrá una parálisis facial directa (VII) y una hemiplejía cruzada de los miembros (síndrome de Milliard-Gubbler), o incluso una parálisis facial y una parálisis del nervio *abducens* (VI) y una hemiplejía de los miembros del lado contrario (síndrome de Foville).

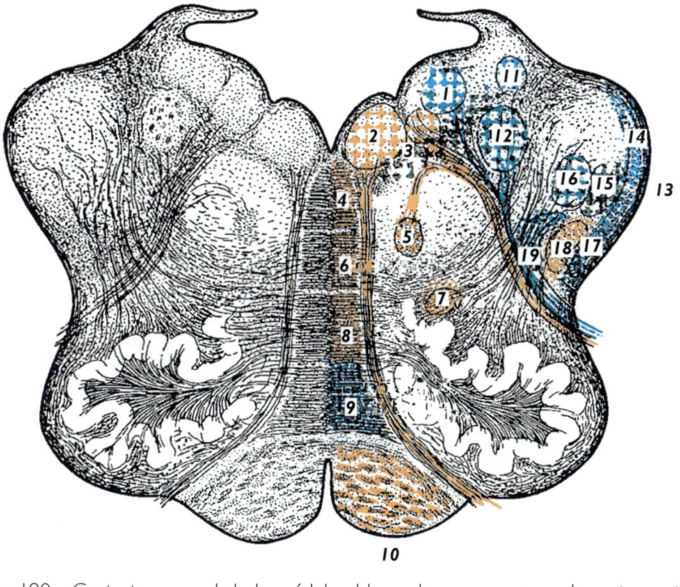

1. Núcleo posterior del X
2. Núcleo del XII
3. Formación reticular
4. Fascículo longitudinal medial
5. Núcleo ambiguo
6. Tracto tectoespinal
7. Tracto vestibuloespinal lateral
8. Tracto vestibuloespinal medial
9. Lemnisco medial
10. Tracto piramidal
11. Núcleo vestibular medial
12. Núcleo del tracto solitario
13. Tracto espinocerebeloso
14. Posterior
15. Formación reticular lateral
16. Núcleo espinal del V
17. Anterior
18. Tracto rubroespinal
19. Tracto espinotalámico

Fig. 190 ▪ Corte transversal de la médula oblongada que pasa por el cuarto ventrículo.

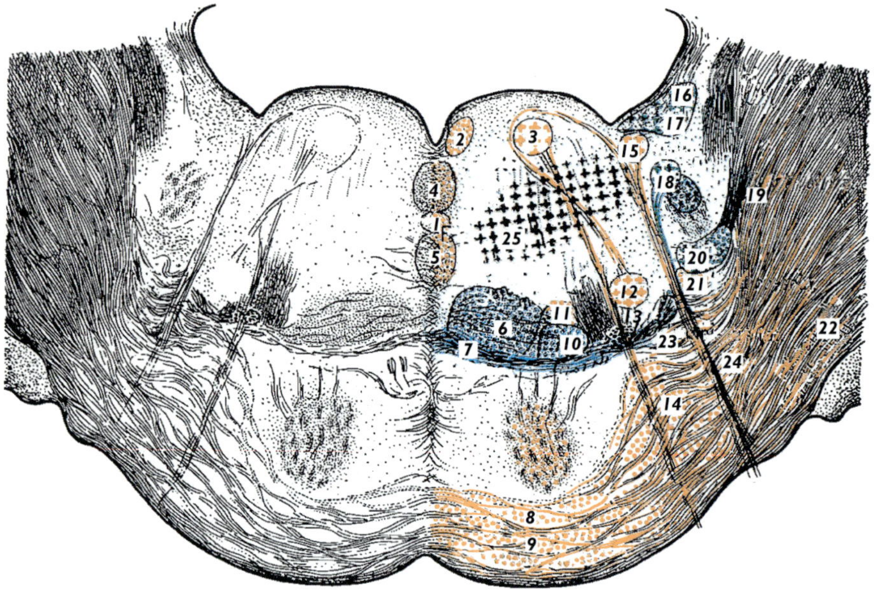

1. *Fascículo longitudinal medial*
2. *Fascículo longitudinal posterior*
3. *Núcleo del VI*
4. *Tracto tectoespinal*
5. *Tracto vestibuloespinal medial*
6. *Lemnisco medial*
7. *Cuerpo trapezoide*
8. *Fibras corticoespinales*
9. *Núcleos y fibras transversales del puente*
10. *Tracto espinotalámico lateral*
11. *Tracto vestibuloespinal lateral*
12. *Núcleo del VII*
13. *Núcleo de la oliva superior*
14. *VI*
15. *Núcleo salivar superior*
16. *Núcleo coclear posterior*
17. *Núcleo vestibular*
18. *Núcleo del tracto solitario*
19. *Tracto espinocerebeloso anterior*
20. *Núcleo del V*
21. *Tracto rubroespinal*
22. *Pedúnculo cerebeloso medio*
23. *Lemnisco lateral*
24. *VII*
25. *Formación reticular*

Fig. 191 ▪ Corte transversal del puente que pasa por el núcleo del nervio facial.

b) VÍAS DE CONTROL EXTRAPIRAMIDAL. Junto a esta gran vía piramidal con sus distintos elementos (fibras corticonucleares, que incluyen las vías corticooculocefalógiras) y fibras corticoespinales o vía piramidal propiamente dicha, el tronco del encéfalo está recorrido por otras vías descendentes que no son sino los distintos elementos de la *vía extrapiramidal.* Recorren la totalidad o una parte del tronco del encéfalo dependiendo del nivel de su origen:

1. Mezcladas con el tracto piramidal, las fibras de la motricidad automática corticoespinal parapiramidal procedentes de los campos adversivos.
2. El sistema de las fibras reticulares asociadas al tracto rubroespinal.
3. El tracto rubroespinal, que constituye el tercer elemento del fascículo heterogéneo.
4. El tracto tectoespinal mezclado con las fibras satélites del lemnisco medial (fibras espinorreticulotalámicas y fibras corticooculocefalógiras).
5. Los tractos corticopontinos que terminan a nivel de los núcleos del puente y pertenecen al circuito neocerebeloso (v. pág. 151 y fig. 276).

En resumen y como regla mnemotécnica, diremos que, aparte de las dos grandes vías, la ascendente o lemniscal y la descendente o tracto piramidal, las diversas pequeñas vías que acabamos de enumerar se agrupan en dos grandes corrientes: *a)* ❑ la primera, situada lateralmente y denominada *fascículo heterogéneo*, está integrada por el tracto espinocerebeloso anterior, el tracto espinotalámico lateral y el tracto rubroespinal, y *b)* ❑ la segunda, medial y situada entre los dos lemniscos, comprende el tracto espinotalámico anterior, el tracto vestibuloespinal, el tracto tectoespinal y el fascículo longitudinal medial.

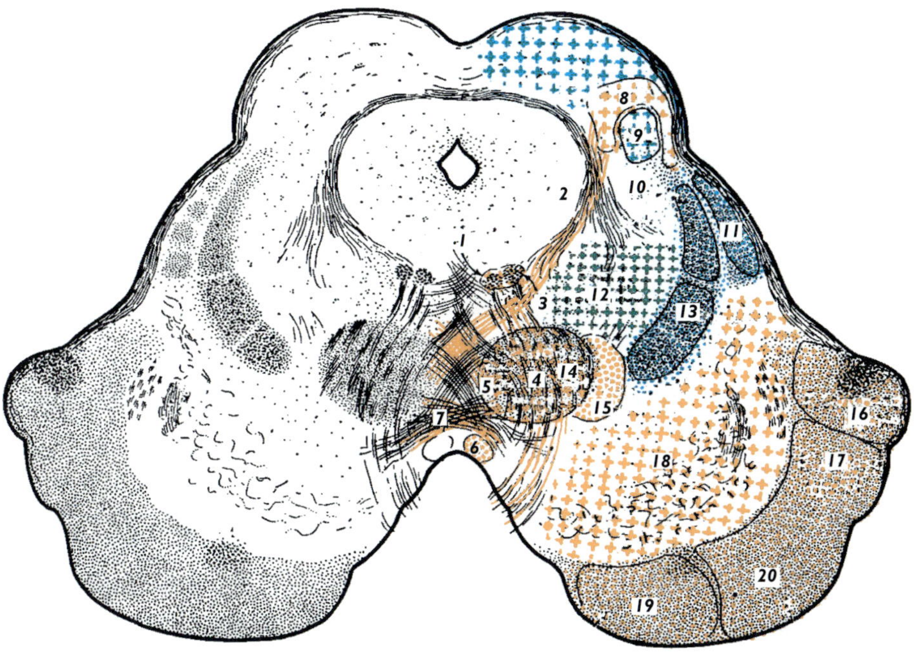

1. Núcleo accesorio del III
2. Tracto tectoespinal
3. Núcleo del III
4. Núcleo rojo
5. Parvocelular
6. Núcleo interpeduncular
7. Tracto rubroespinal
8. Núcleo del techo
9. Núcleo del V
10. Tracto espinotalámico lateral
11. Brazo del colículo y fibras cocleares hacia el cuerpo geniculado medial
12. Formación reticular
13. Lemnisco medial
14. Magnocelular
15. Pedúnculo cerebeloso superior
16. Fibras temporopontinas
17. Fibras corticoespinales
18. Sustancia negra
19. Fibras frontopontinas
20. Fibras corticonucleares

Fig. 192 ▪ Corte transversal de los pedúnculos cerebrales que pasa por el núcleo del nervio oculomotor.

■ **CONEXIONES CEREBELOSAS DEL TRONCO DEL ENCÉFALO.** Ya hemos señalado que el cerebelo está situado en derivación sobre la gran vía directa corticoespinal y espinocortical. Así pues, algunas vías ascendentes o descendentes seguirán un recorrido por el cerebelo y crearán de esta manera circuitos indirectos. Para algunas de estas vías, que son vías indirectas largas, el punto de partida es siempre cortical y el punto de llegada medular. Para otras, el cerebelo representa verdaderamente el punto terminal y encontramos, de este modo, las vías cortas o vías cerebelosas indirectas subcorticales. En la formación de estas vías, el tronco del encéfalo desempeña un papel importante. Son los centros del tronco del encéfalo los que sirven de punto de partida o de llegada a estos diversos circuitos cerebelosos que vamos a exponer a continuación.

En la médula oblongada, señalaremos en primer lugar los núcleos grácil, cuneiforme y cuneiforme accesorio. Sabemos que estos núcleos reciben los axones de los fascículos grácil y cuneiforme, y que representa la vía larga o bulbópeta de las protoneuronas destinadas al transporte de las vías propioceptivas conscientes. Estos núcleos representan la deutoneurona de la gran vía sensitiva. Por el lemnisco medial, y siguiendo el camino más corto, esta deutoneurona alcanza el tálamo. Sin embargo, otras neuronas procedentes de estos núcleos alcanzan el cerebelo por el pedúnculo cerebeloso inferior. Al hacerlo, se entrecruzan en la línea media, constituyendo la mayor parte de las fibras arqueadas internas y de las fibras arqueadas externas anteriores y posteriores.

Los núcleos sensitivos de la médula oblongada, el núcleo del tracto solitario y el núcleo espinal del nervio trigémino desempeñan también un papel semejante. En efecto, de ellos parten axones directos que se agregan al lemnisco medial y axones indirectos o cerebelosos que, después de entrecruzarse (constituyen también una parte del sistema de las fibras arqueadas), van a terminar en la corteza cerebelosa.

Los núcleos del nervio vestibular, cuyo papel en la orientación ya conocemos, presentan un importante contingente de fibras cerebelosas. Utilizan también el pedúnculo cerebeloso inferior y, sin cruzarse, alcanzan el núcleo del fastigio y la corteza del cerebelo (v. *Arquicerebelo,* pág. 277).

La formación reticular bulbar presenta, como hemos visto, núcleos unidos al cerebelo, tales como los núcleos reticulares lateral y paramediano, en el origen de un circuito de ida y vuelta (v. pág. 252).

Este circuito corto está reforzado por la larga vía del tracto tegmental central que, originándose en los núcleos estriados, se enriquece con fibras procedentes del núcleo rojo y de los núcleos reticulares centrales, y acaba finalmente en la oliva. Esta última es el punto de partida de un importante contingente de fibras destinadas a la corteza del cerebelo, la cual alcanzan después de haber cruzado la línea media y seguir el pedúnculo cerebeloso inferior del lado opuesto.

El puente presenta una única vía denominada *pontocerebelosa.* Sus núcleos de origen (núcleos del puente) están formados por cúmulos celulares inmersos entre las fibras transversas del puente. Sus axones, después de entrecruzarse, constituyen el conjunto de las fibras del puente. Por el pedúnculo cerebeloso medio alcanzan la corteza cerebelosa.

Los pedúnculos cerebrales no contienen más que un centro relacionado con el cerebelo: el núcleo rojo. Pero, al contrario de todos los centros bulbares y pontinos hasta ahora estudiados, cuyas fibras eran cerebelópetas, este núcleo es únicamente el punto de llegada de las fibras cerebelófugas. Partiendo del núcleo dentado del cerebelo, estas fibras constituyen el tracto rubroolivar, el cual se cruza con el del lado contrario formando la decusación de los pedúnculos cerebelosos superiores.

El lector encontrará más detalles sobre la significación funcional y la topografía de estas distintas vías en la sección siguiente, dedicada al cerebelo.

B. Cerebelo

El cerebelo es el órgano regulador de las actividades motoras. Coordina la acción de los músculos en el curso de los movimientos voluntarios, regula su tono e interviene en el mantenimiento del equilibrio. Sólo puede ejercer estas funciones recibiendo constantemente informaciones sobre la situación inmediata del aparato locomotor.

Así pues, se comprende que las diferentes zonas del cerebelo deben recibir estas informaciones de las diversas regiones implicadas en la postura y el movimiento: los receptores y las vías propioceptivas informan sobre la postura del cuerpo y la posición de los miembros; el aparato vestibular sobre la posición y el desplazamiento de la cabeza en el espacio y, por último, la corteza cerebral sobre los movimientos proyectados o en fase de ejecución.

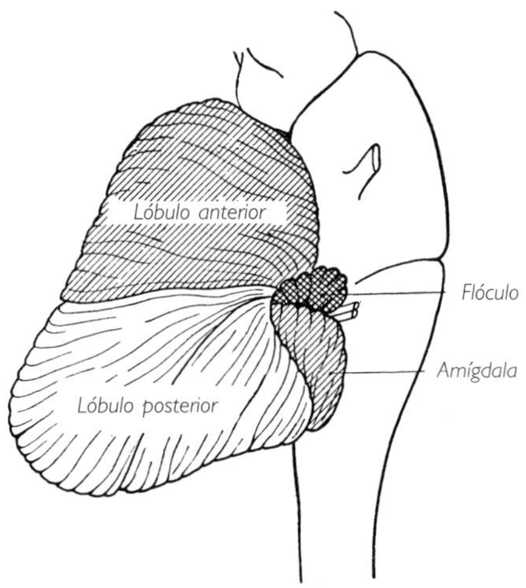

Fig. 193 ▪ Cerebelo. Visión lateral derecha.

El cerebelo no responde directamente a estas informaciones propioceptivas o vestibulares mediante una vía refleja cerebeloespinal o cerebelonuclear, sino a través de estructuras inespecíficas del tronco del encéfalo. Estas estructuras, como hemos visto, pertenecen al sistema extrapiramidal y ejercen sobre los núcleos motores de los nervios craneales o de la médula espinal una función facilitadora o inhibidora. Cuando la información cerebelosa tiene su origen en su fase de proyecto en la corteza cerebral, el cerebelo interviene de la misma manera sobre los centros inespecíficos del tronco del encéfalo o la remite hacia la corteza cerebral para controlar su actividad.

Estas consideraciones generales sobre el cerebelo ponen de relieve su papel regulador de la motricidad.

ASPECTO MORFOLÓGICO. El cerebelo es una excrecencia voluminosa situada posteriormente a la médula oblongada y al puente; está constituido por una porción impar y media, denominada *vermis* del cerebelo, y por dos hemisferios cerebelosos situados a cada lado de éste. El conjunto, visto superiormente, adopta la forma de una mariposa con las alas extendidas.

El cerebelo presenta tres caras: una cara anterior inclinada sobre el cuarto ventrículo, del que forma la parte culminante, es decir, el techo del cuarto ventrículo; una cara superior en relación con los hemisferios cerebrales, de los que lo separa la tienda del cerebelo, y una cara inferior, que descansa sobre las fosas cerebelosas del hueso occipital.

El *vermis* del cerebelo y los hemisferios cerebelosos están hendidos por una serie de surcos concéntricos transversales, denominados *fisuras del cerebelo,* que según su profundidad delimitan en la masa del cerebelo los lóbulos, lobulillos, láminas y laminillas. Más adelante veremos en qué medida estos detalles morfológicos pueden servir de base para una topografía sistemática.

El cerebelo, al igual que los hemisferios cerebrales, está envuelto por una corteza gris; como los hemisferios cerebrales, presenta masas grises centrales o núcleos cerebelosos, como el núcleo del fastigio en el *vermis* del cerebelo o los núcleos dentados en los hemisferios cerebelosos.

Del centro de la cara anterior, a cada lado y a partir de una masa única, se originan los cordones de sustancia blanca, que no tardan en separarse en: *a)* un pedúnculo cerebeloso superior y ascendente destinado a los pedúnculos cerebrales; *b)* un pedúnculo cerebeloso medio y transversal, que proviene del puente, y *c)* un pedúnculo cerebeloso inferior que se separa de la médula oblongada, en la que constituye el cuerpo restiforme. El espacio de forma triangular y vértice superior que separa los dos pedúnculos cerebelosos superiores está ocupado por una lámina nerviosa denominada *velo medular superior.* Este velo constituye la vertiente anterosuperior del techo del cuarto ventrículo.

La vertiente posteroinferior de este mismo techo está constituida por una lámina de sustancia blanca también triangular, pero de vértice inferior, que se extiende entre los dos pedúnculos cerebelosos inferiores. Al contrario que la porción precedente, la vertiente posteroinferior es de constitución heterogénea. En efecto, presenta a lo largo de su borde superior (velo medular inferior), a lo largo de sus bordes laterales (tenia del cuarto ventrículo) y a nivel de su vértice (óbex) finos espesamientos de sustancia blanca atrófica y sin valor funcional. El resto de su extensión está constituido por una lámina de importancia histológica, ya que está formada por una sola capa de células, que representa a este nivel el único revestimiento ependimario que tapiza por todas partes la cavidad central del sistema nervioso central. Además, esta lámina está perforada en su centro por la abertura media del cuarto ventrículo u orificio medio del cuarto ventrículo y, a nivel de sus ángulos laterales, por las aberturas laterales del cuarto ventrículo u orificios laterales del cuarto ventrículo. De esta manera se establece una comunicación permanente entre las cavidades ependimarias y los espacios subaracnoideos, unos y otros llenos de líquido cerebroespinal.

Las dos vertientes (superior e inferior) del techo del cuarto ventrículo convergen por su base en la parte más alta de este techo, situada sobre la cara anterior del cerebelo. Una simple depresión lineal y transversal de esta cara está limitada: superiormente por la língula, inferiormente por el nódulo y los velos medulares inferiores y, a los lados, por el punto de reunión de los pedúnculos cerebelosos.

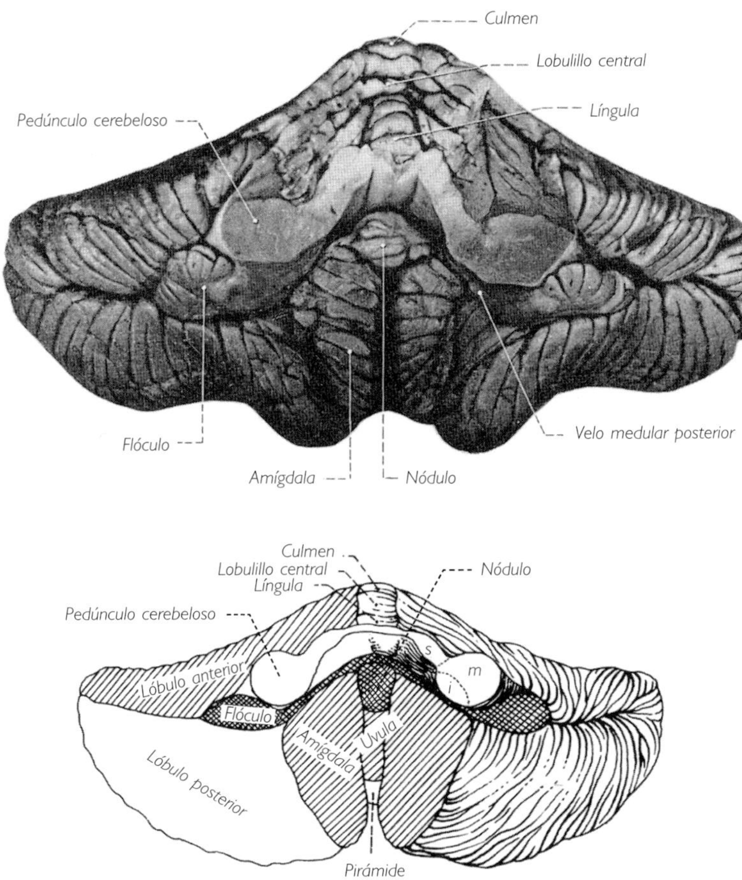

Fig. 194 ▪ Cerebelo. Visión anterior.

Para la interpretación de algunos fenómenos fisiológicos y patológicos es indispensable recordar que, en el ángulo que separa la cara anterior del cerebelo superiormente y el velo medular inferior inferiormente, se insinúan la piamadre, la tela coroidea y los plexos coroideos.

La distinción puramente macroscópica entre el *vermis* del cerebelo, que es medio, y los hemisferios del cerebelo, que son laterales (distinción, por otra parte, funcional pues en ella el *vermis* del cerebelo representaba el paleocerebelo) ha prevalecido durante mucho tiempo. Hoy en día no puede ser aceptada. En adelante, de acuerdo con Larsell y con las localizaciones funcionales más precisas, hay que dividir el cerebelo en lóbulos superpuestos, de anterior a posterior, separados unos de otros por fisuras transversales que, en consecuencia, pertenecen tanto a los hemisferios del cerebelo como al *vermis* del cerebelo.

De este modo, debemos diferenciar:

1. En la parte inferior de la cara anterior, el *lóbulo floculonodular* formado por el nódulo en el plano medio y el flóculo lateralmente.

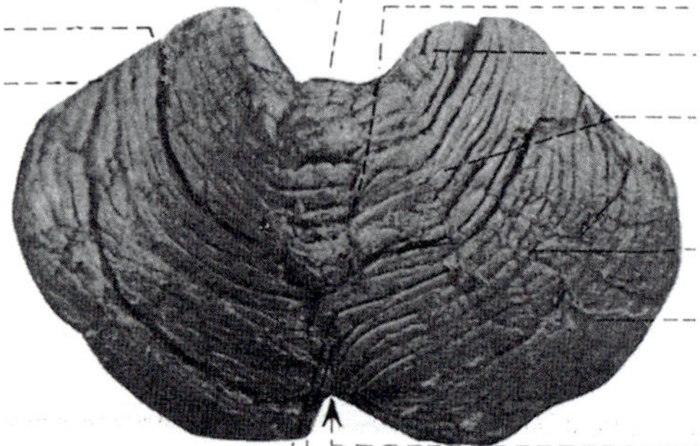

Fig. 195 ▪ Cerebelo. Visión posterior.

2. El *lóbulo anterior del cerebelo,* que constituye la mayor parte de la porción anterior de la masa cerebelosa. A nivel del *vermis* del cerebelo comprende la língula del cerebelo, el lobulillo central y el culmen en la cara superior, y el lobulillo cuadrangular anterior en los hemisferios cerebelosos.

3. El *lóbulo posterior del cerebelo,* que está situado completamente posterior a la fisura primaria. Está constituido en su mayor parte por el lobulillo semilunar o lobulillo ansiforme y el lobulillo digástrico.

Basándonos en su orden de aparición filogenética y en su valor sistemático, estos tres territorios representan: para el lóbulo floculonodular, el *arquicerebelo,* es decir, el centro del equilibrio vestibular; para el lóbulo anterior del cerebelo, el *paleocerebelo,* que rige el tono muscular postural, incluyendo el de los músculos extrínsecos del ojo, así como el control de las funciones vegetativas y, finalmente, para el lóbulo posterior del cerebelo, el *neocerebelo,* que realiza el control automático de la motilidad voluntaria y semivoluntaria (fig. 197).

A cada territorio cerebeloso cortical le corresponde un núcleo central situado en plena sustancia blanca. Estos núcleos son: el núcleo del fastigio o núcleo medial del cerebelo para el arquicerebelo; los núcleos interpósito anterior o emboliforme e interpósito posterior o globoso para el paleocerebelo, y el núcleo dentado o núcleo lateral del cerebelo para el neocerebelo.

Finalmente, para facilitar la comprensión de la sistematización cerebelosa, señalemos que el cerebelo, situado en derivación sobre la cara posterior del tronco del encéfalo, al cual está unido por sus tres pares de pedúnculos cerebelosos, parece constituir un verdadero órgano terminal, de igual forma que lo son los hemisferios cerebrales. Representa, pues, en la medida que le corresponde, un verdadero telencéfalo; esto explica por qué en los hemisferios posee una corteza gris superficial. Como vamos a ver, es de hecho el telencéfalo de la mayor parte del sistema extrapiramidal: el cerebelo se desarrolla al mismo tiempo que el aparato locomotor; sabemos que controla los movimientos automáticos, descargando de esta función a la corteza cerebral, la única en relación directa con la médula espinal.

1. Estructura de la corteza del cerebelo. Mientras que la corteza cerebral muestra, como veremos más adelante, diferencias estructurales en relación con las actividades diversas de cada una de sus partes, la corteza cerebelosa posee siempre la misma constitución.

Por tanto, se puede deducir que asegura la misma función sea cual sea la formación nerviosa a la que envía sus fibras eferentes. La corteza cerebelosa es responsable de los mecanismos cerebelosos. Por ello, no está de más recordar las grandes líneas de su estructura.

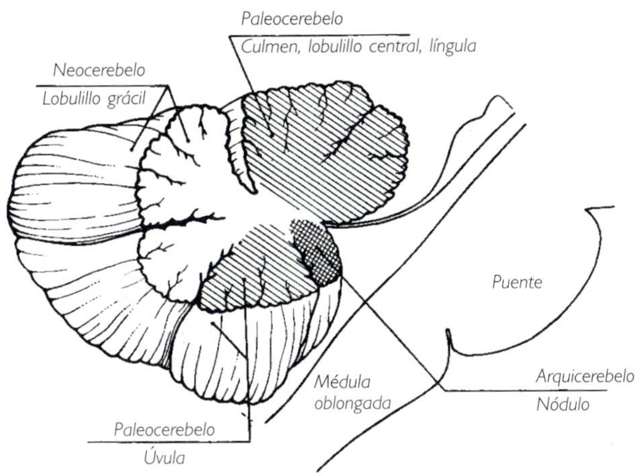

Fig. 196 ▪ División funcional de las diferentes partes del cerebelo.

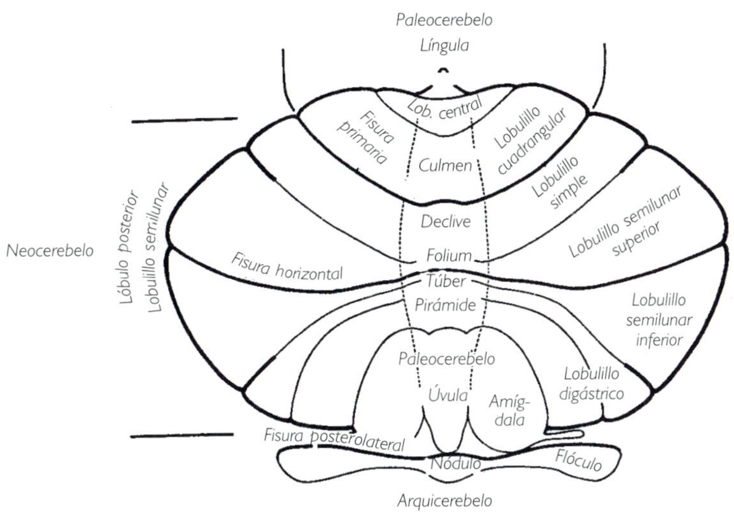

Fig. 197 ▪ Sistematización del cerebelo (según Larsell).

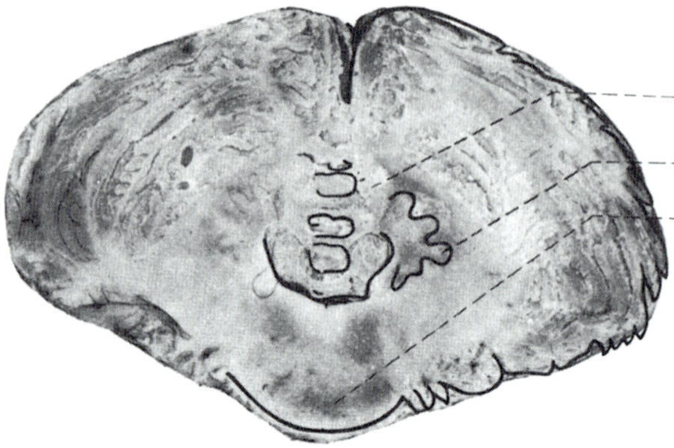

Fig. 198 ▪ Cerebelo. Corte frontal.

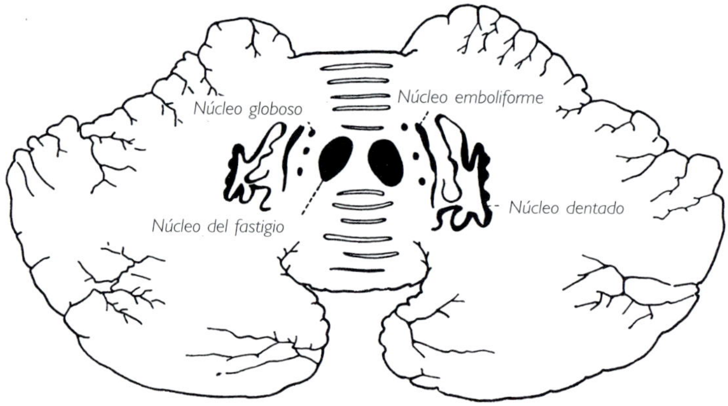

Fig. 199 ▪ Núcleos del cerebelo en un corte transversal (según Jakob).

La corteza cerebelosa se divide en tres capas o estratos: una capa profunda o capa granulosa, formada por neuronas y glomérulos sinápticos, en la que terminan las fibras aferentes al cerebelo; una capa central o capa de Purkinje, formada por células de Purkinje, cuyos axones son la única vía eferente de la corteza cerebelosa; finalmente, una capa superficial o capa molecular, formada por células y fibras de asociación (fig. 200).

Las informaciones de cualquier naturaleza y origen (vestibulares, propioceptivas, corticales, etc.) llegan bien a la capa granulosa (fibras musgosas) bien a la capa de Purkinje (fibras trepadoras).

La capa granulosa excitada por las fibras musgosas ejerce una función inhibidora sobre las células de Purkinje. Los gránulos transmiten además sus impulsos a las células estrelladas y en cesta de la capa molecular, que a su vez ejercen la misma función inhibidora sobre las dendritas de las células de Purkinje. Así pues, éstas se hallan sometidas, directa e indirectamente, a la potente acción inhibidora de los elementos de la capa granulosa. Esta acción totalmente negativa, es decir, la inhibición de la célula de Purkinje, no es continua; es interrumpida periódicamente por una inhibición de retorno que se ejerce sobre la capa granulosa a nivel de los glomérulos (Szentagotai).

En definitiva, dos impulsos ascendentes llegan a la corteza cerebelosa: uno excita la célula de Purkinje por la vía de las fibras trepadoras, mientras que el otro desencadena un mecanismo rítmico inhibidor por la vía de las fibras musgosas. La célula de Purkinje, sometida a estos impulsos opuestos, excitadores e inhibidores, realiza con las otras capas de la corteza un verdadero servomecanismo, modificando sus impulsos eferentes en función de la intensidad de las informaciones recibidas y de su origen.

ARQUICEREBELO O ARCHICEREBELO. El lóbulo floculonodular que lo constituye representa el centro funcional de las vías de control del equilibrio o, con más exactitud, de la posición y los desplazamientos de la cabeza en el espacio.

La *vía aferente* de este circuito, enteramente subcortical, toma su origen en las máculas del utrículo y del sáculo, así como en las crestas ampulares de los con-

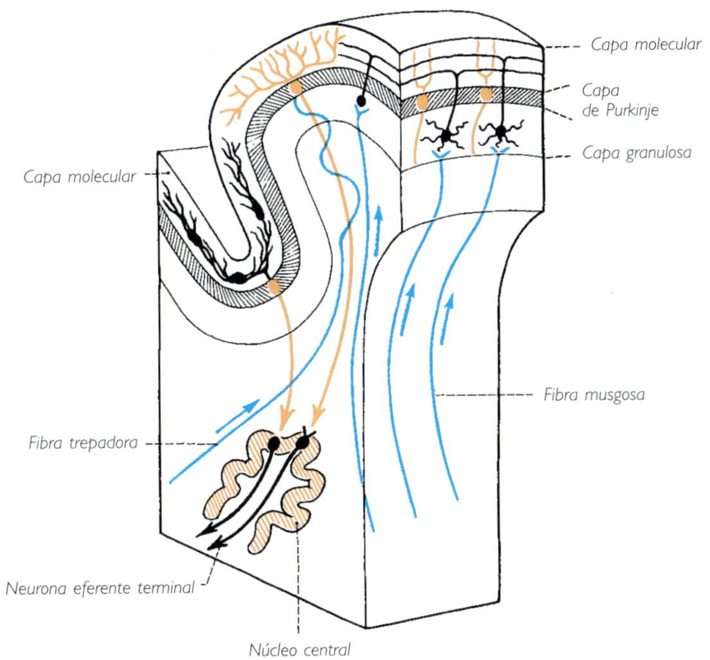

Fig. 200 ▪ Estructura esquemática de una lámina de la corteza cerebelosa.

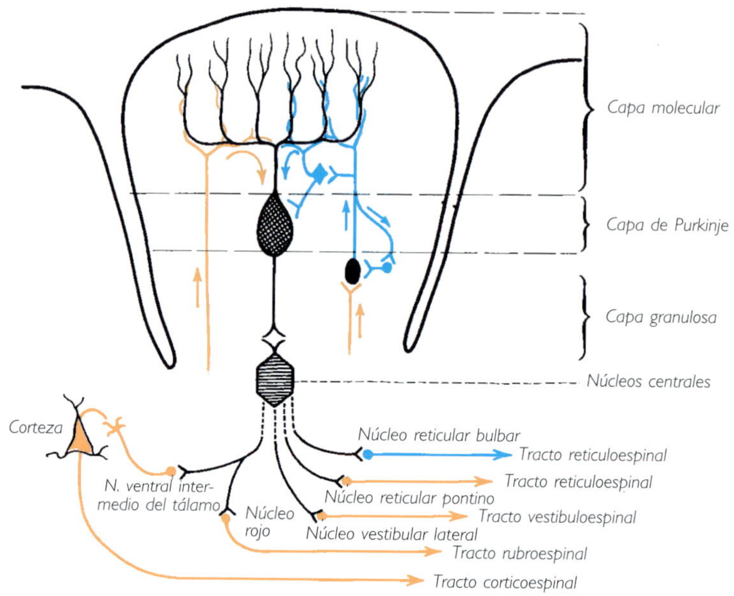

Fig. 201 ▪ Esquema funcional de la corteza cerebelosa. En azul, vías de los mecanismos de inhibición; en rojo, vías de los mecanismos de excitación.

ductos semicirculares. Estas protoneuronas sensoriales concentran sus cuerpos celulares en el ganglio vestibular y, a través del nervio vestibular del nervio vestibulococlear (v. pág. 108), envían sus axones a los núcleos vestibulares bulbopontinos, donde terminan. Desde ese punto, una segunda neurona, a través de la vía del pedúnculo cerebeloso inferior, conduce el impulso nervioso hasta la corteza del nódulo y del flóculo.

No obstante, algunos axones del ganglio vestibular pueden alcanzar directamente, sin relevo, esta misma corteza cerebelosa.

La *vía eferente* parte de la corteza cerebelosa y obedece la regla que exige un relevo en los núcleos grises centrales del cerebelo. El núcleo arqueocerebeloso es el núcleo del fastigio, que corresponde al vértice del techo del cuarto ventrículo.

Así pues, encontraremos sucesivamente y a partir de la corteza una primera neurona floculofastigial y una segunda neurona fastigiovestibular (fascículo fastigial), cuyo axón retorna hacia los núcleos vestibulares bulbopontinos siguiendo el pedúnculo cerebeloso inferior.

De estos núcleos parte finalmente una tercera neurona efectora que, por medio del tracto vestibuloespinal lateral o medial (fig. 187), se articula con la neurona periférica del asta anterior de la médula espinal.

▪ **PALEOCEREBELO.** El paleocerebelo representa el centro funcional de la postura y de la regulación de los gestos. Gobierna el control del tono postural de los músculos

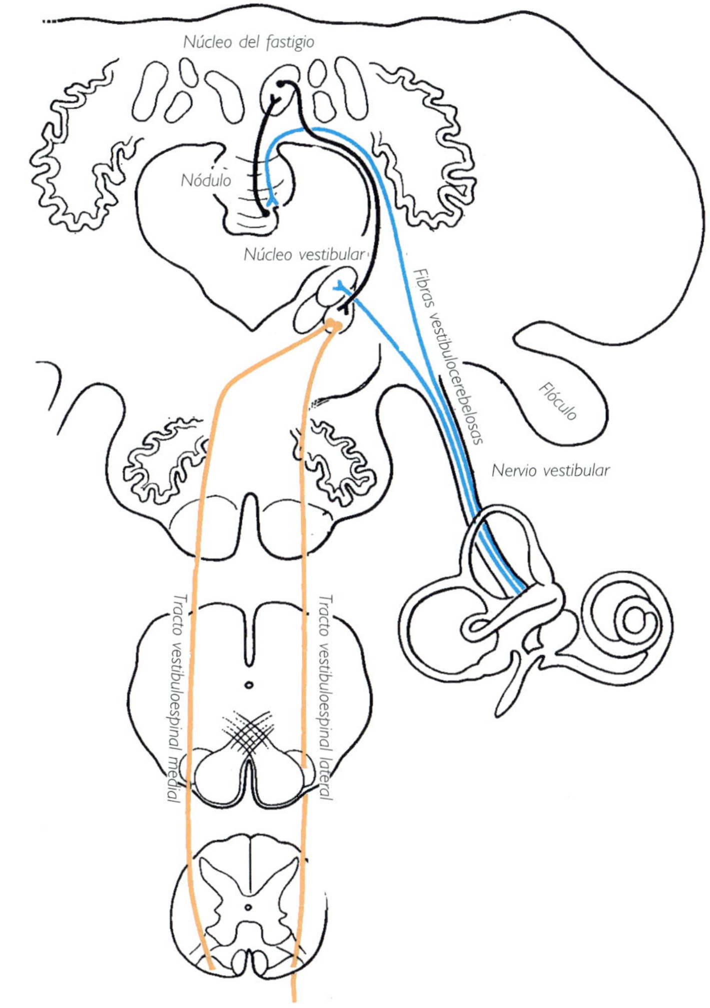

Fig. 202 ▪ Diagrama del arquicerebelo.

somáticos encargados de contrarrestar los efectos de la gravedad. Recordemos que el paleocerebelo está constituido por la língula del cerebelo, el lobulillo central y el culmen, en el *vermis* superior; por la úvula y la pirámide, en el *vermis* inferior, y, finalmente, por el lobulillo cuadrangular anterior y la amígdala del cerebelo, en los hemisferios cerebelosos.

Sus *vías aferentes* sólo le transmiten las sensaciones propioceptivas inconscientes; así pues, están constituidas por los dos tractos cerebelosos procedentes de la médula espinal, es decir, el tracto espinocerebeloso anterior, que es cruzado, y el tracto espinocerebeloso posterior, que es directo (v. pág. 204). Estas dos vías terminan en su

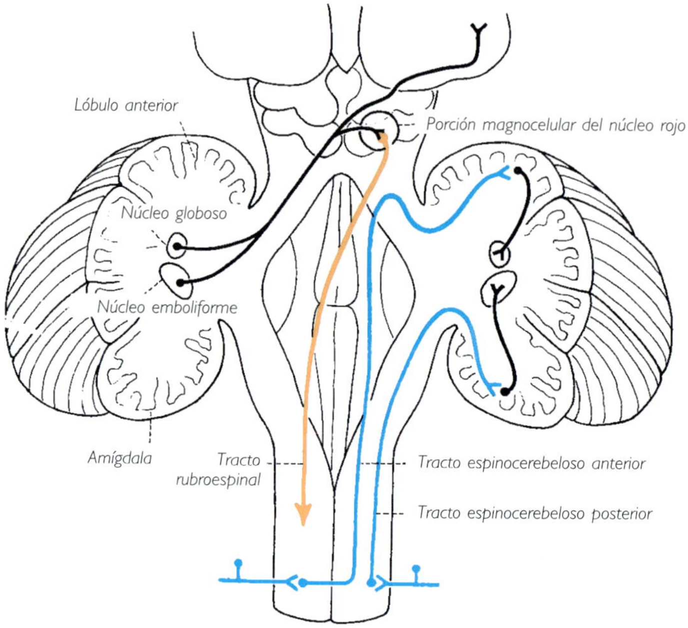

Fig. 203 ▪ Diagrama del paleocerebelo. A la derecha, vías aferentes; a la izquierda, vías eferentes.

mayoría en el lobulillo central para el miembro inferior y en el culmen para el miembro superior.

A este contingente medular principal hay que añadir otros elementos procedentes de la médula oblongada: *a)* ❑ las fibras procedentes de los núcleos bulbares de relevo, que pertenecen a la gran vía sensitiva (núcleo grácil, núcleo cuneiforme y núcleo cuneiforme accesorio) (v. pág. 234) o a los núcleos sensitivos bulbopontinos (núcleos del nervio trigémino), y *b)* ❑ las fibras procedentes de la formación reticular, de los núcleos reticular lateral de la médula oblongada, paramediano y sobre todo de la oliva, que como hemos visto forman una importante estación de relevo para el tracto tegmental central (v. fig. 186).

La *vía eferente,* después de un primer relevo en los núcleos emboliforme y globoso, cruza la línea media y alcanza la porción magnocelular del núcleo rojo (es decir, la más antigua del núcleo rojo) para formar finalmente el tracto rubroespinal cruzado, que hace sinapsis con la neurona motora periférica. Una parte de sus fibras asciende hacia el tálamo (v. pág. 295).

Las conexiones del tracto rubroespinal con los núcleos motores de los músculos extrínsecos del ojo explican la acción del paleocerebelo sobre el tono de estos músculos. Del mismo modo, la acción del lóbulo anterior del cerebelo sobre el tono vasomotor presupone la existencia de fibras cerebelodiencefálicas.

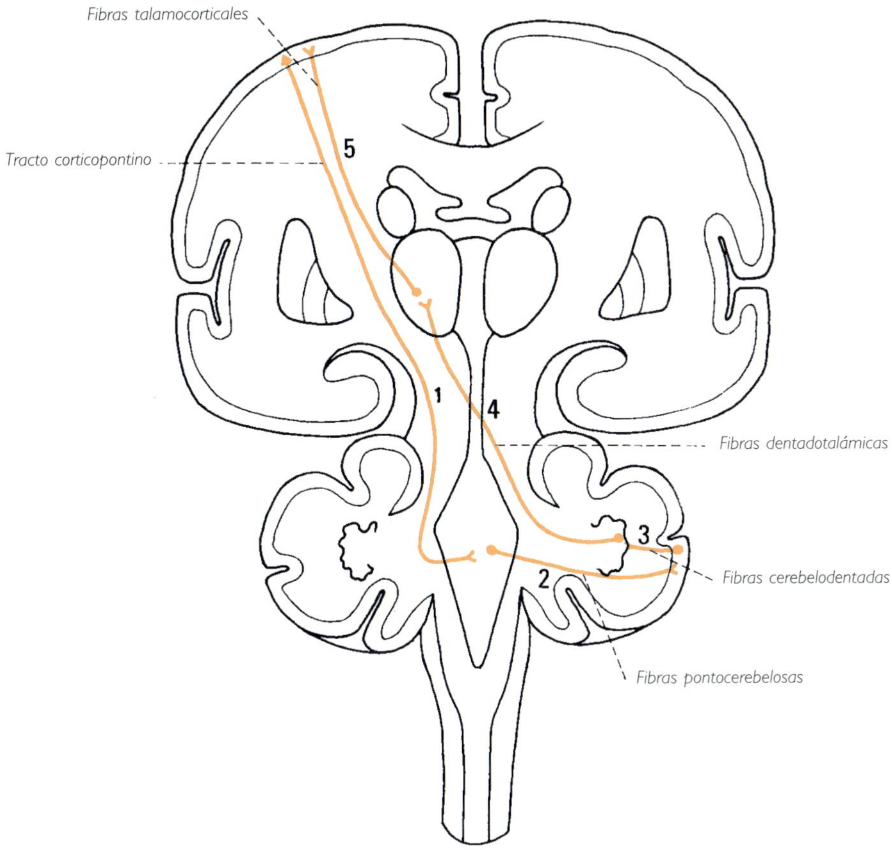

Fig. 204 ▪ Diagrama de las vías anexas al neocerebelo.

Hay que destacar que el conjunto de los circuitos paleocerebelosos, lo mismo que los del arquicerebelo, por escapar a la acción de la conciencia, son estrictamente subcorticales*.

NEOCEREBELO. El neocerebelo, que es la última formación en el desarrollo filogenético del cerebelo, está encargado del control de la motilidad voluntaria. Así pues, de forma obligatoria y por oposición fundamental con el arquicerebelo y el paleocerebelo, estará en estrecha relación con la corteza hemisférica cerebral. De ahí la existencia de un largo circuito, relativamente complicado, representado por una larga vía corticocerebelosocortical, encargada de llevar a la corteza cerebral motora la regulación cerebelosa.

La *vía aferente* de este circuito cerrado comprende dos neuronas. La primera es corticopontina. Diferentes regiones de la corteza cerebral dan origen a esta proto-

*Cuando hablamos de *subcortical*, nos referimos a la corteza cerebral, que no debe confundirse con la corteza cerebelosa.

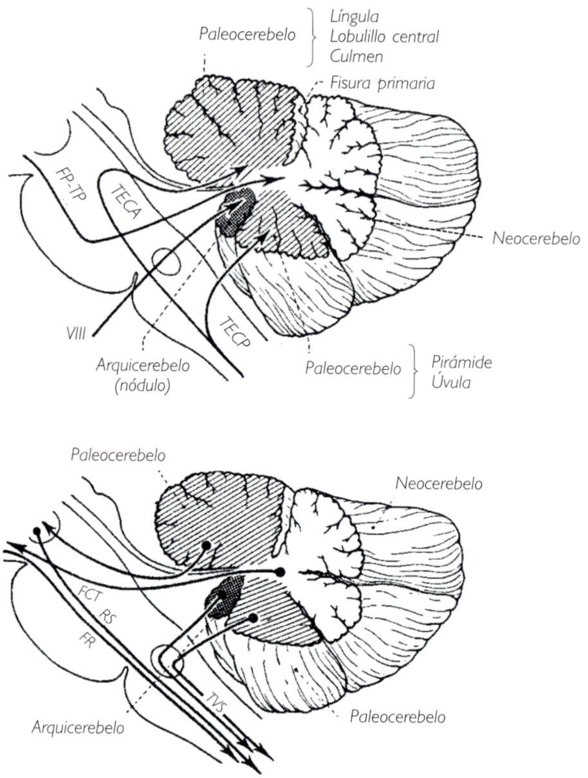

Fig. 205 ▪ Esquematización de las vías nerviosas que hacen relevo en las tres porciones del cerebelo. FCT, fibras cerebelotalámicas; FP-TP, fibras temporopontinas y tracto frontopontino; FR, formación reticular; RS, tracto rubroespinal; TECA, tracto espinocerebeloso anterior; TECP, tracto espinocerebeloso posterior; TVS, tracto vestibuloespinal.

neurona; si proceden de la circunvolución temporal media reciben el nombre de *fibras temporopontinas,* mientras que si lo hacen de la corteza frontal se denominan *tracto frontopontino.* También existen otras fibras parietopontinas y occipitopontinas. Todas ellas, después de haber atravesado el pie del pedúnculo cerebral (fig. 192), terminan en medio de las fibras transversas del puente. Allí, la protoneurona corticopontina hace sinapsis en los núcleos del puente con la segunda neurona pontocerebelosa que, después de cruzar la línea media, termina en la corteza del neocerebelo situada completamente posterior a la fisura primaria. Alcanzará preferentemente la parte posterior de los hemisferios cerebelosos, es decir, el lobulillo ansiforme o lobulillo semilunar.

La *vía eferente* comprende también varias neuronas. La primera va desde la corteza cerebelosa hasta el núcleo neocerebeloso o núcleo dentado. La segunda, que será cruzada, va desde el núcleo dentado hasta el núcleo ventral intermedio del tálamo. Finalmente, la tercera une el tálamo bien a la circunvolución temporal media de la que partió la vía corticopontocerebelosa, bien a la circunvolución precentral de donde partirá, en último término, la vía motora principal corticoespinal. Es probable que, por su misma función, el circuito cerebeloso se ponga en relación a este nivel no con las células motoras de la vía piramidal propiamente dicha, sino más exactamente con las células de las fibras adversivas o fibras del fascículo parapiramidal (v. pág. 358), que están encargadas de asegurar la coordinación de los movimientos semiautomáticos y semivoluntarios, eliminando los movimientos involuntarios descoordinados.

Al lado de este gran circuito corticocerebelocortical, existe un circuito más corto cuya vía efectora terminal discurre sólo por las vías extrapiramidales subcorticales. Dedicadas a la regulación de los movimientos automáticos involuntarios, abandonan el gran circuito descrito anteriormente a la altura del tálamo; se componen de una neurona talamoestriada, una neurona estriorrúbrica y finalmente una última neurona que, partiendo de la porción parvocelular del núcleo rojo, alcanzará la médula espinal por medio de la formación reticular.

Para terminar debe destacarse, tal como se observa en esta sección, que el núcleo del fastigio, el núcleo dentado y el núcleo rojo, que sirven de estación de relevo a las distintas vías cerebelosas, obedecen a las mismas leyes embriológicas y funcionales que han presidido la sistematización de la corteza cerebelosa. Cada uno de estos núcleos comprende una porción antigua y una porción reciente: paleorrubro y neorrubro (porción magnocelular y parvocelular del núcleo rojo), paleodentado (núcleo globoso y emboliforme) y neodentado (núcleo dentado). Esta oposición está consagrada además por su estructura histológica. Las porciones antiguas son magnocelulares, mientras que las más recientes son parvocelulares.

La figura 206 resume las proyecciones somatotópicas sobre la corteza cerebelosa: el aparato del equilibrio sobre el arquicerebelo, la imagen del cuerpo sobre el paleocerebelo y la corteza cerebral sobre el neocerebelo.

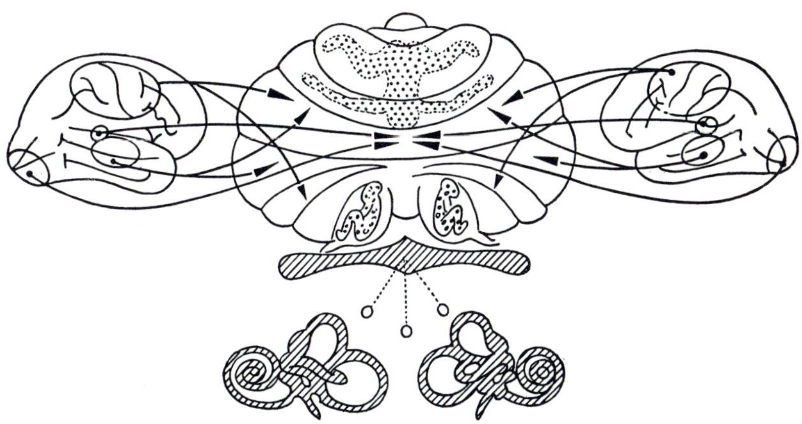

Fig. 206 ■ Proyecciones somatotópicas sobre la corteza cerebelosa.

CEREBRO PROPIAMENTE DICHO

El cerebro propiamente dicho está formado por el paleoencéfalo y el neoencéfalo.

A. Diencéfalo y núcleos estriados (paleoencéfalo)

Un corte frontal del cerebro (fig. 207) muestra que grandes núcleos, el tálamo y los núcleos estriados, representan en la profundidad del cerebro una estructura intermedia entre el tronco del encéfalo y la corteza de los hemisferios cerebrales.

Este conjunto, también denominado *paleoencéfalo,* representa en los vertebrados no mamíferos la «estación término» de las vías sensitivas, el origen de las vías motoras y el centro vegetativo superior. El desarrollo en los mamíferos de un neoencéfalo libera al paleoencéfalo de una parte de sus funciones, mientras que el hipotálamo constituye el gran centro vegetativo. Los mensajes sensitivos, procedentes de niveles subyacentes, son únicamente recogidos e integrados por el tálamo; éste los proyecta hacia la corteza del neoencéfalo, donde emergen a la conciencia. Esta emergencia confiere a la corteza la iniciativa de los movimientos y, por tanto, de la motricidad voluntaria; la corteza confía a los núcleos estriados el cuidado del movimiento que ella desencadena.

Así, la preparación de mensajes coordinados de destino cortical por una parte y el automatismo de los movimientos y de las posturas por otra son las funciones que conserva el paleoencéfalo, funciones que no implican conciencia, ni dirección, ni control voluntario.

La parte izquierda de la figura 207, que ignora adrede las conexiones con la corteza cerebral, da una imagen muy simple y sin embargo exacta del papel atribuido al paleoencéfalo. Si bien se trata de una concepción muy esquemática, contiene no obstante lo esencial de un sistema que comprende un centro de las vías aferentes (tálamo) y un centro de las vías eferentes (núcleos estriados); estos dos núcleos están relacionados entre sí por las vías talamoestriadas. Todo ello constituye un conjunto autónomo perfectamente individualizado, tanto anatómica como fisiológicamente. Su dependencia relativa respecto del telencéfalo no será más que un fenómeno secundario (lado derecho de la fig. 207).

Además, y para ciertas formaciones nucleares agrupadas alrededor del tercer ventrículo, el paleoencéfalo representa el verdadero centro superior del sistema vegetativo, así como un centro secretor importante.

Este capítulo comprende las siguientes divisiones:

- La primera está consagrada a los núcleos talamoestriados y a sus conexiones.
- La segunda estudia los centros vegetativos y secretores agrupados alrededor de la cavidad del tercer ventrículo.
- La tercera trata de los centros reguladores de las actividades corticales asociadas al funcionamiento de los dos primeros.
- La cuarta, finalmente, describe y reúne los diversos fascículos propios del paleoencéfalo y aquellos que sólo lo atraviesan para alcanzar estratos suprayacentes o subyacentes.

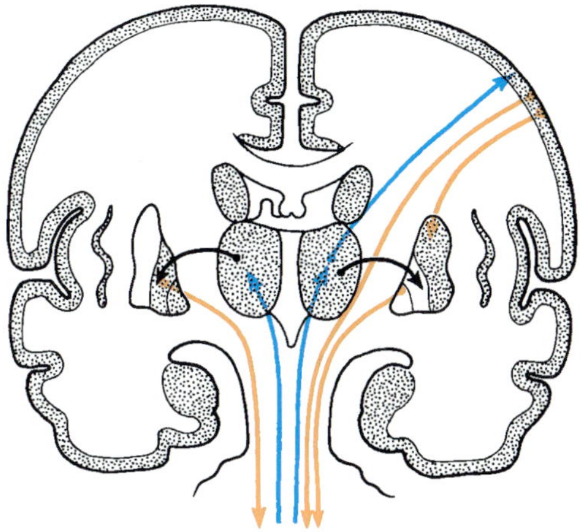

Fig. 207 ▪ Esquema de las conexiones del paleoencéfalo. A la izquierda, aisladas de la corteza cerebral. A la derecha, con la corteza cerebral.

ASPECTO MORFOLÓGICO

1. Topografía general. La configuración interna del cerebro aparece en un corte frontal o corte de Charcot y en un corte horizontal o corte de Flechsig. Ambos muestran que el cerebro está constituido por los núcleos basales que rodean el tercer ventrículo y por una porción periférica de sustancia blanca que recubre la corteza cerebral gris.

En el corte de Charcot se ven las fibras blancas, que vienen o van al tronco del encéfalo, bien internándose entre los núcleos basales, bien rodeándolos. Los más importantes de estos fascículos constituyen a su paso la formación conocida como *cápsula interna*. Su expansión recibe el nombre de *corona radiada*.

La topografía de estos núcleos y fascículos es particularmente interesante en el corte de Flechsig.

En el centro se observa la cavidad del tercer ventrículo, bordeada lateralmente por el tálamo; ❑ anterior a éste, se encuentran el corte del núcleo caudado, el asta frontal del ventrículo lateral y las comisuras interhemisféricas.

Lateral al tálamo y al núcleo caudado se encuentra el núcleo lentiforme y, todavía más lateral, el claustro intercalado entre este núcleo y la ínsula.

En medio de estas formaciones se deslizan las fibras blancas: *a)* fibras verticales de la cápsula interna con sus diversas agrupaciones en brazo anterior, rodilla y brazo posterior de la cápsula interna que se introducen entre los núcleos basales, y *b)* fibras horizontales posteriores al núcleo lentiforme, que constituyen las radiaciones ópticas.

Finalmente, fibras de direcciones variadas forman, medialmente al claustro, la cápsula externa y, lateralmente, la cápsula extrema.

Los polos frontal y occipital del cerebro están recorridos por las fibras divergentes de la radiación del cuerpo calloso.

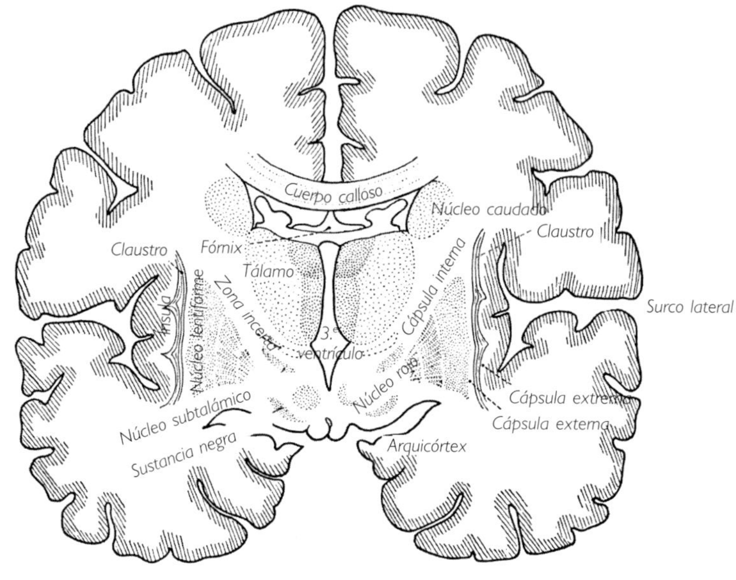

Fig. 208 ▪ Corte de Charcot esquemático.

2. Núcleos talamoestriados o núcleos basales

a) TÁLAMO. Es un gran núcleo ovoide, cuyas caras medial y superior hacen relieve en la luz del tercer ventrículo y del ventrículo lateral, y cuyas caras lateral e inferior se sueldan a las regiones vecinas.

La cara medial del tálamo constituye en su mayor parte la pared lateral del tercer ventrículo. Está limitada superiormente por el pequeño cordón blanco de la habénula, que termina posteriormente en la glándula pineal; inferiormente, el surco hipotalámico marca su límite con la región subtalámica.

La cara superior (fig. 212) subyacente al suelo del ventrículo lateral se une por su borde lateral al núcleo caudado. En el ángulo formado por la unión de estos dos núcleos se encuentra el surco talamoestriado, recorrido por la vena talamoestriada superior y la estría terminal.

La cara superior está atravesada en diagonal por el surco coroideo, que la divide en dos triángulos: el medial corresponde a la tela coroidea del tercer ventrículo y al fórnix, mientras que el lateral hace relieve directamente en el ventrículo lateral.

La cara inferior descansa sobre la región subtalámica. La cara lateral está en relación con el núcleo caudado y la cápsula interna.

El extremo anterior del tálamo limita, con la columna del fórnix, el agujero interventricular que comunica el tercer ventrículo con el ventrículo lateral.

El extremo posterior presenta un relieve voluminoso: el pulvinar. Éste se inclina sobre dos eminencias, los cuerpos geniculados lateral y medial, a los que van a parar los brazos de los colículos (figs. 219 y 227).

La región subtalámica continúa al mesencéfalo; también incluye las formaciones que ya conocemos: el núcleo rojo, la sustancia negra y la formación reticular. A estos núcleos se añaden las estructuras propiamente subtalámicas: la zona incerta y el núcleo subtalámico (de Luys) (figs. 230 y 231).

Inmediatamente anterior y medial a la región subtalámica empieza el infundíbulo del *tuber cinereum,* cuyos elementos constituyen el hipotálamo. Los cuerpos mamilares pertenecen al hipotálamo. Están en el límite entre el hipotálamo y la región subtalámica.

b) NÚCLEO CAUDADO. Es el más medial de los núcleos estriados. Tiene el aspecto de una herradura cuyo borde convexo contribuye a formar las paredes del ventrículo lateral y cuyo borde cóncavo encierra la cápsula interna y la cara lateral del tálamo.

En él se distinguen tres partes: una anterior y superior, voluminosa, denominada *cabeza;* una posterior en arco de círculo, denominada *cuerpo,* y una anterior e inferior más afilada, que constituye la *cola.*

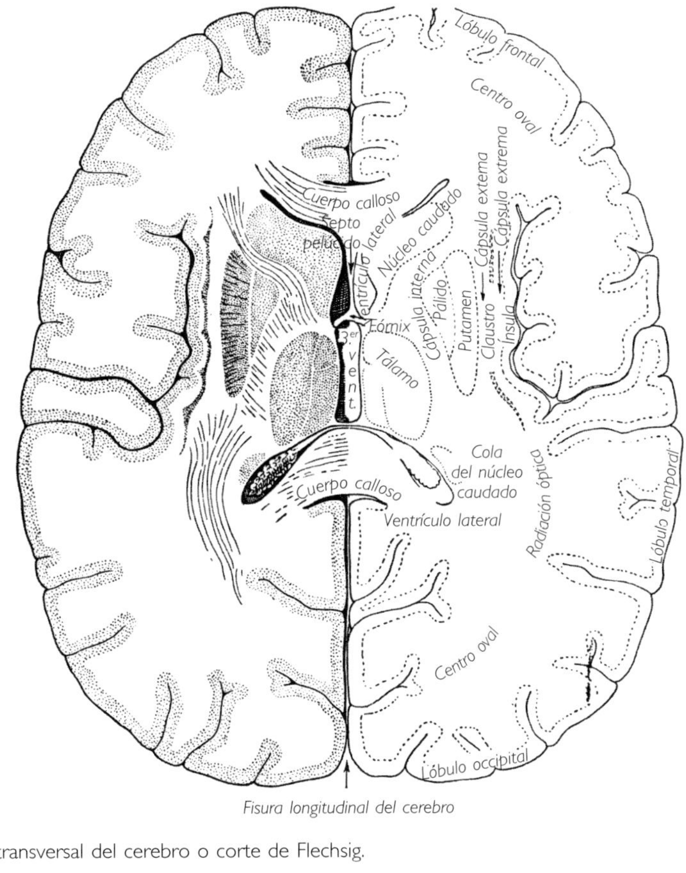

Fig. 209 ▪ Corte transversal del cerebro o corte de Flechsig.

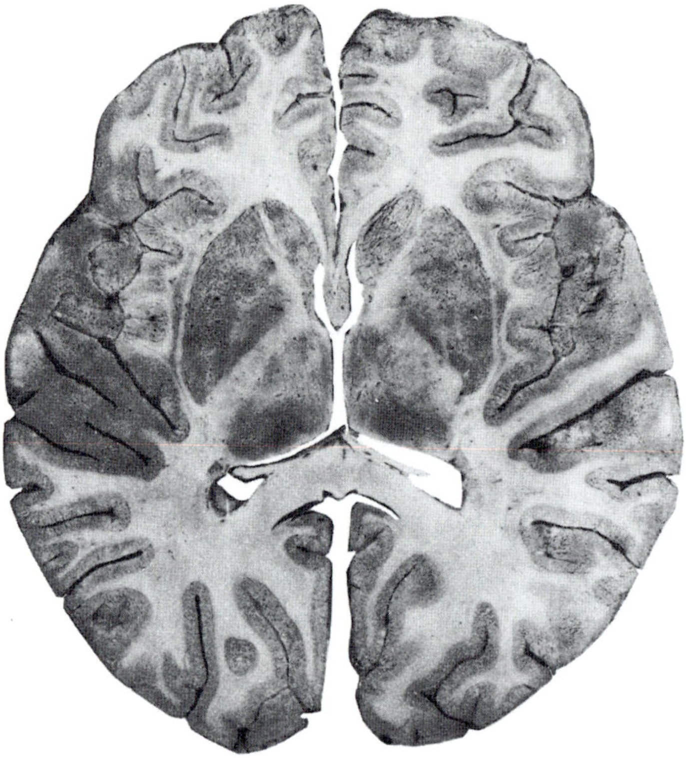

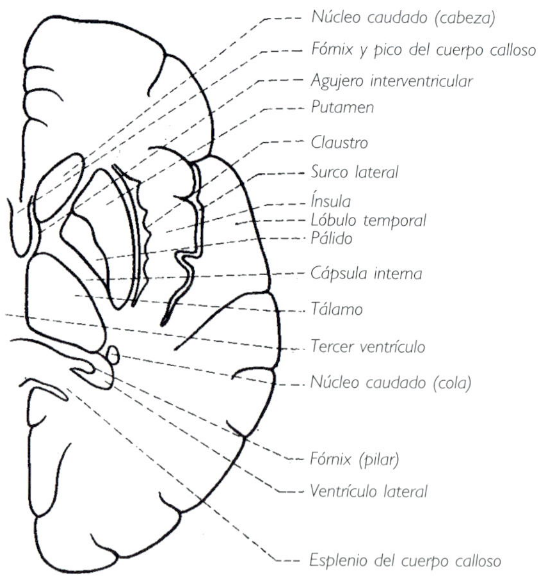

Fig. 210 ▪ Corte transversal bajo de los hemisferios cerebrales a nivel del pico del cuerpo calloso, que muestra el tercer ventrículo, los núcleos basales y la cápsula interna.

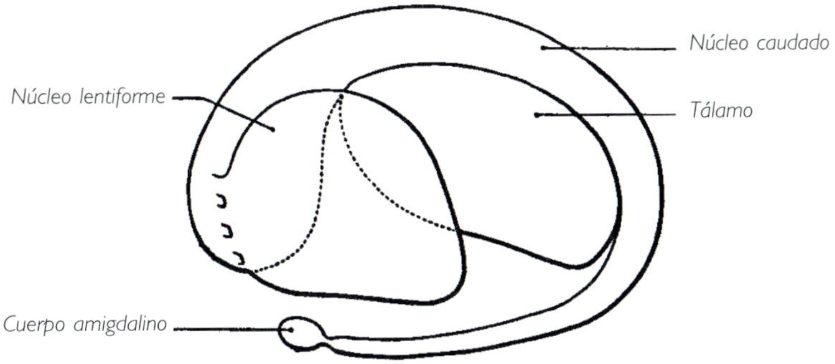

Fig. 211 ▪ Núcleos basales aislados. Visión lateral.

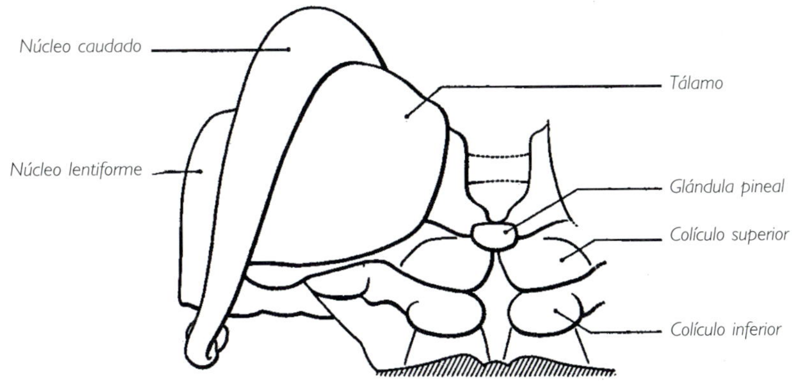

Fig. 212 ▪ Núcleos basales aislados de los hemisferios cerebrales. Visión posterior.

Mientras que su porción superior constituye con el epéndimo el suelo del asta frontal del ventrículo lateral, la porción media corresponde a la encrucijada ventricular y la porción inferior al techo del asta temporal de este ventrículo.

De los dos bordes, el medial se adhiere al tálamo, pero de tal forma que persiste entre ellos, en su segmento ventricular, un surco denominado *talamoestriado,* por el que se desliza la estría terminal.

El borde lateral corresponde a la cápsula interna, que se expande lateralmente a él formando la corona radiada.

Sus extremos superior e inferior terminan ambos anteriormente y al mismo tiempo que las astas frontal y temporal del ventrículo lateral: el extremo inferior, en contacto con el cuerpo amigdalino; el extremo superior, próximo al extremo superior del núcleo caudado del lado contrario, del que lo separa el delgado tabique del septo pelúcido.

c) NÚCLEO LENTIFORME O NÚCLEO LENTICULAR. Es más pequeño que el precedente y se incluye en la curva del núcleo caudado.

Su forma es la de una pirámide cuya base inferior corresponde por medio de una banda de sustancia blanca a la cola del núcleo caudado; su cara lateral se relaciona con la región de la ínsula, y sus caras anteromedial y posteromedial lo hacen con la cápsula interna que la separa del tálamo.

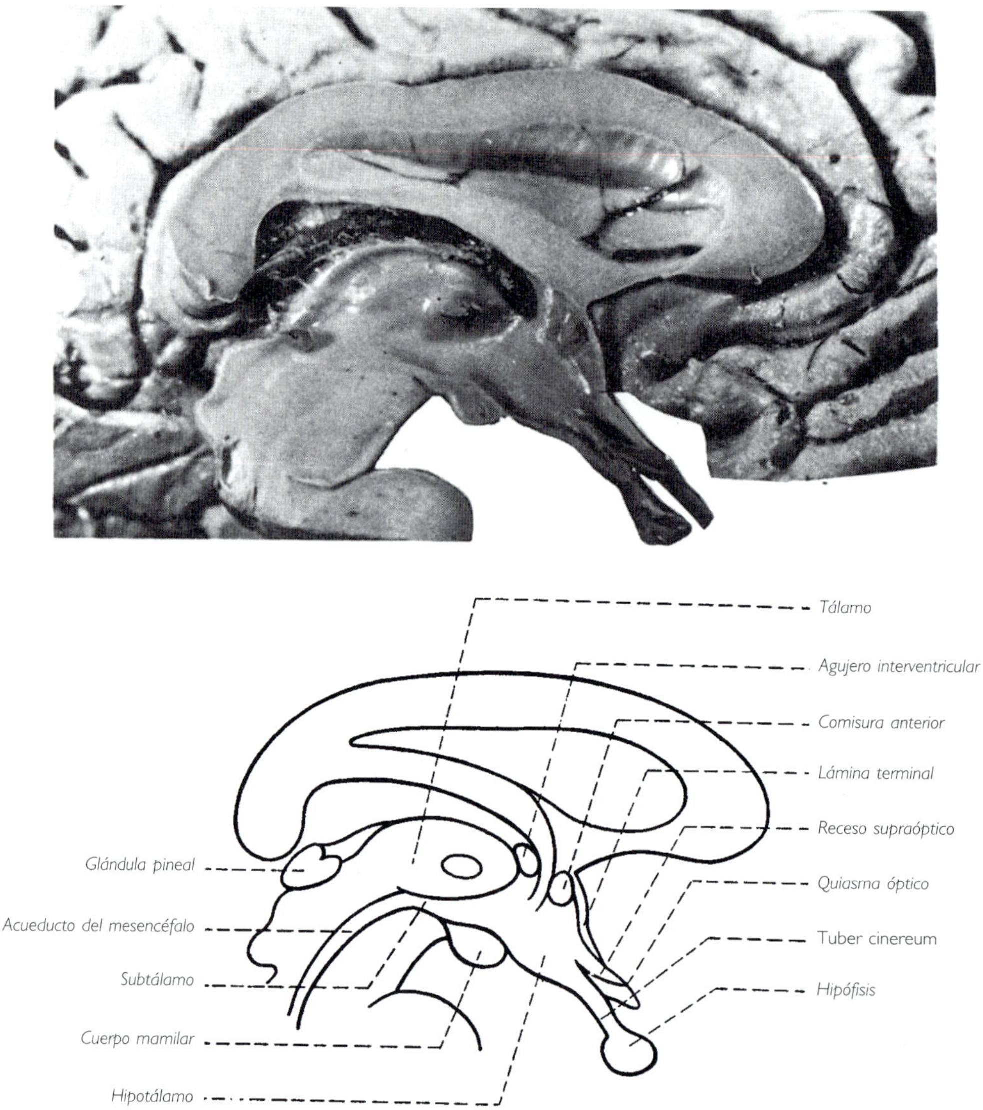

Fig. 213 ▪ Diencéfalo. Visión de un corte sagital medio del tercer ventrículo.

Dos estrías blancas verticales constituyen las láminas medulares lateral y medial, que lo dividen en tres porciones: una lateral o putamen, y dos mediales o globos pálidos lateral y medial.

d) REGIÓN SUBLENTICULAR. Atravesada de anterior a posterior por la comisura anterior, encierra pequeños islotes de sustancia gris, cuyo conjunto constituye la sustancia innominada.

PALEOENCÉFALO: CENTRO SENSITIVO Y MOTOR. El paleoencéfalo está representado por los núcleos basales. Éstos están constituidos por las formaciones talámicas (tálamo y metatálamo) medialmente y por los núcleos estriados (lentiforme y caudado) lateralmente.

1. Tálamo. Es un centro sensitivo. La voluminosa masa del tálamo está constituida por núcleos filogenéticamente distintos.

El *paleotálamo* es, como su nombre indica, un núcleo sensitivo antiguo. Está situado en la prolongación del tronco del encéfalo, del que recibe la mayoría de sus aferencias. Conserva las conexiones paleoencefálicas con los núcleos estriados.

El *neotálamo* descansa sobre el precedente, recibe sus aferencias y envía sus fibras eferentes hacia el neoencéfalo, es decir, hacia la corteza cerebral.

Pero, aún hay más: paleotálamo y neotálamo están envueltos y atravesados por formaciones grises difusas, o formación reticular talámica, de naturaleza idéntica a las

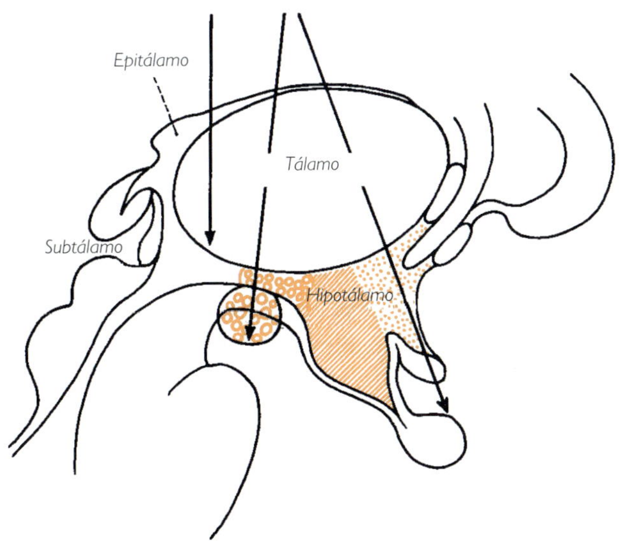

Fig. 214 ▪ Tálamo. Regiones hipotalámica y subtalámica en un esquema de la pared lateral izquierda del tercer ventrículo. Las flechas corresponden a los cortes de la figura 215 y muestran la topografía de los principales núcleos del tálamo.

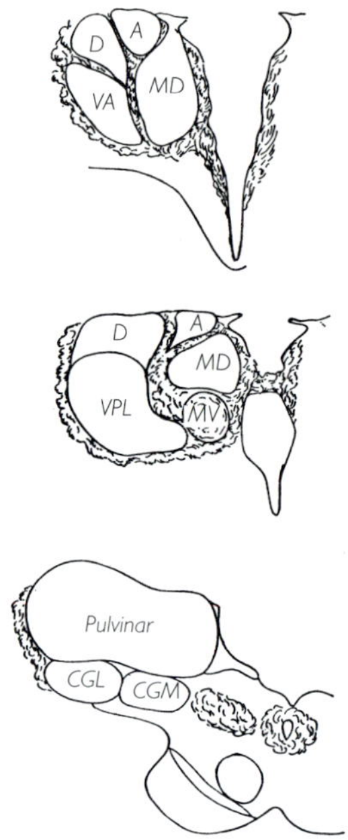

Fig. 215 ▪ Principales núcleos del tálamo en tres cortes frontales que interesan el tercer ventrículo y el tálamo izquierdo. De superior a inferior: corte que pasa por la parte anterior del tálamo y la región hipotalámica; corte que pasa por la parte media del tálamo, la región subtalámica y los cuerpos mamilares, y corte que pasa por el pulvinar y el metatálamo. A, anterior; CGL, cuerpo geniculado lateral; CGM, cuerpo geniculado medial; D, dorsal; MD, mediodorsal; MV, medioventral; VA, ventral anterior; VPL, ventral posterolateral.

estudiadas en el tronco del encéfalo. Algunos autores consideran que son los vestigios de la pared primitiva del diencéfalo de los peces y reptiles (v. pág. 162).

La formación reticular talámica representaría así un *arquitálamo;* concepto atractivo que sugiere en el seno del tálamo la existencia de estructuras no solamente jerarquizadas, sino muy especializadas: el arquitálamo, que es un activador difuso; el paleotálamo, que funciona como estación de relevo de vías sensitivas y de reflejos suprasegmentarios, y el neotálamo, que está en relación con la corteza cerebral y actúa como centro de selección y reagrupamiento de los mensajes procedentes de los pisos subyacentes. La concepción de un arquitálamo, es decir, de un tálamo primitivo, es no obstante controvertida (Kühlenbeck), debido al desarrollo tan considerable de la formación reticular talámica en el hombre.

El estudio de las funciones del tálamo supone pues el conocimiento de su estructura; si bien el gran número de núcleos podría hacerlo difícil, las consideraciones precedentes deben siempre facilitar una descripción en la que sólo conservaremos lo esencial.

Para empezar, destaquemos que la lámina medular medial parece dividir el tálamo en grupos nucleares: un grupo medial, un grupo lateral y, cerca de la cara superior, un grupo anterior.

a) NÚCLEOS ANTERIORES DEL TÁLAMO. Reciben por su cara inferior las fibras ascendentes del fascículo mamilotalámico, originado en el cuerpo mamilar, cuyas relaciones con el rinencéfalo veremos más adelante.
b) NÚCLEOS LATERALES DEL TÁLAMO. Están comprendidos entre la lámina medular medial y la formación reticular talámica. Se dividen en centros secundarios ventrales y dorsales; los ventrales son paleotalámicos, mientras que los dorsales son neotalámicos.

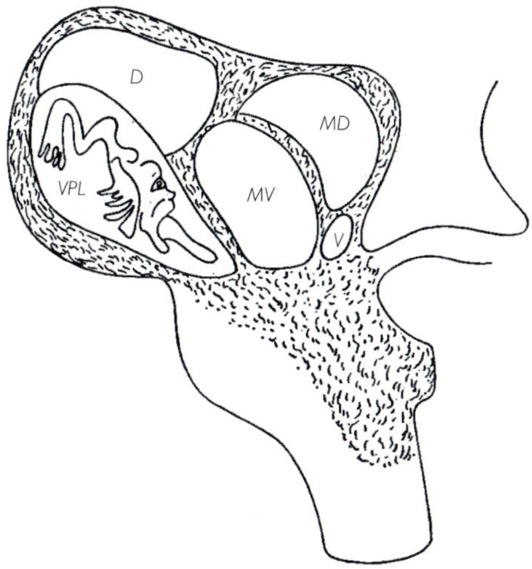

Fig. 216 ▪ Representación de las superficies corporales en el interior del núcleo ventral posterolateral del tálamo (según Penfield y Jasper). La zona rayada que envuelve los núcleos talámicos representa la formación reticular. D, dorsal; MD, mediodorsal; MV, medioventral; VPL, ventral posterolateral.

Los *núcleos ventrales* comprenden de posterior a anterior tres núcleos principales:

- El *núcleo ventral posterolateral,* que sus aferencias definen como el gran centro sensitivo del tálamo. Los fascículos ascendentes lo abordan por su cara inferior y terminan en los centros secundarios que se han podido aislar: el lemnisco medial en su parte más posterior, y el tracto espinotalámico un poco posterior y medial al primero. Las fibras del núcleo del tracto solitario (fibras gustativas) se dirigen hacia la parte más posterior y las fibras sensitivas de la cara (V) a través del lemnisco trigeminal hacia el núcleo ventral posteromedial.
- El *núcleo ventral intermedio* es el núcleo cerebeloso del tálamo; recibe fibras procedentes del cerebelo, sobre todo del paleocerebelo y del neocerebelo.
- El *núcleo ventral anterior* es el núcleo paleoencefálico; está unido a los núcleos estriados por el fascículo lenticular y el fascículo talámico. Finalmente, sus relaciones con los núcleos estriados le hacen intervenir en los mecanismos de mantenimiento del movimiento.

Superior a este conjunto se encuentran los *núcleos neotalámicos* o *núcleos dorsales del tálamo,* que comprenden dos grandes grupos: núcleo lateral dorsal y el núcleo pulvinar.

El primero está en relación con la corteza parietal; el segundo recibe sus impulsos del núcleo ventral posterolateral y de los cuerpos geniculados, y los reenvía hacia la región de la corteza cerebral parietotemporooccipital. Son núcleos de asociación.

c) NÚCLEOS MEDIALES. Están comprendidos entre la lámina medular medial y los núcleos subependimarios del tercer ventrículo. El conjunto de estas formaciones está considerado actualmente como estructuras reticulares; los núcleos mediales que engloban serían también centros reticulares diencefálicos. En cualquiera de los casos, se distinguen un núcleo medioventral y un núcleo mediodorsal.

El *núcleo medioventral* aparece como una formación redondeada, unida anatómica y funcionalmente a los núcleos vecinos. Su desarrollo, considerable en el hombre, deja entrever que desempeña, en el interior mismo del tálamo, un papel capital en los mecanismos de integración y de activación difusa no sólo talámica sino también cortical.

El *núcleo mediodorsal* tiene una gran extensión en la cara medial del tálamo. Está en relación, en los dos sentidos, con el núcleo medioventral y sobre todo con los centros vegetativos del hipotálamo (v. pág. 315); finalmente, también está en relación con el córtex frontal.

d) NÚCLEOS RETICULARES DEL TÁLAMO. Rodean y tabican, como ya hemos dicho, los núcleos laterales y mediales. En la misma cara inferior del tálamo, constituyen un recubrimiento, del que hablaremos más adelante, conocido como *zona incerta:* tapizan las caras lateral y medial del tálamo (núcleos del grupo paraventricular). En el interior del tálamo, forman la lámina medular medial y sus dos núcleos intralaminares. Aseguran así las relaciones entre todos los centros talámicos y serían sobre todo sus «activadores».

e) NÚCLEOS INFERIORES. Constituyen el metatálamo, es decir, los dos cuerpos geniculados lateral y medial; el primero anexo a las vías ópticas y el segundo a las vías cocleares. Su importancia en el sistema sensorial merece que les consagremos un apartado especial (v. pág. 297).

En resumen, el tálamo comprende, desde el punto de vista funcional:

- *Núcleos de relevo* situados sobre las vías corticípetas. Son los núcleos ventral posterolateral y ventral intermedio, los cuerpos geniculados lateral y medial, y el núcleo anterior.
- *Núcleos de asociación* y de proyección de los centros específicos sobre la corteza cerebral. Son el núcleo lateral dorsal, el núcleo pulvinar y el núcleo mediodorsal.
- *Núcleos de asociación y de activación difusa de tipo reticular.* Son el núcleo medioventral, los núcleos intralaminares, los núcleos reticulares y el núcleo ventral anterior.

f) VÍAS AFERENTES DEL TÁLAMO. La descripción resumida de los núcleos talámicos nos incita a acompañar hasta el tálamo las largas vías espinales ascendentes que llegan al tálamo tras recorrer el tronco del encéfalo.

Estas vías son:

1. Los fascículos grácil y cuneiforme medulares, prolongados por el lemnisco medial. Terminan en el núcleo ventral posterolateral.
2. El tracto espinotalámico, cuyos diversos constituyentes terminan también en el núcleo ventral posterolateral.

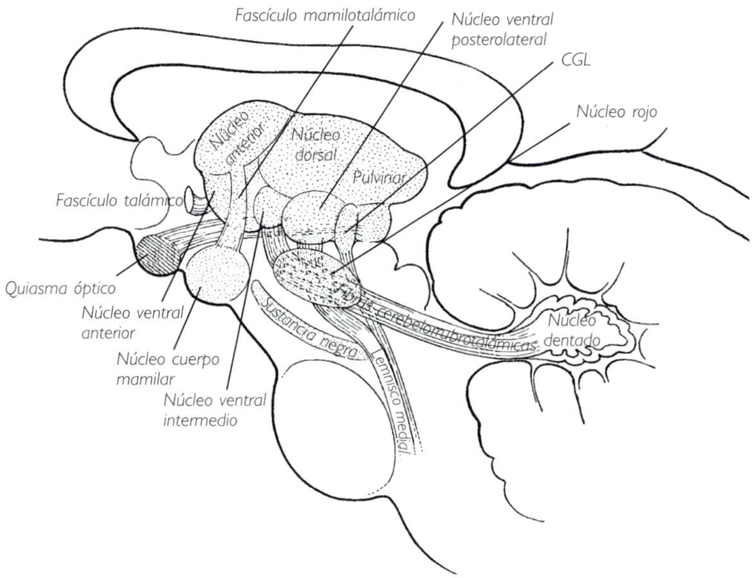

Fig. 217 ▪ Vías aferentes de los núcleos ventrales o paleotalámicos. CGL, cuerpo geniculado lateral.

3. La porción de los tractos cerebelosos pertenecientes al paleocerebelo y al neocerebelo que ascienden hacia el tálamo empleando la vía de los pedúnculos cerebelosos superiores hasta el núcleo ventral intermedio.

Examinemos ahora las vías ascendentes del piso del tronco del encéfalo:

- Las fibras sensitivas originadas en el nervio trigémino forman el lemnisco trigeminal, se juntan con el lemnisco medial, lo acompañan y terminan en el núcleo ventral posteromedial.
- Las fibras gustativas originadas en el núcleo del tracto solitario y que reúnen las sensibilidades aportadas por los nervios intermedio, IX y X van al núcleo ventral posterior.
- Las fibras de los núcleos vestibulares sólo ascenderán parcialmente hasta el tálamo, en razón de su valor puramente reflejo, lo cual es lógico ya que las impresiones que transportan suelen ser inconscientes; además, debemos considerar la probable existencia de fibras vestibulares que alcanzan los núcleos mediales para la realización de reflejos posturales y oculógiros.

g) VÍAS EFERENTES DEL TÁLAMO (fig. 218). El tálamo es un centro paleoencefálico que actúa como estación de relevo de las grandes vías ascendentes y como centro de asociación. El tálamo envía en todas direcciones numerosos fascículos cortos o largos; estos últimos son las denominadas *radiaciones talámicas.*

El tálamo antiguo (arquitálamo o paleotálamo) conserva una parte de sus primitivas relaciones con los núcleos estriados y con el vecino hipotálamo. Éstas son las eferencias de los núcleos medioventral, intralaminares y probablemente también del núcleo mediodorsal.

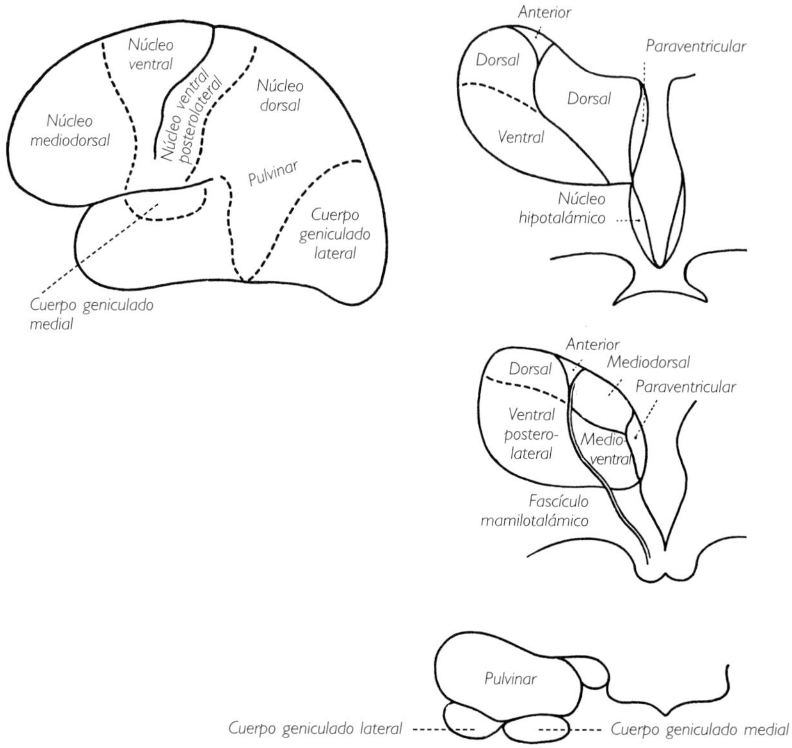

Fig. 218 ▪ Principales núcleos del tálamo en tres cortes frontales que interesan el tercer ventrículo y el tálamo izquierdo. Ilustraciones derechas, de superior a inferior: corte que pasa por la parte anterior del tálamo y la región hipotalámica; corte que pasa por la parte media del tálamo, la región subtalámica y los cuerpos mamilares, y corte que pasa por el pulvinar y el metatálamo. La ilustración izquierda muestra las conexiones talamocorticales.

La mayor parte del paleotálamo (centro de relevo) y el neotálamo (centros de integración y asociación) envían sus vías eferentes hacia la corteza cerebral. Estos núcleos son los que se exponen a continuación.

NÚCLEOS DE RELEVO. El *núcleo ventral posterior,* con sus subdivisiones, tras recibir todas las vías de la sensibilidad exteroceptiva, se proyecta mediante la radiación central del tálamo sobre la corteza sensitiva de la circunvolución poscentral.

El *núcleo ventral intermedio,* en el extremo de las vías del paleocerebelo y del neocerebelo, se proyecta mediante la radiación anterior del talámo al área motora precentral, es decir, sobre la región de la corteza vecina al lugar de origen de la vía piramidal; le aporta el control regulador del cerebelo.

El *núcleo anterior,* que ha recibido el fascículo mamilotalámico, último eslabón de las vías rinencefálicas, se proyecta a su vez sobre la cara medial del hemisferio cerebral, sobre la corteza que rodea el cuerpo calloso denominada *corteza cingular,* la corteza de la emoción.

NÚCLEOS DE ASOCIACIÓN. El *núcleo lateral dorsal,* centro integrador asociativo que ha recibido sus aferencias de los núcleos lateroventrales subyacentes, proyecta sus eferencias sobre el área parietal posterior superior, punto de partida de las vías extrapiramidales de control (v. pág. 359).

El *núcleo pulvinar* es un gran núcleo integrador sensitivo, asociado estrechamente a los núcleos de relevo sensitivos subyacentes (núcleo ventral posterior y núcleos de los cuerpos geniculados lateral y medial); reúne sus impulsos y los proyecta sobre una región muy particular en los confines de los lóbulos parietal, occipital y temporal, área denominada *del esquema corporal.*

El *núcleo mediodorsal* está en relación por sus aferencias con los centros vegetativos del hipotálamo y la corteza prefrontal, que a su vez le envían sus eferencias (circuito de integración afectiva de la personalidad consciente).

NÚCLEOS DE ASOCIACIÓN Y ACTIVACIÓN DIFUSA. El *núcleo ventral anterior,* que está conectado con los núcleos estriados, envía sus fibras eferentes sobre el área frontal situada anterior a la precedente y considerada el punto de partida de las vías extrapiramidales corticales, que intervienen como veremos en la constitución de los mecanismos reguladores y de mantenimiento del movimiento (v. pág. 359).

Finalmente, el *núcleo medioventral,* los *núcleos reticulares* y los *núcleos intralaminares,* de los que ya hemos señalado las relaciones con los núcleos estriados y con las formaciones reticulares del tronco del encéfalo (v. pág. 120), ejercen sobre el hipotálamo e incluso sobre el conjunto de la corteza cerebral una acción difusa que los mantiene en estado de alerta.

Al término de esta exposición es evidente que casi la totalidad de la corteza cerebral, con la excepción de una parte del lóbulo temporal, recibe las aferencias talámicas.

Más adelante veremos que este mismo córtex devuelve hacia el tálamo fibras descendentes. Estas fibras corticotalámicas constituyen un circuito de autocontrol, análogo a aquellos de los que hemos encontrado otros ejemplos en el sistema nervioso central, que ejerce sobre cada centro específico o inespecífico una acción de control y de regularización.

2. Metatálamo. Centros talámicos cocleares y ópticos. Dos núcleos situados inferiores al núcleo pulvinar constituyen el metatálamo. Son los cuerpos geniculados medial y lateral, relevos diencefálicos de las vías auditivas y ópticas (fig. 220).

a) CUERPO GENICULADO MEDIAL Y VÍAS AUDITIVAS. La deutoneurona de las vías auditivas está situada en los núcleos bulbares cocleares anterior y posterior. Su axón, que ha seguido la vía del lemnisco lateral y del cuerpo trapezoide, termina en el cuerpo geniculado medial. Ya hemos visto (v. pág. 259) que, por el brazo del colículo inferior, se proyecta sobre los núcleos del techo del mesencéfalo.

En el cuerpo geniculado medial la deutoneurona auditiva sinapsa con la tercera neurona talamocortical. Ésta constituye la radiación acústica que finalmente acaba en la corteza temporal. Parece ser que las porciones medial y lateral del cuerpo geniculado medial tienen su respectiva representación en las partes medial y lateral del área cortical auditiva. Tendrían así una significación funcional bien precisa: los sonidos agudos encuentran su relevo en la porción medial, mientras que los sonidos graves lo hacen en la porción lateral del cuerpo geniculado medial (fig. 269).

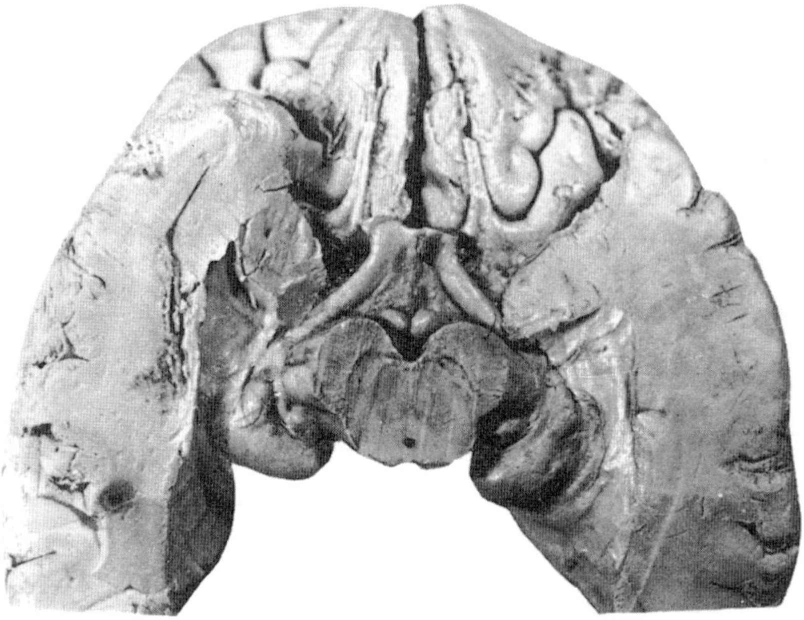

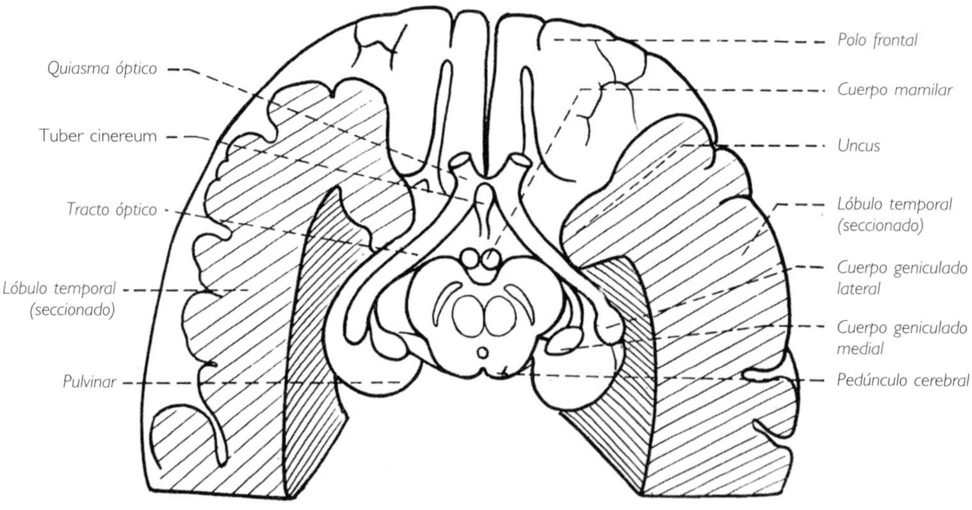

Fig. 219 ▪ Diencéfalo. Visión inferior que muestra la terminación del tronco del encéfalo, el pulvinar y los cuerpos geniculados, el suelo del tercer ventrículo, los cuerpos mamilares y el *tuber cinereum*.

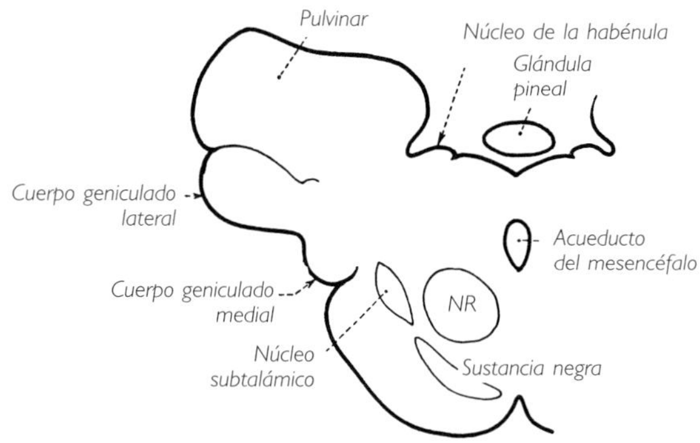

Fig. 220 ▪ Cuerpos geniculados en un corte frontal, unión mesencéfalo-diencéfalo. NR, núcleo rojo.

b) CUERPO GENICULADO LATERAL Y VÍAS ÓPTICAS. Las vías ópticas deben lógicamente situarse en este capítulo, ya que el nervio óptico, el quiasma óptico y el *tracto óptico* representan embriológicamente una expansión del diencéfalo macroscópicamente aislada de esta vesícula. Veremos, de igual modo, que el bulbo olfatorio y el tracto olfatorio nacen y se aíslan macroscópicamente del telencéfalo.

Los nervios ópticos no son nervios propiamente dichos, es decir no son, como en cualquier nervio sensitivo, un conjunto de fibras nerviosas formado por la prolongación celulípeta de una protoneurona extraaxial. Constituyen, en realidad, fascículos nerviosos intercentrales. Son, pues, verdaderas vías intraaxiales.

La impresión visual recibida por la retina es primero captada por el conjunto de las células, conos o bastones, que constituyen la capa profunda de la retina (fig. 221). Hablando con propiedad, estas células no pertenecen a las vías nerviosas y deben asimilarse a células sensoriales neuroepiteliales comparables, por ejemplo, a los corpúsculos táctiles de las vías de la sensibilidad general. Las verdaderas vías nerviosas ópticas comprenden, como todas las vías sensitivas o sensoriales, tres neuronas situadas una a continuación de la otra y que son:

1. La protoneurona o célula bipolar totalmente intrarretiniana y comparable a la protoneurona de un nervio sensitivo clásico.

2. Una deutoneurona o célula de la capa ganglionar comparable a la deutoneurona medulotalámica del nervio sensitivo.

3. Una última neurona o neurona diencefalocortical también comparable a la neurona talamocortical de las vías de la sensibilidad general (fig. 221).

Así pues, la verdadera protoneurona está totalmente incluida en el espesor de la retina y recibe el nombre de *célula bipolar.* La prolongación celulípeta de esta célula constituye el verdadero nervio óptico; el cuerpo de la célula representa el ganglio, y la prolongación celulífuga corresponde a la raíz posterior. El segundo eslabón de las vías ópticas es la célula ganglionar; es la homóloga de los centros grises intraaxiales, tales como la sustancia gris del asta posterior o los núcleos grácil y cuneiforme donde

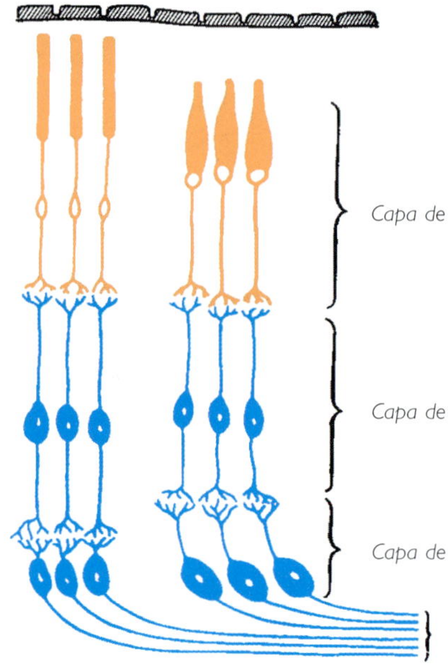

Fig. 221 ▪ Esquema de las capas celulares de la retina.

tiene lugar, para el nervio espinal, la sinapsis entre la protoneurona y la deutoneurona. La célula ganglionar es también intrarretiniana por sus prolongaciones celulípetas y su cuerpo celular. Emite prolongaciones celulífugas que constituyen el nervio óptico, el quiasma óptico y el tracto óptico.

No obstante, la porción óptica de la retina, es decir, toda la parte cupuliforme situada posterior a la *ora serrata,* no es homogénea ni en su estructura ni en su topografía funcional; además, las fibras cruzadas tienen, en las vías ópticas, una gran importancia como consecuencia de la visión binocular; de ahí el gran desarrollo del quiasma óptico que representa la encrucijada donde se realiza este entrecruzamiento. Estas consideraciones son la base de la sistematización de las fibras en todo su recorrido por el tracto óptico. La retina presenta:

1. Medial e inferior a su centro geométrico, una pequeña región donde convergen todas las fibras ópticas en el momento que abandonan el globo ocular para concentrarse en el nervio óptico. Es el *disco del nervio óptico, disco óptico* o *papila óptica.* Está ligeramente deprimido y se denomina con razón *punto ciego,* ya que sólo contiene fibras y, por tanto, es ciego.

2. La *mácula lútea* o *mancha amarilla,* que está situada lateral y ligeramente superior al disco del nervio óptico. Está deprimida en la *fóvea central,* coincide exactamente con el centro de la retina y por ella pasa el eje visual. Dado que posee únicamente conos y está separada del medio transparente por una capa muy fina de fibras, repre-

senta la zona donde se realiza la visión más neta y más perfecta. Como dice Houtsaeger: «vemos con toda la retina y miramos con la mácula».

3. Alrededor de este campo central o macular, el resto de la retina, que es asiento de la visión confusa, está dividida en cuatro cuadrantes por dos meridianos que pasan por la mácula lútea: uno vertical y otro horizontal. Los cuadrantes superomedial e inferomedial constituyen el *campo nasal,* mientras que los cuadrantes superolateral e inferolateral forman el *campo temporal.* No hay que olvidar que, gracias a la lente o cristalino, el campo retiniano temporal percibe los rayos luminosos que provienen del lado nasal del espacio, y recíprocamente.

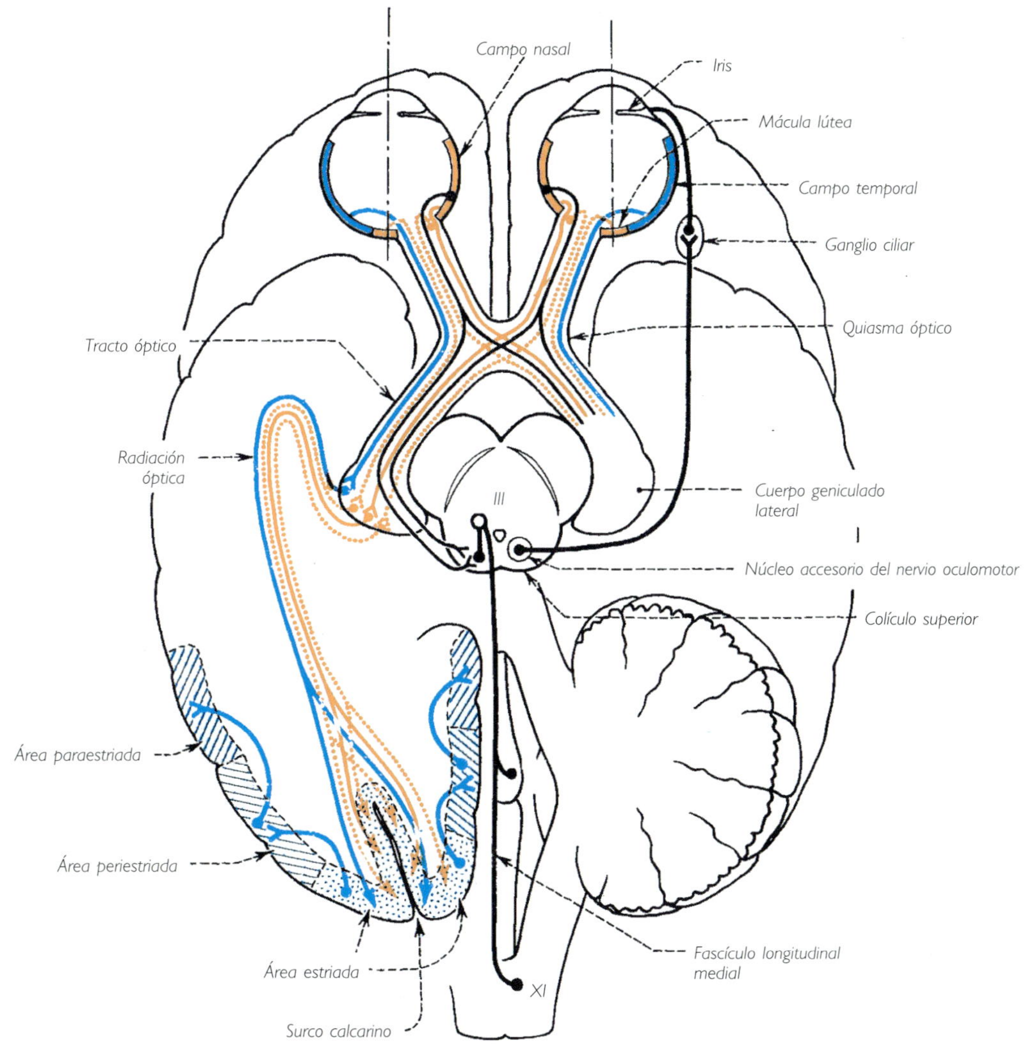

Fig. 222 ▪ Diagrama de las vías ópticas.

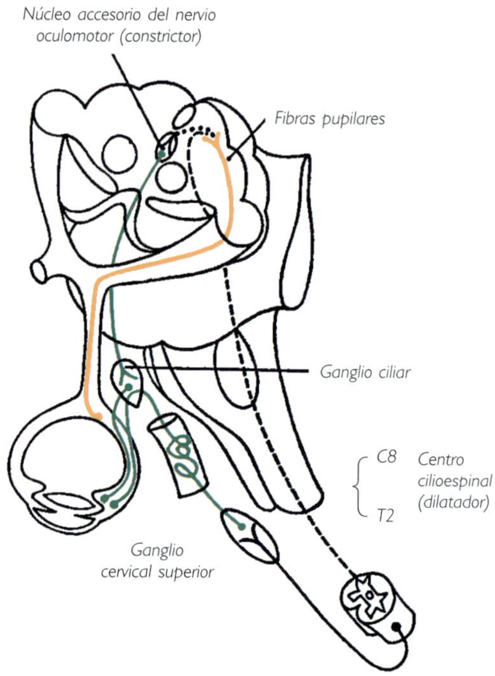

Fig. 223 ▪ Mecanismo de contracción y dilatación pupilar (según Krieg, modificado).

4. Por último, existen en toda la superficie de la retina, células cuyas fibras, denominadas *pupilares,* están encargadas únicamente de la realización de los reflejos iridianos y son ajenas a la función visual propiamente dicha.

Las fibras originadas en el campo temporal retiniano son homolaterales. Esto quiere decir que, partiendo por ejemplo de la retina derecha, siguen por el nervio óptico derecho, la mitad derecha del quiasma óptico y el tracto óptico derecho.

Las fibras originarias del campo nasal izquierdo se entrecruzan en su totalidad en el quiasma óptico y pasan luego hacia el tracto óptico derecho.

Las fibras maculares, cuya importancia fisiológica ya conocemos, son a la vez directas y cruzadas. Las que vienen de la mácula lútea derecha pasan, pues, a partes iguales a los tractos ópticos derecho e izquierdo.

Las fibras pupilares se comportan finalmente como las fibras maculares, siguiendo su mismo trayecto. Por tanto, son también a la vez directas y cruzadas, permitiendo así la realización del reflejo pupilar consensual.

En resumen, el tracto óptico derecho, por ejemplo, contiene: *a)* todas las fibras procedentes del campo temporal de la retina derecha; *b)* todas las fibras procedentes del campo nasal de la retina izquierda; *c)* una parte de las fibras procedentes a la vez de

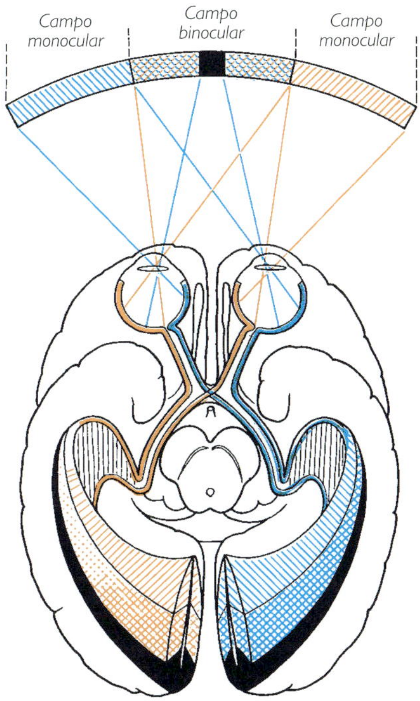

Fig. 224 ■ Campos visuales, campos retinianos y reconstrucción de la imagen en corteza occipital.

la zona macular derecha e izquierda, y *d)* una parte de las fibras pupilares procedentes a la vez de las dos retinas, derecha e izquierda.

Estudiaremos ahora el *lugar de terminación* de estas diferentes fibras. Todas las fibras visuales van a terminar en el cuerpo geniculado lateral, que constituye así la única estación de relevo donde va a realizarse la sinapsis de la neurona retinodiencefálica con la neurona diencefalocortical.

No obstante, algunos autores admiten que algunas fibras visuales se dirigen al núcleo pulvinar e incluso sin relevo al colículo superior.

Las fibras pupilares atraviesan el cuerpo geniculado lateral sin detenerse en él y, por el brazo del colículo superior, van a terminar en el colículo superior. Ya hemos visto, a propósito del tronco del encéfalo y muy especialmente en el capítulo dedicado a sus formaciones suprasegmentarias, cómo el impulso parte de nuevo de los colículos superiores bajo la forma de fibras tectopedunculares, del tracto tectopontino, del tracto tectobulbar y del tracto tectoespinal para, después de entrecruzarse, transportar a la neurona motora periférica el impulso encargado de provocar las respuestas reflejas consecutivas a la excitación vehiculada por las fibras pupilares. De estas fibras, algunas van a terminar en el centro vegetativo anexo al núcleo del nervio oculomotor, núcleo accesorio del nervio oculomotor, cuya neurona, después de una escala sináptica en el ganglio ciliar, finaliza en el músculo esfínter de la pupila. Otras fibras descienden hasta el centro cilioespinal de Budge, en la porción cervical de la médula espinal (v. pág. 199) y, por medio de los ramos comunicantes, alcanzan el tronco simpático cervical, los plexos carotídeos y el ganglio ciliar, donde hacen un nuevo relevo y terminan en el músculo dilatador de la pupila (fig. 223). La lesión de la primera vía explica el *signo de Argyll-Robertson:* pérdida del reflejo pupilar a la luz mientras que la acomodación, de origen cortical, está conservada (núcleo del nervio oculomotor). La lesión de la segunda, en su trayecto cervical, entraña la producción del *síndrome de Claude Bernard-Horner.* Señalemos también aquí (fig. 235), la existencia en el tracto óptico de fibras centrífugas tangenciorretinianas.

En cuanto a las vías visuales propiamente dichas, después de relevar en el cuerpo geniculado lateral y en el pulvinar, parten de nuevo mediante la última neurona diencefalocortical, para ir a terminar en la corteza cerebral occipital, alrededor del surco calcarino. En su trayecto corticípeto, al principio siguen una dirección transversal de medial a lateral y contribuyen a constituir, posterior y lateralmente al tálamo (porción retrolentiforme de la cápsula interna), el campo triangular de Wernicke. Después todas estas fibras, condensadas en un fascículo denominado *radiación óptica,* se dirigen de forma clara en sentido posterior. En esta parte de su trayecto, bordean la cara lateral del asta occipital del ventrículo lateral, intercaladas entre el tapetum medialmente y el fascículo longitudinal inferior lateralmente. Hecho esto, rodean superior e inferiormente la cavidad ventricular para terminar en la corteza del labio superior, del labio inferior y del fondo del surco calcarino hasta el polo del lóbulo occipital.

La figura 224 muestra cómo se efectúa la fusión de las imágenes en la visión binocular. Mientras que las dos hemirretinas del lado nasal sólo perciben las partes laterales del campo visual, las hemirretinas del lado temporal superponen su visión de la parte media de este campo, confundiéndolas en una sola. Un ligero desajuste de estas imágenes proporciona la noción de relieve.

La lesión de las vías ópticas, debido a su diferente constitución a lo largo de su trayecto, comportará alteraciones distintas del campo visual (fig. 225): la lesión del nervio óptico entre el globo ocular y el quiasma óptico provoca en visión monocular la ceguera del ojo afectado, en visión binocular solamente se observa la supresión del campo temporal del espacio del mismo lado y una disminución de la agudeza visual, que el ojo del lado contrario suple en parte (fig. 225, A).

Una lesión del quiasma óptico que afecta a las fibras de los dos campos nasales retinianos provoca la pérdida de la visión lateral o temporal de cada lado. Se dice que el sujeto presenta una hemianopsia bitemporal (fig. 225, B).

La lesión del tracto óptico suprime la visión de un lado del campo visual derecho o izquierdo, ya que las dos hemirretinas, temporal de un lado y nasal del otro, miran al mismo lado del espacio. La hemianopsia en este caso se denomina *homónima* (derecha o izquierda) (fig. 225, C).

Una lesión limitada a las fibras de la mácula lútea entraña un agujero negro o escotoma central (disco negro) en el campo visual.

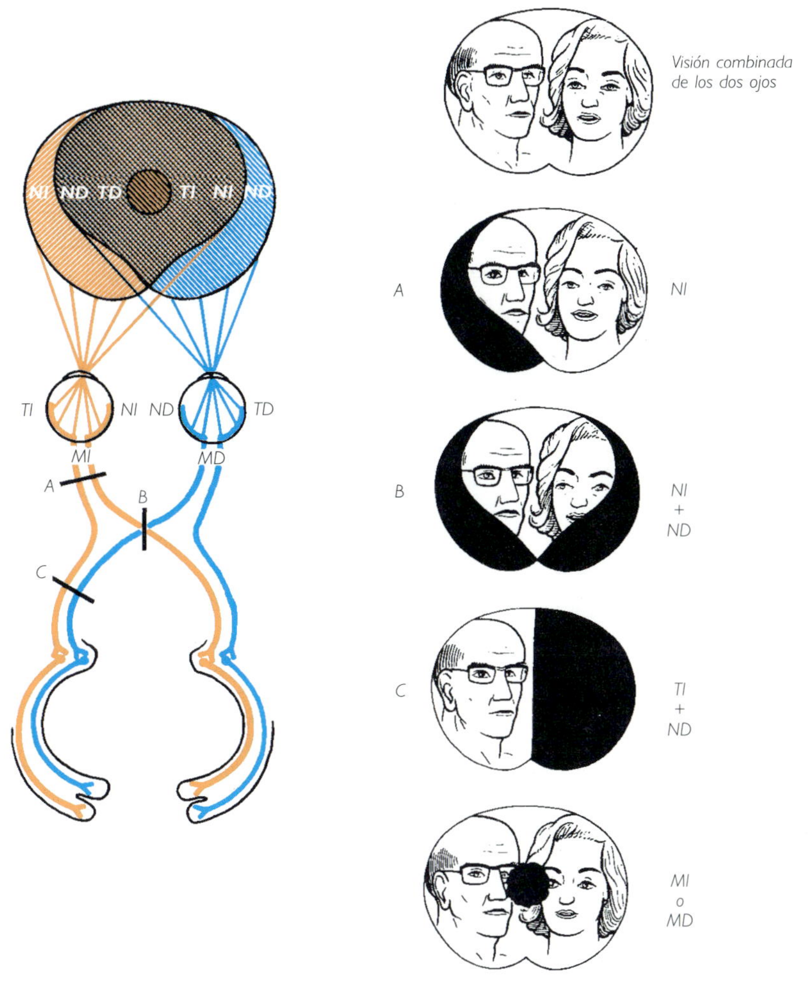

Fig. 225 ▪ Figura destinada a mostrar las alteraciones del campo visual en caso de lesión de las vías ópticas. A) Lesión del nervio óptico izquierdo. B) Lesión del quiasma óptico. C) Lesión del tracto óptico izquierdo. M, mácula; N, nervio; T, tracto; I, izquierdo; D, derecho.

3. Epitálamo. Una última vía sensorial, la de la olfación, en realidad no va a parar al tálamo. Como veremos más adelante, alcanza sin relevo talámico la corteza cerebral temporal donde termina.

No obstante, estos centros olfatorios corticales están unidos a un cerebro primitivo, el rinencéfalo, cuyas vías de proyección acaban unas en el tálamo (núcleo anterior), otras en el hipotálamo y, finalmente, otras en el epitálamo.

Se describe con este término una formación rudimentaria que, partiendo de los núcleos septales, verdadero centro de distribución de las vías reflejas de este cerebro

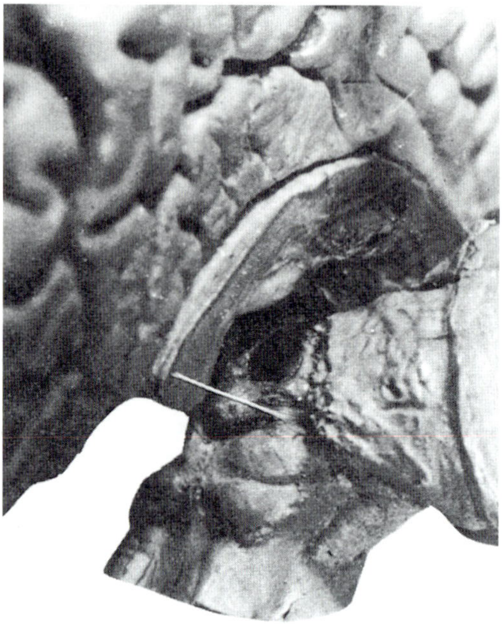

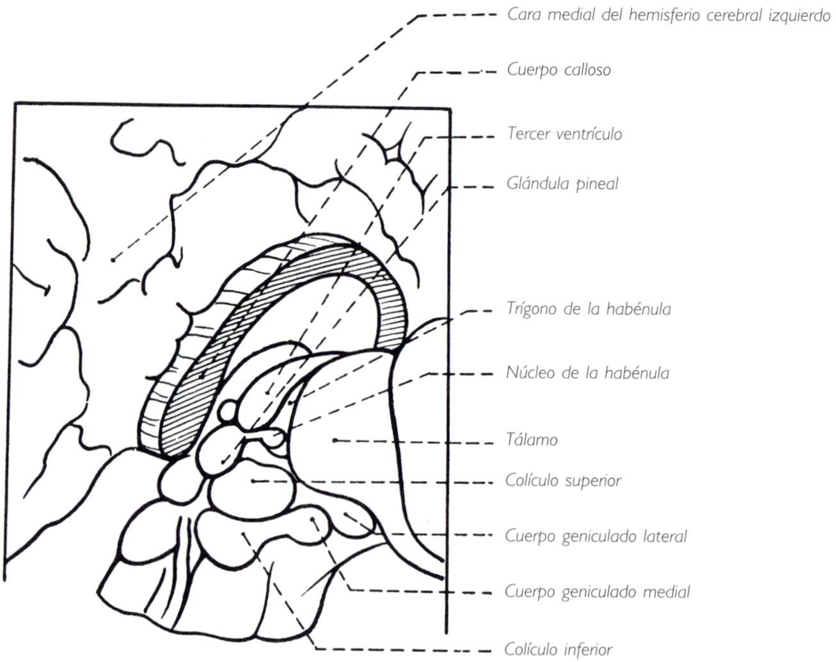

Fig. 226 ▪ Techo del tercer ventrículo, glándula pineal, núcleo de la habénula y formaciones vecinas.

primitivo, sigue el borde superomedial del tálamo con el nombre de habénula para terminar a nivel del pequeño núcleo de la habénula. Así, el epitálamo está constituido por estas dos formaciones: habénula y núcleo de la habénula.

Más adelante veremos su interés en las relaciones entre rinencéfalo y tronco del encéfalo (v. pág. 345).

4. Núcleos estriados y núcleos subtalámicos

a) CENTROS EFECTORES PRINCIPALES DEL PALEOENCÉFALO. Los núcleos estriados (núcleo caudado y núcleo lentiforme) representan los principales centros efectores motores del paleoencéfalo. Los cuerpos estriados, considerados como centros efectores paleoencefálicos, deben reagruparse en dos subcentros que no corresponden a su división morfológica en núcleo caudado y núcleo lentiforme. En efecto, de acuerdo con sus conexiones anatómicas, su función y su origen embriológico, los núcleos estriados se dividen en dos masas denominadas respectivamente *pálido* o *paleoestriado,* que comprende los dos núcleos mediales del núcleo lentiforme, y *estriado* o *neoestriado,* que está constituido por el núcleo caudado y el núcleo lateral del núcleo lentiforme o putamen. En el lenguaje anatomoclínico habitual, se denomina pálido al paleoestriado y estriado al neoestriado.

Anteriormente hemos visto que, en los vertebrados inferiores, estos núcleos dependen del cerebro olfatorio: cerebro primitivo. Cuando en su ascenso evolutivo las vías de la sensibilidad corporal y las vías sensoriales, fuera del olfato, alcanzan el nivel del prosencéfalo y constituyen el paleoencéfalo sensitivo o tálamo, éste entra en relación con los núcleos estriados, estructuras efectoras del cerebro olfatorio, y los anexiona parcialmente, constituyendo con ellos un centro superior sensitivomotor.

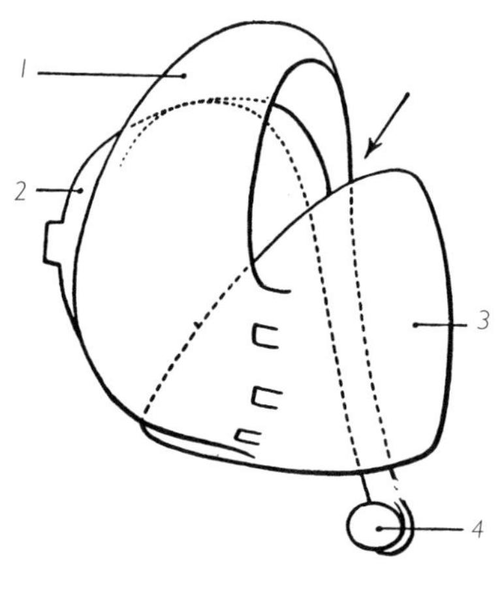

Fig. 227 ▪ Núcleos talamoestriados (visión anterior). 1, núcleo caudado; 2, tálamo; 3, núcleo lentiforme; 4, cuerpo amigdalino.

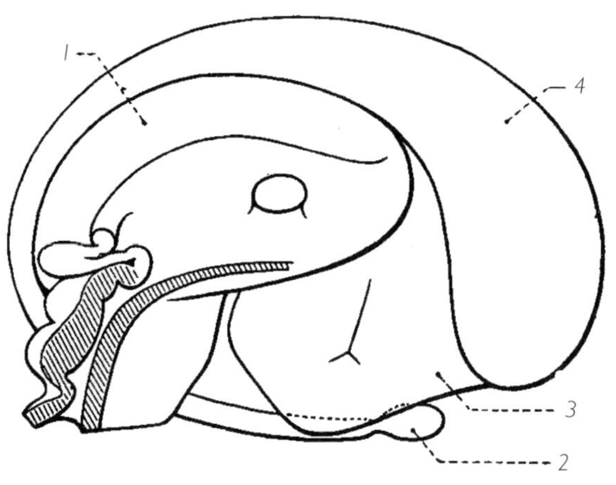

Fig. 228 ▪ Núcleos talamoestriados (visión medial, pared lateral del tercer ventrículo). 1, tálamo; 2, cuerpo amigdalino; 3, núcleo lentiforme; 4, núcleo caudado.

Un paso más se observa en los mamíferos, en los que las vías de la sensibilidad, tras haber sobrepasado el nivel del paleoencéfalo de los reptiles, acceden al telencéfalo, lo que comporta en ellos la formación del neoencéfalo: cerebro de la sensibilidad consciente y de la motricidad voluntaria. La corteza cerebral, a pesar de su preeminencia, no se reserva la totalidad del mando motor, sino que deja a los núcleos estriados sus antiguas funciones de centros de actividades automáticas que están asociadas a su actividad consciente.

b) VÍAS AFERENTES. Las relaciones de los núcleos estriados con el tálamo y la corteza cerebral proporcionan la demostración de esta función; las aferencias de los núcleos estriados son dobles: paleoencefálicas con el tálamo y neoencefálicas con la corteza cerebral.

Las aferencias paleoencefálicas están aseguradas por las fibras talamoestriadas. Estas fibras nacen en el núcleo medioventral y los núcleos intralaminares, que sabemos son las estructuras más antiguas del tálamo, y van a parar al cuerpo estriado (núcleo caudado y putamen) pasando a través de la cápsula interna.

Las aferencias corticales se originan en el conjunto del córtex sensitivo y motor, y descienden a través de la sustancia blanca del hemisferio cerebral hasta el núcleo caudado y el putamen, asegurando así la asociación de la motricidad voluntaria y de la motricidad involuntaria.

c) VÍAS EFERENTES. Las vías talamoestriadas terminan indiferentemente en una u otra de estas masas, que además están relacionadas entre sí por neuronas putaminopalidales e intrapalidales. Por contra, las vías eferentes del pálido y del estriado deben diferenciarse unas de otras.

- Las fibras que parten del estriado, es decir, del núcleo caudado y del putamen, terminan en el pálido, que es el único centro efector.
- Las fibras eferentes del pálido van a formar dos fascículos: uno anterior, denominado *asa lenticular,* nace de los tabiques medulares que dividen la parte medial del núcleo lentiforme; el otro es posterior, se denomina *fascículo lenticular* y emerge de la cara superior y del vértice del pálido.

El asa lenticular y el fascículo lenticular se unen y rodean anteriormente la cápsula interna para alcanzar después la región subtalámica. Mientras que una parte de sus fibras se dirige hacia los núcleos vegetativos del hipotálamo (fascículo palidohipotalámico) asegurando la unión vegetativa de los núcleos estriados durante el movimiento, otras ascienden hacia el núcleo ventral anterior del tálamo (fascículo talámico); finalmente, la mayor parte se dispersa hacia los diferentes núcleos subtalámicos: zona incerta, núcleo subtalámico, núcleo rojo y sustancia negra. Se da a estas fibras el nombre de *núcleos del campo perizonal* (campos de Forel). El campo H2 está representado por el fascículo lenticular que llega a la región subtalámica, mientras que el campo H1 lo está por el fascículo talámico y el campo H por las fibras destinadas al núcleo rojo (fig. 238).

Así, la sola exposición de sus vías eferentes basta para oponer estriado y pálido y para demostrar que únicamente el pálido gobierna mediante sus vías eferentes los centros motores subyacentes. De ahora en adelante, podemos considerarlo como el origen principal de las vías extrapiramidales subcorticales. Por el contrario, el estria-

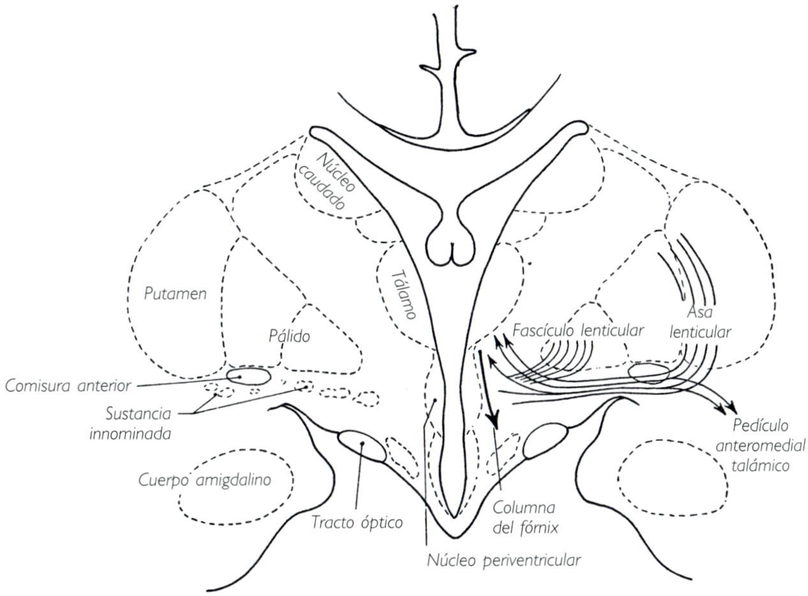

Fig. 229 ▪ Corte frontal de la región sublenticular (según Foix y Nicolesco). Obsérvese la importancia del núcleo lentiforme. El corte sólo interesa el extremo anterior del tálamo.

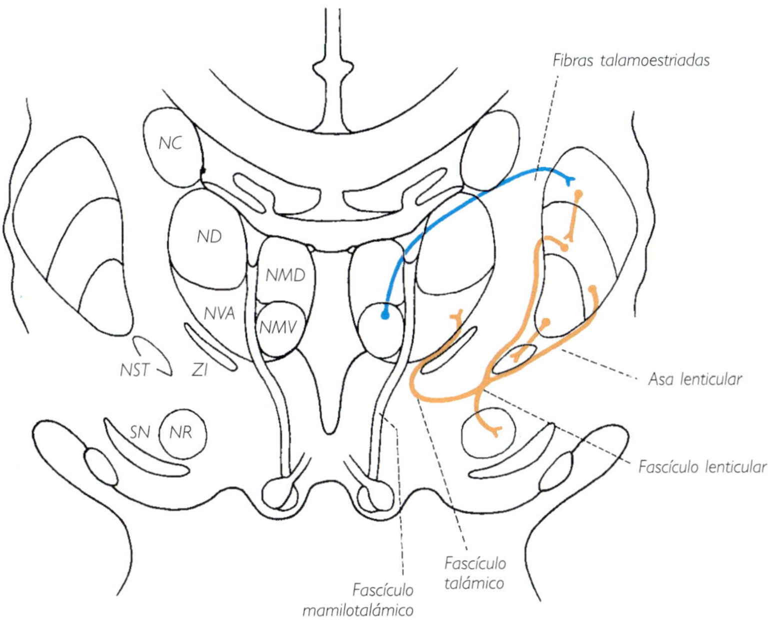

Fig. 230 ▪ Corte frontal de las regiones talámicas y subtalámicas. NC, núcleo caudado; ND, núcleo dorsal (lateral dorsal); NMD, núcleo mediodorsal; NMV, núcleo medioventral; NR, núcleo rojo; NST, núcleo subtalámico; NVA, núcleo ventral anterior; SN, sustancia negra; ZI, zona incerta.

CEREBRO PROPIAMENTE DICHO

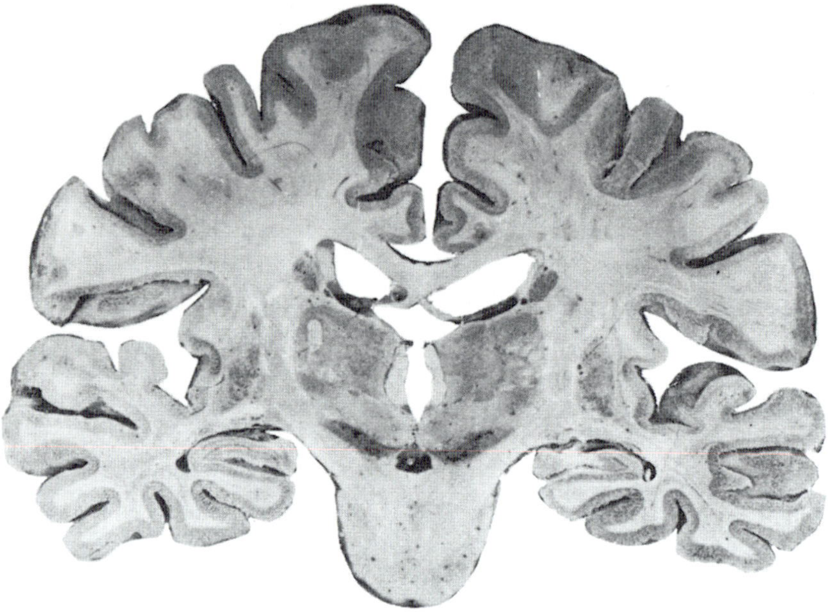

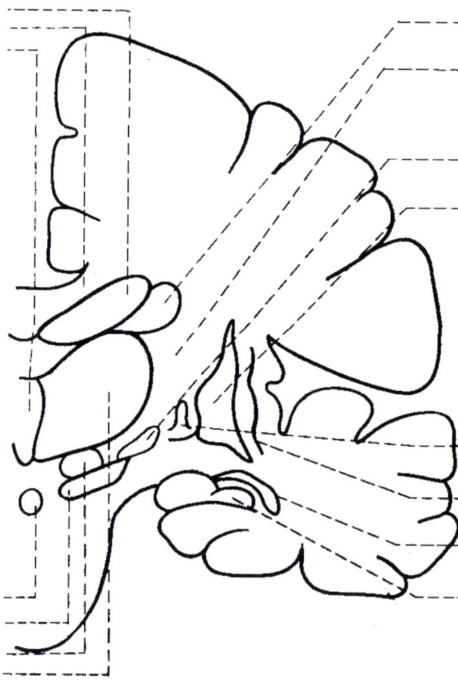

Fig. 231 ▪ Corte frontal, un poco oblicuo, de los hemisferios cerebrales en la unión del diencéfalo y del pedúnculo cerebral. La oblicuidad del corte lo hace pasar también por el puente.

do sólo tiene escasas conexiones directas con las vías subcorticales. En cambio, mediante las neuronas que le unen al pálido, es evidente que controla la acción de éste.

La clínica confirma plenamente este concepto y el cuadro que describió Lhermitte coincide de manera asombrosa con lo que ya permitía imaginar el esquema anatómico. El pálido, que es el núcleo más antiguo y el único directamente en conexión con los niveles subyacentes, gobierna el tono y la coordinación de los movimientos automáticos elementales. Por ello, su destrucción va seguida de rigidez muscular (Parkinson), de acinesia y de falta de coordinación de los movimientos. El estriado, núcleo más reciente y de alguna manera colocado en derivación sobre el circuito paleoencefálico fundamental, controla el pálido ejerciendo sobre éste una acción inhibidora. Si se destruye, hay disminución del tono y aparición de movimientos desordenados (característicos de la corea y de la atetosis), prueba de la liberación del pálido del control que el estriado ejerce normalmente sobre él.

Estas consideraciones de anatomía sistemática o de clínica se asientan sobre conocimientos embriológicos que les aportan una nueva orientación. Se admite que el pálido y el estriado tienen un origen distinto. El pálido derivaría del diencéfalo, del que se separará secundariamente por las fibras de la cápsula interna; el estriado representa sólo una aportación del telencéfalo. No sería sino una parte engrosada de su corteza (ganglio basal). De esta manera comprendemos mejor por qué el pálido (paleoestriado) se desarrolla antes que el estriado (neoestriado), y cómo éste ejerce un efecto inhibidor sobre el centro diencefálico propiamente efector.

d) NÚCLEOS SUBTALÁMICOS. Ocupan la región subtalámica, situada en la prolongación del pie y del tegmento pedunculares; se proyectan en relación con la luz del tercer ventrículo inferiormente al surco hipotalámico (de Monro), terminación del surco limitante: son pues los representantes de la lámina basal del tubo neural primitivo. Se comprende así que estos núcleos vienen a integrarse en los circuitos motores paleoencefálicos. Son formaciones secundarias, particulares, situadas bajo la dependencia de los núcleos estriados (putamen y pálido) de los que reciben en parte los impulsos descendentes hacia el tronco del encéfalo.

Volvemos a encontrar aquí, y no debe extrañarnos, las formaciones ya estudiadas en el mesencéfalo, es decir, los núcleos reticulares superiores del tegmento mesencefálico, el núcleo rojo y la sustancia negra, así como unas formaciones más particulares que debemos introducir ahora: el núcleo subtalámico (de Luys) y la zona incerta.

El núcleo subtalámico, que es una masa biconvexa intermedia entre el pálido y la sustancia negra, parece ser el centro de los movimientos de balanceo en la locomoción. La zona incerta es inferior al tálamo, se continúa con las formaciones reticulares talámicas, es decir, con los núcleos intralaminares y medioventral, y se le atribuyen funciones idénticas (fig. 230).

HIPOTÁLAMO: CENTRO PRINCIPAL DEL SISTEMA AUTÓNOMO O VEGETATIVO. Como ya hemos dicho en el preámbulo de este capítulo, el tercer ventrículo, cavidad ependimaria del paleoencéfalo, está tapizado por una serie de formaciones grises cuya estructura se relaciona claramente con el sistema autónomo o vegetativo. Su número, complejidad, conexiones y sobre todo los fenómenos fisiológicos que gobiernan permiten agrupar estas formaciones grises en un conjunto que debe ser considerado el verdadero centro superior de todo el sistema organovegetativo. Estos centros no están directamente en relación con los órganos. Igual que para las superestructuras del sistema cerebroespinal, ellos representan las superestructuras vegetativas que dominan los centros efectores o perceptores, ya sean simpáticos o parasimpáticos. El calificativo de centros coordinadores anfótropos que les da Danielopolu en su sistematización los sitúa exactamente en su papel de centros superiores. Por otra parte, sus principales funciones, que incluyen la regulación hídrica y térmica, el metabolismo de los glúcidos y de los lípidos, la función hipertensora, la función pigmentaria e hípnica, y su acción sobre las glándulas genitales, son un nuevo argumento en favor de esta concepción.

Para situarlos hay que recordar que el tercer ventrículo se presenta como una gran bolsa que se inclina sobre el acueducto que ella misma prolonga. Esta cavidad, aplastada transversalmente, está dividida topográficamente en dos pisos por el surco hipotalámico. El piso superior o talámico está limitado a cada lado por la cara medial del tálamo. El piso inferior o región hipotalámica corresponde en la base del cerebro al triángulo optopeduncular. En su unión con la región talámica, se continúa lateralmente y a cada lado, posteriormente con la región subtalámica y anteriormente con la región sublenticular. Por último, en el vértice del infundíbulo se prolonga por medio del tallo hipofisario hasta la hipófisis. Superiormente y a nivel de su ángulo posterosuperior inmediatamente superior a la abertura del acueducto del mesencéfalo u orificio del acueducto del mesencéfalo y de la comisura posterior, presenta el punto de implantación de la glándula pineal, cuerpo pineal o epífisis. Éstas son, brevemente, las grandes regiones periventriculares donde se sitúan los centros autónomos o vegetativos superiores.

1. Formaciones grises. Igual que en el caso de la sustancia gris vegetativa periependimaria de la médula espinal, debemos primero señalar la existencia de una verdadera sustancia fundamental o sustancia gris central subependimaria que tapiza toda la cavidad del diencéfalo. Parece continuarse superiormente en el ventrículo lateral e inferiormente en la sustancia gris del acueducto del mesencéfalo. Lateralmente, puede incluso seguirse hasta la sustancia perforada anterior, alrededor del tálamo, en las regiones subtalámicas y sublenticulares. Histológicamente está constituida por una diseminación de pequeñas células poco afines a los colorantes. Se aíslan en la región infundibulotuberiana con el nombre de *núcleo difuso parvocelular del tuber;* no obstante, su capa se continúa sin interrupción con la sustancia gris subependimaria de la región talámica.

En medio de esta sustancia fundamental se observan masas compactas de células vegetativas caracterizadas por su hipercromía.

Estas masas celulares se reparten alrededor de la cavidad del tercer ventrículo en tres capas o zonas sucesivas: *periventricular, medial* y *lateral* (fig. 232).

La *primera capa* se denomina *zona periventricular* porque desborda la región hipotalámica ascendiendo sobre la cara medial del tálamo, formando una acumulación impropiamente denominada *comisura gris,* que en realidad es una simple adherencia entre las masas talámicas (adhesión intertalámica). Inferiormente al surco hipotalámi-

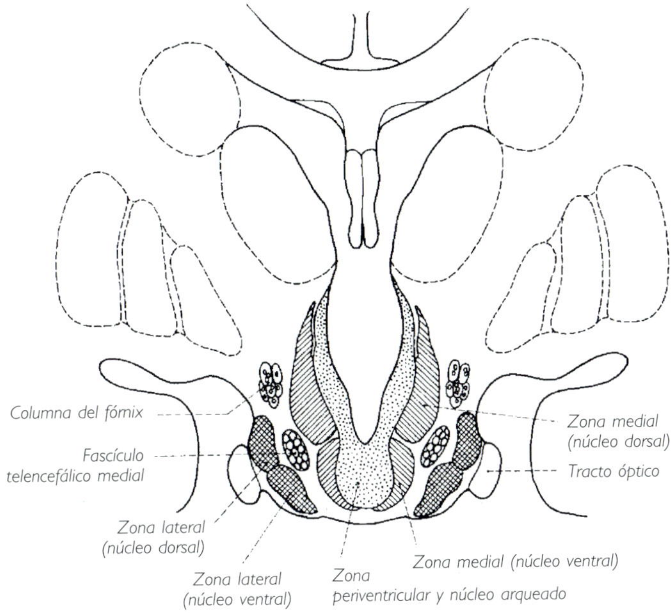

Fig. 232 ▪ Formaciones grises hipotalámicas en un corte frontal que pasa por el infundíbulo.

co, la zona periventricular forma los órganos ependimarios, de los que trataremos de nuevo más adelante (v. *Aparato diencefálico secretor,* pág. 316).

La *segunda capa* o *zona medial* constituye el hipotálamo vegetativo propiamente dicho. Sus núcleos se reparten en tres regiones o áreas: el área o región hipotalámica rostral o anterior, el área o región hipotalámica dorsal y los cuerpos mamilares.

❑ El *área o región hipotalámica rostral o anterior* comprende tres núcleos en las proximidades de la lámina terminal: el núcleo preóptico se extiende inferior a la comisura anterior, el núcleo supraóptico alrededor del quiasma óptico, y el núcleo paraventricular del hipotálamo es yuxtafornical y rodea la columna del fórnix en el punto en que ésta penetra en la pared ventricular.

❑ El *área o región hipotalámica dorsal* o posterior constituye la pared infundibular. Comprende también tres núcleos: un núcleo dorsal, inferior al surco hipotalámico; un núcleo ventral, que se continúa hasta el *tuber cinereum,* y finalmente un núcleo posterior, que ocupa, posteriormente a los otros dos, un pequeño campo triangular. Los núcleos del hipotálamo dorsal revisten medialmente la columna del fórnix y el fascículo mamilotalámico, que describen un bucle en forma de ocho en el espesor de la pared ventricular.

El área hipotalámica anterior ha sido denominada *trofotropa* por Hess, ya que su estimulación enlentece la respiración y el pulso, y hace disminuir la tensión arterial. Por el contrario, el área hipotalámica posterior (o *ergotropa* de Hess) ejerce un efecto hipertensor y acelerador.

❑ La masa del *cuerpo mamilar* contiene de hecho varios núcleos. Del núcleo mamilar medial se desprende el fascículo mamilotalámico (Vicq-d'Azyr), mientras que al núcleo mamilar lateral llega la columna del fórnix.

La *tercera capa* del hipotálamo recibe el nombre de *zona lateral.* Sus constituyentes o núcleos tuberales laterales rodean el tracto óptico y tapizan lateralmente la columna del fórnix y el fascículo mamilotalámico. Esta zona lateral se continúa mediante regueros celulares en las regiones subtalámica y sublenticular.

La zona lateral gobernaría la regulación de un cierto número de fenómenos pertenecientes al dominio de las funciones de nutrición: el apetito, la sed, la regurgitación y las náuseas. Veremos que se encuentran bajo la dependencia de algunos centros del rinencéfalo (pág. 345).

Si señalamos que estas diversas formaciones se continúan sin interrupción con la vaina gris vegetativa que rodea el acueducto del mesencéfalo, veremos que representan a nivel del paleoencéfalo, y justo hasta el neoencéfalo, una verdadera eflorescencia difusa de la columna vegetativa continua que, desde el cono medular hasta la desembocadura del acueducto del mesencéfalo en el tercer ventrículo, rodea el conducto central ependimario. Es pues lógico asimilar su masa a un verdadero encéfalo vegetativo.

Veremos en la página 366 que superior a él y en relación funcional con él existe una corteza visceral; en efecto, tenemos conciencia de la repleción vesical y rectal. La secreción salivar, los fenómenos de naturaleza simpática y parasimpática como el llanto, la horripilación, los cambios de temperatura del cuerpo, etc., están ligados a estados afectivos o emotivos; son pues estados de conciencia, que emergen consecuentemente a nivel de la corteza.

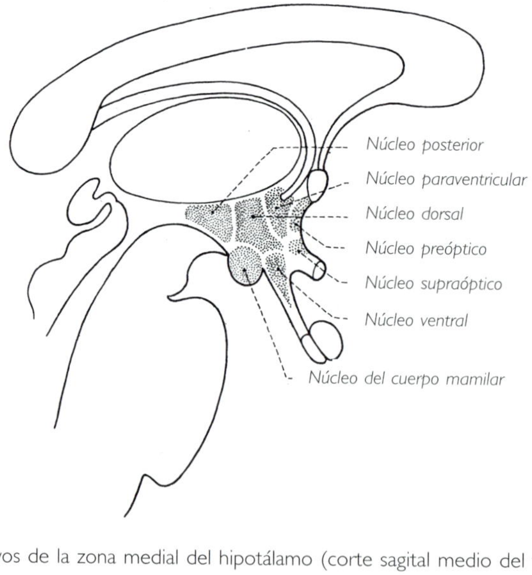

Fig. 233 ▪ Núcleos vegetativos de la zona medial del hipotálamo (corte sagital medio del tercer ventrículo).

2. Vías nerviosas de conducción. Estos núcleos presentan vías aferentes y eferentes.

a) VÍAS AFERENTES. Unas proceden de los diferentes centros corticales rinencefálicos. Esto explica la importancia primordial que el diencéfalo, dominado por la esfera olfatoria, tiene «en el funcionamiento de las actividades vegetativas y del instinto que se encuentran en la base de la conservación del individuo y de la especie» (Laruelle). Estas fibras transportan los estímulos olfatorios, llegando al hipotálamo bien por una vía directa (fascículo telencefálico medial) que termina en el núcleo preóptico y en los núcleos tuberales laterales, bien por una vía indirecta que une el centro cortical hipocampal a los núcleos tuberales y a los cuerpos mamilares a través de las columnas del fórnix y al núcleo interpeduncular a través del tracto habenulointerpeduncular o fascículo retrorreflejo (de Meynert) (fig. 260).

Otras vías aferentes transportan al hipotálamo las sensaciones lumínicas gracias a las colaterales de las fibras ópticas, que se desprenden del quiasma óptico y de los tractos ópticos y que terminan en los núcleos supraópticos y en los núcleos tuberales laterales.

Una nueva vía aferente viene del tálamo (fibras talamohipotalámicas) y transporta los impulsos que gobiernan a los reflejos neuroendocrinos de origen general.

Una última vía está representada por las fibras que proceden del cuerpo estriado (fibras estriohipotalámicas) a través del fascículo palidohipotalámico (fig. 238).

Conociendo el papel del hipotálamo en la secreción de las hormonas hipofisarias, se comprenderán mejor, en adelante, los circuitos nerviosos que gobiernan los reflejos olfatosexuales, optosexuales y optopigmentarios.

b) VÍAS EFERENTES. Se dirigen:

1. Hacia el tálamo.
2. Hacia los diversos centros extrapiramidales.
3. Hacia los diversos centros vegetativos del tronco del encéfalo y especialmente hacia el núcleo posterior del nervio vago por el fascículo longitudinal posterior (de Schultz).
4. Hacia la *retina,* a partir del núcleo tangencial, por medio de las fibras centrífugas tangenciorretinianas de Roussy y Mosinger, que ejercerían sobre la retina un papel trófico (retinitis pigmentaria de origen hipotalámico) y un papel excitofuncional gracias a un reflejo retinohipotalamorretiniano.
5. Finalmente, hacia la hipófisis por el importante tracto hipotalamohipofisario.

Así se constituye el tallo hipofisario, que Roussy ha podido asimilar a un verdadero nervio periférico y que denominó *nervio peduncular de la hipófisis.* Sus fibras terminan en la porción tuberal pero sobre todo a nivel del lóbulo nervioso; la mayoría de ellas, como veremos, poseen una significación neurosecretora.

A partir de este esquema (muy simplificado) de la estructura del diencéfalo vegetativo, se puede emitir la noción fundamental de la interpenetración topográfica y sistemática de los sistemas nerviosos vegetativo y cerebroespinal. Esta interpenetración se realiza, sobre todo, con el sistema rinencefálico, el sistema óptico y el sistema paleoencefálico (tálamo y núcleos estriados).

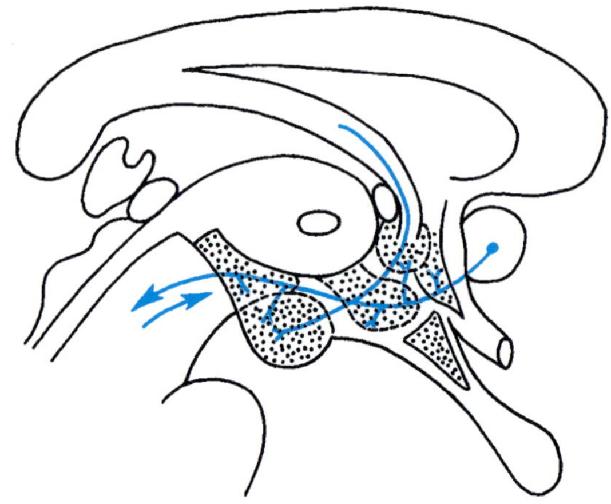

Fig. 234 ▪ Diagrama de las vías aferentes de los centros vegetativos del tercer ventrículo.

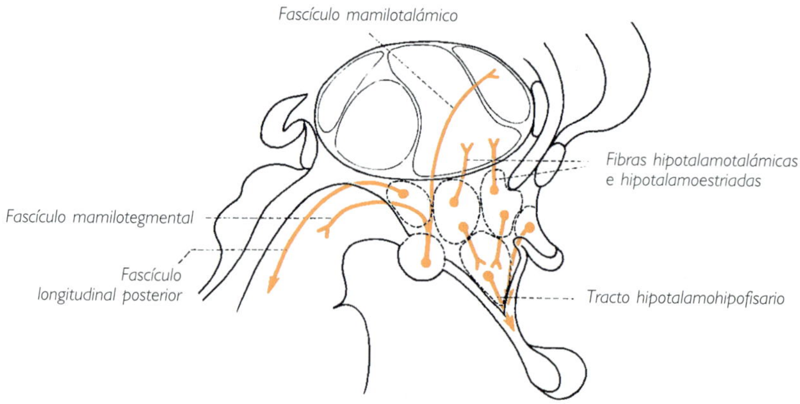

Fig. 235 ▪ Diagrama de las vías eferentes de los centros vegetativos del tercer ventrículo.

3. Aparato diencefálico secretor. Las paredes del tercer ventrículo no son solamente el lugar de predilección donde se agrupan los centros y las vías neurovegetativas cuyos elementos constitutivos esenciales hemos esbozado a grandes rasgos. Representan también la región del sistema nervioso central donde se realizarán los fenómenos secretores que ocupan un lugar importante en la fisiología general y en la fisiología especial del sistema nervioso central. Por eso y aunque su estudio se escapa, en sentido estricto, a un trabajo dedicado sólo a la sistematización, creemos que debe reservarse un espacio de esta obra a estos órganos secretores, ya que se admite que sus productos poseen un papel neurotrófico, neurorregulador e incluso psicorregulador. Las manifestaciones secretoras observadas a nivel del diencéfalo pueden dividirse esquemáticamente en tres categorías: neurosecreción, neurocrinia y ependimocrinia.

a) NEUROSECRECIÓN (fig. 236). Actualmente está demostrado que ciertas neuronas de la región hipotalámica, en particular los grupos magnocelulares de los núcleos supraópticos y paraventriculares del hipotálamo, son susceptibles de una cierta actividad glandular. Estas neuronas elaboran una neurosecreción en que las gotitas descienden «en rosario», siguiendo sus axones hasta el lóbulo posterior de la hipófisis o neurohipófisis. Este fenómeno recibe el nombre de *neurosecreción* (Scharrer). Las gotitas secretadas confluyen en la neurohipófisis y se almacenan antes de pasar a la sangre. Así pues, las hormonas posthipofisarias (oxitocina, vasopresina-adiuretina) no tienen origen en la hipófisis propiamente dicha, sino más bien en el hipotálamo.

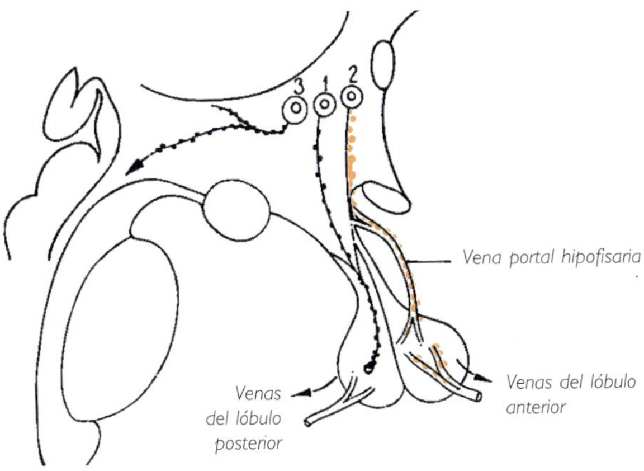

Fig. 236 ▪ 1, Vía neurosecretora de destino neurohipofisario (hormonas poshipofisarias); 2, vía neurosecretora de destino adenohipofisario (efectores estimulantes de la función glandular hipofisaria); 3, vías neurosecretoras extrahipofisarias.

Estos núcleos hipotalámicos, y puede que otros, son susceptibles de secretar hormonas cuyo trayecto no sobrepasa la región del *tuber cinereum.* Estas sustancias estimularían ciertas actividades de la hipófisis glandular, es decir, del lóbulo anterior de la hipófisis o adenohipófisis, en particular la regulación de la función corticotropa.

Finalmente, se han descrito las vías de la neurosecreción siguiendo las fibras dispersas no sistematizadas hasta regiones tan alejadas como la glándula pineal, el mesencéfalo o el cuerpo amigdalino.

b) NEUROCRINIA. Se denomina *neurocrinia* al fenómeno de excreción, hacia el interior del sistema nervioso, de productos elaborados por órganos glandulares o secretores como la hipófisis, la glándula pineal o el epéndimo. El término *neurocrinia* se opone al de *hemocrinia,* que designa el modo de excreción habitual de las glándulas endocrinas en que los productos se vierten en la sangre.

Antes se consideraba que la neurocrinia era un fenómeno frecuente. Hoy en día parece demostrado que los hechos interpretados como expresión de la neurocrinia son en realidad una neurosecreción. No es menos cierto que la adenohipófisis, por ejemplo, puede excretar en el sistema nervioso los productos hormonales. Como hemos dicho, la glándula pineal y el epéndimo son también susceptibles de enviar a distancia sus productos hasta la habénula o incluso hasta el cuerpo amigdalino. Así pues, la neurocrinia es un fenómeno que, a la inversa de la neurosecreción, parte de órganos glandulares en dirección al sistema nervioso.

c) EPENDIMOCRINIA. El epéndimo del tercer ventrículo participa activamente en los fenómenos secretores del diencéfalo. Esta participación activa no debe confundirse con el papel pasivo que desempeña el propio epéndimo en el receso infundibular con respecto a la sustancia coloide de origen neuroglandular o hipofisario. El epéndimo en este último caso se deja simplemente disociar por los productos de secreción, que van así a verter en la cavidad ventricular: se trata de la hidroencefalocrinia de Collin. Por el contrario, algunos órganos ependimarios del tercer ventrículo claramente caracterizados desempeñan un papel activo en los fenómenos endocrinos diencefálicos.

Estos órganos ependimarios (Legait) o glándulas neurocrinas del encéfalo (Roussy y Mosinger) son tres: el *órgano subcomisural,* el *órgano subfornical* y el *órgano paraventricular.*

El *órgano subcomisural* está formado por el epitelio ependimario de la cara inferior o ventricular de la comisura posterior.

El *órgano subfornical* está situado entre los dos agujeros interventriculares, superiormente al quiasma óptico y por tanto a nivel de la pared anterior del telencéfalo medio.

El *órgano paraventricular* corresponde a la porción del epéndimo que recubre el núcleo paraventricular, ya estudiado.

Las células ependimarias que constituyen estos órganos se caracterizan por el hecho de elaborar productos coloides.

Hay que destacar que estos órganos están situados en la entrada (agujero interventricular) y en la salida (desembocadura del acueducto del mesencéfalo) de la cavidad del tercer ventrículo.

Por último, algunos autores consideran que la constitución del epéndimo que recubre el área postrema del cuarto ventrículo (fig. 154) constituye un argumento para dar a esta región una importancia funcional secretora. Beau ha confirmado esta noción describiendo, frente al nódulo del cerebelo, un órgano secretor denominado *órgano subnodular.*

No se puede terminar esta rápida exposición de los órganos ependimarios del tercer ventrículo sin señalar la *fibra de Reissner.* Su constancia en la mayor parte de los vertebrados y su relación con el órgano subcomisural permiten suponer que un día el misterio que la rodea será esclarecido. Se fija superiormente sobre el órgano subcomisural;

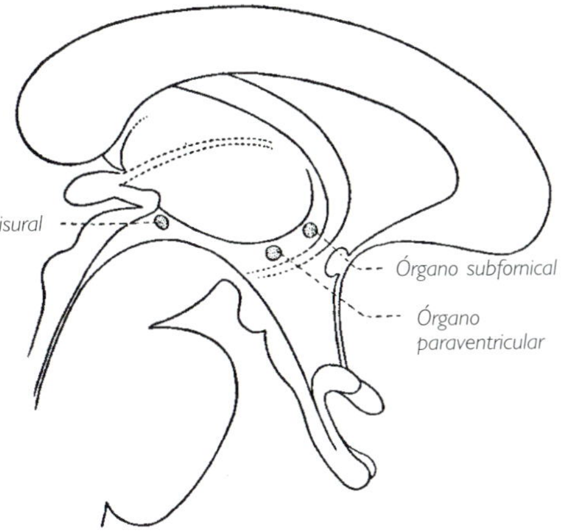

Fig. 237 ▪ Centros diencefálicos secretores.

después atraviesa el acueducto del mesencéfalo, el cuarto ventrículo y el conducto central de la médula espinal, para terminar en el extremo inferior de éste (seno terminal).

Ciertos trabajos (Olson) la consideran una condensación de la secreción del órgano subcomisural, que se estira progresivamente, flotando en el líquido cerebroespinal o cefalorraquídeo. Se piensa que su papel no es pasivo, sino que sus propiedades histoquímicas determinan que desempeñe un papel de desintoxicación y de participación en las actividades enzimáticas frente al líquido que la rodea.

Para concluir con este rápido bosquejo del diencéfalo vegetativo, señalemos que el epéndimo ventricular debe concebirse no sólo como una superficie secretora, sino también como una superficie receptora sensitiva (está, en los primeros estadios del desarrollo y hasta el momento del cierre de los neuroporos, en contacto con el mundo exterior).

La sustancia gris subependimaria representaría entonces «el lugar de elaboración y de propagación de los estímulos percibidos en esta cara interna del cerebro» (Laruelle).

De ahí la explicación de todos los fenómenos clínicos vegetativos (somnolencia, disminución de la frecuencia del pulso, vómitos, etc.) consecutivos a la hipertensión ventricular.

Los dos complejos neuroglandulares (el del techo y el de la base del tercer ventrículo) están además unidos entre sí y a las diversas formaciones vegetativas del diencéfalo y probablemente a las diversas formaciones periventriculares de todo el encéfalo por medio de fibras nerviosas que, por su riqueza y complejidad, no podemos enumerar. Basta comprender su importancia fisiopatológica.

PALEOENCÉFALO: CENTRO REGULADOR DE LAS ACTIVIDADES CORTICALES. El *centro regulador de las actividades corticales* se ha localizado en el espacio interpeduncular a nivel del pequeño núcleo interpeduncular. Debe la confirmación de su existencia a los cuadros sintomáticos que ilustran sus lesiones: confusión mental, demencia precoz, trastornos alucinatorios y alteraciones del humor. Estos síntomas recuerdan los del onirismo mórbido y no se pueden evocar estas semejanzas sin pensar también en la vecindad anatómica de estos centros con los centros del sueño.

Considerando solamente sus funciones normales de regulador de las funciones corticales, su situación mesodiencefálica en el vértice de la horquilla representada por los dos pedúnculos cerebrales es la que está más de acuerdo con la sistematización del conjunto del sistema nervioso central. Situado así, en el punto de bifurcación de las grandes vías que unen la corteza y los núcleos basales con los pisos subyacentes, podemos imaginar, y esto es sólo una hipótesis, que desempeña frente a las vías aferentes del cerebro un papel de filtrado e inhibición comparable al que se atribuye al centro del sueño. De esta manera regularía lo mejor posible la evolución de los fenómenos psíquicos corticales y de los fenómenos afectivos diencefálicos.

Finalmente, al lado del núcleo interpeduncular debemos reservar un papel especial a la formación reticular. Los trabajos electrofisiológicos de Magoun y de Moruzzi en particular han demostrado que a ésta corresponde en gran parte la función de alerta del conjunto del sistema nervioso y también la regulación de buen número de actividades corticales.

■ **ZONAS PALEOENCEFÁLICAS DE PASO: REGIÓN SUBTALÁMICA Y SUBLENTICULAR, CÁPSULA INTERNA.** Un corte frontal efectuado en el punto de penetración de los pedúnculos cerebrales en los hemisferios muestra que la sustancia blanca de estos pedúnculos parece extenderse en tres segmentos: uno se desliza medialmente inferior al tálamo, otro tapiza lateralmente la cara inferior del núcleo lentiforme y el tercero se insinúa entre el tálamo y el núcleo lentiforme para constituir la cápsula interna. De este modo resulta para el observador la existencia de territorios topográficamente bien aislados: los dos primeros se denominan *región subtalámica* y *región sublenticular,* ya que sobre su colchón de sustancia blanca descansan el tálamo, medialmente y el núcleo lentiforme lateral y anteriormente.

Estos dos territorios tienen gran importancia, porque representan una encrucijada donde se entrecruzan las vías orientadas en todas las direcciones y que, por sus conexiones, ilustran la significación sistemática de los núcleos talamoestriados en sus relaciones recíprocas, así como en sus relaciones con las diversas regiones vecinas.

Su estudio es de los más difíciles y en muchos puntos todavía permanece incompleto. Además, la ordenación de sus fibras constitutivas resulta complicada por el hecho de que estos dos territorios no están situados en el mismo plano frontal (la región subtalámica es posterior a la región sublenticular).

Con el fin de simplificar estas nociones tan complejas hemos yuxtapuesto en un diagrama el conjunto de los fascículos y las masas grises para reconocerlas según sus conexiones.

1. Vías talamópetas. Alcanzan los núcleos ventrales del tálamo (paleotálamo) por su cara ventral. Son: *a)* el lemnisco medial y el tracto espinotalámico, es decir, el conjunto de las vías sensitivas ascendentes procedentes de la médula espinal y del tronco del encéfalo; *b)* el tracto dentadotalámico (terminación de la vía cerebelotalámica); *c)* el fascículo talámico que une el pálido al tálamo, y *d)* el fascículo mamilotalámico, que va desde el cuerpo mamilar hasta el tálamo y pertenece a las vías talámicas de proyección.

2. Vías talamófugas. El conjunto de las radiaciones talámicas que salen de los núcleos dorsales del tálamo (neotálamo) para alcanzar la corteza cerebral.

3. Vías estriópetas. Provienen de la corteza cerebral, bien directamente bien por medio de colaterales de fibras corticonucleares o del tracto corticoespinal.

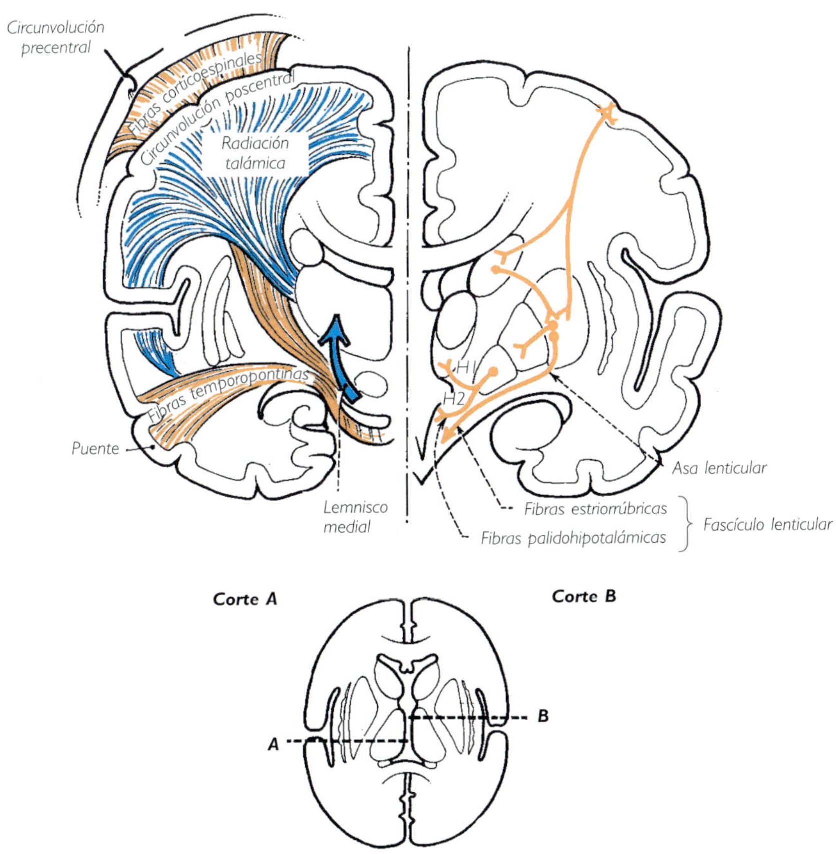

Fig. 238 ▪ Diagrama de conjunto de las regiones sublenticular y subtalámica de la cápsula interna. Zonas de paso de los grandes haces de proyección. El corte A pasa por un plano posterior al corte B.

4. Vías estriófugas. Son: *a)* las neuronas caudopalidales y putaminopalidales; *b)* el asa lenticular formada por fibras originadas de las láminas medulares del núcleo lentiforme; van a unirse con el fascículo lenticular pasando inferiormente a la cara anterior del pálido, y *c)* el fascículo lenticular, originado de la cara posterior del pálido, se dirige hacia la región subtalámica; se distribuye hacia el núcleo ventral anterior del tálamo (fascículo talámico), a la zona incerta, al núcleo rojo, al núcleo subtalámico, a la sustancia negra y a los núcleos vegetativos hipotalámicos (fascículo palidohipotalámico).

En el curso de su complicado trayecto, el fascículo lenticular y sus divisiones atraviesan las siguientes regiones: núcleo del campo ventral (H2) (de Forel) por el fascículo lenticular, núcleo del campo dorsal (H1) por el fascículo talámico y núcleo del campo medial (H) por el que se dirige al núcleo rojo.

Finalmente, citaremos aquí a causa de su trayecto sublenticular, aunque no presente ninguna conexión con los núcleos grises centrales, la *comisura anterior,* que es de dirección anteroposterior y de la que, en un corte frontal de la región sublenticular, sólo se observa una sección perpendicular de sus fibras. Excava un surco en la cara inferior del globo pálido.

Esta clasificación de conjunto y puramente convencional de las formaciones blancas y grises subtalamoestriadas nos permite formular, para concluir, un esquema aislado para cada una de las dos regiones:

El corte A (fig. 238) pasa por la región talámica y muestra el paso de las grandes vías: la llegada de las fibras del lemnisco medial, la eflorescencia de las radiaciones talámicas hacia el córtex, el descenso de las fibras corticoespinales y las fibras temporopontinas.

El corte B es más anterior y pasa por los núcleos estriados; el tálamo se ve reducido a su extremo anterior; el núcleo lentiforme se aprecia en su mayor amplitud, y los fascículos que emergen de él, el asa lenticular y el fascículo lenticular, van a constituir los núcleos del campo perizonal (de Forel).

5. Cápsula interna y vías corticífugas. Nuestro diagrama finalmente muestra, como se observa muy claramente en las figuras, que entre el núcleo lentiforme y el tálamo existe una zona de sustancia blanca que une la corteza cerebral con la región subtalámica: se trata de la cápsula interna, que atraviesan las fibras corticoespinales (tracto piramidal), corticonucleares y frontopontinas (tracto de Arnold). La cápsula interna es más estrecha en su desfiladero nuclear paleoencefálico y presenta, en un corte transversal del cerebro, varios segmentos de los que es útil indicar la sistematización.

Su porción anterior o brazo anterior está ocupada por los elementos de las fibras frontopontinas y la radiación talámica anterior; su rodilla corresponde a las fibras corticonucleares; su brazo posterior a las fibras del tracto piramidal destinadas, de anterior a posterior, al miembro superior, al tronco y al miembro inferior. De la parte más posterior del brazo posterior se desprenden la radiación óptica y la radiación acústica.

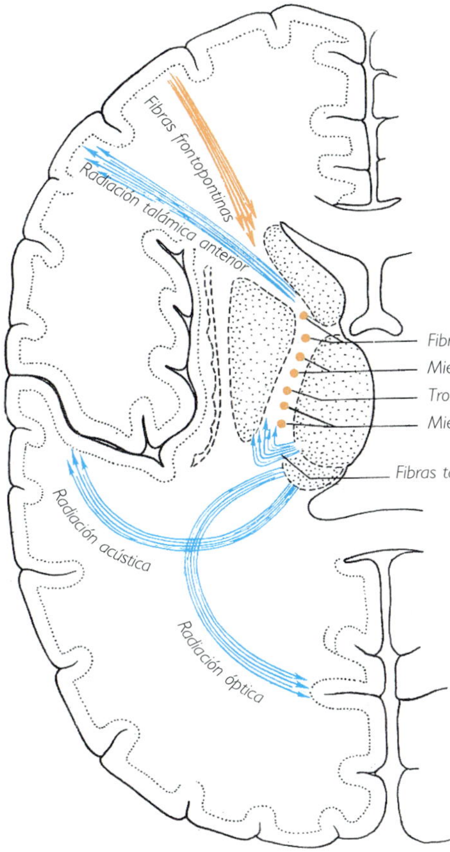

Fig. 239 ▪ Cápsula interna. Topografía y esquema de las vías corticífugas y corticípetas.

▪ **COMISURAS DIENCEFÁLICAS.** Las formaciones que vamos a enumerar franquean la línea media a nivel del umbral del hemisferio cerebral o en su vecindad inmediata.

Tienen el valor de verdaderas comisuras, ya que reúnen dos regiones simétricas del sistema nervioso central. Son:

1. La *comisura supraóptica dorsal* (de Meynert), que atraviesa la línea media a nivel de la pared ventral del *tuber cinereum* y une las dos regiones sublenticulares y la sustancia innominada (de Reichert).
2. La *comisura subtalámica posterior* (Forel), que une las dos regiones subtalámicas y franquea la línea media posteriormente a los cuerpos mamilares.
3. Los *fascículos transversales del tuber cinereum* situados en la parte inferior.
4. La *comisura supraóptica ventral* (de Gudden) situada a modo de puente entre los dos cuerpos geniculados mediales y tal vez entre los dos colículos inferiores. Adosa-

da a la cara posterior del tracto óptico y del quiasma óptico, participa en el sistema auditivo.

Estas cuatro comisuras cruzan la línea media a nivel del suelo del tercer ventrículo.

Las comisuras de la bóveda son:

5. La *comisura posterior,* que franquea el plano sagital medio superiormente a la desembocadura del acueducto del mesencéfalo en el tercer ventrículo. Su constitución es muy compleja, ya que comprende a la vez las fibras que unen los dos pulvinares del tálamo, las fibras que unen el pulvinar del tálamo de un lado con el colículo superior, el cuerpo geniculado lateral y los núcleos del nervio oculomotor del otro lado y, finalmente, las fibras del tegmento que unen las dos sustancias negras y los dos núcleos rojos.

6. La *comisura habenular* une los dos núcleos habenulares y cruza la línea media superiormente al receso pineal.

En cuanto a la *adhesión intertalámica,* no se puede hablar con propiedad de una comisura. Ya hemos visto que contiene sobre todo neuronas vegetativas que constituyen el núcleo *reuniens.*

En resumen, de esta enumeración resulta que estas diversas comisuras pertenecen al diencéfalo y desempeñan, con respecto a las distintas formaciones grises de este último, una función estrictamente comisural, ya que unen dos elementos simétricos. Demuestran por sus masas grises diencefálicas una solidaridad funcional tan aparente como la que existe entre los diferentes territorios de la corteza cerebral.

El corte sagital y medio del cerebro pasa por un segundo fascículo de fibras transversales constituido por el quiasma óptico. Macroscópicamente, representa también una comisura. Sistemáticamente, tiene otra significación, y sólo puede compararse con diversos fascículos blancos de la médula espinal y del tronco del encéfalo, falsamente denominados también comisuras, ya que no unen dos regiones simétricas del sistema nervioso central. Se trata aquí (de la parte superior a la inferior del sistema nervioso central) de entrecruzamientos realizados por las deutoneuronas sensitivas y por las protoneuronas motoras (p. ej., la decusación del lemnisco medial y la decusación piramidal). Las fibras transversales del quiasma óptico realizan al mismo tiempo el entrecruzamiento de la deutoneurona óptica, es decir, la neurona retinodiencefálica. Son las fibras que pertenecen a las grandes vías de proyección, que se rigen por la regla de que todas las fibras se entrecrucen en la línea media.

No obstante, basándonos en la solidaridad fisiopatológica de las dos retinas, en su origen embriológico a expensas de una evaginación del diencéfalo y finalmente en la presencia en la retina de fibras centrífugas que algunos autores consideran de naturaleza simpática, ¿cómo no señalar aquí la probable existencia de fibras comisurales interretinianas? Pasando por el quiasma óptico, describirían una U de concavidad anterior que se opondría topográficamente a la U de concavidad posterior formada por la comisura supraóptica ventral.

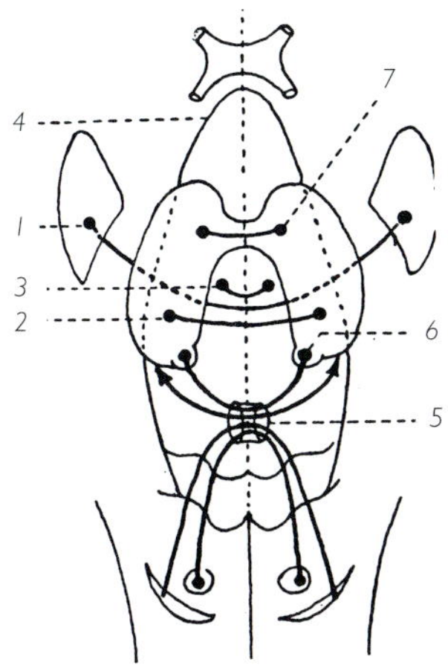

Fig. 240 ▪ Comisuras diencefálicas.
1. Comisura supraóptica dorsal.
2. Comisura subtalámica posterior.
3. Fascículos transversales del *tuber cinereum*.
4. Comisura supraóptica ventral.
5 y 6. Comisura posterior.
7. Adhesión intertalámica.

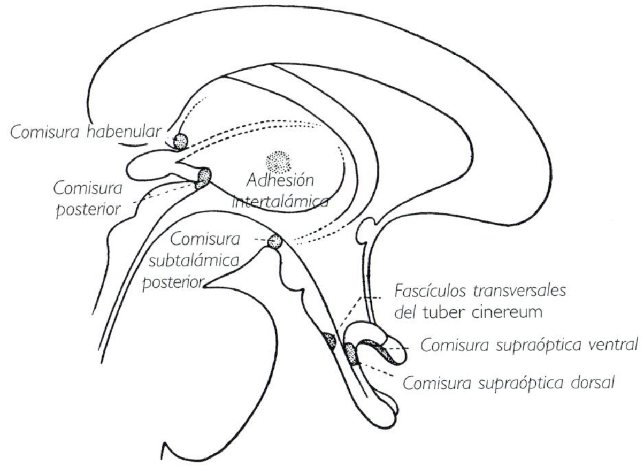

Fig. 241 ▪ Comisuras diencefálicas en un corte sagital y medio.

B. Neoencéfalo

ASPECTO MORFOLÓGICO. La masa ovoidea de grueso extremo posterior que forma el cerebro está dividida en dos hemisferios cerebrales simétricos, derecho e izquierdo, por la fisura longitudinal del cerebro.

Cada hemisferio cerebral presenta tres caras: una cara inferior que descansa sobre las fosas craneales anterior y media de la base del cráneo y sobre la tienda del cerebelo; una cara superolateral convexa que corresponde a la calvaria del cráneo, y una cara medial vertical unida a la del lado opuesto por las comisuras interhemisféricas.

La superficie de los dos hemisferios cerebrales está dividida por surcos profundos en lóbulos, sobre los cuales los surcos más superficiales limitan las circunvoluciones o giros.

1. Cara superolateral (fig. 242). La cara superolateral de cada hemisferio cerebral está dividida por tres surcos en cuatro lóbulos. Los lóbulos frontal y parietal están situados superior y anteriormente al profundo surco lateral (Silvio); los lóbulos occipital y temporal son posteriores e inferiores al surco. El surco lateral no divide toda la cara superolateral del hemisferio cerebral; existe un puente de sustancia blanca, la circunvolución supramarginal, que une el lóbulo parietal a los lóbulos temporal y occipital.

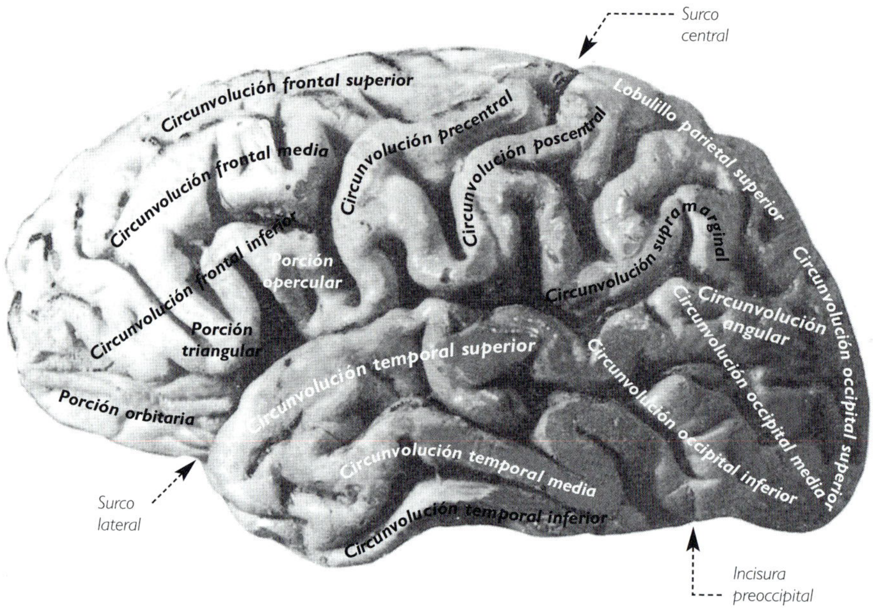

Fig. 242 ■ Visión lateral del hemisferio cerebral izquierdo.

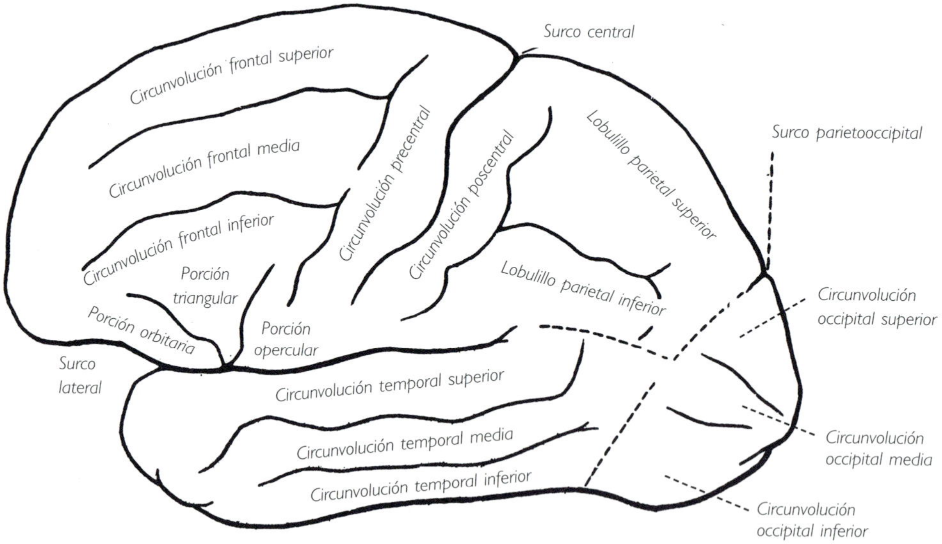

Fig. 243 ■ Esquema de la cara superolateral del hemisferio cerebral izquierdo.

Otros dos surcos dirigidos de superior a inferior marcan la separación entre los lóbulos frontal, parietal y occipital. Uno es anterior, largo y profundo: es el surco central (Rolando). Desciende entre los lóbulos frontal y parietal hasta la proximidad del surco lateral y permite mantener, frente a su extremo inferior, un puente de sustancia blanca, denominado *opérculo parietal,* que une estos dos lóbulos. El otro surco está situado posterior al precedente y es corto. Se trata del surco parietooccipital. Su prolongación teórica hasta el borde inferior de la cara superolateral del hemisferio cerebral permite separar el lóbulo occipital posteriormente del lóbulo parietal anterior y superiormente, y del lóbulo temporal anterior e inferiormente. Cada uno de los lóbulos está subdividido por surcos. El lóbulo frontal está recorrido por dos surcos paralelos al borde superior convexo del hemisferio cerebral. Estos surcos no alcanzan posteriormente el surco central, lo que da lugar a la formación de cuatro circunvoluciones o giros: tres horizontales que son, de superior a inferior, la circunvolución frontal superior, la circunvolución frontal media y la circunvolución frontal inferior, y una cuarta circunvolución vertical que bordea el surco central y se denomina *circunvolución precentral.*

Dos muescas en el origen del surco lateral permiten aislar la porción opercular, la porción triangular y la porción orbitaria de la circunvolución frontal inferior.

El lóbulo parietal está recorrido por dos largos surcos en forma de T tumbada: el surco poscentral y el surco intraparietal. Entre la rama vertical de esta T, el surco poscentral y el surco central se extiende la circunvolución poscentral y, a un lado y otro de la rama horizontal de la T, el surco intraparietal, los lobulillos parietal superior y parietal inferior.

El lóbulo temporal está dividido por dos surcos paralelos al surco lateral en tres circunvoluciones que, de superior a inferior, se denominan *circunvolución temporal superior, circunvolución temporal media* y *circunvolución temporal inferior.*

El lóbulo occipital está dividido por dos surcos en tres circunvoluciones que son, de superior a inferior: la *circunvolución occipital superior,* la *circunvolución occipital media* y la *circunvolución occipital inferior.*

Finalmente, en la profundidad del surco lateral y oculta a la vista, se extiende la *ínsula* o *lóbulo de la ínsula,* que pequeños surcos subdividen en cinco circunvoluciones.

2. Cara medial (fig. 244). Es una cara plana cuyo límite inferior describe una curva cóncava enrollada alrededor del cuerpo calloso.

Está hendida por tres surcos que marcan cuatro circunvoluciones.

El surco del cíngulo, que tiene forma de *S* cursiva, divide en dos pisos las partes anterior y superior de la cara medial. Después de haber discurrido paralelamente al cuerpo calloso hasta la altura del esplenio o rodete, se incurva para alcanzar el borde superior del hemisferio cerebral.

De ese modo separa la circunvolución frontal medial de la circunvolución del cíngulo situada inferiormente a ella.

En el extremo posterior de la circunvolución frontal medial se aísla el pequeño lobulillo paracentral. Éste se sitúa a un lado y otro del origen del surco central, que corta en este punto el borde superior del hemisferio cerebral.

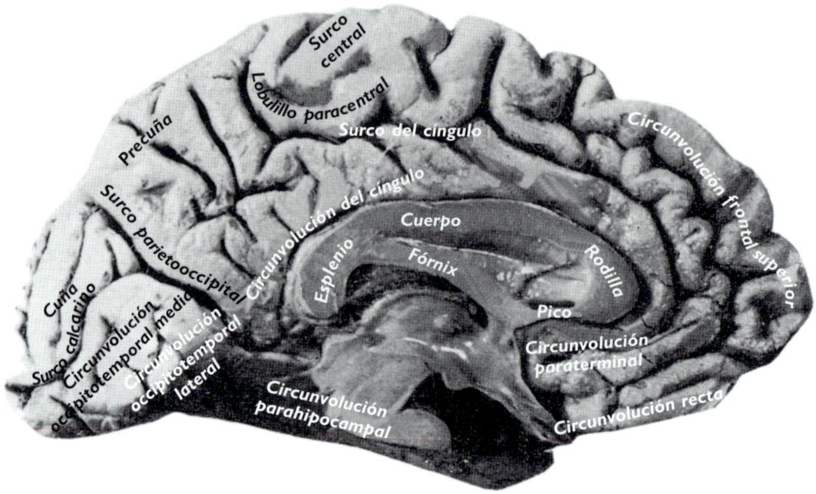

Fig. 244 ▪ Visión medial del hemisferio cerebral izquierdo.

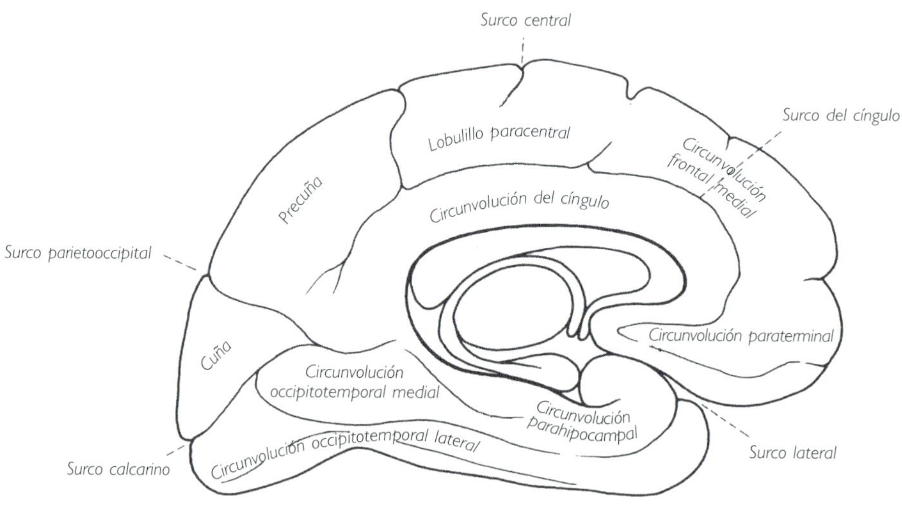

Fig. 245 ▪ Esquema de la cara medial del hemisferio cerebral izquierdo.

Otros dos surcos, originados uno del borde superior (surco parietooccipital) y otro del polo occipital (surco calcarino), se unen frente al esplenio del cuerpo calloso para limitar una circunvolución triangular: la cuña. Entre el surco parietooccipital posteriormente, el extremo posterior del surco del cíngulo anteriormente, el borde superior del cerebro superiormente y un pequeño surco que lo separa de la circunvolución del cíngulo inferiormente, se extiende un último lóbulo de pequeñas dimensiones: la precuña.

3. Cara inferior (figs. 246 y 247). La cara inferior es muy irregular y presenta dos pisos separados por la primera porción horizontal del surco lateral. La cara inferior del lóbulo frontal constituye el piso anterior o porción orbitaria. En él, dos surcos, uno medial o surco olfatorio, sobre el que descansan el nervio olfatorio y el bulbo olfatorio, y otro lateral y en forma de H (surcos orbitarios), permiten distinguir tres circunvoluciones paralelas, las circunvoluciones orbitarias. El piso posterior se extiende desde el polo temporal, anteriormente, al polo occipital, posteriormente. Dos surcos paralelos lo dividen en tres circunvoluciones temporales anteriormente, occipitales posteriormente, en continuidad unas con otras y que, de lateral a medial, son las circunvoluciones occipitotemporal lateral, occipitotemporal medial y parahipocampal. Esta última circunvolución se incurva anteriormente, formando el uncus o gancho. Señalemos que un pliegue de paso la une a la circunvolución del cuerpo calloso (circunvolución límbica de Broca).

El territorio del neoencéfalo corresponde a la totalidad de la corteza de los hemisferios cerebrales y a la sustancia blanca que envuelve. Sabemos que esta corteza puede dividirse, filogenéticamente y por su significación sistemática, en dos subterritorios desiguales. El alocórtex (arquicórtex y paleocórtex: rinencéfalo) (fig. 248) es el encargado de la función osmática y del primer comportamiento aparecido en la serie, y está relativamente poco desarrollado. El neocórtex es mucho más extenso y es el punto de terminación último de casi todas las vías sensitivas y sensoriales epicríticas; es además, el punto de origen de todas las vías motoras voluntarias y de una gran parte de las vías semiautomáticas y semivoluntarias, así como el centro de las vías de asociación más importantes. Este neocórtex es pues el lugar donde se elaboran los fenómenos motores, sensitivos o sensoriales, y finalmente psíquicos, que dominan por su carácter individual todas las estructuras nerviosas subyacentes. Se ha visto que estas últimas mantienen automatismos tanto más complejos cuanto más numerosas y perfeccionadas son las formaciones segmentarias o suprasegmentarias que las gobiernan. A esta vida genérica basada en el automatismo reflejo se opone la vida individual basada en fenómenos motores voluntarios, de sensaciones delicadamente conscientes y finalmente de realizaciones psíquicas altamente individualizadas.

Los seres vivos de neocórtex poco desarrollado y pertenecientes a un mismo género tienen un comportamiento casi uniforme, que hace que resulte difícil distinguirlos entre sí. Si en un grupo la corteza cerebral ha adquirido un gran desarrollo, es más fácil reconocer en cada miembro de este grupo un comportamiento individual tanto más aparente cuanto más desarrollado y de estructura más delicada sea su neocórtex. Se comprende así que el hombre sea el ser vivo más abundantemente provisto de sustancia gris cortical y que, en su desarrollo, el aumento de su corteza corresponda al establecimiento progresivo de su personalidad intelectual.

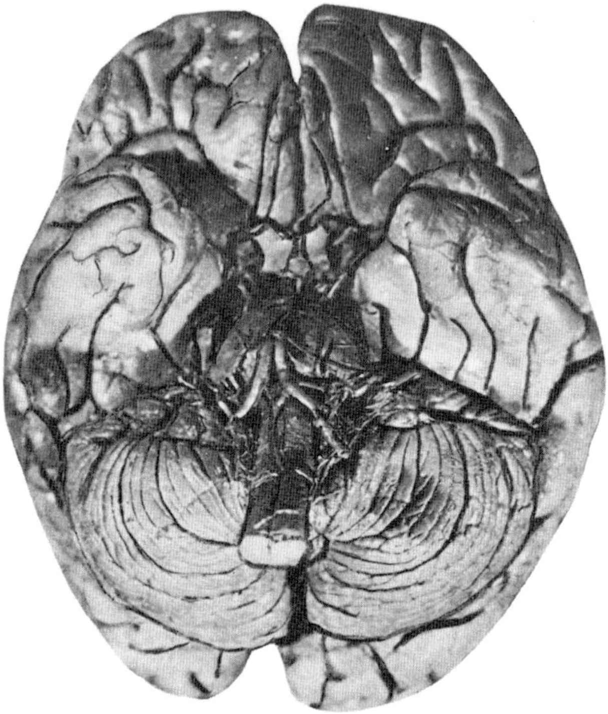

Fig. 246 ▪ Visión inferior del encéfalo, del tronco del encéfalo y de los hemisferios cerebrales.

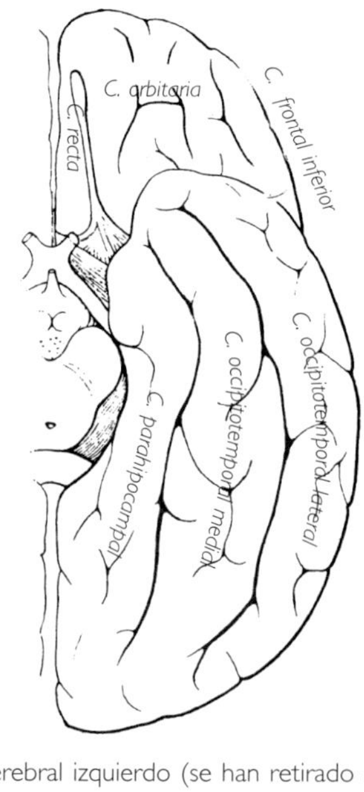

Fig. 247 ▪ Cara inferior del hemisferio cerebral izquierdo (se han retirado el tronco del encéfalo y el cerebelo). C., circunvolución.

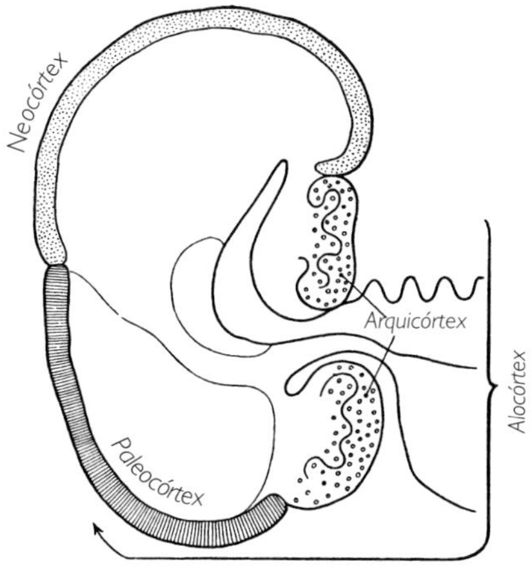

Fig. 248 ▪ Alocórtex y neocórtex en un vertebrado macrosmático.

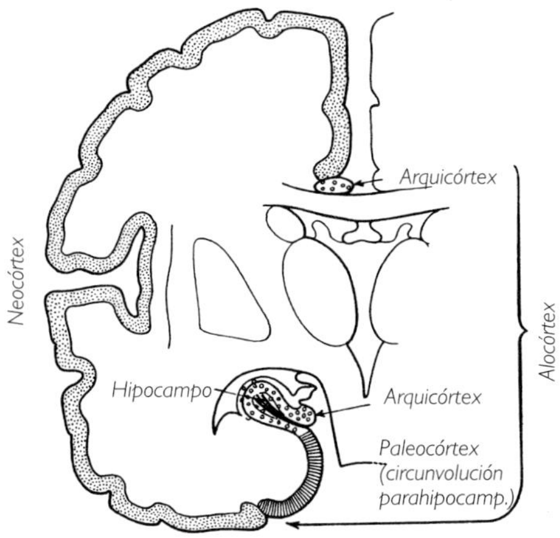

Fig. 249 ▪ Alocórtex y neocórtex en el ser humano. Compárese con la figura 248; puede observarse el considerable desarrollo del neocórtex.

ESTRUCTURA DE LA CORTEZA CEREBRAL Y ÁREAS CORTICALES. El alto valor funcional de la corteza cerebral implica una estructura muy rica y muy delicada de sus elementos constitutivos. Nos limitaremos a exponer sus características más importantes.

Un corte ideal de la corteza cerebral, perpendicular a su superficie y basado en la distribución de los cuerpos celulares que la constituyen (citoarquitectura) puede dividirse en seis láminas o capas. De superficie a profundidad, se denominan: I, lámina o capa molecular; II, lámina o capa granular externa; III, lámina o capa piramidal externa; IV, lámina o capa granular interna; V, lámina o capa piramidal interna, y VI, lámina o capa multiforme.

Teniendo en cuenta la distribución e importancia relativa de estas capas, se ha podido establecer un verdadero mapa de la corteza cerebral; dicho mapa se superpone exactamente al establecido tras las comprobaciones fisiopatológicas, lo cual ha dado mayor valor a cada uno de estos métodos.

La citoarquitectura debe completarse con el estudio de la mieloarquitectura. Se designa con este término la estructura fibrilar de la corteza cerebral tal como la ponen de manifiesto las coloraciones de la mielina por el método de Weigert. Las preparaciones observadas muestran bien bandas en el interior de las capas celulares (estrías), bien radios perpendiculares a la superficie del córtex (fibras radiadas).

Se describen tres estrías principales:

- La estría de la capa molecular (Kaes-Bechterew) se sitúa en la parte superior de la capa de las pequeñas células piramidales.
- La estría de la capa granular externa (externa de Baillarger) está situada en la capa granular interna.
- La estría de la capa granular interna (interna de Baillarger) ocupa la parte inferior de la capa de las grandes pirámides.

Las fibras radiadas procedentes de la profundidad terminan en su mayoría a la altura de las estrías de las capas granular interna y piramidal interna; algunas alcanzan la estría de la capa molecular.

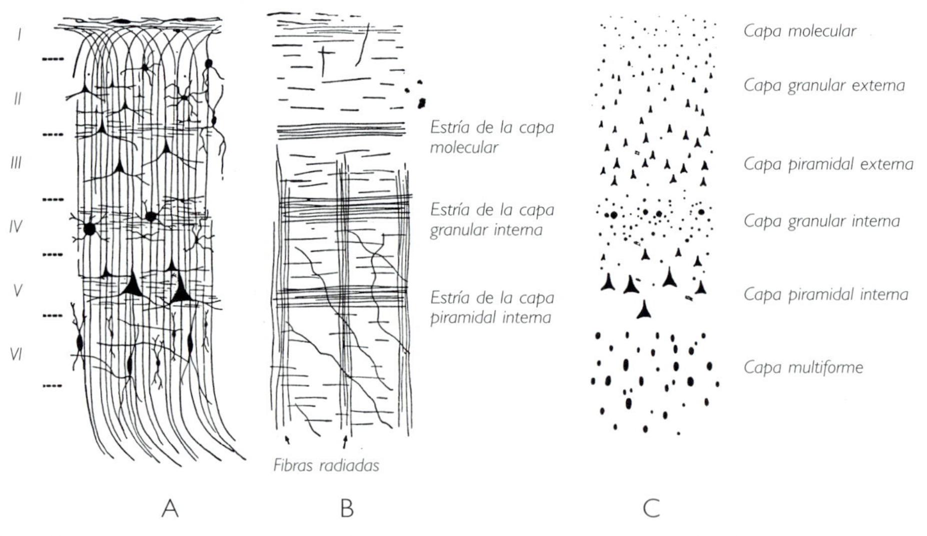

Fig. 250 ▪ Estructura de la corteza cerebral, tal como se observa en preparaciones realizadas por el método argéntico de Golgi (A), el método mielínico de Weigert (B) y el método citológico de Nissl (C).

La citoarquitectura y la mieloarquitectura han permitido dividir la corteza cerebral en tres territorios:

1. Alocórtex. Se caracteriza por su estructura primitiva y elemental, compuesta por una capa granular receptora y una capa piramidal efectora (arquicórtex), y por la confusión de las capas celulares (paleocórtex). Arquicórtex y paleocórtex constituyen el alocórtex, que corresponde funcionalmente al aparato osmático y al aparato motor del comportarmiento genérico, como ya se ha dicho.

2. Isocórtex. Aquí, las seis capas están claramente individualizadas y topográficamente cubren todo el territorio del neocórtex. En este amplio territorio hay que distinguir el isocórtex homotípico del isocórtex heterotípico.

En el *isocórtex homotípico,* las seis capas mantienen proporciones armónicas entre sí, sin que ninguna domine sobre las demás. Este isocórtex homotípico reviste las zonas de asociación. El *isocórtex heterotípico* corresponde a las zonas denominadas de proyección. Si las capas granulares destacan por su volumen, se califica de *córtex granular* o *coniocórtex* y caracteriza los territorios reservados a las percepciones; si las capas piramidales son las predominantes, el isocórtex heterotípico se denomina *agranular* y responde al lugar de origen de las fibras corticífugas que podemos denominar *grosso modo zonas motoras.*

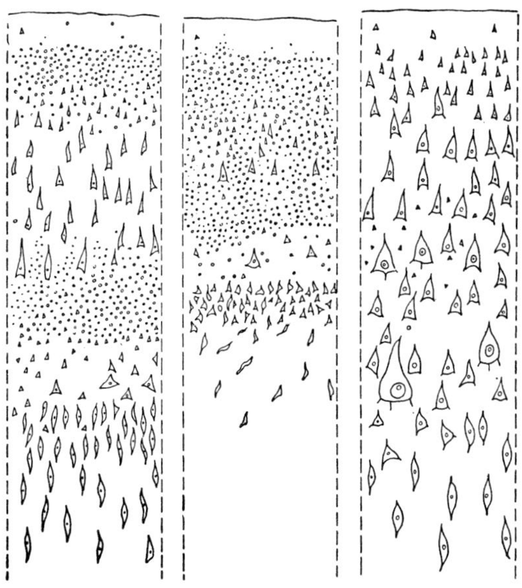

Fig. 251 ▪ Diferentes tipos de corteza (según Brodman).

Esta división del isocórtex heterotípico confirma plenamente lo que habíamos avanzado anteriormente sobre la función privilegiada de las capas granulares en las zonas de percepción y de las capas piramidales en las zonas efectoras. Esta división del córtex en territorios de estructura distinta ha permitido el establecimiento de mapas citoarquitectónicos. Incluimos dos figuras realizadas según los datos de Brodman (áreas designadas con cifras) y de Economo y Koskinas, Von Bonin y Bailey (designados con letras) (figs. 253 y 254).

3. Mesocórtex. Es una corteza de tipo mixto, en la que los islotes de alocórtex están rodeados de isocórtex. Se observa a nivel de la circunvolución del cíngulo. Su existencia está ligada a las relaciones del rinencéfalo y del neocórtex.

4. Estructura funcional. La imagen de un edificio de seis pisos funcionalmente especializados nos ayudará a comprender el isocórtex. Su estructura, según Economo, responde a una división del trabajo (fig. 252).

Las capas II y IV (granulares externa e interna) son los pisos de recepción. La capa II recibe las informaciones de otras regiones de la corteza cerebral. En la capa IV terminan los mensajes que vienen de más lejos, en particular del tálamo (radiaciones talámicas).

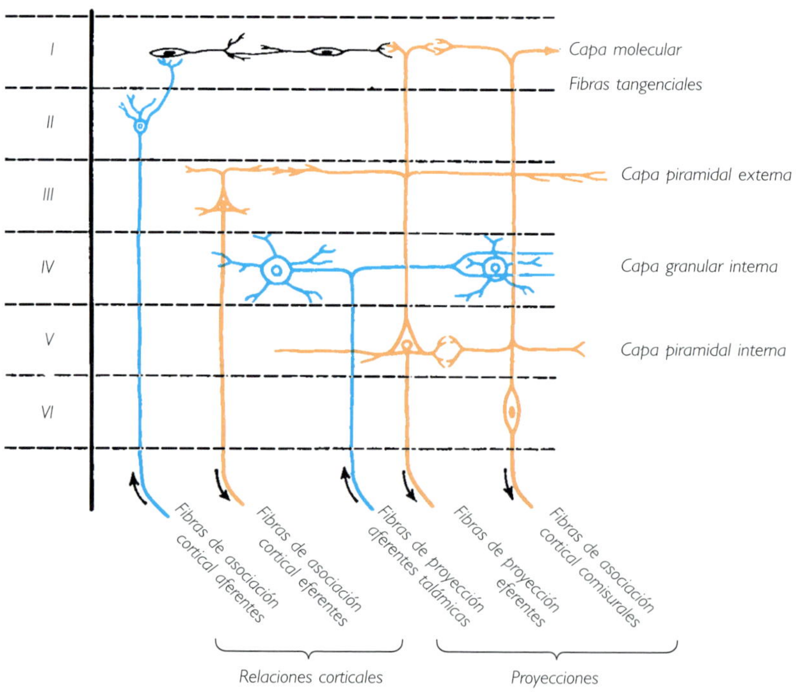

Fig. 252 ▪ Diagrama de las relaciones y proyecciones de las seis capas de la corteza cerebral.

Las capas III y V (piramidales externa e interna) constituyen los pisos de emisión; la capa III corresponde a los mensajes intercorticales, mientras que la capa V envía sus órdenes hacia los pisos subyacentes, bien subcorticales, bien del tronco del encéfalo y de la médula espinal.

La capa I superficial asegura las conexiones de las superficies vecinas, en unión con los pisos subyacentes. La capa VI, que es la más profunda, establece las relaciones interhemisféricas por medio de las comisuras.

Lo que hemos indicado anteriormente sobre el córtex agranular y el coniocórtex encuentra ahora su explicación funcional: en cada uno de estos dos casos, se trata de una especialización llevada al extremo. En el primer caso (córtex agranular de las áreas motoras), la corteza cerebral está en su totalidad dedicada a la emisión de mensajes; en el segundo caso (coniocórtex de las áreas sensoriales), a su recepción.

Las conexiones están aseguradas, como puede suponerse, por las fibras radiadas y las estrías: las fibras radiadas ascendentes terminan en los pisos especializados para la recepción; las descendentes provienen de los pisos efectores. Las estrías aseguran las relaciones a un nivel dado (recepción, emisión, relación), formando en realidad plexos.

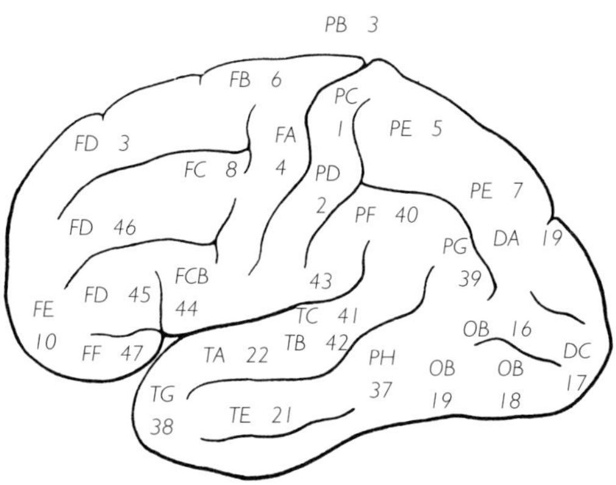

Fig. 253 ▪ Mapa arquitectónico de la cara superolateral del hemisferio cerebral izquierdo (según Brodman, áreas designadas por cifras; según Economo, áreas designadas por letras).

Así, la estría de la capa granular interna, que se extiende en la capa IV, es el plexo de las fibras radiadas talamocorticales.

La estría de la capa piramidal interna es el plexo de las fibras asociativas y comisurales de la capa V. La estría de la capa molecular está formada por el entrecruzamiento de las fibras asociativas en el límite de las capas III y II.

En cuanto al alocórtex, su antigüedad y su tipo primitivo no se acompañan de una organización funcional tan delicada; los pisos son de recepción y de emisión inmediata. Sus numerosas fibras efectoras indican simplemente la importancia del sistema de proyección del rinencéfalo.

El lector comprenderá que hemos dado tan sólo un esquema de la estructura funcional del córtex; de hecho, la realidad es mucho más complicada en razón de la riqueza de las arborizaciones celulares y de las colaterales emitidas por las fibras. Si el córtex en su conjunto recibe mensajes y envía órdenes, ello no se hace de forma tan simple y directa como en la vía refleja. Las relaciones entre las neuronas son tales que todo impulso puede actuar activando o inhibiendo las neuronas vecinas según las sinapsis que intervienen y siguiendo modalidades demasiado complejas para ser expuestas.

La realidad de los territorios corticales encuentra una confirmación, a parte de los datos fisiopatológicos, en los fenómenos bioeléctricos cerebrales. Se sabe que la producción de electricidad constituye una de las manifestaciones más constantes de la vida. Se constata especialmente que el paso del impulso nervioso por un nervio coincide con la formación, en ese nervio, de una corriente de acción. Estos fenómenos bioeléctricos son revelados en la corteza cerebral y pueden registrarse bajo dos formas: *a)* ❑ las corrientes de acción propiamente dichas, desencadenadas por un estímulo sensitivo, y *b)* ❑ las corrientes específicas que son propias de cada territorio arquitectónico del córtex y que se manifiestan aparte de toda fuente de excitación.

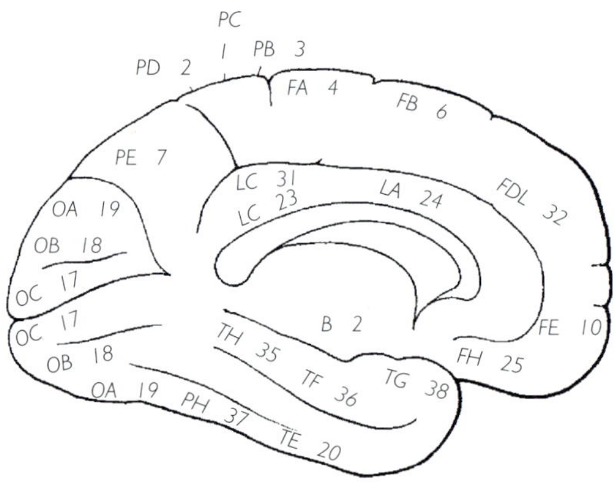

Fig. 254 ▪ Mapa arquitectónico de la cara medial del hemisferio cerebral izquierdo (según Brodman, áreas designadas por cifras; según Economo, áreas designadas por letras).

Por lo tanto, y es el punto que nos interesa particularmente, la realidad de los campos corticales citoarquitectónicos y fisiológicos está determinada por el hecho que cada área citoarquitectónica es la sede de manifestaciones bioeléctricas que le son propias y cuyos límites son superponibles a aquellos proporcionados por su estructura. Además, parece demostrado que cada área cortical proporciona un encefalograma característico para cada individuo. Además, las modificaciones aportadas a su trazado por el esfuerzo intelectual son una nueva prueba del valor de las corrientes bioeléctricas corticales como manifestación objetiva de la actividad cortical en la esfera psíquica.

Pero todavía hay más: estas corrientes se difunden alrededor del área que les da nacimiento (corrientes de inducción) y, una vez difundidas, siguen las vías anatómicas que sirven de soporte a las conexiones funcionales entre estos centros.

Así pues, en adelante es posible establecer, gracias a estas nociones estructurales, a los datos fisiopatológicos, a los resultados de la experimentación y a los registros encefalográficos, un mapa de los territorios del encéfalo, cuyo valor fisiológico separa unos de otros. Todo esto conduce, en última instancia, a establecer lo que se ha dado en denominar *localizaciones cerebrales.* Éste es un estudio apasionante, pues arroja luz sobre las estructuras que mantienen nuestra vida psíquica. Es, por otra parte, un estudio difícil y peligroso, ya que pretende encerrar en fórmulas y cuadros rígidos los matices infinitamente delicados de un psiquismo que, aun concebido como una simple manifestación biológica, escapa por su misma esencia a la investigación.

Las localizaciones cerebrales son consideradas por el valor que tienen, es decir, como los fundamentos sólidos de ciertas funciones cerebrales de base, susceptibles de ser estudiadas experimentalmente; conservan, para el fisiólogo y el clínico, un valor heurístico innegable.

Los territorios que ha sido posible aislar de esta manera corresponden de modo general a los relieves de la corteza cerebral: fisuras, surcos y circunvoluciones. Sin embargo, entre las zonas de localización y estas particularidades de la morfología macroscópica no parece existir una correspondencia exacta.

■ **ALOCÓRTEX.** El término *alocórtex (arquipalio* o *corteza arquipalial)* ha sido considerado durante mucho tiempo, en el lenguaje anatómico, como sinónimo de *corteza olfatoria.* Caracteriza, en efecto, el cerebro de los vertebrados inferiores macrosmáticos, dedicado casi únicamente a la olfación y a los reflejos que ésta desencadena: ❑ se trata del rinencéfalo. Se pensaba que el alocórtex de los vertebrados superiores era también olfatorio, pero actualmente se sabe que en el alocórtex hay que distinguir las formaciones paleocorticales, cuyo desarrollo se mantiene indiscutiblemente ligado al ejercicio del sentido del olfato, y las formaciones arquicorticales, sin relación con dicho sentido. Así pues, el término *rinencéfalo,* en sentido estricto, no se aplica a la totalidad del alocórtex y debería suprimirse del vocabulario anatómico o reservarse sólo para denominar el paleocórtex.

Por otra parte, señalemos que los cetáceos, mamíferos marinos anosmáticos, están desprovistos de formaciones olfatorias, es decir, de paleocórtex, pero poseen un arquicórtex muy desarrollado.

¿A qué corresponde pues este arquicórtex situado en la proximidad del paleocórtex olfatorio? Parece ser la parte fundamental del cerebro de los vertebrados, la que gobierna su comportamiento general y su vida instintiva, es decir, lo que en la vida de cada uno obedece a un impulso, realiza automática e involuntariamente una acción dirigida hacia un objetivo y se acompaña, cuando se cumple, de un sentimiento de satisfacción o, en caso contrario, de frustración.

El arquicórtex es, pues, un cerebro fundamental, dotado de una cierta memoria; recibe estímulos diversos, pero que para el individuo tienen un carácter agradable o desagradable, atractivo o repugnante: los olores poseen este carácter, y las incitaciones vegetativas y reticulares también pueden tenerlo. Se concibe además que las manifestaciones del arquicórtex tienen un carácter a la vez somático y visceral, como se observa en el curso de la actividad sexual, o en las reacciones vivas, incluso agresivas, del individuo.

Las vías de proyección de este cerebro explican fácilmente estos comportamientos, ya que lo unen en efecto a territorios como el hipotálamo, el tronco del encéfalo y el neocórtex de la corteza cerebral vecina.

El neocórtex asegura frecuentemente el control del alocórtex, pero puede ser inhibido y arrastrado por éste, como un hombre que sujeta un perro con una correa, pues no siempre domina sus reacciones bruscas e imprevistas. Estamos aquí muy lejos del rinencéfalo de nuestros antecesores: ❑ no debe extrañarnos comprobar que, en el hombre, las áreas de proyección olfatoria gracias a las cuales los olores alcanzan la conciencia son muy reducidas, frente a otras regiones del alocórtex que conservan una relativa importancia.

Estas consideraciones preliminares nos llevan a distinguir en el alocórtex los dos territorios de los que se viene haciendo mención: *a)* ❑ el primero es el del sistema olfatorio con sus vías y centros paleocorticales, y *b)* ❑ el segundo es el del arquicórtex o cerebro del comportamiento, en el que las formaciones hipocampales son las partes principales.

1. Vías olfatorias y lóbulo olfatorio: paleocórtex. Las formaciones olfatorias macroscópicas se sitúan en la cara inferior del lóbulo frontal y constituyen el pedúnculo olfatorio, cuyo abultamiento anterior recibe el nombre de *bulbo olfatorio.* El pedúnculo olfatorio termina posteriormente frente a la sustancia perforada anterior por el trígono olfatorio; ❑ éste se divide a su vez en tres raíces o estrías olfatorias, ❑ cada una de las cuales alcanza un territorio cortical determinado.

La *estría olfatoria medial* se incurva medial y superiormente y termina en un área situada anterior al pico del cuerpo calloso, junto a los núcleos septales que ella tapiza; es el área septal, que se compone de un área paraolfatoria (de Broca) y un área subcallosa o circunvolución subcallosa (figs. 255 y 256).

La *estría olfatoria lateral* se dirige lateralmente, se desliza a lo largo del limen de la ínsula, alcanza el uncus de la circunvolución parahipocampal y termina a nivel del uncus. ❑ El uncus y toda la parte vecina de la circunvolución parahipocampal constituyen el lóbulo piriforme o área entorrinal.

La *estría olfatoria intermedia* termina en el espacio perforado anterior describiendo un pequeño relieve: el tubérculo olfatorio.

En el interior de estas diversas formaciones discurren las vías olfatorias. Señalemos, antes de describirlas, que presentan la particularidad de no tener relevo diencefálico antes de alcanzar la corteza cerebral, lo cual constituye una excepción notable, porque esto no ha sucedido nunca en las otras vías sensitivas o centrales estudiadas hasta este momento.

La protoneurona está representada por la célula bipolar o célula de Schultze, situada en la mancha amarilla o porción olfatoria de la mucosa nasal. Estas células, aisladas unas de otras por las células epiteliales de la mucosa, son homólogas, a pesar

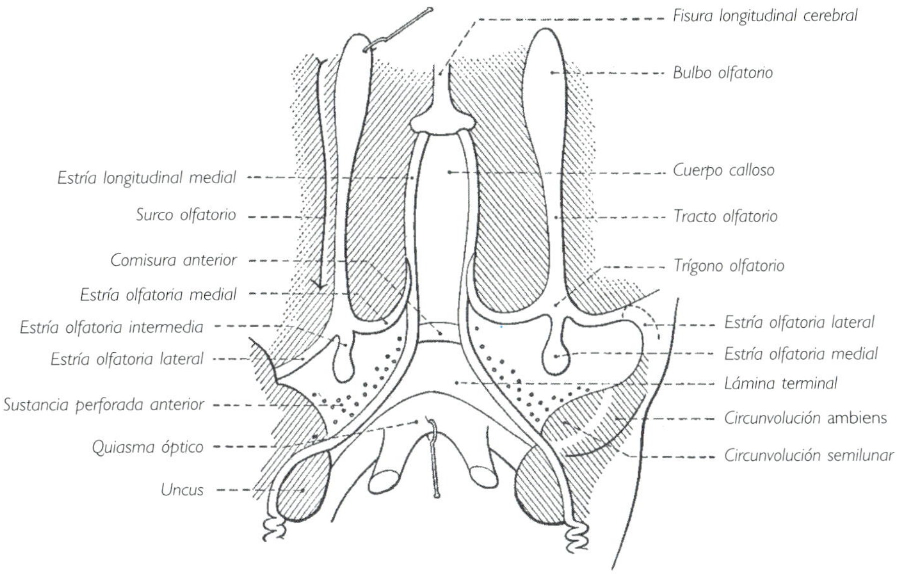

Fig. 255 ▪ Formaciones olfatorias pedunculares y rinencéfalo (según Retzius y Kuklenbeck, modificado).

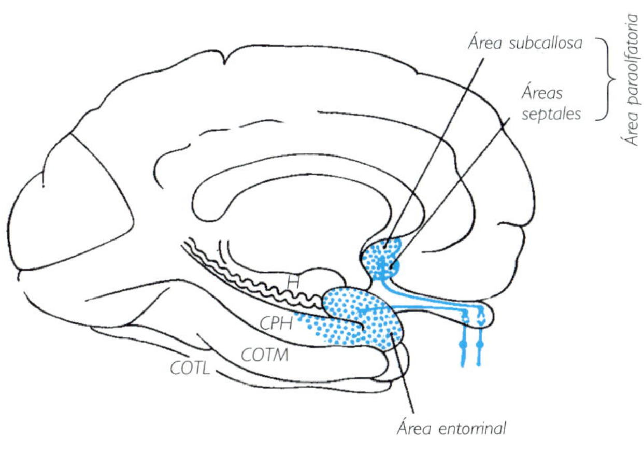

Fig. 256 ▪ Formaciones olfatorias: paleocórtex. COTL, circunvolución occipitotemporal lateral; COTM, circunvolución occipitotemporal medial; CPH, circunvolución parahipocampal; H, hipocampo.

de su dispersión, a las células de los ganglios sensitivos de los nervios espinales y a las células de los ganglios sensitivos de los nervios craneales. No obstante, y debido a su difusión hacia la periferia, son, como la protoneurona óptica, de tipo bipolar. Su prolongación protoplasmática o celulípeta, que constituye un verdadero nervio en miniatura, no es mayor que una pestaña. Su axón representa una raíz posterior y alcanza el bulbo olfatorio a través de los agujeros de la lámina cribosa del hueso etmoides. Estas fibras se condensan en tractos disecables denominados, según la terminología clásica, *nervios olfatorios.*

El bulbo olfatorio forma parte del territorio del sistema nervioso central propiamente dicho. Contiene, dispuestos en una sola capa, los cuerpos celulares de las deutoneuronas, que su aspecto ha hecho calificar de *células mitrales.* La sinapsis entre la protoneurona y la deutoneurona se realiza a este nivel en forma de pequeños glomérulos. Los axones de la célula mitral que discurren a través del pedúnculo olfatorio alcanzan los diversos centros corticales. Estos centros, que constituyen el área de terminación de las vías olfatorias propiamente dichas, se subdividen desde el punto de vista funcional en: *a)* ❏ *área sensorial,* que corresponde al lóbulo piriforme (área entorrinal) sobre el lóbulo temporal, y *b)* ❏ *área de asociación y de centros reflejos,* que corresponde al área septal y a la sustancia perforada anterior, sobre el lóbulo frontal.

El lóbulo piriforme y el área septal están además unidas al territorio del arquicórtex del hipocampo y del cuerpo amigdalino. No obstante, estas últimas formaciones no tienen valor olfatorio real; son centros de asociación intrahemisféricos o interhemisféricos, centros de proyección hacia los niveles subyacentes. Ello sugiere ya su complejidad; su estudio mostrará cómo las vías olfatorias pueden poner en marcha, por vía refleja, mecanismos generales de naturaleza sobre todo vegetativa. Los veremos de nuevo más adelante.

2. Formaciones hipocampales o arquicórtex. Las formaciones hipocampales describen una especie de anillo, poco visible debido a su delgadez y posición oculta, de sustancia gris y de fibras o fascículos que rodean el umbral del hemisferio cerebral. El surco hipocampal las separa del neocórtex o del paleocórtex. Se distinguen el hipocampo dorsal y el hipocampo ventral.

El *hipocampo dorsal* tiene el aspecto de una cintilla y recibe el nombre *indusium griseum.* Nace a nivel del área subcallosa o circunvolución subcallosa, recubre el cuerpo calloso y, después de abandonarlo frente al esplenio, se continúa con la circunvolución fasciolar, cinta grisácea que a su vez se continúa con la circunvolución dentada del hipocampo ventral.

El *hipocampo ventral* tiene un desarrollo mucho más importante: su relieve en la cavidad del ventrículo lateral representa el enrrollamiento del arquicórtex en hipocampo. Está bordeado por la circunvolución dentada.

El hipocampo ventral y el hipocampo dorsal están unidos anteriormente por un fascículo denominado *cintilla del uncus (de Giacomini)* en la porción temporal y *estría diagonal, banda diagonal* o *cintilla diagonal (de Broca)* cuando rodea la sustancia perforada anterior.

Del mismo modo que el hipocampo dorsal entra en relación con la estría olfatoria medial cuando contacta con el área subcallosa, el hipocampo ventral se pone en relación con el paleocórtex del lóbulo olfatorio a nivel de una zona de transición de la circunvolución parahipocampal denominada *subículo* (fig. 258).

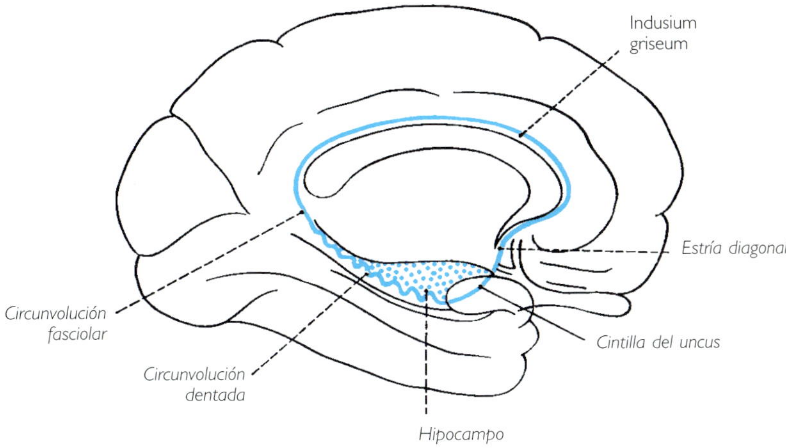

Fig. 257 ▪ Formaciones hipocampales: arquicórtex.

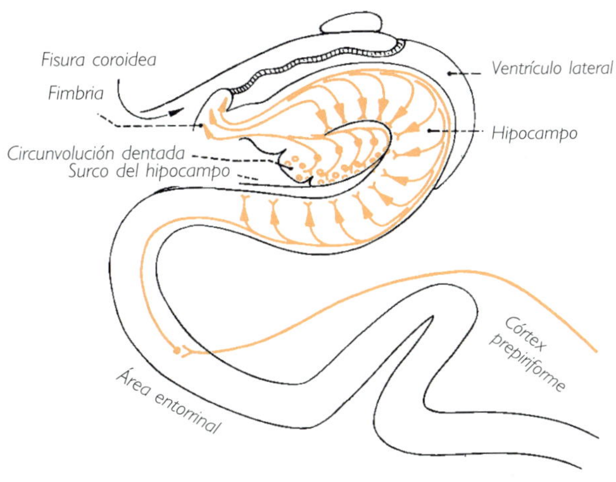

Fig. 258 ▪ Hipocampo en un corte frontal. El subículo es subyacente al surco hipocampal.

A falta de más amplia información, el *indusium griseum* no parece desempeñar un papel bien definido en el funcionamiento general del arquicórtex; por el contrario, el hipocampo ventral y sus vías se encuentran siempre bien desarrolladas.

El hipocampo recibe sus aferencias de diversas fuentes: en principio del área entorrinal próxima, que le transmite una parte de los estímulos de origen olfatorio; del neocórtex; del área límbica próxima por medio de la circunvolución parahipocampal,

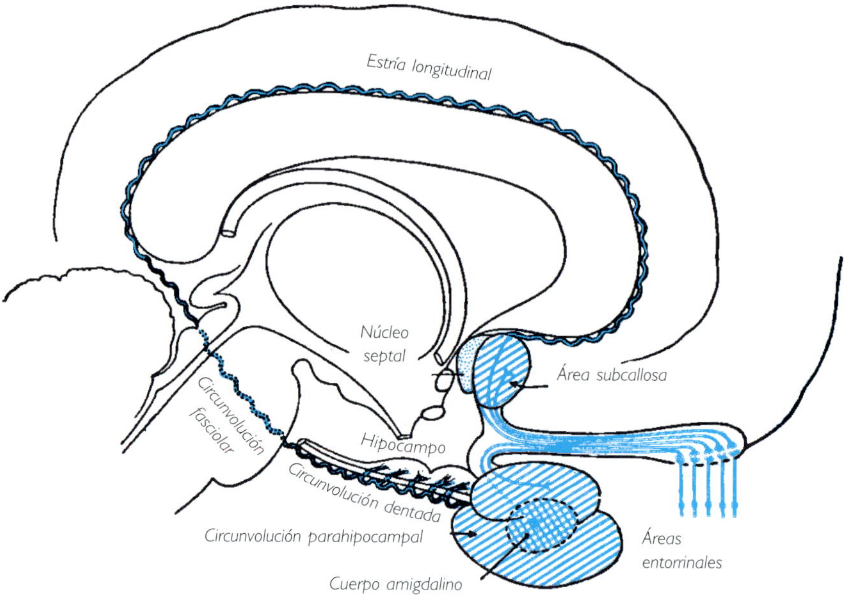

Fig. 259 ▪ Vías aferentes del hipocampo, del cuerpo amigdalino y de los núcleos septales.

y finalmente del hipotálamo mediante las fibras que remontan a contracorriente la vía eferente del fórnix.

El hipocampo posee una sola vía eferente, la fimbria del hipocampo, que se continúa por el fórnix y describe una curva que la conduce anteriormente, formando el arco marginal interno. ❑ El fórnix penetra en la pared hipotalámica y termina en el cuerpo mamilar, centro de relevo muy importante (figs. 262 y 263). De él parten:

1. Un *fascículo ascendente.* Es el fascículo mamilotalámico (Vicq-d'Azyr), que alcanza el núcleo anterior del tálamo y hace sinapsis con una nueva neurona que se proyecta sobre la circunvolución del cíngulo (v. pág. 365), que como veremos está implicada en los mecanismos de la emoción. A partir del área límbica, los impulsos se dispersan hacia los lóbulos frontal y parietal, o vuelven por la circunvolución parahipocampal a los centros de partida hipocampales.

2. Un *fascículo descendente* hacia el tronco del encéfalo o fascículo mamilotegmental (Gudden) que, por medio de los núcleos reticulares mesencefálicos, termina en los núcleos de los nervios craneales.

3. Finalmente, las *fibras del fórnix* alcanzan directamente bien los núcleos septales, bien los núcleos hipotalámicos, desencadenando por su mediación los fenómenos vegetativos que acompañan a las emociones.

a) CUERPO AMIGDALINO. El paleocórtex tapiza, frente al uncus, un núcleo estriado, el cuerpo amigdalino o arquiestriado de los reptiles. Éste recibe las fibras de la estría olfatoria lateral y envía la estría terminal que, bordeando el surco talamocaudado, termina en los núcleos septales.

b) NÚCLEOS SEPTALES (figs. 262 y 263). Estas formaciones están situadas anteriormente a la comisura anterior e inferiormente a la rodilla del cuerpo calloso, en el área septal.

Los núcleos septales reciben las fibras aferentes desde múltiples localizaciones: del bulbo olfatorio por la estría olfatoria medial, del hipocampo por el fórnix, del cuerpo amigdalino por la estría terminal y también de la corteza prefrontal. Así pues, son un centro de relevo crucial, un centro de asociación entre el rinencéfalo, la corteza visceral, el hipotálamo y el epitálamo. Los núcleos septales envían sus fibras eferentes hacia el hipotálamo y el epitálamo.

La *proyección hipotalámica* se realiza por medio de un fascículo de fibras poco mielinizadas: se trata del fascículo telencefálico medial, que discurre entre los núcleos mediales y laterales del hipotálamo, se distribuye hacia los núcleos hipotalámicos y el cuerpo mamilar y desciende hasta el tegmento del tronco del encéfalo.

La *proyección epitalámica* está constituida por la estría medular del tálamo, que bordea la habénula. La habénula termina posterior al núcleo de la habénula. En ese punto hace relevo y la nueva vía, denominada *tracto habenulointerpeduncular* o *fascículo retrorreflejo (Meynert),* termina en el núcleo interpeduncular, que finalmente se proyecta sobre los centros vegetativos del tronco del encéfalo.

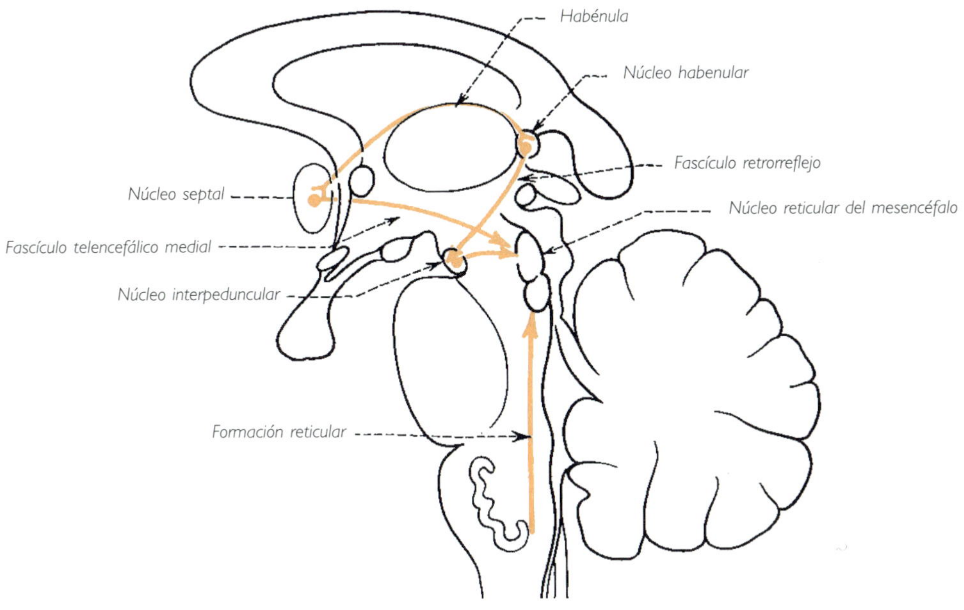

Fig. 260 ▪ Relaciones del área septal con los núcleos reticulares del mesencéfalo (Gudden).

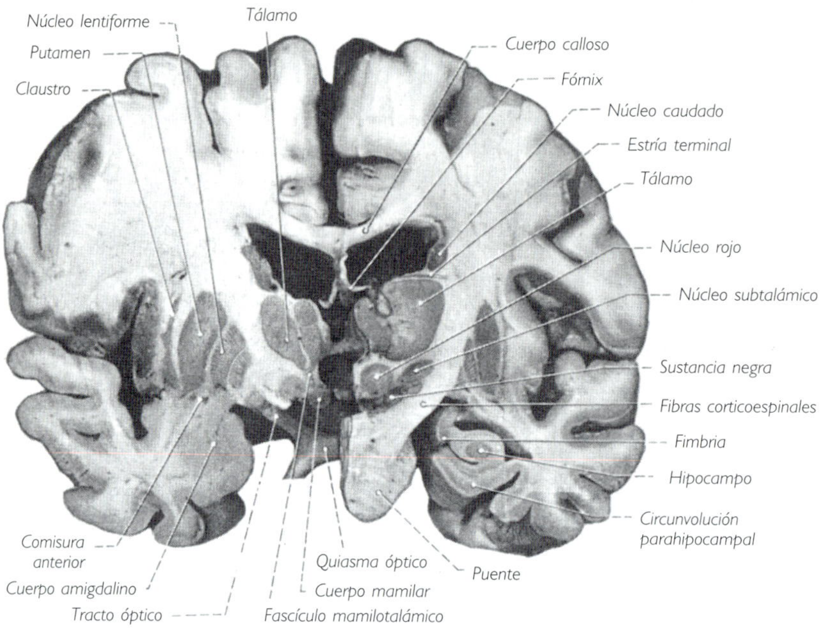

Fig. 261 ▪ Corte frontal del cerebro, visión de posterior a anterior en los dos planos. El hemicorte izquierdo pasa por un plano más anterior que el hemicorte derecho. A la izquierda el corte pasa por el cuerpo mamilar, los núcleos estriados y el cuerpo amigdalino; a la derecha pasa por el tálamo, la región subtalámica, el puente y el hipocampo.

Esta larga enumeración de centros y de circuitos puede resumirse de forma sencilla del modo siguiente. El alocórtex se divide en dos partes estrechamente asociadas. El paleocórtex entorrinal, es decir, el pequeño territorio sensorial de la olfación, entra en relación con el arquicórtex del hipocampo, el cuerpo amigdalino y los núcleos septales.

Cada una de estas tres formaciones pone en marcha, bien las formaciones nucleares vegetativas del hipotálamo, bien las del tronco del encéfalo, y todas ellas difunden, en particular el hipocampo, sus informaciones al neocórtex vecino, la corteza del cíngulo o la corteza frontal.

Al final de esta exposición, se aprecia la importancia que conserva el conjunto del sistema del alocórtex. En el hombre, que es un mamífero microsmático, las áreas paleocorticales de la olfación consciente están poco desarrolladas, pero sus relaciones con el arquicórtex del cerebro fundamental, con el arquiestriado del cuerpo amigdalino y, finalmente, con los núcleos septales son susceptibles de poner en movimiento, por medio de estas formaciones tan antiguas, complejos mecanismos motores y vegetativos. Éstos se expresan, de forma muy clara, mediante fenómenos de comportamiento a menudo emotivos, a veces agresivos, otras veces de sumisión, sobre todo visibles en el curso de la vida genérica y de la actividad

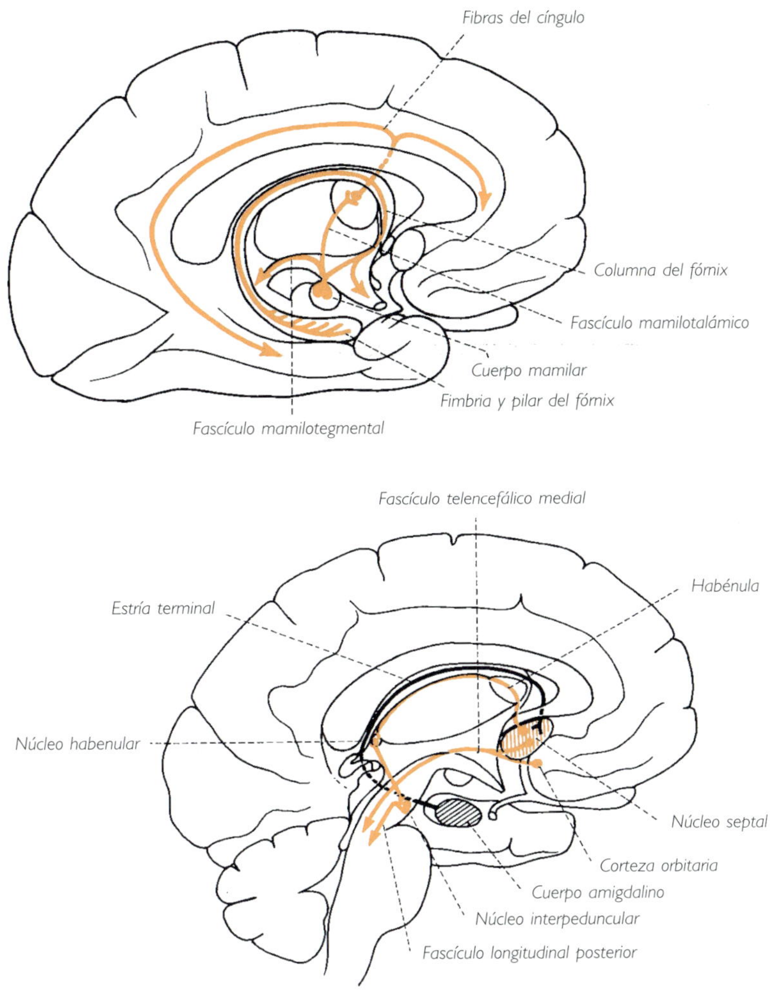

Figs. 262 y 263 ▪ Vías de proyección y de asociación del hipocampo. En blanco, sistema hipocampomamilar; en negro, sistema de proyección del área septal; en gris, sistema de proyección del cuerpo amigdalino.

sexual, asegurando además al individuo su protección y su existencia mediante la búsqueda de una alimentación adecuada y garantizando a la especie su perpetuación y propagación.

NEOCÓRTEX O ISOCÓRTEX. Con el neocórtex o isocórtex entramos en el terreno de la actividad consciente, voluntaria, personal y propiamente psíquica; también es en el hombre donde presenta su mayor desarrollo cuantitativo y sus más delicadas estructuras. El procedimiento de exposición más sencillo de sus localizaciones funcionales consiste en el estudio sucesivo de las zonas denominadas *de proyección,* seguido,

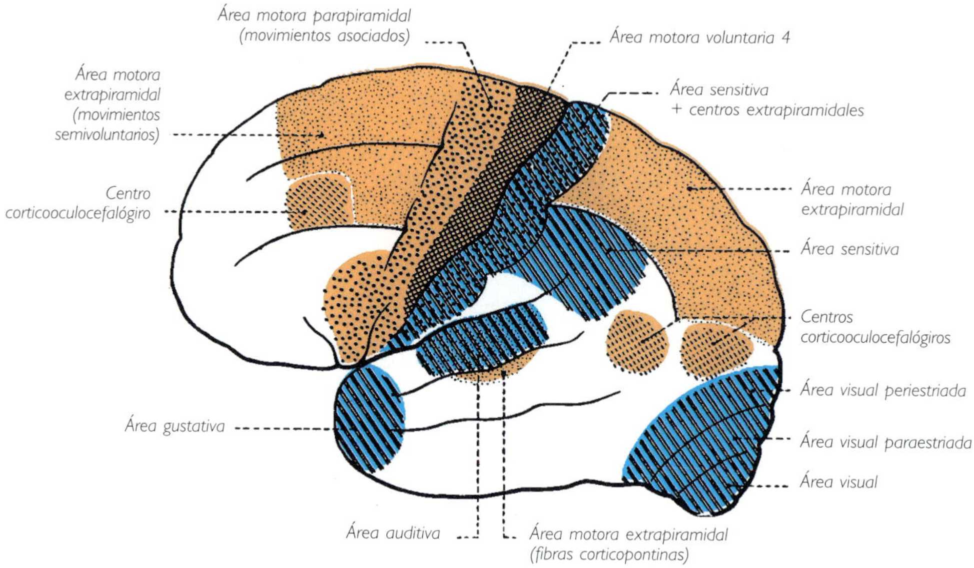

Fig. 264 ▪ Áreas corticales de la cara superolateral del hemisferio cerebral izquierdo.

para cada una de ellas, del estudio de los territorios que las rodean y que representan sus zonas asociativas propias.

Los territorios corticales de proyección son el punto de llegada o de salida de fibras corticípetas o corticífugas de origen o de destino extracortical.

Las fibras corticífugas corresponden a las grandes vías piramidales, extrapiramidales corticales y corticooculocefalógiras; las fibras corticípetas reciben de los pisos subyacentes las fibras que transportan las diversas sensibilidades: general, visual y acústica. Como acabamos de ver, las olfatorias pertenecen al alocórtex.

Para estos diversos centros motores o sensitivosensoriales no puede ponerse en duda la realidad de su existencia, topografía y función. Si se han producido discusiones apasionadas acerca de su valor funcional es porque, tal vez, algunos autores no diferenciaban suficientemente entre centros de ejecución y centros de elaboración. Es cierto que el artista y el instrumento se confunden durante la ejecución de una obra; sin embargo, son dos realidades bien diferentes. Examinemos, por ejemplo, el segmento inferior de la circunvolución precentral. En éste se encuentra el punto de partida de las fibras que gobiernan los movimientos de los músculos de la lengua, la laringe y la faringe. Sin su integridad, no pueden realizarse los movimientos de estos músculos indispensables para la emisión de los sonidos y para la articulación de las palabras. Pero estos centros de regulación motora de ninguna manera pueden ser calificados de centros del lenguaje, ya que el lenguaje es un fenómeno esencialmente psíquico. El loro puede articular con gran corrección palabras y frases después de una educación puramente refleja, pero nadie ha pensado nunca en conceder al loro la fa-

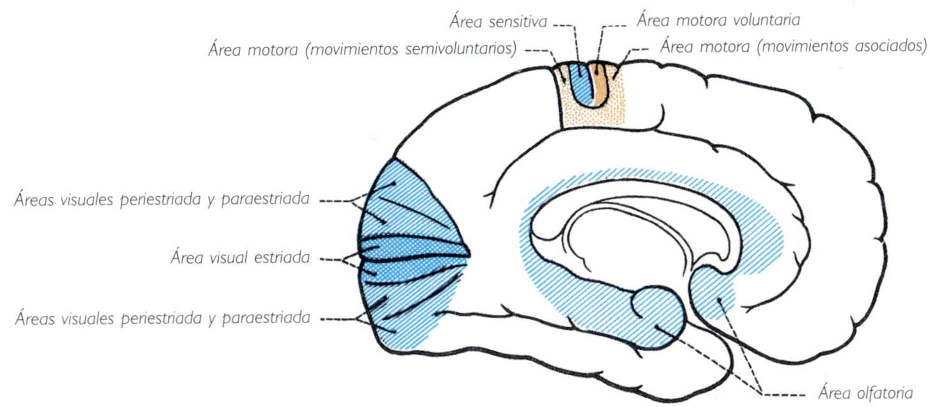

Fig. 265 ▪ Áreas corticales de la cara medial del hemisferio cerebral izquierdo.

cultad del lenguaje verbal. Estaremos así impulsados a describir centros corticales para los cuales la noción de *somatotopía,* es decir, de representación sensitiva o motora, no tiene sentido. Si bien son menos circunscritos y de importancia variable según los sujetos, estos territorios son, sin embargo, de un interés apasionante, ya que de su actividad dependen ciertas modalidades de la vida psíquica y del comportamiento. Son las áreas en relación con las actividades propias de la personalidad: áreas del esquema corporal, de la previsión y de la emoción, de la memoria y áreas vegetativas.

Por último, terminaremos esta exposición con las áreas del lenguaje, ya que necesitan la concordancia de los distintos elementos de la personalidad, que expresan de una forma específicamente humana.

1. Territorios corticales de proyección

a) CENTROS RECEPTORES. **ÁREA DE LA SENSIBILIDAD GENERAL.** Posterior al surco central y ocupando la circunvolución poscentral se encuentra el área de proyección de las fibras que transportan a la corteza cerebral la sensibilidad general, con exclusión de las sensibilidades sensoriales. Se denomina *área somatosensitiva* o *poscentral.* Puede dividirse en subcentros escalonados, dando así una representación cortical de las diferentes partes del cuerpo. Esta subdivisión es, pues, somatotópica y comparable a la que hemos mostrado en la médula espinal y tálamo (fig. 266): la proyección cortical de la mano y de los dedos, en particular, ocupa una superficie de la circunvolución poscentral igual o casi igual a la del tronco, los miembros inferiores y el resto del miembro superior juntos, y esto en razón de la importancia funcional del territorio de la mano.

El territorio de la cabeza viene a situarse inferior al de la mano y de los dedos, pero no en la vecindad inmediata del área atribuida al tronco, como si la cabeza fuera la única que no tiene una representación segmentaria normal.

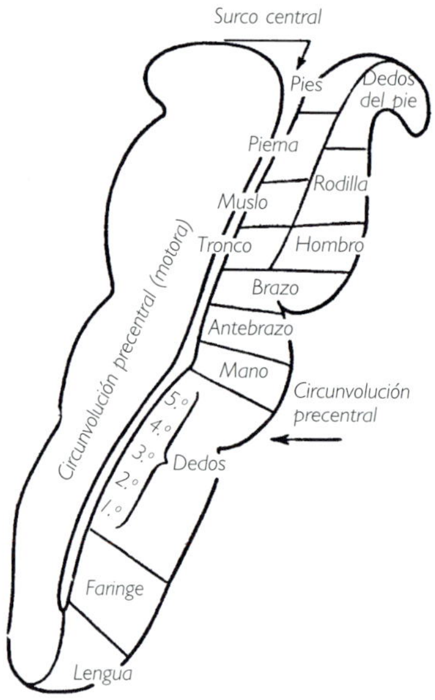

Fig. 266 ▪ Proyección sobre la circunvolución poscentral de los territorios sensitivos del cuerpo.

Puede sorprendernos esta rareza. Pero, de hecho, como han avanzado Petit-Dutaillis y Pertuiset, la cabeza tendría un centro segmentario reducido, en vecindad con el del tronco. Esta reducción se comprende fácilmente: con la posición erecta, la cabeza del hombre ha perdido sus funciones defensiva y ofensiva, de búsqueda del alimento. El área cefálica que se encuentra en la región parietal inferior sería un área secundaria, área de expresión sensitiva en relación con el desarrollo del lenguaje y de la mímica.

Además, según Penfield existiría un área sensitiva general suplementaria en la cara medial del hemisferio cerebral. La figura 267 muestra, de superior a inferior, la representación de estas tres áreas: suplementaria, primaria o de especialización segmentaria, y secundaria o de expresión.

Todas las sensaciones llegadas a la conciencia por esta área somatosensitiva son, a pesar de su delicadeza, sensaciones burdas y elementales. Esta etapa de la sensación debe ser completada por el estadio de la percepción, denominado de la *interpretación discriminativa* y de la *síntesis poliestésica*. El fenómeno de sentir, esencialmente subjetivo, no informa a la conciencia sobre la cualidad de la sensación, ni sobre su intensidad, ni sobre su causa. Con la percepción aparece un fenómeno psicológico complejo que, por la suma de las sensaciones elementales y su comparación, permite a la conciencia elevarse hasta la interpretación del objeto que ha provocado estas sensaciones. Éste será el papel del área denominada *somatopsíquica* o *poscentral intermediaria,* que ocupa la mitad posterior de la circunvolución poscentral.

Sin embargo, como expresó excelentemente Lhermitte, por encima de la sensación y de la percepción debe encontrarse el reconocimiento. Yo puedo, palpando una barra de tiza, tener sensaciones de dureza, de rugosidad o de frío (estesia). La integración de estas sensaciones primarias me eleva hasta la percepción de un objeto largo, redondo, de una resistencia determinada. Sólo el reconocimiento nos permitirá identificar esta percepción con la de un objeto que yo conozco ya con el nombre de «tiza», es decir, comprender la significación simbólica.

Es lo que denominamos *gnosia.* Por tanto, al lado de las áreas somatosensitivas y somatopsíquicas, debe reconocerse un tercer territorio denominado *tactognóstico* o *parietal,* ya que esta área ocupa los pies de los lobulillos parietales superior e inferior.

Al lado de estas grandes áreas sensitivas somáticas, la corteza cerebral presenta, con sus zonas asociativas, las áreas de proyección que corresponden a los tres órganos de los sentidos que son la visión, la audición y el gusto.

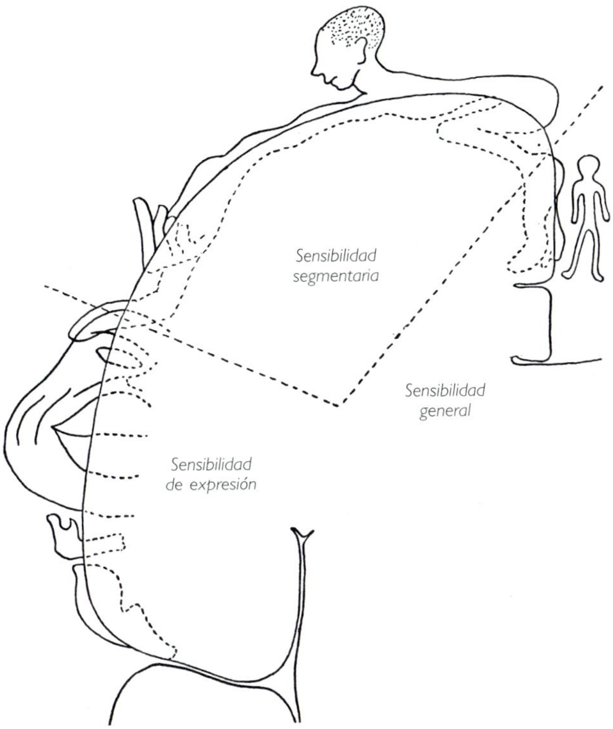

Fig. 267 ▪ Áreas sensitivas segmentaria y secundaria (según D. Petit-Dutaillis y B. Pertuiset).

Su ascensión filogenética reciente explica por qué su proyección es neocortical por oposición al sentido olfatorio de proyección alocortical.

ÁREA GUSTATIVA. Durante mucho tiempo se ha pensado que el área gustativa era solidaria del área olfatoria, ya que el sentido del olfato no puede disociarse apenas del sentido del gusto, al menos en el ser humano.

No obstante se experimenta una cierta dificultad para hacer llegar las sensaciones gustativas que siguen la vía de los nervios craneales hasta el territorio del alocórtex. Esta vía no ha sido demostrada aún; por el contrario, se conoce la que llega hasta el neocórtex y constituye el área gustativa a nivel de la parte basal de la circunvolución poscentral.

Las impresiones gustativas se perciben en el tercio posterior del dorso de la lengua, desde las valéculas epiglóticas inervadas por el X nervio craneal hasta el surco terminal, incluido éste, gracias a los plexos de origen de las fibras linguales del nervio glosofaríngeo (fig. 268). Estas fibras alcanzan el sistema nervioso central por medio de este nervio y van a hacer sinapsis en el tercio medio del núcleo del tracto solitario, que Nageotte califica de *núcleo gustativo*. Desde ese punto y por el lemnisco medial, alcanzan el tálamo y, después de un último relevo en el núcleo ventral posterolateral, van a proyectarse sobre la corteza cerebral en un territorio muy limitado.

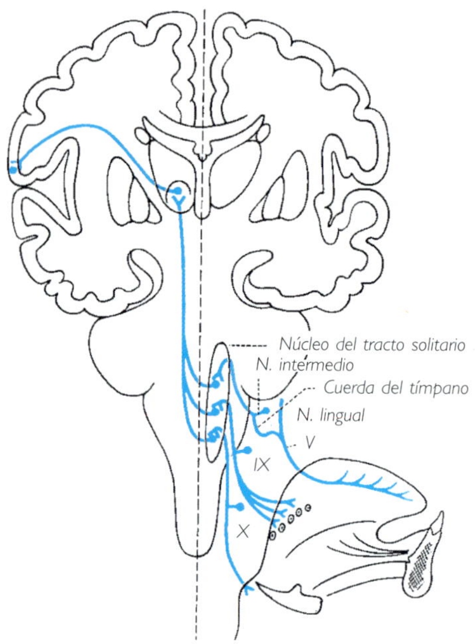

Fig. 268 ▪ Vías gustativas.

Para el vértice y los bordes de la lengua, otras fibras gustativas utilizarían el nervio lingual, la cuerda del tímpano y el nervio intermedio, para terminar también en el núcleo del tracto solitario.

Finalmente otras fibras, siguiendo también la vía del nervio lingual, ascienden con el nervio mandibular y terminan en la larga columna descendente del V nervio craneal (fig. 166). Después de hacer relevo, estas fibras alcanzan con el lemnisco medial el núcleo ventral posterolateral del tálamo. A partir de este nuevo relevo, van a terminar en la corteza neocortical de la circunvolución poscentral. Se ha podido así describir un área lingual gustativa justo superior al surco lateral y asociada al área sensitiva lingual, que integra, a la sensibilidad general de la lengua vehiculada por el V nervio craneal, la sensibilidad gustativa propiamente dicha transportada por los nervios craneales X y IX y por el nervio intermedio.

ÁREA AUDITIVA. El área auditiva o auditivosensorial está situada en la parte superior de la circunvolución temporal superior, a lo largo de su vertiente lateral (área supratemporal o circunvolución temporal transversa). Es en este campo (área 41) donde terminan las vías cocleares centrales desde su último relevo originado en el cuerpo geniculado medial. La destrucción de este centro no comporta la sordera total si no es bilateral. Si su destrucción es unilateral, se acompaña de un descenso insignificante de la agudeza auditiva bilateral (figs. 188 y 269).

En esta área se ha podido situar la proyección cortical de las diferentes partes de la cóclea, de tal manera que se admite que el lugar de percepción de los sonidos agudos radica en la parte más profunda de la circunvolución temporal transversa, mientras que el de los sonidos más graves radica en la porción más lateral. Este conjunto ha recibido la denominación de *cóclea cortical.* Podemos pensar, por comparación con los otros centros de proyección, que existen, alrededor de esta área que registra los ruidos y los sonidos sin interpretarlos, una zona de percepción y una zona de gnosia (área 42).

Este esquema permite, por ejemplo, pasar de la simple percepción de los sonidos que constituyen una palabra hasta la identificación de la palabra en tanto que palabra y, finalmente, hasta la interpretación de la idea que esta palabra representa. Si la palabra entendida pertenece a un idioma que no conocemos, este último estadio de re-

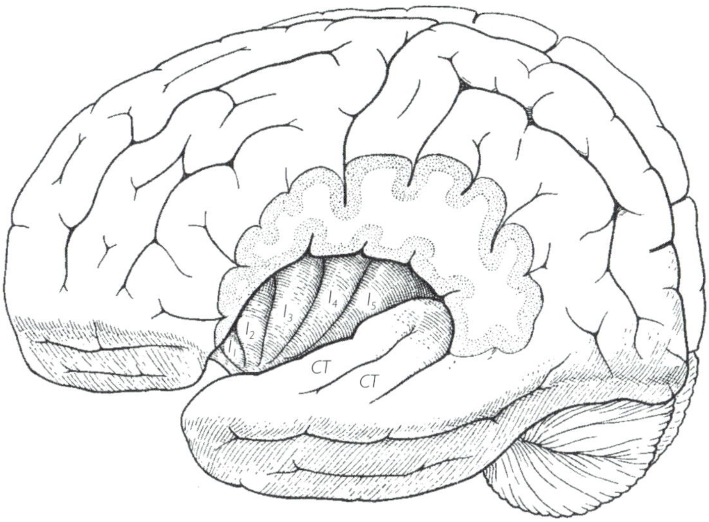

Fig. 269 ▪ Circunvoluciones transversas (CT) y de la ínsula visibles tras resección de la vertiente superior del surco lateral.

conocimiento no existirá por falta de una educación previa que haya enriquecido el área de interpretación.

Además de estas nociones, que permiten comprender las sorderas verbales, debe reservarse un lugar para todo lo que implica la audición, la percepción y la interpretación de los sonidos del lenguaje musical. Algunos sujetos con agudeza auditiva normal no pueden distinguir los sonidos entre sí; otros no son capaces de enlazar los sonidos, bien como cantantes, bien como oyentes, en el orden, la duración y el ritmo en que aparecen en una melodía; finalmente, otros no podrán entender la música en el sentido que la entienden los músicos y muy especialmente en su significación simbólica. Las lesiones patológicas han creado, en este dominio, disociaciones de una variedad y de una delicadeza tales que han permitido aislar los componentes de los distintos elementos que constituyen la base de la recepción, la comprensión y la expresión del lenguaje musical.

ÁREAS VESTIBULARES. La circunvolución temporal superior aparece también como el punto de terminación de las vías vestibulares. En efecto, su lesión se acompaña de vértigos espontáneos y de desviación conjugada de la cabeza y de los ojos. Parece que esta asociación de manifestaciones sensoriales y motoras la realiza sobre todo un área de control del sistema vestibular. Como quiera que sea, es interesante apuntar que el lóbulo temporal es el lugar de llegada a la corteza cerebral de la totalidad de las fibras del nervio vestibulococlear y el punto de partida de las fibras temporopontinas, cuyo importante papel en la regulación cerebelosa de la motricidad veremos más adelante.

Algunos autores sitúan también los centros vestibulares corticales en la circunvolución poscentral, región de la corteza cerebral que recibe las aferencias propioceptivas y

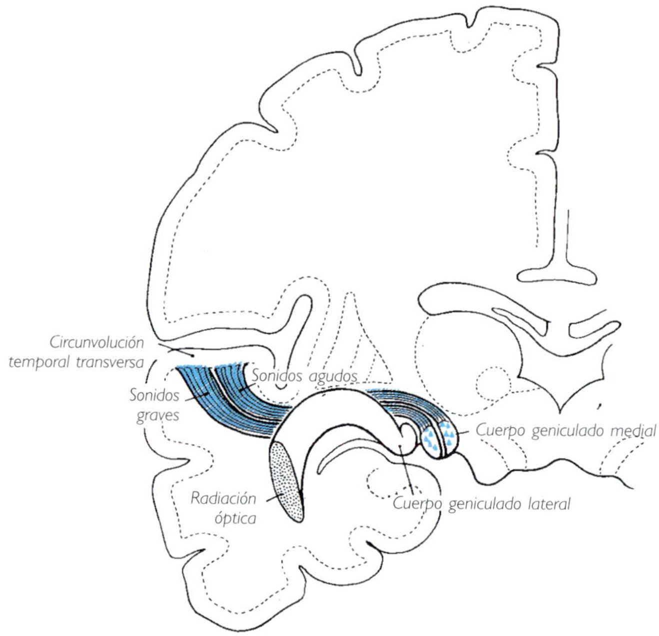

Fig. 270 ■ Radiación auditiva y su terminación en la circunvolución temporal transversa. Sus relaciones con la radiación óptica en un corte frontal esquemático del hemisferio izquierdo.

da origen a las fibras extrapiramidales. La lesión de estos centros comportará una pérdida de la noción de posición y, al mismo tiempo, una apraxia verdadera de la marcha.

ÁREA VISUAL. Probablemente es, de todas las áreas corticales, la que ha permitido las constataciones clínicas y las observaciones experimentales más exactas y más fecundas en el terreno del diagnóstico y la especulación. Presenta, en toda su pureza, la zona de proyección o de sensación, la zona de percepción y la zona de reconocimiento o de gnosia.

La zona de proyección también se denomina *área estriada* por la presencia de la estría occipital (Vicq-d'Azyr), *área sensoriovisual* por su función y *área calcarina* por su topografía. Ocupa los dos labios y el fondo del surco calcarino y se proyecta ligeramente sobre la vertiente lateral del polo occipital. Esta área calcarina es, en su sistematización topográfica, una réplica perfecta de la sistematización topográfica de la retina; es una verdadera retina cortical (Henschen). Cada punto de la retina se proyecta, en efecto, sobre un punto correspondiente de la corteza cerebral: la mitad superior de la retina sobre el labio calcarino superior, la mitad inferior de la retina sobre el labio calcarino inferior, y la mácula lútea en el extremo posterior del surco calcarino y sobre el polo occipital. Esta área representa el punto donde terminan todas las fibras que constituyen las radiaciones ópticas; su destrucción completa comportará la ceguera cortical total, a condición siempre de que dicha destrucción sea bilateral.

Si se conoce el trayecto de las fibras ópticas en el nervio óptico, el quiasma óptico y los tractos ópticos (v. fig. 225), es fácil imaginar los síntomas que derivan de una destrucción total unilateral de un segmento cualquiera del tracto óptico por una posible lesión localizada en el área estriada.

Junto a esta proyección topográfica de los diversos segmentos de la retina sobre los diversos territorios del área sensoriovisual, se ha propuesto el establecimiento de un nuevo mapa que corresponda a las distintas cualidades de las impresiones percibidas por la retina y, muy especialmente, a dos características básicas como son el color y la luz. En este caso, sus territorios de percepción respectivos no corresponderían a localizaciones en superficie sino en profundidad. Sea cual sea la exactitud de esta hipótesis, la realidad de las zonas especiales destinadas al registro del color y la luz cuadra perfectamente con la existencia controlada de la hemiacromatopsia y también con la especificidad otorgada a los conos en la percepción de los colores y a los bastones en la percepción de la luz.

Alrededor de esta zona sensoriovisual, que es una zona de proyección, se encuentra una zona de asociación denominada *visuopsíquica,* que corresponde a las áreas periestriadas y paraestriadas (Brodmann). Esta zona está especialmente desarrollada en la cara lateral del lóbulo occipital, la cual rebasa ampliamente; también se encuentra en la cara inferior del lóbulo occipital.

En esta zona visuopsíquica se realiza la síntesis de las sensaciones elementales registradas en el área estriada, síntesis que nos permite, en un primer estadio, percibir los objetos y, finalmente, elevarlos hasta el conocimiento de su valor simbólico.

Su destrucción comporta la ceguera psíquica, más correctamente denominada *agnosia visual.* La ceguera verbal pura representa el ejemplo más demostrativo. El sujeto que la padece ve perfectamente las palabras impresas o escritas, pero ha perdido la facultad de comprender su sentido. De esta manera, un individuo que sólo leyese el es-

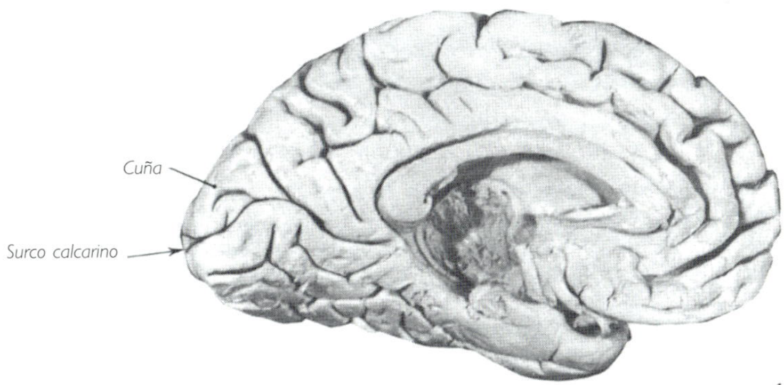

Fig. 271 ▪ Cara medial del hemisferio cerebral izquierdo, la cuña y el surco calcarino.

pañol se encontraría, en presencia de un texto escrito o impreso en este idioma, en la misma imposibilidad de entenderlo que si estuviese frente a un texto escrito o impreso en un idioma extranjero que nunca hubiera aprendido a leer o a escribir. Lo que es más: el área visuopsíquica también sería el punto donde se establecería la noción del espacio con sus distintas funciones «de orientación, de localización en profundidad y en extensión», de «percepción de las formas, de las dimensiones absolutas o relativas de las cosas», a las cuales hay que añadir la representación de la imagen corporal, de la imagen de sí mismo y del esquema postural (Lhermitte).

b) CENTROS EFECTORES. En estos centros se originan tres grandes corrientes descendentes: la de las vías piramidales, la de las vías extrapiramidales corticales y, finalmente, la de las vías oculocefalógiras.

ÁREAS PIRAMIDALES. El más importante de los centros efectores es el que gobierna, por la vía más larga y más simple, las deutoneuronas motoras situadas en el tronco del encéfalo (núcleos motores de los nervios craneales) y en el asta anterior de la

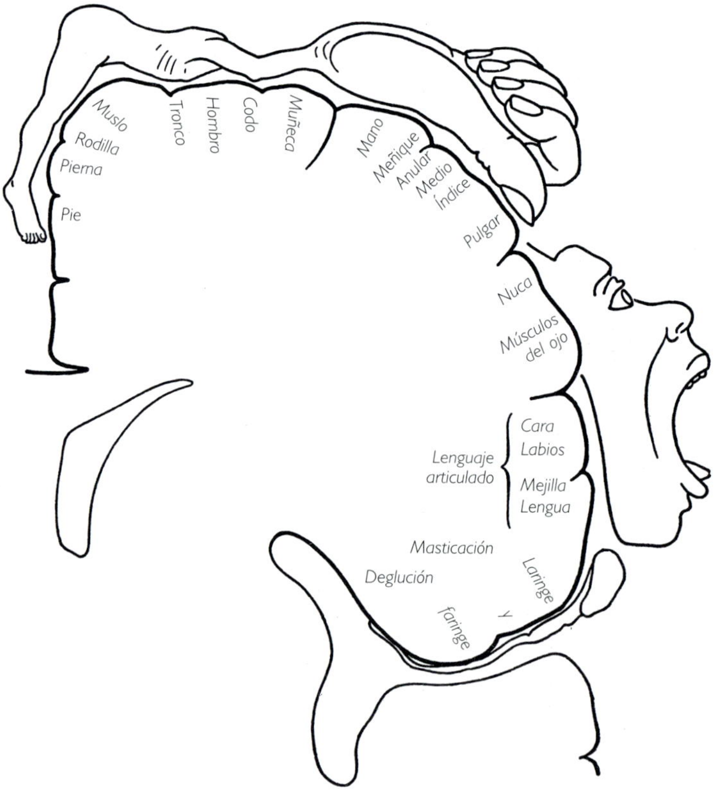

Fig. 272 ▪ Representación de las áreas motoras a lo largo de la circunvolución precentral (según Penfield y Rasmussen).

médula espinal (núcleos motores de los nervios espinales). Lo hace gracias a un conjunto de fibras que constituyen la vía piramidal. Este centro está localizado en la circunvolución precentral donde se encuentran agrupadas las grandes células piramidales (células de Betz) (área 4). Esta área se denomina indistintamente *área electromotriz* (responde a la excitación eléctrica), *área somatomotora* (corresponde a la contracción de los músculos estriados) o *área precentral* (por su situación anterior al surco central). Por su parte superior invade el lobulillo paracentral para terminar inferiormente en el opérculo parietal.

Esta área somatomotora es funcionalmente heterogénea, ya que puede ser subdividida en una serie de bandas superpuestas que corresponden a los segmentos del cuerpo bien individualizados. La representación motora de la corteza cerebral es también aquí somatotópica. Las vías piramidales se entrecruzan en sentido vertical, encontrándose, de superior a inferior sobre la corteza cerebral, los subcentros que gobiernan los movimientos de los dedos del pie, del propio pie, de la pierna, del muslo, del abdomen, del tórax, del hombro, del brazo, del antebrazo, de la mano, del dedo meñique, del dedo anular, del dedo medio, del dedo índice, del dedo pulgar, del cuello, de la frente, de la parte superior de la cara, de la parte inferior de la cara, de la lengua, de los músculos masticadores, de la faringe y de la laringe. Los axones originados en la parte superior de estas áreas alcanzan la médula espinal formando el tracto piramidal propiamente dicho o fibras corticoespinales; las que provienen de la parte inferior terminan en el tronco del encéfalo, a nivel de los núcleos motores de los nervios craneales, formando las fibras corticonucleares (v. fig. 287).

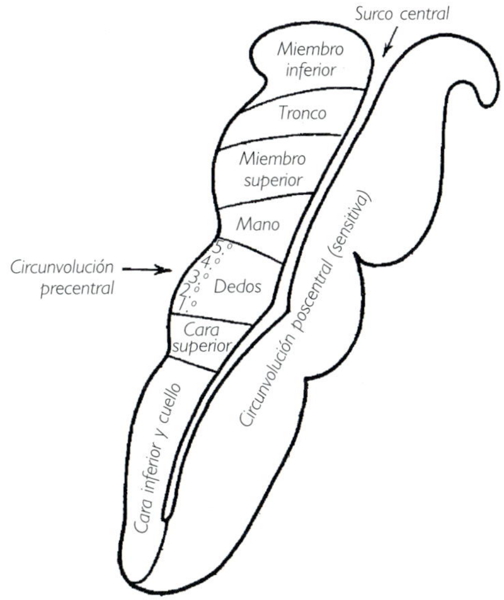

Fig. 273 ▪ Localizaciones motoras de la circunvolución precentral.

Conviene destacar lo siguiente:

1. La superficie del córtex que gobierna los movimientos de la mano y de los cinco dedos es, por sí misma, tan extensa como la que rige todos los movimientos de los miembros inferiores y del abdomen. Esto demuestra de qué modo la multiplicidad y delicadeza de los movimientos de una parte del cuerpo tienen mayor importancia en su representación cortical que el volumen de sus masas musculares.
2. Los centros ascienden desde los dedos del pie hacia el muslo y descienden desde el hombro hasta los dedos de la mano.
3. La radiación cubital precede a la radiación radial.

4. Finalmente, a nivel del extremo cefálico, los centros descienden de la frente a la laringe como si expresaran el enrollamiento ventral del extremo cefálico embrionario.

Aquí, como para los centros motores medulares, el dilema se plantea entre la existencia bien de centros musculares aislados (Foerster), bien de centros funcionales, bien de centros segmentarios. En la práctica, la concepción de centros funcionales cuenta con la aceptación de la mayoría, ya que concuerda mejor con la experimentación y la clínica. Pero nada se opone a que, en cada uno de estos centros funcionales, cada uno de los músculos a los cuales gobierna no tenga su representación individual, que se revela por una excitación muy delicada.

Por tanto, la zona somatomotora representa el punto donde se encuentran agrupados, en su orden lógico, los centros dedicados a la ejecución de los movimientos de cada segmento corporal. Sólo se trata de aparatos de ejecución cuya destrucción comporta fenómenos de parálisis únicamente para los movimientos voluntarios delicados. Sin embargo, en general sólo se ejecutan movimientos complejos. Asocian un movimiento delicado y preciso con un gesto, la movilización de un miembro y una actitud corporal. Esta función de asociación semivoluntaria y semiautomática corresponde a las áreas próximas al área precentral, situadas anteriormente a ella; de ahí el término *áreas premotoras* o, más simplemente, *área premotora.* La estructura de ésta recuerda a la del área precentral, de la que difiere por la ausencia de grandes células piramidales, que gobiernan los movimientos finos y delicados, y por la existencia de relaciones con los núcleos estriados (automatismo) y el tálamo (mecanismos de regulación y control de origen cerebeloso); estos dos tipos de relaciones son necesarios para ejecutar correctamente un movimiento de acompañamiento. Su lesión se traduce no por una parálisis propiamente dicha sino por la aparición de movimientos anárquicos, inadaptados al gesto deseado. Es la *apraxia motora.* La integridad de estas áreas somatopráxicas explica la incompleta abolición de los movimientos, lo cual apoya la actual concepción de su valor.

Sin embargo, por encima de estos ejecutantes, ya sean solistas o conjuntos, debe encontrarse el director de orquesta, el compositor, el que concibe, el que imagina, el que crea, y del cual los otros no son sino los intérpretes. De esta manera hemos llegado a la cumbre de la jerarquía anatómica y funcional, en el terreno puramente psíquico de la elaboración del pensamiento. ¿Existe en la corteza cerebral un área bien delimitada que corresponda a esta función superior? Algunos autores han querido situarla en las zonas frontal y prefrontal pero, ¿no es forzar la verdad el querer encerrar en límites tan rígidos una función que, para manifestarse, necesita probablemente la puesta en marcha de toda la corteza cerebral homo y heterolateral? Hace ya mucho tiempo que Grasset, al imaginar su centro O, había evitado asignarle un lugar preciso en su mapa cerebral. Volveremos sobre este asunto al final de este estudio.

ÁREAS EXTRAPIRAMIDALES CORTICALES. La gran vía eferente denominada *piramidal,* con sus dos componentes corticoespinal y corticonuclear, rige directamente y sin interrupción las neuronas del asta anterior de la médula espinal o las que integran los núcleos del tronco del encéfalo. No obstante, al lado de esta simple vía de dos neuronas, una central y otra periférica (mesencefálica, pontina, bulbar o espinal) se encuentra, como sabemos, un sistema regulador de múltiples eslabones: el sistema extrapiramidal.

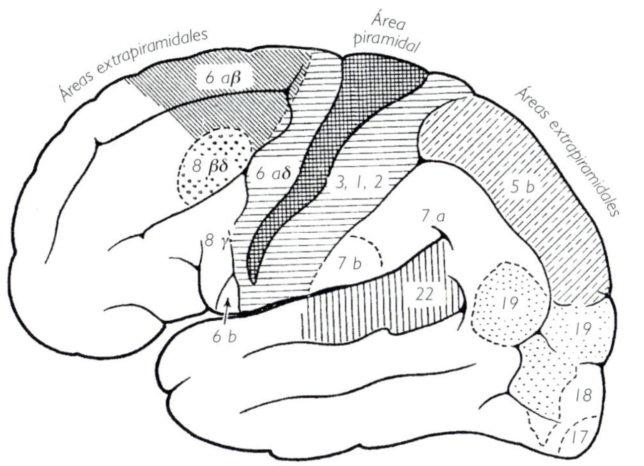

Fig. 274 ▪ Mapa de las áreas motoras piramidales y extrapiramidales (según Foerster).

Ya conocemos los elementos de este sistema que se sitúan a lo largo de todo el sistema nervioso central: los núcleos estriados, los núcleos subtalámicos, los núcleos del techo del mesencéfalo, el núcleo rojo, la sustancia negra, los núcleos vestibulares, la oliva y, finalmente, el cerebelo, órgano regulador por excelencia sujeto a los estímulos vestibulares y propioceptivos. Estos centros no funcionan siempre de forma completamente independiente de la corteza cerebral: la corteza cerebral ejerce además su control sobre ellos. A su vez, y mediante circuitos complicados, los centros subcorticales e inferiores influyen sobre el funcionamiento de la corteza cerebral. El sistema extrapiramidal puede así compararse con un servomecanismo que facilita y armoniza los impulsos que van por la vía común; no obstante, ésta está dirigida por el sistema piramidal.

Finalmente, la formación reticular participa activamente en el funcionamiento del sistema extrapiramidal debido a su papel en el despertar o la vigilia: no es sorprendente que, a partir del tálamo, los elementos que pertenecen a este sistema asciendan hasta la corteza cerebral, mientras que otros descienden hasta el tronco del encéfalo y la médula espinal. Estas neuronas ocupan una gran parte de la superficie del córtex, no sólo del córtex premotor de la circunvolución precentral y de las circunvoluciones frontales cercanas, sino también del córtex parietal, occipital y temporal. Una parte de sus fibras acompañan, en su descenso, al tracto piramidal, son aquellas que pueden denominarse *parapiramidales.* Otra parte alcanza los núcleos reticulares del puente (facilitadores) o bulbares (inhibidores), y puede que incluso los núcleos del tronco del encéfalo.

De esta manera el córtex, despertado por la formación reticular, actúa a su vez sobre los centros facilitadores o inhibidores del tronco del encéfalo y modifica, mediante su mediación, la actividad de la médula espinal.

La superficie ocupada por la parte cortical del sistema extrapiramidal o áreas extrapiramidales es muy extensa, ya que representa un 85 % de toda la corteza motora. Comprende las áreas denominadas *supresoras* y las áreas extrapiramidales propiamente dichas.

Áreas supresoras y fibras parapiramidales. Estas áreas se denominan así porque son capaces de inhibir el funcionamiento del área motora principal. Su importancia fisiológica, aunque actualmente discutida, merece una breve descripción. Son, a uno y otro lado del área precentral, el área FAs o 4s, el área PD o 2 y, además, en el lóbulo frontal, el área FC u 8; en el lóbulo occipital, una cinta alargada alrededor del área OA o 19, y por último, a nivel de la corteza cingular, en la cara medial del hemisferio cerebral, el área LA o 24.

El impulso supresor que parte de estas regiones alcanzaría, por vías directas, el núcleo caudado y luego el globo pálido. A su vez, el pálido lo reenviaría hacia la corteza precentral y premotora, áreas 4 y 6, siguiendo las vías sucesivas del fascículo lenticular del núcleo ventral anterior del tálamo y las fibras talamocorticales. El sistema es, pues, corticoestriocortical, desempeñando el tálamo en este circuito su papel de centro filtrador y centralizador.

Lo que es más: algunos datos clínicos hacen pensar que el córtex de las áreas 4 y 6, regularizado en su acción por los núcleos estriados, podría tener influencia sobre la médula espinal. Los impulsos modificados serían proyectados mediante fibras

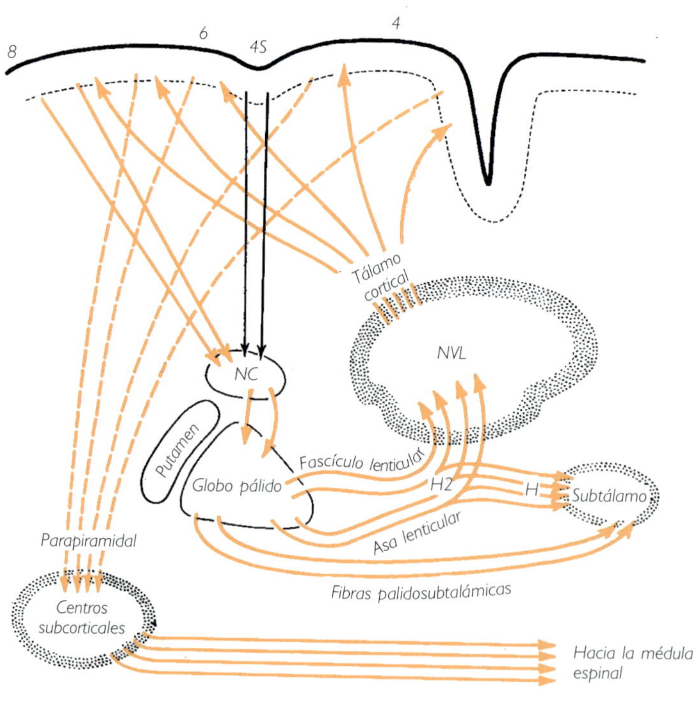

Fig. 275 ▪ Diagrama de las vías supresoras y parapiramidales (según Bucy). NC, núcleo caudado; NVL, núcleo ventrolateral.

parapiramidales (Bucy) o adversivas. Estas últimas acompañarían las fibras corticoespinales o piramidales hasta el asta anterior, donde terminarían. Así pues, la acción del pálido se haría notar por esta vía sobre los centros periféricos del asta anterior.

Áreas del sistema corticoneocerebeloso. El neocerebelo proporciona el segundo mecanismo de regulación de los impulsos motores corticales. Esto no debe extrañarnos: el cerebelo, órgano terminal, es el centro regulador por excelencia. Hemos tenido ocasión de ver en su momento cómo se sitúa en el trayecto de las vías vestibulares (arquicerebelo) y de las vías propioceptivas (paleocerebelo) y hemos esbozado su situación en el circuito de las vías corticales (neocerebelo).

Ha llegado el momento de retomar este sistema neocerebeloso a partir de su origen y de darle su completa significación. Sabemos que comporta dos grandes fascículos aferentes: un tracto frontopontino (Arnold) y las fibras parietopontinas y temporopontinas (Türk Meynert).

- El *tracto frontopontino* nace de un territorio que corresponde a las áreas 6a y 6b. Desde allí sus fibras alcanzan, pasando por el segmento anterior de la cápsula interna, la parte más medial del pie del pedúnculo cerebral, medialmente a las fibras corticonucleares. Van hasta los núcleos del puente, donde sinapsan con las neuronas pontocerebelosas.
- Las *fibras parietopontinas* y *temporopontinas* nacen, como su nombre indica, de dos territorios bien distintos. Uno es parietal y se extiende sobre la circunvolución poscentral y sobre el lobulillo parietal superior; corresponde a las áreas 1, 2, 3 y 5. El otro es temporal y se extiende sobre la circunvolución temporal superior (área 22). Las fibras originadas en las capas profundas de este córtex bordean el putamen, mientras que las parietales pasan por el segmento posterior de la cápsula interna y las temporales por su segmento sublenticular. Después estos dos grupos de fibras, parietales y temporales, se reúnen y van a ocupar el segmento lateral del pie del pedúnculo cerebral lateralmente a las fibras corticoespinales y, desde ese punto al igual que el tracto frontopontino, sinapsan a su vez con la neurona pontocerebelosa.

El destino análogo de todas las vías corticopontinas puede recordarse en pocas palabras: habiendo alcanzado el puente y después la corteza cerebelosa y el núcleo dentado, la vía extrapiramidal asciende hacia el tálamo (núcleo ventrolateral) y hacia la corteza motora, donde termina, habiendo así acabado su largo circuito corticocortical. Se comprende fácilmente la utilidad de esta vía: aporta a la ejecución de un movimiento voluntario la contribución reguladora del cerebelo, sin el cual no sería posible.

Señalaremos que las fibras parietopontinas y temporopontinas parten de las áreas posteriores de una región donde vienen a combinarse los estímulos sensitivos y sensoriales, auditivos y visuales, que nos permiten representar nuestro cuerpo en el espacio. De alguna manera, a partir de estas áreas asociativas se realiza la regulación del movimiento voluntario, ya que la imagen que construimos de nuestro cuerpo es indispensable para dirigir nuestros movimientos.

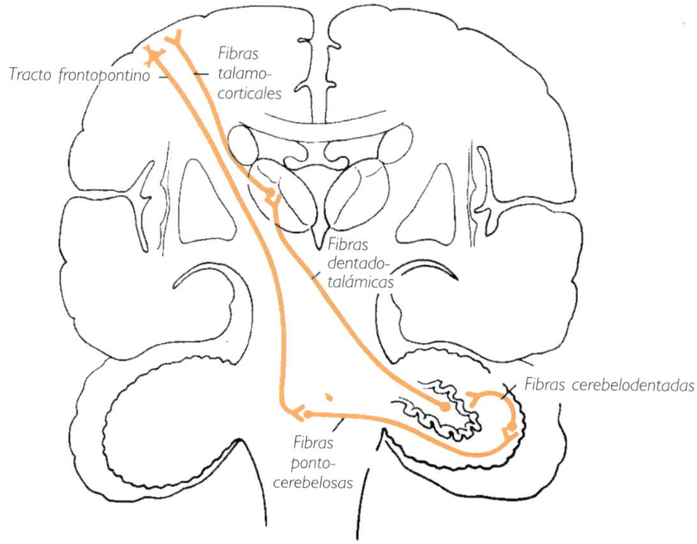

Fig. 276 ▪ Diagrama del sistema extrapiramidal corticoneocerebeloso.

De la misma manera, es indispensable la previsión de nuestros movimientos, es decir, su proyección en el tiempo. Esto parece estar asegurado por los impulsos que siguen el tracto frontopontino. De hecho, esta vía tiene su origen en ciertas áreas prefrontales que Bonin denomina, a causa de sus conexiones, *áreas de la previsión.*

Existen, además de estas grandes áreas extrapiramidales de la región frontal (área 8) y de la región occipital (área 19), otras áreas que tienen un valor análogo para los movimientos conjugados de la cabeza y de los ojos. Hablaremos de ellas al tratar acerca de la vía oculocefalógira.

Áreas del sistema corticosubcortical. La corteza extrapiramidal controla los núcleos estriados y los centros paleoencefálicos subtalámicos, bien mediante vías directas, bien mediante colaterales de los fascículos o tractos descendentes. Las primeras fibras alcanzan el núcleo caudado o el putamen (corticoestriadas), o también el núcleo rojo (corticorrúbricas), la sustancia negra (corticonígricas) o la formación reticular (corticomesencefálicas). Estas fibras provendrían sobre todo de las áreas 4, 5 y 6. En cuanto a los fascículos o tractos descendentes, enviarían a su vez, en su recorrido por la cápsula interna o después de atravesarla, colaterales a estos mismos núcleos. Recordemos que el cuerpo estriado regula el funcionamiento del pálido y que éste, por medio del fascículo lenticular, gobierna los centros subtalámicos y mesencefálicos. Así, los centros inferiores no pueden escapar a este doble control cortical directo o indirecto.

Podría sorprendernos la amplia superficie ocupada por el origen de las vías extrapiramidales en la corteza cerebral. Ello se debe a que los movimientos de acompañamiento que efectuamos son, de hecho, más numerosos que los movimientos voluntarios. Cuando se coge un objeto con los dedos (acto voluntario), se asocia a este gesto un desplazamiento de la mano y del antebrazo, del brazo y del hombro, destruyendo un equilibrio que se reemplaza con otro nuevo. Así pues, un acto preciso pero limitado necesita una cadena de contracciones musculares con regulaciones estriadas y cerebelosas. La corteza cerebral asegura el control y unifica la complejidad en un todo, que corresponde a la armonía del gesto deseado.

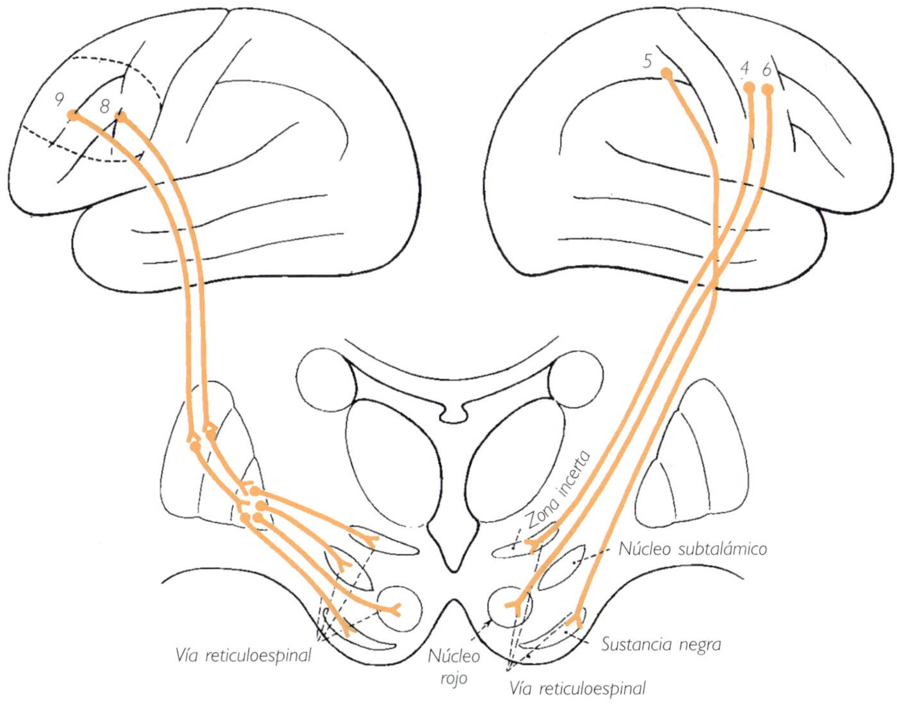

Fig. 277 ▪ Diagrama del sistema corticosubcortical.

ÁREAS CORTICOOCULOCEFALÓGIRAS. La existencia de áreas dedicadas a los movimientos conjugados de los ojos, asociados a la rotación de la cabeza, aporta una nueva demostración de la realidad de los centros corticales funcionales.

Al estudiar los fascículos de asociación del tronco del encéfalo, hemos visto cómo el mecanismo de la sinergia de los dos globos oculares estaba asegurado por el fascículo longitudinal medial que une los núcleos oculomotores. Los movimientos voluntarios de los dos ojos suponen necesariamente un control único a partir de la corteza cerebral, nivel exclusivo de la deliberación.

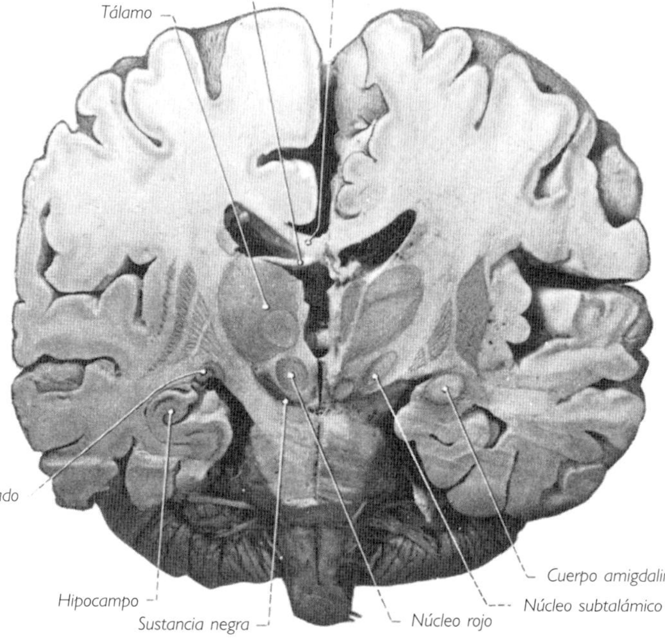

Fig. 278 ▪ Corte frontal de los hemisferios cerebrales y del puente que muestra los tractos corticopontinos a su llegada al puente.

El área cortical atribuida a esta función, o área corticooculocefalógira, se localiza en la circunvolución frontal media y actúa como centro funcional de la lateralidad de la mirada. Este centro gobierna ante todo el único núcleo del nervio craneal VI o nervio *abducens,* que es heterolateral. Este núcleo, mediante una vía de asociación recibida del fascículo longitudinal medial, dirige a su vez el centro del músculo recto medial homolateral y del nervio craneal XI homolateral.

Así, el hemisferio cerebral izquierdo determina el movimiento que lleva la mirada hacia la derecha y hace girar la cabeza en el mismo sentido. Aparece como el centro dextrógiro voluntario; el hemisferio derecho, por los mismos motivos, constituye el centro levógiro. La persona hemipléjica inmersa en coma profundo mira, se dice, hacia su lesión (desviación conjugada de la cabeza y de los ojos), al estar abolida la función dextrógira o levógira del hemisferio cerebral afectado.

Existe además otra área oculógira, pero sometida a la influencia directa de los centros visuales próximos al surco calcarino: si los ojos ven, la mirada sigue lo que los ojos ven, por ejemplo los objetos que se desplazan o la línea de texto que estamos leyendo. Este movimiento ocular depende de la atención que dedicamos a lo que miramos y reconocemos o intentamos reconocer, fenómenos que están en relación con el centro gnósico de la visión.

Mientras que el tronco del encéfalo regula los automatismos y el área frontal la mirada dirigida voluntariamente en una determinada dirección, este segundo centro cortical de localización occipital participa en un mecanismo que asocia la gnosia visual y la dirección de la mirada. Este centro está localizado en el área paraestriada (área 19 u OA), relacionada con el área frontal por medio del fascículo occipitofrontal (fig. 279). Así, puede actuar en solitario o en asociación con el centro frontal.

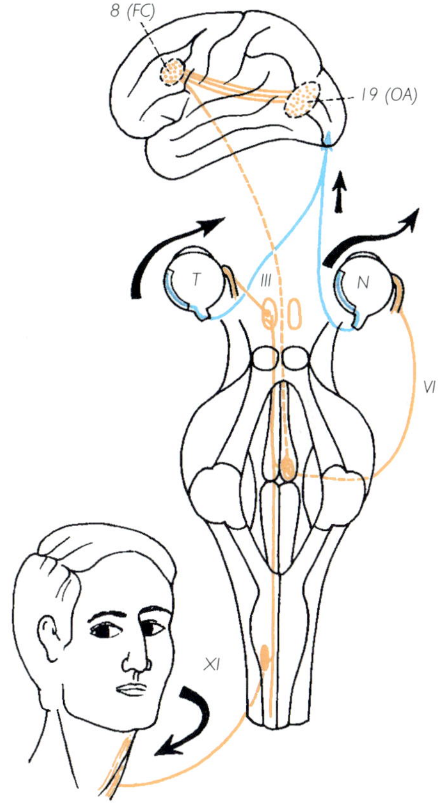

Fig. 279 ▪ Vía anatómica corticooculocefalógira.

La exposición que acabamos de detallar de los centros y vías del movimiento oculógiro sólo proporciona de modo muy imperfecto la imagen de las estructuras capaces de explicar la fisiopatología de los movimientos conjugados de los globos oculares. Conjuntamente con los movimientos voluntarios, que pueden realizarse en los tres planos del espacio, existen también los movimientos de mímica, los movimientos sensoriorreflejos, los movimientos optocinéticos y los movimientos posturales reflejos. Debe admitirse que cada una de estas diversas funciones posee un estructura anatómica propia.

Así, al lado del centro frontal y del centro parietal, se han podido describir centros temporales articulados con la zona auditiva (reflejos sensorial y auditivo).

También debe admitirse la intervención de los núcleos talamoestriados en la realización de los movimientos conjugados. Intervendrían en la función postural y en el automatismo oculomotor gracias a un circuito reflejo en el que fibras descendentes partirían del cuerpo estriado (pálido) y serían, por este motivo, uno de los elementos de la vía extrapiramidal.

Para concluir, digamos que cada hemicórtex da origen a fibras laterógiras, predominantemente cruzadas, pero también a fibras laterógiras directas, y que cada hemicórtex, probablemente de forma sinérgica con el otro, gobierna los movimientos en sentido superior e inferior.

2. Territorios corticales en relación con las actividades propias de la personalidad

a) ESQUEMA CORPORAL. La imagen de nuestro cuerpo resulta de la reunión de informaciones originadas de procedencias diversas. En efecto, conocemos nuestro «yo corporal» de varias maneras: por el tacto, que nos permite darnos cuenta de su forma y de su consistencia; por todos los influjos propioceptivos, que nos informan sobre nuestra postura y nuestra situación en el espacio; por la vista, que nos lo muestra y lo hace familiar; por el oído, sensible a nuestra voz y a los ruidos que provocamos. Todas estas informaciones suministradas por los órganos de los sentidos nos permiten diferenciarnos de aquello que no somos nosotros.

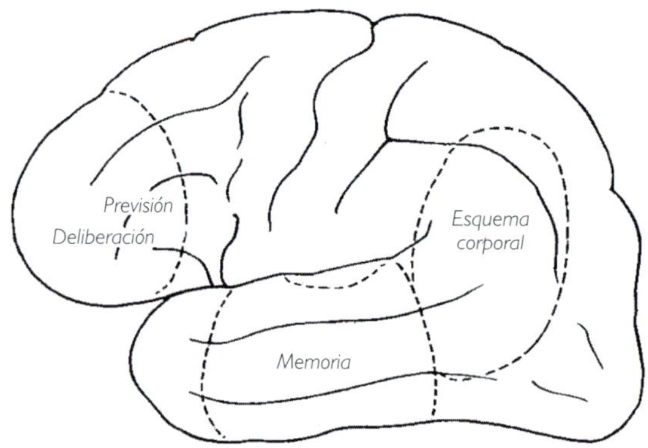

Fig. 280 ▪ Áreas del esquema corporal y de la memoria.

Ahora bien, las áreas de la sensibilidad táctil (áreas parietales), de la audición (áreas temporales) y de la visión (áreas occipitales) están unidas a una región del hemisferio cerebral situada en sus confines: el área del esquema corporal. Su territorio corresponde a las circunvoluciones que rodean el extremo posterior del surco lateral y del surco temporal superior. Estos pliegues de paso, particularmente desarrollados en el ser humano, comprenden las áreas PF y PG del lóbulo parietal, PH y TA del lóbulo temporal y OA del lóbulo occipital (fig. 280).

Hay que indicar que esta región es también la zona de proyección del pulvinar (fig. 218), núcleo talámico que recibe sus influjos de los cuerpos geniculados medial y lateral y del núcleo ventral posterolateral, es decir, de los relevos diencefálicos de las vías auditivas, visuales y del tacto.

b) CORTEZA PREFRONTAL Y ÁREAS DE LA PREVISIÓN. La acción, como ya hemos indicado, exige previsión; ahora bien, las intervenciones que afectan a la región de los polos frontales se acompañan en grados diversos de una cierta degradación de los procesos mentales necesarios para una acción proyectada (Penfield). Hay que destacar que esta región del córtex frontal (áreas FD, FE, FF) posee numerosas relaciones.

Recibe sus aferencias profundas del núcleo medial del tálamo y está unida al córtex motor precentral, al córtex sensitivo poscentral, al córtex occipital y al córtex temporal por vía del fascículo uncinado. Estos hechos anatómicos, junto con los datos clínicos, sugieren enérgicamente el papel que le ha sido atribuido y del que ya hemos hablado a propósito del córtex extrapiramidal (v. pág. 242): el de un factor regulador del movimiento voluntario. El córtex prefrontal, como indicaremos más adelante, sería capaz de regir los centros hipotalámicos, favorables a los mecanismos de acción (fig. 280).

c) ÁREAS DE LA EMOCIÓN. Los sentimientos afectivos y las emociones son frecuentemente provocados por la visión, audición u olor de ciertos seres u objetos. Las emociones desencadenan a su vez manifestaciones más o menos enérgicas que tienen siempre un doble aspecto, motor y vegetativo: miedo, alegría, cólera, deseo, etc. Ahora bien, existen dos regiones de la corteza cerebral que están unidas directamente a los centros reguladores de la motricidad y a los núcleos hipotalámicos, y pueden así presidir la producción de los fenómenos emotivos. Son el córtex prefrontal y el área cingular o límbica.

El córtex prefrontal de las áreas FD y FE está unido en los dos sentidos al córtex precentral y a los núcleos posteriores del hipotálamo, denominados por Hess «ergotropos»: su estimulación produce fenómenos de hipertensión, de aceleración cardíaca y reacciones de furor o de miedo. Es fácil pensar, según von Bonin, que el lóbulo frontal no prevé solamente las acciones, sino que al mismo tiempo regula el funcionamiento del sistema vegetativo para tener los mecanismos corporales dispuestos para la acción.

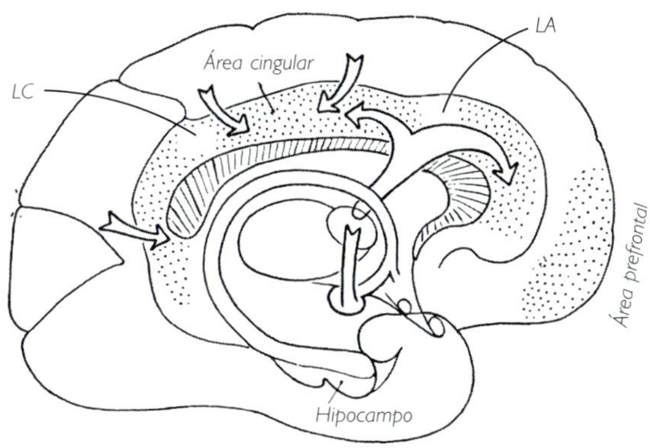

Fig. 281 ■ Diagrama de la áreas de la emoción y de sus relaciones.

El córtex del área cingular LA, LC (fig. 281) se superpone casi exactamente al gran lóbulo límbico de Broca; su parte anterior LA es un área supresora muy potente, capaz de inhibir las actividades motoras por su acción sobre el núcleo caudado y sobre la formación reticular del tronco del encéfalo.

El área cingular recibe sus aferentes de todas las áreas supresoras del córtex cerebral (frontales, parietales, preoccipitales). Recibe también aferentes del sistema del hipocampo por la vía del núcleo anterior del tálamo (v. pág. 343). Esta última aferencia es especialmente interesante, pues demuestra que el rinencéfalo puede provocar a la vez efectos vegetativos, por sus fibras de proyección, sobre los núcleos hipotalámicos anteriores (centros trofotropos de Hess) y una acción directa potente, por medio del córtex límbico, sobre los centros motores subcorticales.

El área cingular, activada por el neocórtex y por el arquicórtex, que envía a su vez sus impulsos hacia los centros inhibidores subyacentes, es según Papez el lugar donde se establece de manera privilegiada el conjunto de los mecanismos cuya traducción es justamente denominada *emoción*.

Añadiremos que la corteza cingular es un mesocórtex, es decir, una mezcla de isocórtex y alocórtex, lo cual implica, desde un punto de vista funcional, la asociación de fenómenos de conciencia y de comportamiento instintivo.

d) MEMORIA. La memoria es la capacidad de fijar el presente y de evocar el pasado, de reconocerlo y situarlo en el tiempo. Está formada por un gran número de elementos de naturaleza muy diversa: unos son sensoriales (imágenes, sonidos, tacto, dolor, temperatura); otros son motores (movimientos); algunos además pertenecen a la esfera afectiva o emotiva, o son puramente intelectuales (ideas, pensamientos, etc.). Todo esto es difícil de expresar en términos anatómicos y sin duda imposible de situar bajo esta forma en la corteza cerebral. Seríamos incapaces de hablar de ello si algunos hechos descritos por Penfield (1953, 1957) no sugiriesen que los fenómenos de excitación pueden ser liberados por la estimulación de las caras superolateral y medial del lóbulo temporal. Hay que recordar que se trata precisamente de regiones sin aferencias talámicas y sin relación directa con las vías de proyección. Estas mismas regiones, por el contrario, están unidas con las áreas prefrontales por el fascículo uncinado, con las áreas del esquema corporal, las áreas auditivas y las áreas visuales. En cuanto a la fijación de los hechos recientes y la posibilidad de evocarlos, esta función corresponde al hipocampo. Si bien no conocemos los mecanismos de la memoria, actualmente podemos al menos integrarla en el mapa de la corteza cerebral.

e) ÁREAS VEGETATIVAS: CEREBRO VISCERAL. Acabamos de ver la importancia del área cingular o límbica en la producción de los fenómenos vegetativos ligados a las emociones, responsables en cierta manera, como ha dicho Yakovlev, de la expresión externa de los estados internos.

La producción de fenómenos vegetativos sobrepasa el marco del área cingular o límbica para invadir las circunvoluciones vecinas: circunvoluciones orbitarias del lóbulo frontal, uncus de la circunvolución parahipocampal del lóbulo temporal, partes colindantes del uncus, lóbulo de la ínsula y cara lateral del lóbulo frontal. Estas áreas frontales viscerales se relacionan con el hipotálamo anterior o trofotropo, y las áreas orbitarias con el hipotálamo posterior o ergotropo. Este conjunto de áreas corticales ha sido denominado por Gloor *cerebro visceral* (fig. 282). Estimulándolas se ha podido modificar el ritmo respiratorio e inhibir los movimientos del tubo digestivo o la contracción de la vejiga. Penfield ha demostrado que la excitación de la corteza insular provoca una evocación abdominal dolorosa. Además, en la región cingular anterior se encontrarían pequeñas áreas, cercanas unas a otras, denominadas *centro del placer* y *centro de la aversión*. Los monos estimulados mediante finos electrodos

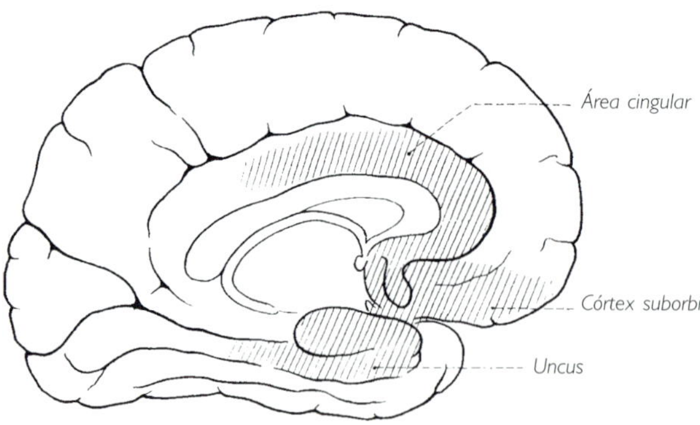

Fig. 282 ▪ Cerebro visceral.

insertos en ellas buscarían espontáneamente la estimulación del primero de estos centros y huirían del segundo.

Hay que señalar que las áreas del cerebro visceral están unidas en ambas direcciones al núcleo medial dorsal del tálamo hasta el hipotálamo. Por otra parte, están en relación directa con el rinencéfalo olfatorio, bien a nivel de las áreas septales vecinas bien por medio del cuerpo amigdalino.

3. Centros de la expresión verbal o del lenguaje. Anteriormente hemos indicado una curiosa particularidad de las grandes áreas somatotípicas: la cabeza tiene una doble representación. Una es segmentaria, reducida y contigua a la del tronco: la otra, más específica para los ojos, la boca, la lengua y la laringe, ocupa de hecho la región inferior de las áreas centrales. Estas áreas, especialmente desarrolladas en el ser humano y denominadas *de la expressión,* corresponden a la parte principal de lo que se ha dado en llamar *centros del lenguaje.*

Los clínicos, por un legítimo deseo de análisis, tienden a oponer teóricamente las distintas formas de afasia pura, que califican de *anartria* y *agrafia* para las afasias motoras o de expresión, y de *ceguera verbal* y *sordera verbal* para las afasias sensoriales o de comprensión. De ese modo, interpretan idealmente el déficit de las zonas de proyección corticífugas o corticípetas que hemos ya descrito en el capítulo de las localizaciones cerebrales y, más exactamente, el déficit de las zonas de ideación práxicas o gnósicas que rodean esas zonas de proyección. No obstante, ésta es una visión demasiado simplista del problema de la afasia. La destrucción de estas zonas entraña, en efecto, fenómenos de apraxia o de agnosia que no son del dominio de la afasia propiamente dicha. La afasia es algo más que un trastorno del automatismo en la expresión o comprensión del lenguaje. Estos medios de expresión y de comprensión tendrían sólo un empleo elemental si, como dice Ombredanne, el pensamiento no sostuviera el lenguaje y si, a su vez, el lenguaje no mantuviese y multiplicase el pensamiento.

En efecto, ¿qué es el lenguaje si no el medio que posee cada ser para comunicarse con otros seres y muy especialmente con sus semejantes, así como, refiriéndonos al lenguaje interior, el medio por el que cada persona puede hacer conscientes pensamientos que de otro modo no serían formulables ni, por tanto, concebibles?

El lenguaje supone, en el inicio, la intervención de medios emisores y medios receptores que deben concordar entre sí. Los medios efectores comprenden los gestos del conjunto o de una parte del cuerpo (la mímica es la forma más matizada), las imágenes (dibujo y escritura), los ruidos, los sonidos y finalmente el lenguaje hablado. Los órganos receptores son el tacto, la vista (interpretación de formas, imágenes y caracteres escritos) y la audición (interpretación de ruidos, sonidos y palabras).

Bajo el término de *afasia* sólo se estudian, en general, los trastornos que producen un efecto en la emisión o en la comprensión del lenguaje hablado o escrito. Pero, como acabamos de decir, hay otras formas de lenguaje. Una determinada lesión del área tactognósica ocasiona una agnosia táctil o ceguera táctil que, para un ciego habituado al lenguaje Braille, constituirá una verdadera ceguera verbal.

Ateniéndonos a las *afasias puras* del lenguaje hablado o escrito, se admite que derivan de un trastorno anatómico o funcional que implica a una de las cuatro zonas corticales vecinas de los territorios de proyección correspondientes (fig. 283). Éstas son:

1. El pie de la circunvolución frontal media (anterior a los centros motores de los dedos) para la agrafia.
2. El pie de la circunvolución frontal inferior (anterior a los centros motores neumolinguofaringolaríngeos) para la anartria (área de Broca).
3. La parte media de la circunvolución temporal superior (anterior a la zona de proyección de las fibras cocleares) para la sordera verbal.
4. La circunvolución angular (alrededor de la terminación del surco temporal superior) anterior a la zona occipital periestriada, para la ceguera verbal.

La lesión electiva comporta las diversas formas de afasia pura. Además, entre estos cuatro territorios existen fibras de conexión cuya integridad es indispensable para su funcionamiento y cuya interrupción da lugar a las denominadas *afasias transcorticales.* En efecto, es difícil hablar sin tener la sensación auditiva de las frases que se pronuncian, como es difícil escribir sin tener la sensación visual de las palabras que se trazan.

Así pues, y para atenernos al sustrato anatómico de las afasias puras, en la corteza cerebral pueden imaginarse:

1. Zonas de proyección.
2. En la proximidad de estas zonas, territorios práxicos y gnósicos unidos a las zonas de proyección correspondientes.
3. Fibras que recorren en todas direcciones el cuadrilátero limitado por las zonas precedentes y que las solidarizan entre sí.

De esta manera son posibles las distintas formas de lenguaje y también se explica la extraordinaria rareza de las afasias puras o selectivas.

Sin embargo, el ser humano no es el único que posee los mecanismos anatómicos capaces de realizar gestos, trazar líneas o emitir sonidos, así como de percibirlos mediante los aparatos táctil, visual o auditivo. Por encima de estos mecanismos elementales de

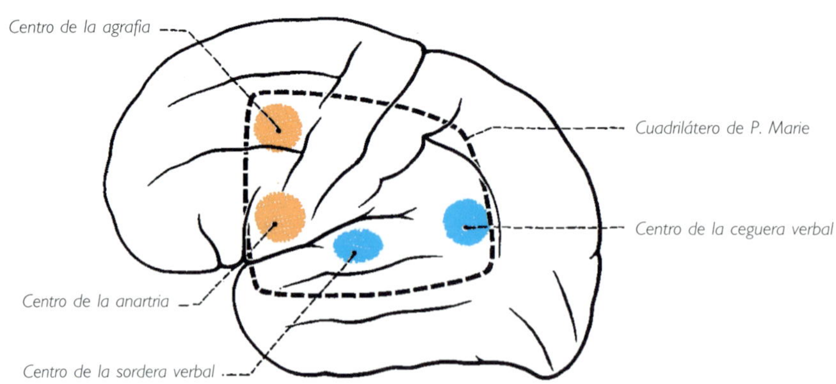

Fig. 283 ▪ Proyección esquemática de los centros de la afasia en la zona cortical del lenguaje.

la expresión y de la comprensión verbal debe obligatoriamente existir un lugar para la elaboración intelectual. Como dice Ombredanne, el automatismo verbal que no anima ninguna intención puede dar la ilusión de una elaboración intelectual inexistente.

No siempre hay paralelismo entre la manifestación verbal y el pensamiento, y muy frecuentemente se constata el divorcio entre este mecanismo verbal (p. ej., la logorrea, el empleo de frases y fórmulas hechas) y el mecanismo superior de la elaboración intelectual.

Así pues, es lógico y necesario considerar, por encima de los distintos territorios que delimitan el cuadrilátero que acabamos de describir, la existencia de otros que serán la localización de la ideación (fig. 284). Ahora bien, la afasia verdadera no es otra cosa que una manifestación de un trastorno de los fenómenos psicológicos de la ideación. Como dice Moutier, «la afasia no es sino un trastorno intelectual especializado para el lenguaje». Es probable que esta ideación ponga en juego, para manifestarse, la actividad de todo el córtex y que incluso tome prestado del diencéfalo los elementos afectivos que le son necesarios. Pero esta actividad puede estar trastornada, incluso después de una lesión localizada, gracias al fenómeno de la diasquisis* de von Monakoff. Así pues, no hay más que una afasia verdadera, que es aquella consecutiva al trastorno del lenguaje interior; este lenguaje interior está asimismo mantenido y elaborado por una sistematización infinitamente compleja, por una melodía cinética (von Monakoff) a la cual sería vano buscar una localización, porque pone en marcha la actividad de todo el cerebro. Pero bordeamos aquí un terreno donde el anatomista sólo puede penetrar con prudencia, ya que parece condenado a abandonar toda esperanza de encontrar alguna realidad objetiva susceptible de ser inscrita en un esquema.

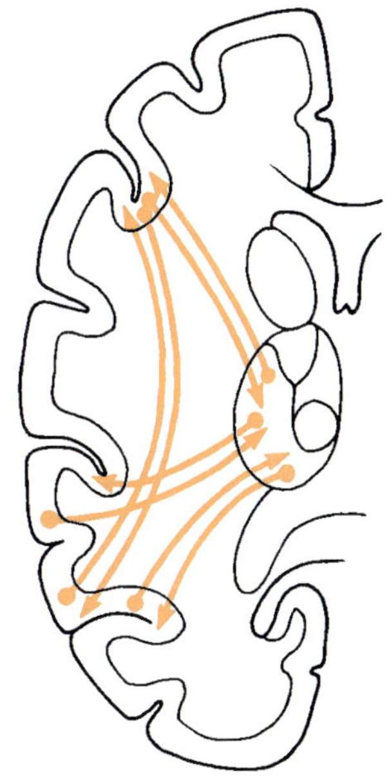

Fig. 284 ▪ La zona del lenguaje en un corte transversal del hemisferio cerebral izquierdo. Control por los núcleos basales de la corteza motora y sensorial implicada en los mecanismos del lenguaje.

Sin embargo, y aun cuando las cuatro zonas de expresión y de comprensión existen sin discusión en los dos hemisferios cerebrales, y aunque sea legítimo admitir por otra parte la participación de los dos hemisferios cerebrales en la elaboración intelectual, se sabe que sólo el hemisferio cerebral izquierdo en los diestros (y el derecho en los zurdos) interviene en la función del lenguaje. No obstante, también la realización del lenguaje hablado, por ejemplo, requiere la actividad de los órganos neumolaringofaringobucales, cuya inervación central y periférica es manifiestamente bilateral. ¿Cuál

* Perturbación que crea una lesión alrededor de sí misma.

es la explicación anatomofisiológica de esta localización central y unilateral de la función del lenguaje, localización única en la sistematización del sistema nervioso central? La explicación se encuentra en la imperiosa necesidad de una perfección absoluta en el funcionamiento sincrónico de los músculos sinérgicos de la fonación. Ahora bien, esta sinergia exige, para manifestarse idealmente, la supremacía en el mando de un único hemisferio cerebral. De este modo, el tartamudeo se explica por falta de predominio de un hemisferio cerebral sobre el otro.

Así, podemos concluir que en los diestros, por ejemplo, el hemisferio cerebral izquierdo no es el centro del mecanismo de la elaboración del pensamiento, que sería bilateral, ni la sede de los centros perceptores y emisores, que requieren para manifestarse la puesta en marcha de los dos hemisferios cerebrales, sino de un centro único de gobierno unilateral en relación con los centros elaboradores y los propios centros de proyección bilateral. Así se manifiesta la importancia atribuida a las fibras comisurales interhemisféricas y, en la juventud, cuando la educación no ha fijado definitivamente los mecanismos y los circuitos por los que se elabora y se manifiesta el pensamiento verbal, la posibilidad de las sustituciones que pueden establecerse entre los dos hemisferios cerebrales.

Finalmente, y del mismo modo que hemos señalado la intervención de las funciones afectivas del diencéfalo en la elaboración del pensamiento, hay que destacar el papel desempeñado por el cuerpo estriado en la expresión verbal. En razón de sus conexiones con la corteza cerebral, constituye el centro susceptible de realizar la sintonía de los órganos neumolaringofaringobucales. Se comprende, por tanto, la significación completa de los esquemas clásicos, que engloban, por debajo de los territorios corticales de la afasia, las masas blancas y grises subyacentes, es decir, a la vez las fibras transcorticales o intercorticales y los núcleos basales (tálamo y núcleo lenticular) (fig. 285).

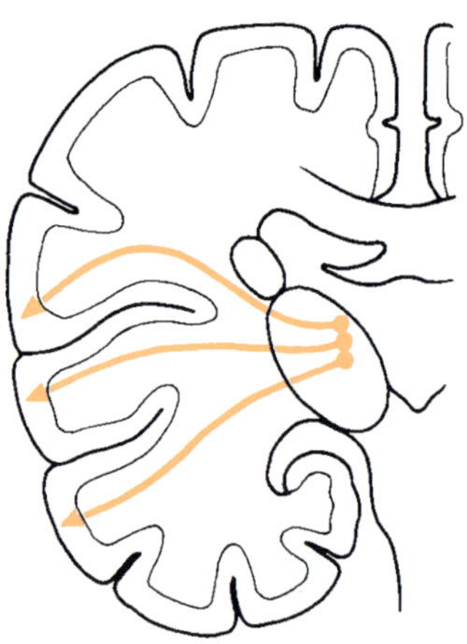

Fig. 285 ▪ La zona del lenguaje en un corte frontal que pasa por la región de la circunvolución angular y el pulvinar. Control de la corteza cerebral sensorial implicada en los mecanismos del lenguaje.

a) DOMINANCIA HEMISFÉRICA. La exposición anterior, que concierne a los centros de la expresión verbal, a los diversos mecanismos asociados a ellos, al reconocimiento y por tanto a la memoria, plantea un problema que debe resolverse: el de la unidad de la dirección y del pensamiento frente a la dualidad hemisférica y de la lateralización de las actividades propias a cada uno de los lados, derecho o izquierdo, del cuerpo. Esta unidad supone una localización especial: fue el cuerpo pineal para Descartes, el sistema centroencefálico del tronco del encéfalo para Penfield o, más prudentemente, para Grasset, el centro O sin localización precisa en un cerebro que funciona como un todo. No obstante, parece que la preponderancia derecha de la mano en el hombre y el lenguaje confieren al hemisferio izquierdo este papel de dominancia en relación con el otro hemisferio cerebral. Sin embargo, otras funciones cerebrales tanto más elevadas pero tal vez menos fáciles de poner de relieve, como el reconocimiento de las formas y el del propio cuerpo, estarían adscritas al otro hemisferio cerebral, hemisferio cerebral dominante por consiguiente para esas funciones. De este modo, cada hemisferio cerebral tendría la dominancia de funciones generales, independientes de las actividades sensoriales y motoras, en relación con un lado del cuerpo.

4. Trayecto intrahemisférico de los haces de proyección. Todos los centros corticales de proyección, sean efectores o receptores, están unidos a los pisos subyacentes por haces de fibras blancas. Se entremezclan con las fibras de asociación intrahemisféricas y comisurales interhemisféricas, así como con las fibras de la corona radiada para constituir la masa de sustancia blanca limitada por la capa cortical que denominamos *centro oval* (Vieussens).

Entre todos los fascículos efectores, la vía piramidal, los fascículos frontales de la vía corticooculocefalógira y las vías motoras indirectas son los únicos que pasan por la cápsula interna. El fascículo destinado a los núcleos de los nervios craneales atraviesa la cápsula interna a nivel de la rodilla; de ahí el nombre de *fascículo geniculado* que recibe a veces; las fibras corticoespinales del tracto piramidal se concentran en el brazo posterior. La vía temporopontina (Turck-Meynert) se insinúa inferior al núcleo lenticular. La vía corticooculógira, que se origina en la circunvolución angular, debe alcanzar el pedúnculo cerebral mediante un trayecto subtalámico.

Ninguna de las vías ascendentes atraviesa la cápsula interna, salvo la radiación talámica que aprovecha su brazo anterior. Las radiaciones ópticas llenan, extendiéndose transversalmente hacia la porción retrolenticular, la vía coclear originada en su mayor parte en el cuerpo geniculado medial; se desliza inferior y posterior al núcleo lentiforme.

En cuanto a las vías de la sensibilidad general, después de su relevo en el tálamo, emergen de éste constituyendo las radiaciones parietales de la corona radiada.

En las líneas precedentes, hemos enumerado y situado rápidamente los fascículos corticales denominados *de proyección*. Éstos se caracterizan por su origen o su terminación en las áreas corticales, en las que las lesiones destructivas o irritativas se traducen en fenómenos motores o sensitivosensoriales, inmediata y fácilmente observables. Se dice, de acuerdo con Flechsig, que sólo estos fascículos unen el córtex con las masas grises subyacentes del eje cerebroespinal. Todas las demás zonas, denominadas *de asociación* o *zonas mudas* porque no responden a la experimentación mediante manifestaciones objetivas sino psíquicas, no poseerían fibras de unión con los otros pisos del sistema nervioso central.

Ahora bien, hemos visto que el tálamo, por sus fibras talamocorticales y corticotalámicas (elementos de la corona radiada), está relacionado con casi toda la superficie del neocórtex, actuando no sólo con las zonas de proyección, sino también con las zonas de asociación.

Concluyamos que la terminología clásica, si bien es aceptable por sus aplicaciones fisiopatológicas, no es defendible desde el punto de vista estrictamente anatómico.

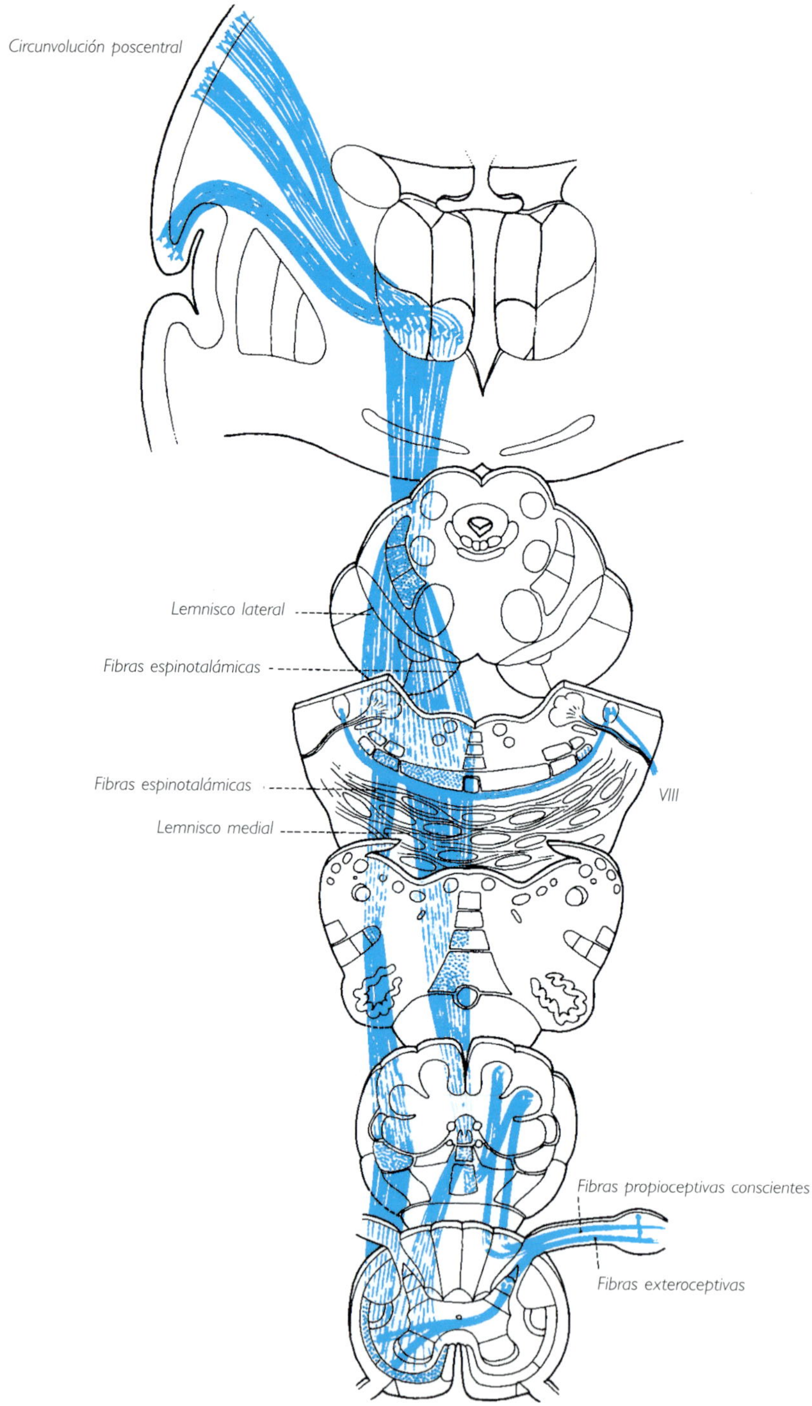

Fig. 286 ▪ Esquema resumido de las vías sensitivas.

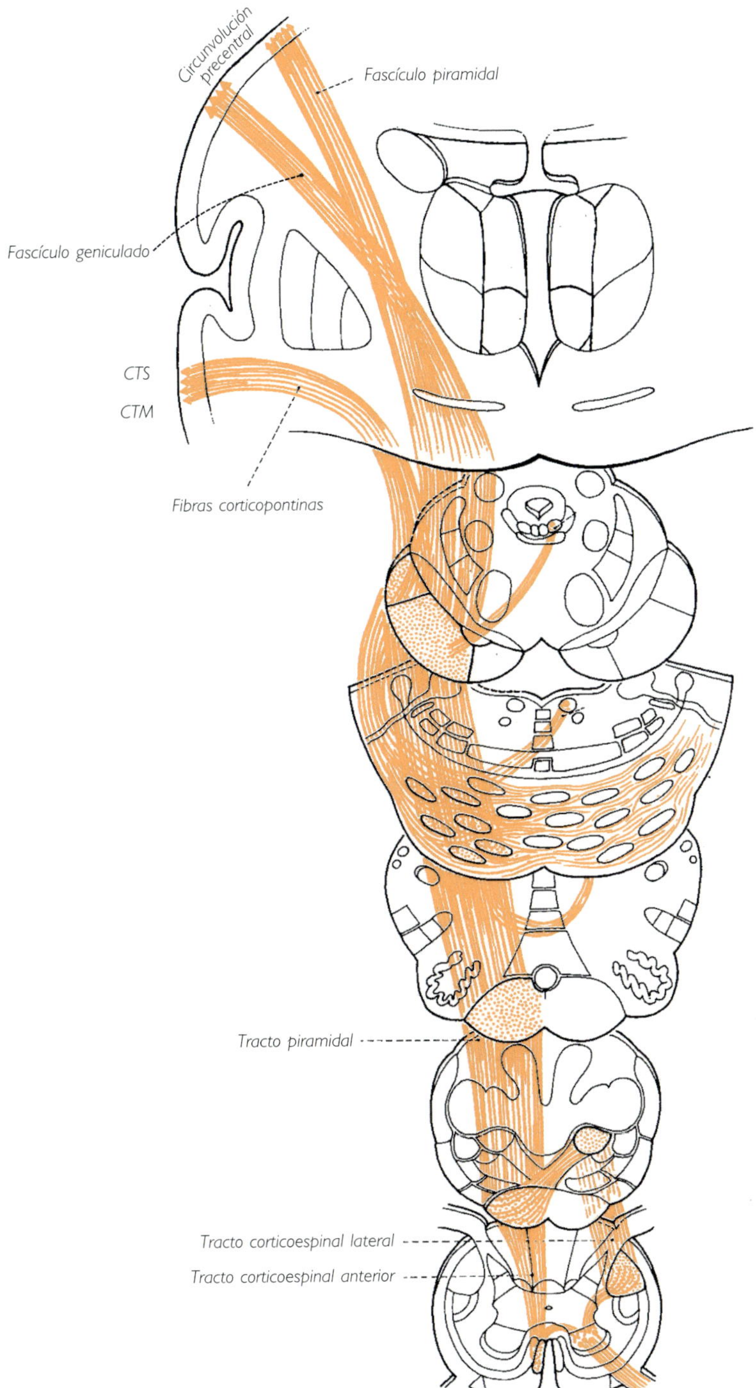

Fig. 287 ▪ Esquema resumido de las vías motoras principales. CTM, circunvolución temporal media; CTS, circunvolución temporal superior.

No hay territorio cortical que no esté unido a las masas grises subyacentes, y el tálamo es una de las más importantes.

Pero sin duda toda la corteza cerebral está unida al tálamo por fibras de proyección corticípetas y corticífugas, y que el mismo tálamo está unido a los núcleos estriados por un lado y por otro a los centros vegetativos del hipotálamo y a los centros mesodiencefálicos reguladores de las funciones corticales. Este tosco esquema parece susceptible de facilitar la interpretación de los síntomas derivados de las lesiones que afectan a estas zonas mudas y especialmente los consecutivos a un daño sufrido por los lóbulos frontales (ataxia frontal y trastornos del equilibrio, por su unión con los núcleos estriados): disminución de la expresión mímica, disminución de la atención, trastornos propiamente intelectuales por sus conexiones con el tálamo y el hipotálamo.

En resumen, puede decirse que todo el neocórtex está, sin ninguna excepción, unido al tálamo por fibras talamópetas o talamófugas, e incluso a los núcleos estriados, del mismo modo que está unido a la corteza cerebral del otro hemisferio.

Entre todas las fibras corticífugas, sólo las fibras piramidales corticoespinales y corticonucleares alcanzan los pisos subyacentes sin relevo en el tálamo. Sólo ellas constituyen las vías de proyección.

Todas las fibras corticípetas hacen relevo en el tálamo antes de alcanzar la corteza cerebral. La excepción de las vías óptica y coclear es sólo aparente, puesto que los cuerpos geniculados son una dependencia del tálamo. Entre todas estas fibras corticípetas, sólo se consideran vías de proyección aquellas que transportan la sensibilidad general, las impresiones visuales y las auditivas.

Finalmente, fieles a nuestro deseo de facilitar la tarea del lector, ofrecemos ahora dos figuras que recapitulan el paso de las grandes vías motoras y sensitivas a través del sistema nervioso central (figs. 286 y 287). El lector encontrará fácilmente en estos cortes sucesivos las nociones de relaciones que ha ido adquiriendo a lo largo de esta exposición. Estas figuras le permitirán al menos revisar rápidamente su comportamiento y su situación a través de los diferentes pisos. Las anotaciones al margen le remitirán al texto o a las figuras de las páginas precedentes.

C. **Fibras de asociación intrahemisféricas y comisurales interhemisféricas**

Conocemos ya las áreas de la corteza cerebral, tanto del alocórtex como del neocórtex: representan los denominados *territorios de proyección* (fig. 288). Unas corresponden a las neuronas corticífugas; las otras, a los puntos de llegada de las fibras corticípetas (vías de la sensibilidad general, vías sensoriales del olfato, del gusto, de la audición y de la visión).

Cada una de estas áreas se halla rodeada de una zona de coordinación, encargada de las funciones práxicas para las áreas motoras (parapiramidales y extrapiramidales) y de las funciones gnósicas para las áreas sensitivosensoriales. Ya hemos visto estos distintos territorios complejos, dominados a su vez por nuevas zonas denominadas *de asociación.*

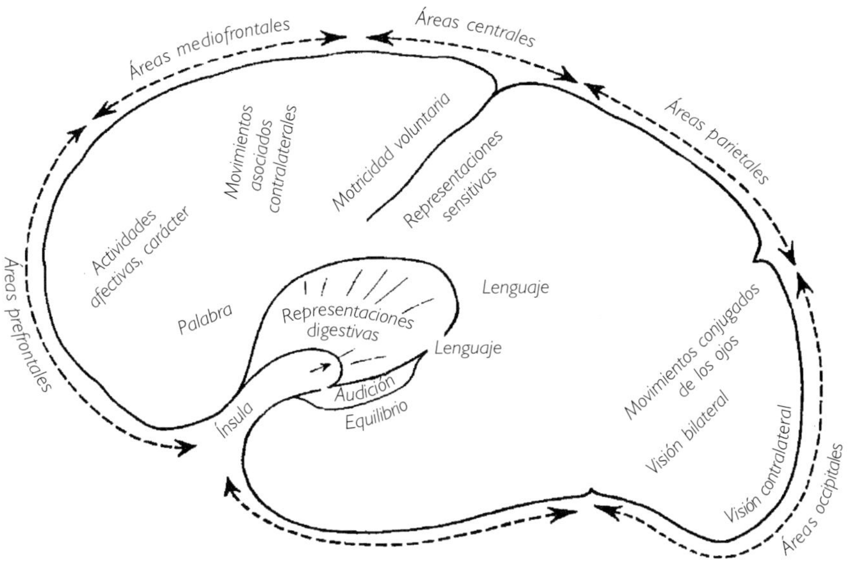

Fig. 288 ▪ Áreas funcionales de la cara superolateral del hemisferio cerebral izquierdo (según Penfield, modificado).

Lo expuesto sobre los territorios corticales en relación con las actividades propias de la personalidad y de los centros del lenguaje nos ha demostrado que las zonas de localizaciones funcionales están asociadas entre sí. En efecto, las fibras enlazan las diferentes áreas de un mismo hemisferio, constituyendo fascículos cortos o largos; además, todos los puntos del manto cerebral de un lado están unidos por fibras comisurales interhemisféricas a los puntos simétricos del manto del otro lado. Es interesante anotar que, para ciertas funciones atribuidas al polo frontal (deliberación) o al lóbulo temporal (memoria), sólo se observa déficit cuando la lesión o la intervención es bilateral. Esto significa que el córtex cerebral, a pesar de la independencia de sus zonas funcionales, constituye un conjunto solidario, tanto funcional como anatómicamente. Por otra parte, esta solidaridad no existe sólo para cada hemisferio cerebral, sino también para los dos hemisferios cerebrales íntimamente unidos por las comisuras.

FIBRAS DE ASOCIACIÓN INTRAHEMISFÉRICAS. Algunas de estas fibras son muy cortas y reúnen entre ellas las circunvoluciones vecinas. Se denominan *fibras arqueadas del cerebro.* Las otras son largas y discurren entre los distintos lóbulos hemisféricos. Éstas forman el fascículo longitudinal superior, el fascículo uncinado y el cíngulo, que se enrolla alrededor del umbral del hemisferio y une el lóbulo frontal con el lóbulo temporal, así como el fascículo longitudinal inferior, que se extiende entre el polo occipital y el polo temporal (fig. 289).

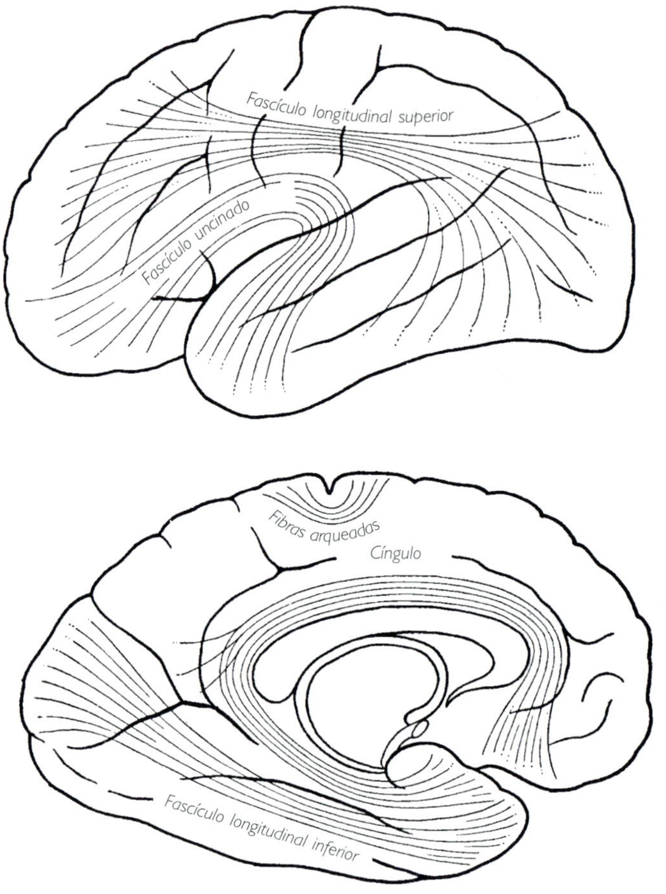

Fig. 289 ▪ Fibras de asociación intrahemisféricas.

Finalmente, un último grupo está representado por las fibras que reúnen los centros de proyección con sus áreas asociativas. De esta manera, para la audición, por ejemplo, las fibras irían desde la zona de proyección (parte media de la circunvolución temporal superior) hasta el extremo posterior de esta misma circunvolución (centro de la audición verbal); para la visión, numerosos fascículos, originados en los labios y en el fondo del surco calcarino, irían a proyectarse en las caras medial, lateral e inferior del lóbulo occipital en las áreas periestriadas y paraestriadas. Entre estos fascículos citaremos la cintilla sensoriovisual de Elliot Smith, que une el surco calcarino con el lobulillo angular, centro de la ceguera verbal. Por último, para el rinencéfalo hemos descrito los fascículos de asociación intrahemisféricos, en la primera categoría de los cuales hay que situar las fibras hemisféricas del fórnix, que se agrupan constituyendo los pilares derecho e izquierdo.

FIBRAS COMISURALES INTERHEMISFÉRICAS

1. Aspecto morfológico. Tres comisuras (el cuerpo calloso, el fórnix y la comisura anterior) reúnen los dos hemisferios pasando como un puente anterior y superiormente al diencéfalo (fig. 290).

a) CUERPO CALLOSO. Es una gruesa lámina de sustancia blanca, convexa en sentido anteroposterior. Se incurva posteriormente, formando el esplenio superiormente a los colículos; se enrolla anterior e inferiormente y forma la rodilla del cuerpo calloso, que termina afilándose en la pared anterior del tercer ventrículo. Esta parte afilada se conoce con el nombre de *pico del cuerpo calloso.*

b) FÓRNIX. Es una delgada comisura en forma de bóveda triangular, de vértice anterior y base posterior, sostenida por cuatro pilares; de éstos los anteriores (columnas) se separan del vértice, y los posteriores (pilares) de los ángulos de la base.

Subyace al cuerpo calloso y está unido a él por su base, soldada al esplenio; después se aleja progresivamente en sentido anterior. El espacio que los separa está ocupado, sobre la línea media, por las paredes y la cavidad del septo pelúcido.

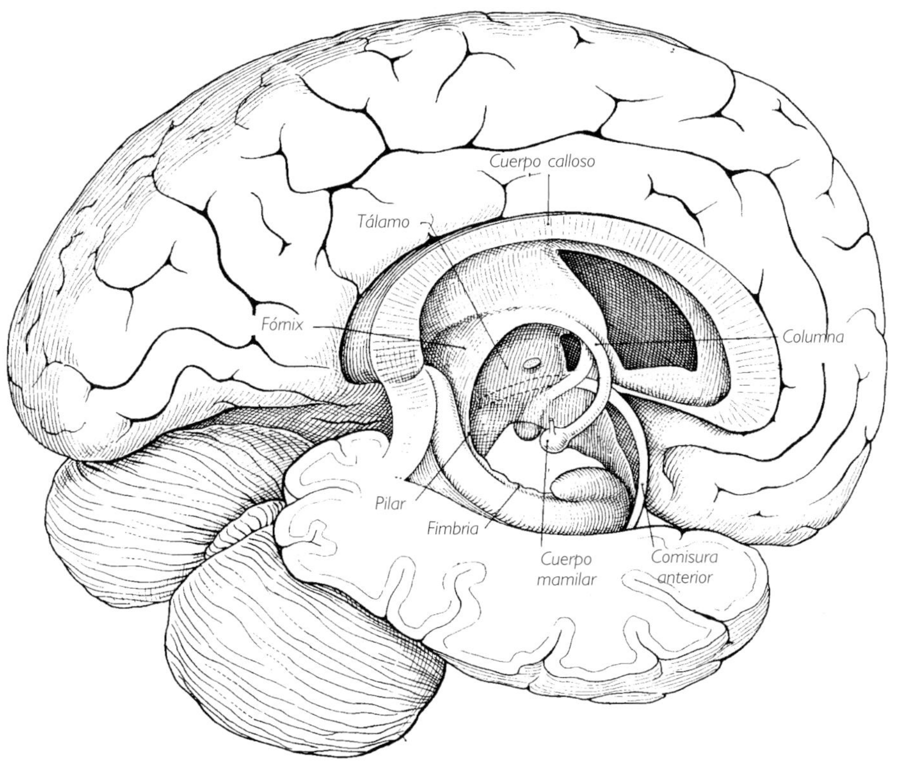

Fig. 290 ▪ Comisuras interhemisféricas.

La bóveda del fórnix, el cuerpo y sus columnas y pilares rodean en su concavidad la pared superior del tercer ventrículo.

Así, mientras que sus bordes laterales descansan sobre la cara superior de los dos tálamos, sus columnas incurvadas abrazan, por sus extremos anteriores, el polo anterior de cada tálamo, limitando con ellos los agujeros interventriculares derecho e izquierdo. Sus pilares, que rodean posteriormente el extremo posterior del tálamo, terminan inferior y anteriormente en el hipocampo ventral y reciben a este nivel la denominación de *fimbria del hipocampo* (fig. 262).

c) COMISURA ANTERIOR. Es un pequeño fascículo blanco horizontal que se extiende del extremo de un lóbulo temporal a otro, pasando anterior a la pared anterior del tercer ventrículo, entre la lámina terminal anteriormente y las columnas del fórnix posteriormente.

2. Aspecto funcional. Nadie podría cuestionar la ley fundamental que está en la base de la sistematización del sistema nervioso central y que requiere que las vías intraaxiales estén cruzadas. Toda lesión del hemisferio cerebral izquierdo, si radica en una zona de proyección, se traduce por un síntoma motor o sensitivo-sensorial localizado en la mitad derecha del cuerpo. Pero sólo se trata, insistimos en ello, de áreas de proyección. No obstante, incluso en éstas y con mucha mayor razón si se trata de áreas asociativas e intelectuales puras, la solidaridad entre los dos hemisferios cerebrales es una realidad anatómica innegable. Podemos aportar una prueba indiscutible. Si en un corte sagital y medio que separa los dos hemisferios cerebrales medimos las superficies de sección de las distintas comisuras interhemisféricas, vemos que su superficie total es 7-8 veces mayor que la superficie representada por la totalidad de los fascículos blancos que atraviesan los pedúnculos cerebrales, es decir, por la totalidad de las fibras de proyección corticípetas o corticífugas.

Sin embargo, nuestros conocimientos fisiopatológicos no concuerdan con la importancia volumétrica de estas fibras interhemisféricas. Innegablemente el volumen más considerable del hemisferio cerebral izquierdo en las personas diestras, así como la localización en su corteza de los centros del lenguaje, demuestran el valor de cada hemisferio cerebral como centro funcional autónomo. Pero ninguna de estas constataciones prevalece sobre el hecho anatómico que avanzamos y que seguramente encontrará algún día su confirmación en un estudio más a fondo de la solidaridad funcional interhemisférica.

La división del córtex en alocórtex y neocórtex se vuelve a encontrar en el valor de las comisuras, algunas de las cuales son arquicorticales (fórnix y comisura anterior) y otras neocorticales (cuerpo calloso).

a) COMISURAS DEL ALOCÓRTEX. **FÓRNIX**. Por sus fibras transversales une entre sí los dos hipocampos (fig. 291).

COMISURA ANTERIOR. Pertenece, como el fórnix, a las vías olfatorias. Por sus fibras de la porción anterior, reúne los dos bulbos olfatorios; por sus fibras de la porción posterior solidariza el uncus y el cuerpo amigdalino (fig. 292).

b) COMISURA DEL NEOCÓRTEX. **CUERPO CALLOSO**. Es la más voluminosa de las comisuras, lo cual no es de extrañar ya que une la totalidad de las superficies neocorticales. Las radiaciones medias o del cuerpo, de dirección transversal, unen los lóbulos parietales, la parte posterior del lóbulo frontal y la mayor parte del lóbulo temporal. Las radiaciones anteriores o de la rodilla, el fórceps menor o fórceps frontal,

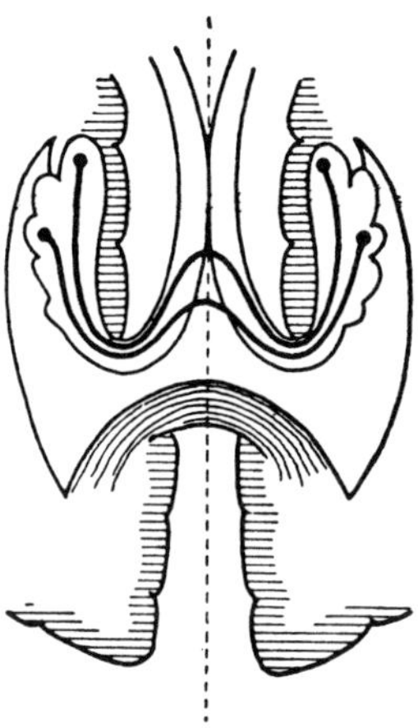

Fig. 291 ▪ Fibras comisurales del fórnix.

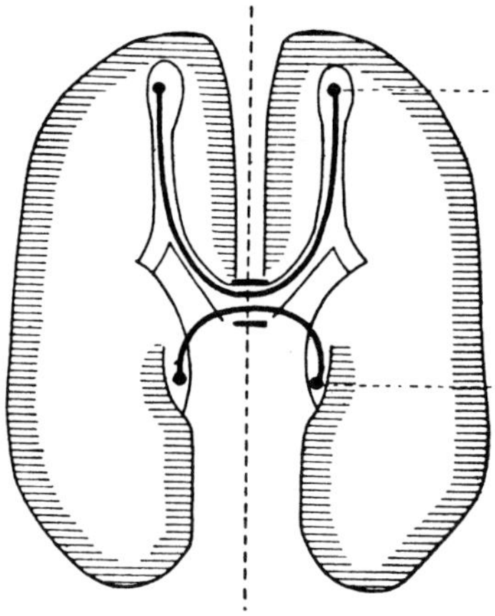

Fig. 292 ▪ Fibras comisurales de la comisura anterior.

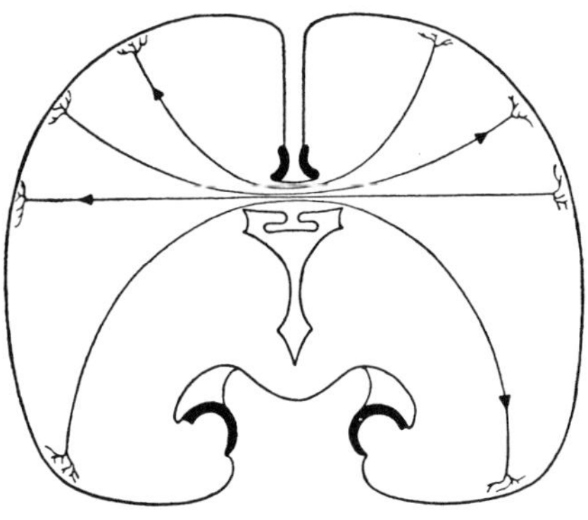

Fig. 293 ▪ Diagrama de las fibras comisurales del cuerpo calloso.

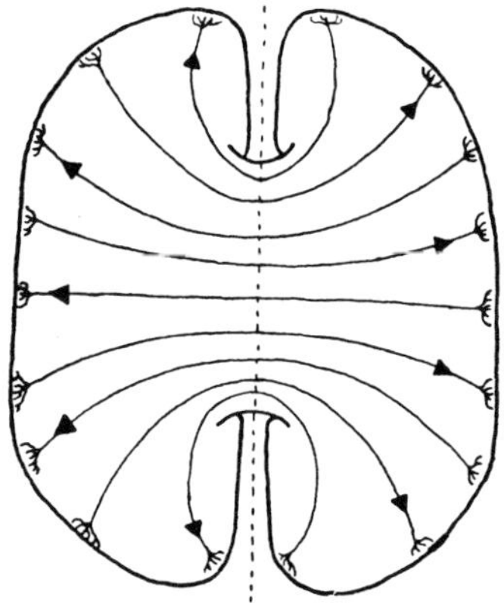

Fig. 294 ▪ Fibras comisurales del cuerpo calloso en un corte transversal.

de dirección sagital, reúnen los dos lóbulos frontales. Por último, las radiaciones posteriores o del esplenio, el fórceps mayor o fórceps occipital, también sagitales, se extienden entre los dos lóbulos occipitales. Algunas de estas fibras, poco numerosas, tapizan la pared lateral del asta occipitotemporal, recibiendo la denominación de *tapetum;* las otras, mucho más numerosas, siguen la pared medial del asta occipital y, bajo el calificativo de *fórceps mayor,* provocan en la luz del ventrículo el relieve denominado *bulbo del asta posterior.* El cuerpo celular de las fibras callosas es fusiforme o triangular y está situado en las capas profundas de la corteza cerebral. Su axón, al llegar al hemisferio opuesto, emite un gran número de colaterales, lo que constituye otro elemento más en la considerable riqueza de las conexiones interhemisféricas.

IV. VISIÓN DE CONJUNTO

La lectura rápida de estas páginas no comporta una conclusión, pero incita a revisar, a reagrupar en una corta síntesis, el conjunto de estructuras, centros y vías descritos. Constituyen tres sistemas que mantienen numerosas relaciones entre sí y funcionan en estrecha asociación.

Al principio, un sistema nervioso vital agrupa todos los centros que gobiernan las funciones autónomas o vegetativas y la actividad de nuestras vísceras, y sin los cuales la vida no parece posible. Agrupa todos los centros simpáticos y parasimpáticos de la médula espinal, del tronco del encéfalo y del tercer ventrículo. Sin embargo, no son independientes de los otros sistemas, ya que tienen una representación cortical, un sistema activador en las formaciones reticulares responsables de la vigilia, del sueño y de las asociaciones vegetativas. Tienen incluso su propio cerebro, el rinencéfalo, que gobierna la vida instintiva.

Después, existe un sistema mioestático, que agrupa todas las actividades motoras semiconscientes y semiautomáticas; es un amplio sistema formado por piezas y fragmentos, conjunto sometido a las incitaciones de las vías sensitivas propioceptivas y vestibulares, también vegetativas, que dan una respuesta motora adecuada, sin la participación de la conciencia y de la voluntad. Comprende el conjunto del sistema extrapiramidal, el cerebelo, que es el verdadero centro coordinador, y la formación reticular.

Finalmente, un sistema *pro mundo,* esto es, un sistema de la vida de relación con sus aferencias sensitivas y sensoriales, y sus vías motoras directas y simples; se trata de un sistema «de lujo» agregado al sistema vital y al sistema mioestático. Es un sistema de dirección y de control superior; se sitúa en la corteza, a modo de inmenso ganglio extendido y estratificado, que recibe las impresiones reagrupadas en el tálamo e interconectadas en las capas celulares de la corteza cerebral. Envía sus órdenes a los núcleos terminales. Esta riqueza constitucional comporta consigo la aparición de actividades superiores, como las de la vida intelectual pura, ideal y especulativa; en una palabra, de la inteligencia.

Podríamos, de acuerdo con Bonin, asombrarnos del orden y de la ausencia de orden que reinan en la arquitectura de la corteza cerebral: orden de los centros y de sus vías, de sus relaciones, que aseguran la simplicidad de los mecanismos nerviosos, pero también desorden aparente de las estructuras y de las organizaciones microscópicas. Desorden feliz, sin embargo, pues sin él no habría originalidad ni libertad para el espíritu.

ATLAS IRM

El esquema, la imagen y la fotografía nos dan ya desde hace dos siglos la figura de lo que nuestro cerebro debe conservar de la realidad para entenderla, comprenderla y utilizarla. Frente a estas representaciones, persiste una cierta insatisfacción: ¿Tenemos el derecho de satisfacer aquello que nuestro cerebro concibe? ¿Tenemos el derecho de detenernos frente a una visión sin vida? Es necesario, dentro del respeto del pensamiento, intentar conservar presente la vida, intentar acercar la imagen conceptual a aquella que nos aporta la imagen sensorial. Ésta es la ambición de las imágenes de resonancia magnética. Su interpretación puede ser difícil como puede ser la de la realidad, pero estas imágenes presentan la ventaja de mostrar sobre el individuo vivo lo que el esquema había permitido concebir. Para las imágenes que aquí presentamos, el lector se referirá a los esquemas correspondientes de este volumen.

Nota técnica: Las figuras siguientes son cortes cefálicos realizados en individuos presumiblemente sanos, con un aparato de RM de 1,5 T, en secuencias de inversión-recuperación (tiempos de inversión corto y largo), en espesores de 3 y 5 mm y con una matriz de 256 × 192.

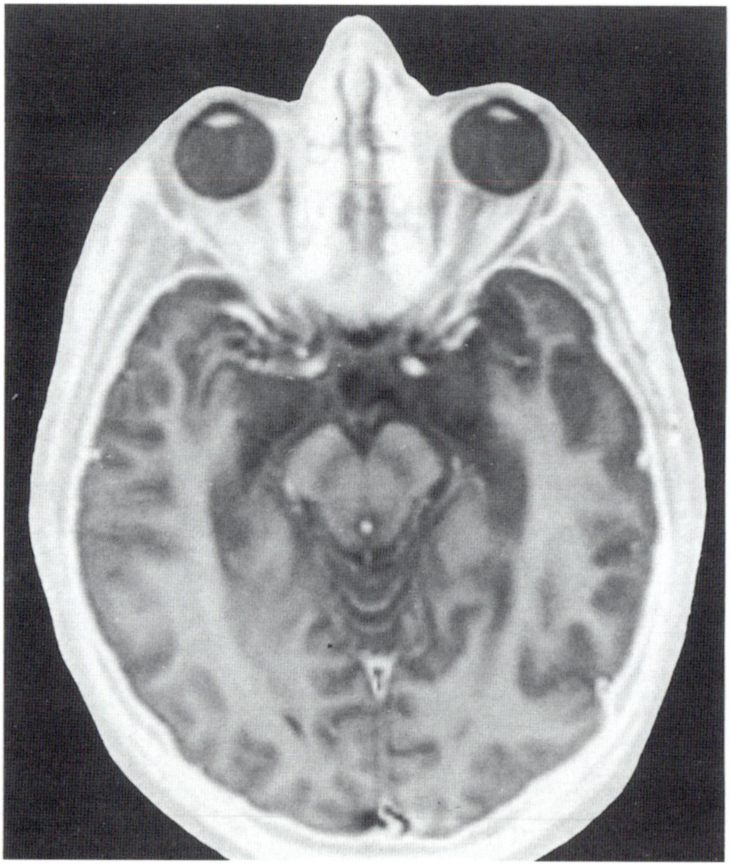

Fig. 295 ▪ Corte transversal de la cabeza orientada según el plano de las vías ópticas (plano neuroocular) (v. fig. 222).

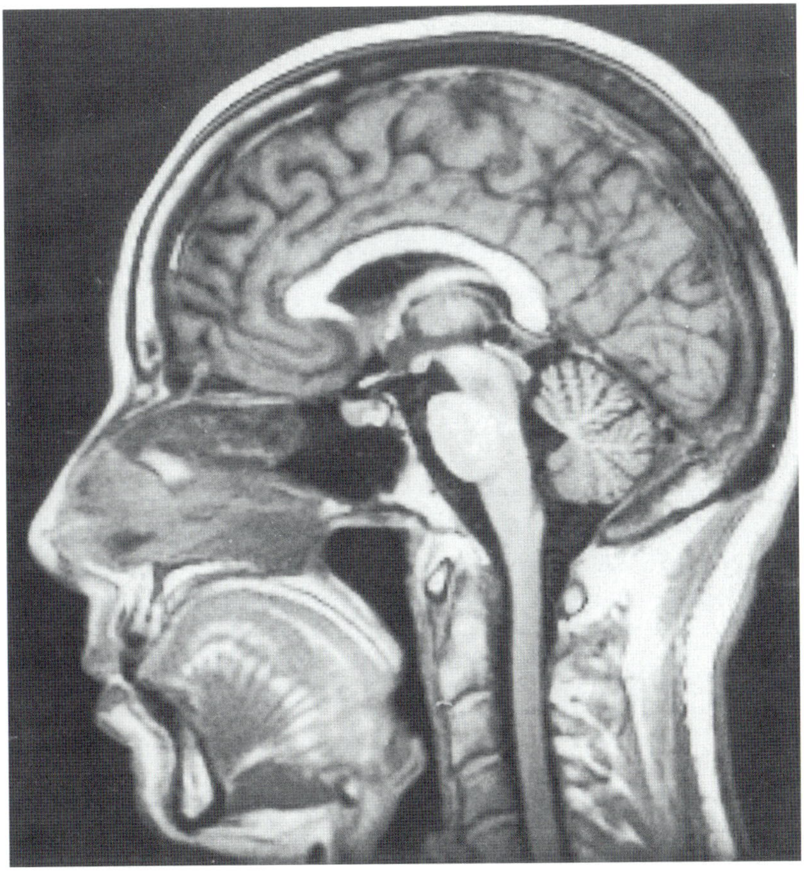

Fig. 296 ▪ Corte sagital medio de la cabeza (v. fig. 146).

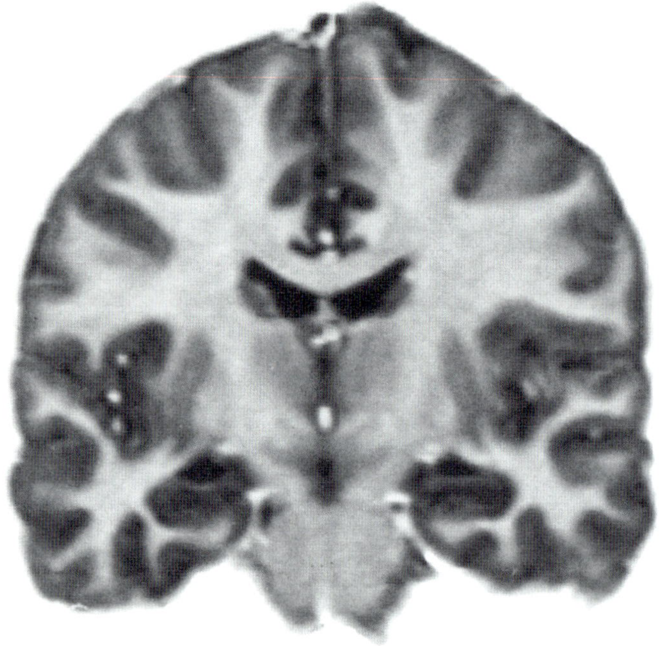

Fig. 297 ▪ Corte frontal que pasa por los núcleos basales (v. figs. 208 y 231).

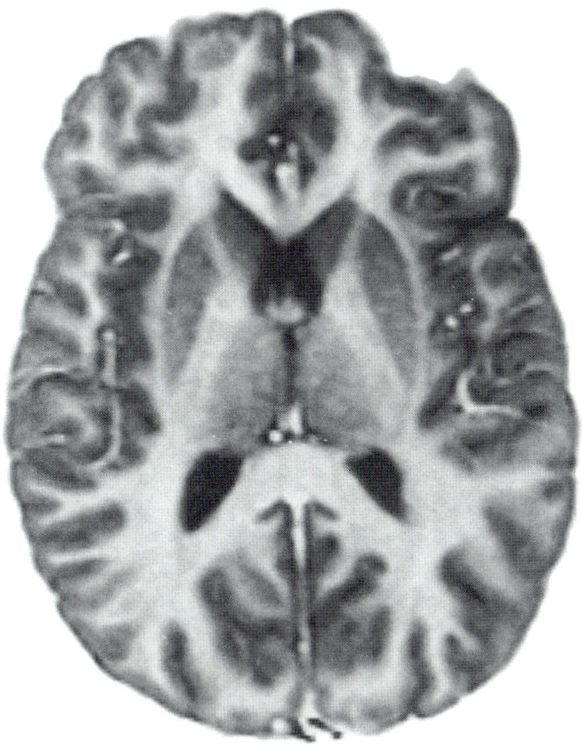

Fig. 298 ▪ Corte transversal que pasa por los núcleos basales (v. figs. 209 y 210).

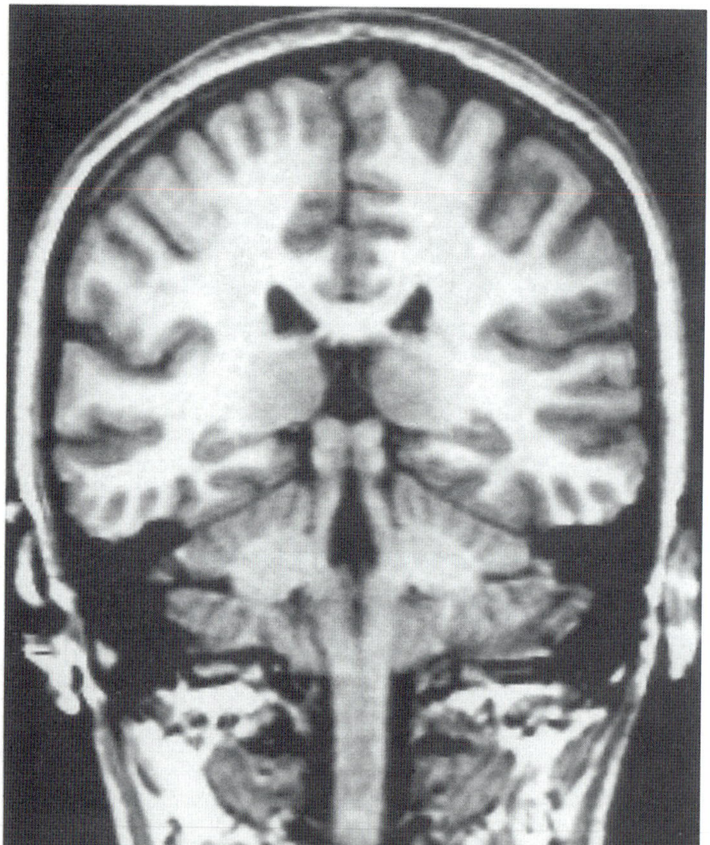

Fig. 299 ▪ Corte frontal que pasa por el agujero magno, los colículos, el cuarto ventrículo, el cerebelo y la médula oblongada.

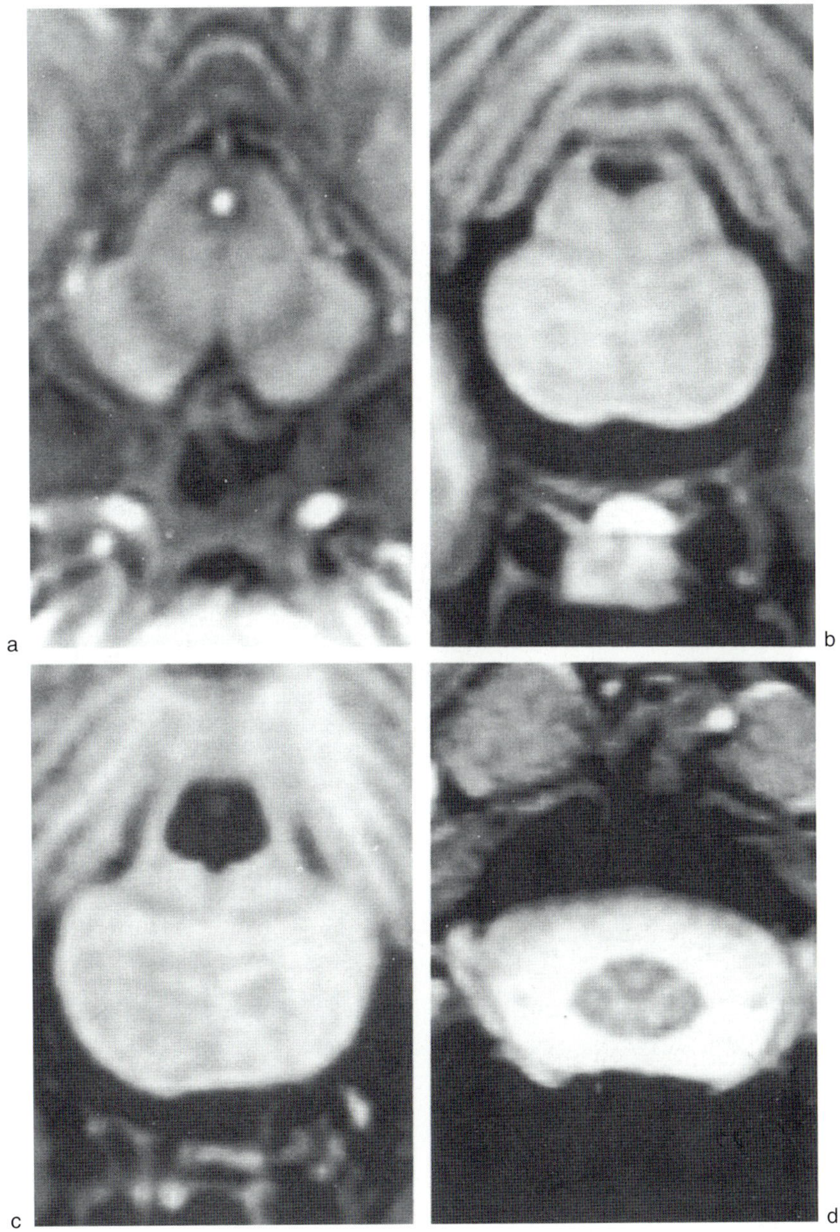

Fig. 300 ▪ Cortes transversales del tronco del encéfalo y de la médula espinal (aumentados) que pasan por los pedúculos cerebrales (a), el puente (b), el cuarto ventrículo (c) y la porción cervical de la médula espinal (d) (v. figs. 155 a 158).

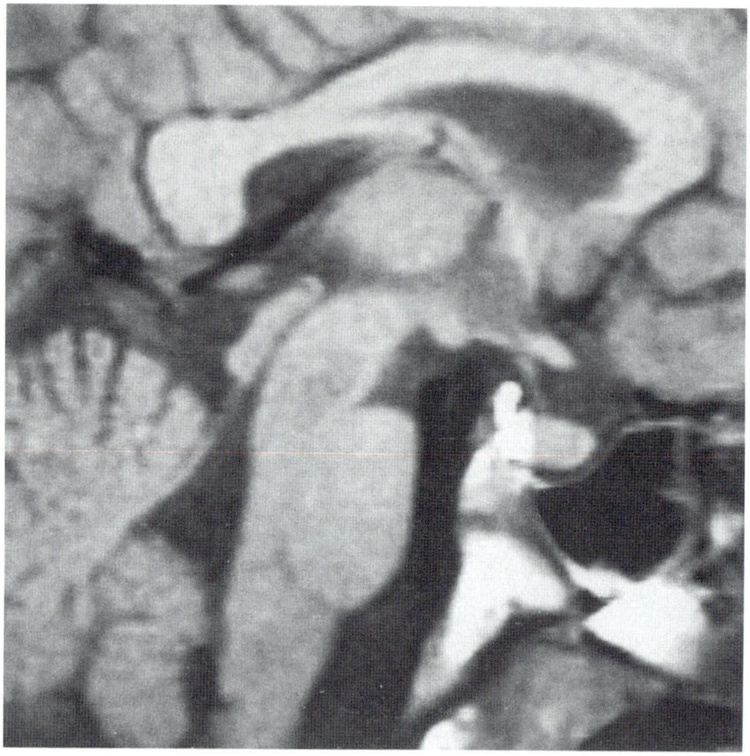

Fig. 301 ▪ Corte sagital medio. Aumento centrado en el diencéfalo (v. fig. 213).

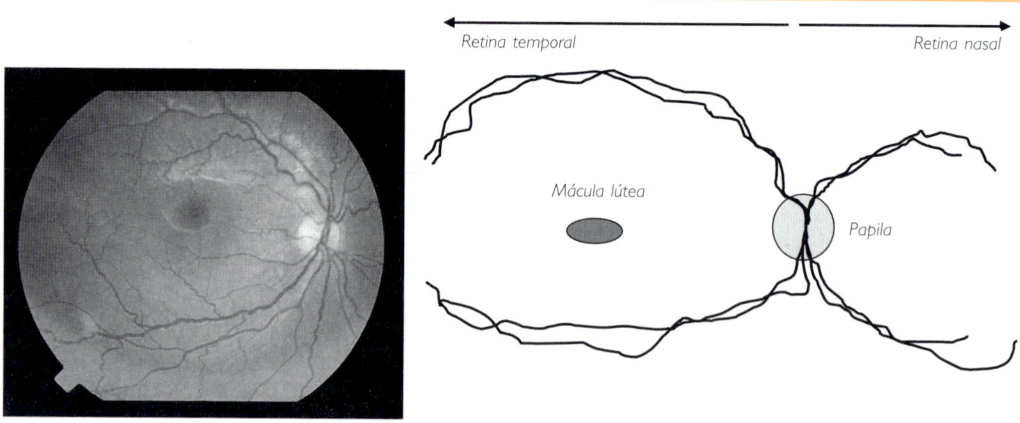

Fig. 302 ▪ Fondo de ojo con los vasos, la mácula lútea y el disco del nervio óptico.
Este esquema muestra los diferentes territorios retinianos correspondientes para que pueda interpretarse el fondo de ojo. (Imagen por cortesía del Dr. Dominique Brémond-Gignac.)

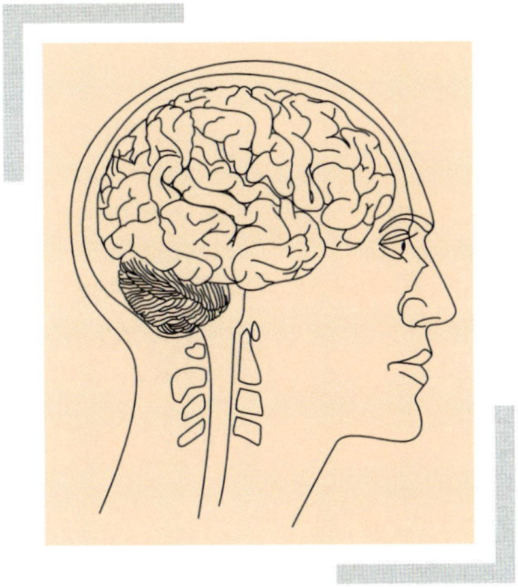

ÍNDICE ALFABÉTICO DE MATERIAS

D

E

F

G

H

I

L

M

N

O

P

Q

R

S

T

Z

U

V